全 国 高 职 高 专 药 品 类 专 业
国家卫生和计划生育委员会"十二五"规划教材

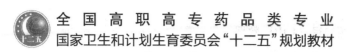

供中药制药技术、中药、中药鉴定与质量检测技术、
现代中药技术专业用

中药制剂技术

第 2 版

主　编　汪小根　刘德军

副主编　易生富　李建民　罗红梅　冀小君

主　审　徐纪文

编　者（以姓氏笔画为序）

王　峰（辽宁卫生职业技术学院）

刘德军（江苏联合职业技术学院连云港中医药分院）

李建民（黑龙江中医药大学佳木斯学院）

汪小根（广东食品药品职业学院）

汪　晶（中国药科大学高等职业技术学院）

易生富（湖北中医药高等专科学校）

罗红梅（湖南中医药高等专科学校）

颜仁梁（广东食品药品职业学院）

冀小君（山西药科职业学院）

人民卫生出版社

图书在版编目（CIP）数据

中药制剂技术/汪小根等主编.—2版.—北京：
人民卫生出版社,2013.8
　ISBN 978-7-117-17359-9

　Ⅰ.①中…　Ⅱ.①汪…　Ⅲ.①中药制剂学-高等职业
教育-教材　Ⅳ.①R283

中国版本图书馆 CIP 数据核字（2013）第 149755 号

人卫社官网　www.pmph.com	出版物查询，在线购书
人卫医学网　www.ipmph.com	医学考试辅导，医学数据库服务，医学教育资源，大众健康资讯

中药制剂技术
第 2 版

主　　编：汪小根　刘德军
出版发行：人民卫生出版社（中继线 010-59780011）
地　　址：北京市朝阳区潘家园南里 19 号
邮　　编：100021
E - mail：pmph @ pmph.com
购书热线：010-59787592　010-59787584　010-65264830
印　　刷：三河市尚艺印装有限公司
经　　销：新华书店
开　　本：787×1092　1/16　印张：33
字　　数：781 千字
版　　次：2009 年 6 月第 1 版　　2013 年 8 月第 2 版
　　　　　2017 年 11 月第 2 版第 8 次印刷（总第 11 次印刷）
标准书号：ISBN 978-7-117-17359-9/R·17360
定价（含光盘）：53.00 元
打击盗版举报电话：010-59787491　E-mail：WQ @ pmph.com
（凡属印装质量问题请与本社市场营销中心联系退换）

出 版 说 明

随着我国高等职业教育教学改革不断深入,办学规模不断扩大,高职教育的办学理念、教学模式正在发生深刻的变化。同时,随着《中国药典》《国家基本药物目录》《药品经营质量管理规范》等一系列重要法典法规的修订和相关政策、标准的颁布,对药学职业教育也提出了新的要求与任务。为使教材建设紧跟教学改革和行业发展的步伐,更好地实现"五个对接",在全国高等医药教材建设研究会、人民卫生出版社的组织规划下,全面启动了全国高职高专药品类专业第二轮规划教材的修订编写工作,经过充分的调研和准备,从2012年6月份开始,在全国范围内进行了主编、副主编和编者的遴选工作,共收到来自百余所包括高职高专院校、行业企业在内的900余位一线教师及工程技术与管理人员的申报资料,通过公开、公平、公正的遴选,并经征求多方面的意见,近600位优秀申报者被聘为主编、副主编、编者。在前期工作的基础上,分别于2012年7月份和10月份在北京召开了论证会议和主编人会议,成立了第二届全国高职高专药品类专业教材建设指导委员会,明确了第二轮规划教材的修订编写原则,讨论确定了该轮规划教材的具体品种,例如增加了可供药品类多个专业使用的《药学服务实务》《药品生物检定》,以及专供生物制药技术专业用的《生物化学及技术》《微生物学》,并对个别书名进行了调整,以更好地适应教学改革和满足教学需求。同时,根据高职高专药品类各专业的培养目标,进一步修订完善了各门课程的教学大纲,在此基础上编写了具有鲜明高职高专教育特色的教材,将于2013年8月由人民卫生出版社全面出版发行,以更好地满足新时期高职教学需求。

为适应现代高职高专人才培养的需要,本套教材在保持第一版教材特色的基础上,突出以下特点:

1. 准确定位,彰显特色 本套教材定位于高等职业教育药品类专业,既强调体现其职业性,增强各专业的针对性,又充分体现其高等教育性,区别于本科及中职教材,同时满足学生考取职业证书的需要。教材编写采取栏目设计,增加新颖性和可读性。

2. 科学整合,有机衔接 近年来,职业教育快速发展,在结合职业岗位的任职要求、整合课程、构建课程体系的基础上,本套教材的编写特别注重体现高职教育改革成果,教材内容的设置对接岗位,各教材之间有机衔接,避免重要知识点的遗漏和不必要的交叉重复。

3. 淡化理论,理实一体 目前,高等职业教育愈加注重对学生技能的培养,本套教材一方面既要给学生学习和掌握技能奠定必要、足够的理论基础,使学生具备一定的可持续发展的能力;同时,注意理论知识的把握程度,不一味强调理论知识的重要性、系统性和完整性。在淡化理论的同时根据实际工作岗位需求培养学生的实践技能,将实验实训类内容与主干教材贯穿在一起进行编写。

4. **针对岗位,课证融合**　本套教材中的专业课程,充分考虑学生考取相关职业资格证书的需要,与职业岗位证书相关的教材,其内容和实训项目的选取涵盖了相关的考试内容,力争做到课证融合,体现职业教育的特点,实现"双证书"培养。

5. **联系实际,突出案例**　本套教材加强了实际案例的内容,通过从药品生产到药品流通、使用等各环节引入的实际案例,使教材内容更加贴近实际岗位,让学生了解实际工作岗位的知识和技能需求,做到学有所用。

6. **优化模块,易教易学**　设计生动、活泼的教材栏目,在保持教材主体框架的基础上,通过栏目增加教材的信息量,也使教材更具可读性。其中既有利于教师教学使用的"课堂活动",也有便于学生了解相关知识背景和应用的"知识链接",还有便于学生自学的"难点释疑",而大量来自于实际的"案例分析"更充分体现了教材的职业教育属性。同时,在每节后加设"点滴积累",帮助学生逐渐积累重要的知识内容。部分教材还结合本门课程的特点,增设了一些特色栏目。

7. **校企合作,优化团队**　现代职业教育倡导职业性、实际性和开放性,办好职业教育必须走校企合作、工学结合之路。此次第二轮教材的编写,我们不但从全国多所高职高专院校遴选了具有丰富教学经验的骨干教师充实了编者队伍,同时我们还从医院、制药企业遴选了一批具有丰富实践经验的能工巧匠作为编者甚至是副主编参加此套教材的编写,保障了一线工作岗位上先进技术、技能和实际案例融入教材的内容,体现职业教育特点。

8. **书盘互动,丰富资源**　随着现代技术手段的发展,教学手段也在不断更新。多种形式的教学资源有利于不同地区学校教学水平的提高,有利于学生的自学,国家也在投入资金建设各种形式的教学资源和资源共享课程。本套多种教材配有光盘,内容涉及操作录像、演示文稿、拓展练习、图片等多种形式的教学资源,丰富形象,供教师和学生使用。

本套教材的编写,得到了第二届全国高职高专药品类专业教材建设指导委员会的专家和来自全国近百所院校、二十余家企业行业的骨干教师和一线专家的支持和参与,在此对有关单位和个人表示衷心的感谢!并希望在教材出版后,通过各校的教学使用能获得更多的宝贵意见,以便不断修订完善,更好地满足教学的需要。

在本套教材修订编写之际,正值教育部开展"十二五"职业教育国家规划教材选题立项工作,本套教材符合教育部"十二五"国家规划教材立项条件,全部进行了申报。

全国高等医药教材建设研究会

人民卫生出版社

2013 年 7 月

附：全国高职高专药品类专业
国家卫生和计划生育委员会"十二五"规划教材

教 材 目 录

序号	教材名称	主编	适用专业
1	医药数理统计(第2版)	刘宝山	药学、药品经营与管理、药物制剂技术、生物制药技术、化学制药技术、中药制药技术
2	基础化学(第2版)*	傅春华 黄月君	药学、药品经营与管理、药物制剂技术、生物制药技术、化学制药技术、中药制药技术
3	无机化学(第2版)*	牛秀明 林 珍	药学、药品经营与管理、药物制剂技术、生物制药技术、化学制药技术、中药制药技术
4	分析化学(第2版)*	谢庆娟 李维斌	药学、药品经营与管理、药物制剂技术、生物制药技术、化学制药技术、中药制药技术、药品质量检测技术
5	有机化学(第2版)	刘 斌 陈任宏	药学、药品经营与管理、药物制剂技术、生物制药技术、化学制药技术、中药制药技术
6	生物化学(第2版)*	王易振 何旭辉	药学、药品经营与管理、药物制剂技术、化学制药技术、中药制药技术
7	生物化学及技术*	李清秀	生物制药技术
8	药事管理与法规(第2版)*	杨世民	药学、中药、药品经营与管理、药物制剂技术、化学制药技术、生物制药技术、中药制药技术、医药营销、药品质量检测技术

序号	教材名称	主编	适用专业
9	公共关系基础(第2版)	秦东华	药学、药品经营与管理、药物制剂技术、生物制药技术、化学制药技术、中药制药技术、食品药品监督管理
10	医药应用文写作(第2版)	王劲松 刘 静	药学、药品经营与管理、药物制剂技术、生物制药技术、化学制药技术、中药制药技术
11	医药信息检索(第2版)*	陈 燕 李现红	药学、药品经营与管理、药物制剂技术、生物制药技术、化学制药技术、中药制药技术
12	人体解剖生理学(第2版)	贺 伟 吴金英	药学、药品经营与管理、药物制剂技术、生物制药技术、化学制药技术
13	病原生物与免疫学(第2版)	黄建林 段巧玲	药学、药品经营与管理、药物制剂技术、化学制药技术、中药制药技术
14	微生物学*	凌庆枝	生物制药技术
15	天然药物学(第2版)*	艾继周	药学
16	药理学(第2版)*	罗跃娥	药学、药品经营与管理
17	药剂学(第2版)	张琦岩	药学、药品经营与管理
18	药物分析(第2版)*	孙 莹 吕 洁	药学、药品经营与管理
19	药物化学(第2版)*	葛淑兰 惠 春	药学、药品经营与管理、药物制剂技术、化学制药技术
20	天然药物化学(第2版)*	吴剑峰 王 宁	药学、药物制剂技术
21	医院药学概要(第2版)*	张明淑 蔡晓虹	药学
22	中医药学概论(第2版)*	许兆亮 王明军	药品经营与管理、药物制剂技术、生物制药技术、药学
23	药品营销心理学(第2版)	丛 媛	药学、药品经营与管理
24	基础会计(第2版)	周凤莲	药品经营与管理、医疗保险实务、卫生财会统计、医药营销

序号	教材名称	主编	适用专业
25	临床医学概要(第2版)★	唐省三 郭 毅	药学、药品经营与管理
26	药品市场营销学(第2版)★	董国俊	药品经营与管理、药学、中药、药物制剂技术、中药制药技术、生物制药技术、药物分析技术、化学制药技术
27	临床药物治疗学 **	曹 红	药品经营与管理、药学
28	临床药物治疗学实训 **	曹 红	药品经营与管理、药学
29	药品经营企业管理学基础 **	王树春	药品经营与管理、药学
30	药品经营质量管理 **	杨万波	药品经营与管理
31	药品储存与养护(第2版)★	徐世义	药品经营与管理、药学、中药、中药制药技术
32	药品经营管理法律实务(第2版)	李朝霞	药学、药品经营与管理、医药营销
33	实用物理化学 **;★	沈雪松	药物制剂技术、生物制药技术、化学制药技术
34	医学基础(第2版)	孙志军 刘 伟	药物制剂技术、生物制药技术、化学制药技术、中药制药技术
35	药品生产质量管理(第2版)	李 洪	药物制剂技术、化学制药技术、生物制药技术、中药制药技术
36	安全生产知识(第2版)	张之东	药物制剂技术、生物制药技术、化学制药技术、中药制药技术、药学
37	实用药物学基础(第2版)	丁 丰 李宏伟	药学、药品经营与管理、化学制药技术、药物制剂技术、生物制药技术
38	药物制剂技术(第2版)★	张健泓	药物制剂技术、生物制药技术、化学制药技术
39	药物检测技术(第2版)	王金香	药物制剂技术、化学制药技术、药品质量检测技术、药物分析技术
40	药物制剂设备(第2版)★	邓才彬 王 泽	药学、药物制剂技术、药剂设备制造与维护、制药设备管理与维护

序号	教材名称	主编	适用专业
41	药物制剂辅料与包装材料(第2版)	刘葵	药学、药物制剂技术、中药制药技术
42	化工制图(第2版)*	孙安荣 朱国民	药物制剂技术、化学制药技术、生物制药技术、中药制药技术、制药设备管理与维护
43	化工制图绘图与识图训练(第2版)	孙安荣 朱国民	药物制剂技术、化学制药技术、生物制药技术、中药制药技术、制药设备管理与维护
44	药物合成反应(第2版)*	照那斯图	化学制药技术
45	制药过程原理及设备**	印建和	化学制药技术
46	药物分离与纯化技术(第2版)	陈优生	化学制药技术、药学、生物制药技术
47	生物制药工艺学(第2版)	陈电容 朱照静	生物制药技术
48	生物药物检测技术**	俞松林	生物制药技术
49	生物制药设备(第2版)*	罗合春	生物制药技术
50	生物药品**;*	须建	生物制药技术
51	生物工程概论**	程龙	生物制药技术
52	中医基本理论(第2版)	叶玉枝	中药制药技术、中药、现代中药技术
53	实用中药(第2版)	姚丽梅 黄丽萍	中药制药技术、中药、现代中药技术
54	方剂与中成药(第2版)	吴俊荣 马波	中药制药技术、中药
55	中药鉴定技术(第2版)*	李炳生 张昌文	中药制药技术
56	中药药理学(第2版)*	宋光熠	药学、药品经营与管理、药物制剂技术、化学制药技术、生物制药技术、中药制药技术
57	中药化学实用技术(第2版)*	杨红	中药制药技术
58	中药炮制技术(第2版)*	张中社	中药制药技术、中药

序号	教材名称	主编	适用专业
59	中药制药设备(第2版)	刘精婵	中药制药技术
60	中药制剂技术(第2版)★	汪小根 刘德军	中药制药技术、中药、中药鉴定与质量检测技术、现代中药技术
61	中药制剂检测技术(第2版)★	张钦德	中药制药技术、中药、药学
62	药学服务实务 *	秦红兵	药学、中药、药品经营与管理
63	药品生物检定技术 *;★	杨元娟	生物制药技术、药品质量检测技术、药学、药物制剂技术、中药制药技术
64	中药鉴定技能综合训练 **	刘 颖	中药制药技术
65	中药前处理技能综合训练 **	庄义修	中药制药技术
66	中药制剂生产技能综合训练 **	李 洪 易生富	中药制药技术
67	中药制剂检测技能训练 **	张钦德	中药制药技术

说明:本轮教材共61门主干教材,2门配套教材,4门综合实训教材。第一轮教材中涉及的部分实验实训教材的内容已编入主干教材。* 为第二轮新编教材;** 为第二轮未修订,仍然沿用第一轮规划教材;★ 为教材有配套光盘。

第二届全国高职高专药品类专业教育教材建设指导委员会

成 员 名 单

顾　问
张耀华　国家食品药品监督管理总局

名誉主任委员
姚文兵　中国药科大学

主任委员
严　振　广东食品药品职业学院

副主任委员
刘　斌　天津医学高等专科学校
邬瑞斌　中国药科大学高等职业技术学院
李爱玲　山东食品药品职业学院
李华荣　山西药科职业学院
艾继周　重庆医药高等专科学校
许莉勇　浙江医药高等专科学校
王　宁　山东医学高等专科学校
岳苓水　河北化工医药职业技术学院
昝雪峰　楚雄医药高等专科学校
冯维希　连云港中医药高等职业技术学校
刘　伟　长春医学高等专科学校
佘建华　安徽中医药高等专科学校

委 员

张　庆　济南护理职业学院

罗跃娥　天津医学高等专科学校

张健泓　广东食品药品职业学院

孙　莹　长春医学高等专科学校

于文国　河北化工医药职业技术学院

葛淑兰　山东医学高等专科学校

李群力　金华职业技术学院

杨元娟　重庆医药高等专科学校

于沙蔚　福建生物工程职业技术学院

陈海洋　湖南环境生物职业技术学院

毛小明　安庆医药高等专科学校

黄丽萍　安徽中医药高等专科学校

王玮瑛　黑龙江护理高等专科学校

邹浩军　无锡卫生高等职业技术学校

秦红兵　江苏盐城卫生职业技术学院

凌庆枝　浙江医药高等专科学校

王明军　厦门医学高等专科学校

倪　峰　福建卫生职业技术学院

郝晶晶　北京卫生职业学院

陈元元　西安天远医药有限公司

吴廼峰　天津天士力医药营销集团有限公司

罗兴洪　先声药业集团

前　言

中药制剂技术是高职高专中药制药技术、中药、中药鉴定与质量检测技术、现代中药技术等专业的核心专业课,是以中医药理论为指导,运用现代科学技术,研究中药制剂的处方设计、制备理论、生产技术、设备使用、合理应用、质量控制等的一门综合性应用技术课程。本课程学习的目的是服务于中药制剂生产岗位,体现了为下家服务、为生产岗位服务的编写原则,以更好地适应高职高专培养技能型人才的培养目标,并且与执业中药师以及中药制剂工考试紧密结合。

本教材第2版是根据全国高等医药教材建设研究会《全国高职高专药品类专业第二轮规划教材(国家卫生和计划生育委员会"十二五"规划教材)编写原则与要求》、《高等职业学校中药制药技术专业教学标准》的精神组织编写。教材的编写尽量简化、通俗化理论知识,删减与其他学科有交叉的部分,突出实践能力的培养,保证教师和学生准确地把握教学内容,提高学习效率。

第2版主要在以下方面对第1版做了修订:

1. 第1版将内容分为三篇,即中药制剂通用知识篇、中药制剂生产技术篇、中药制剂知识拓展篇。第2版将内容分为中药制剂认识篇、中药制剂技术通用知识篇、固体制剂生产技术篇、液体制剂生产技术篇、半固体制剂生产技术篇、其他中药制剂生产技术篇、中药制剂包装技术篇、中药制剂技术知识拓展篇。内容可根据剂型特点和生产的共性实现有机的整合,便于学生学习。

2. 在教材编写模块方面作了调整,将第1版的"学习目标"、"学习小结"删除,每节最后增设"点滴积累",避免内容的重复;去掉第1版的"知识拓展"模块,增设"疑难释疑"、"技能赛点"和"案例分析"等模块;将"课堂互动"改为"课堂活动",强化知识的应用和技能培养,提高分析问题、解决问题的能力,使教材更加适合高职高专学生的自主学习。

3. 根据2010年版《中国药典》和《药品生产质量管理规范(2010年修订)》的要求对各类剂型的定义、质量要求以及生产环境要求等内容进行了修订。如外用膏剂的分类以及生产环境的洁净度分级等,实现了内容的及时更新。

4. 第2版在实训内容方面将丸剂、片剂、注射剂、胶囊剂等常用剂型的生产性实训内容编写在本教材中,实现了教材的理论教学和岗位实训的互通。

5. 根据高职高专学生的培养目标,增加了"中药制剂生产过程技术管理"一章,让学生能尽早理解中药制剂生产的通用知识,树立"药品质量是生产出来"的理念,培养学生良好的职业素养。

参加本书编写的有汪小根(第十二章)、刘德军(第一章、第十三章)、易生富(第十六章)、李建民(第九章、第十章)、罗红梅(第七章、第十一章、第十七章)、冀小君(第五章、第十四章、第十五章)、颜仁梁(第二章、第四章、第十九章)、王峰(第三章、第六章、第十八章)、汪晶(第二十章、第二十一章、第二十二章)、徐纪文(第八章)。全书最后由汪小根统稿,徐纪文审稿。

在本教材修订过程中,各院校给予了大力支持和配合,许多同仁也对本书的编写工作提出了宝贵的意见和建议。同时,本教材在编写过程中参阅了大量专家、学者的成果和论著,在此一并表示感谢。

限于编者水平和能力,书中定有不当和谬误之处,敬请广大师生和同行不吝指正,以便今后修订完善。

编　者

2013 年 5 月

目　　录

第一篇　中药制剂认识篇

第二篇　中药制剂技术通用知识篇

第三篇　固体制剂生产技术篇

第五篇　半固体制剂生产技术篇

第六篇　其他中药制剂生产技术篇

第七篇　中药制剂包装技术篇

第八篇　中药制剂技术知识拓展篇

第一篇　中药制剂认识篇

第一章　绪　论

第一节　概　述

一、中药制剂技术的性质与任务

（一）中药制剂技术的性质

中药制剂技术是以中医药理论为指导,运用现代科学技术,研究中药制剂的处方设计、制备理论、生产技术、设备使用、合理应用、质量控制等的一门综合性应用技术课程。中药制剂技术是中医药学的重要组成部分,它随着现代制剂新技术、新设备、新工艺、新理论及新辅料等的发展而日趋完善。

在漫长的人类历史长河以及与疾病作斗争的实践中,人类以其聪明和智慧,掌握了许多防病治病的手段,其中用以治病的主要武器则是药物。药物包括原料药与成品制剂。人们用来治疗疾病并直接使用的是成品制剂,制剂主要在药厂生产,医院制剂室也生产部分品种。

（二）中药制剂技术的任务

1. 按生产工艺规程和标准操作规程,将中药原料制成适宜的剂型,保证以安全、有效、稳定、经济、可控的制剂满足医疗卫生工作的需要,并产生较好的社会效益和经济效益。

2. 吸收和应用现代制剂的新理论、新技术、新工艺和新设备等,加速实现中药制剂技术的现代化。

3. 加强中药制剂基本理论的研究,使中药制剂从传统经验开发向现代科学技术开发过渡。中药制剂基本理论包括制剂成型理论和技术、质量控制、合理应用以及中药或方剂中有效成分的提取、精制、浓缩、干燥等内容。

4. 积极研究和开发中药的新剂型、新制剂,如缓释制剂、控释制剂、靶向制剂等。

5. 研究和开发新辅料,以适应中药制剂某些特点的需要,同时可以提高中药制剂整体水平,创造新的中药剂型。

二、中药制剂技术的常用术语

1. 药物与药品　凡用于预防、治疗和诊断疾病的物质总称为药物,包括原料药与药品。药品,一般指以原料药经过加工制成具有一定剂型,可直接应用的成品。《中华人民共和国药品管理法》(以下简称《药品管理法》)附则中将药品定义为:药品是指用于预防、治疗、诊断人的疾病,有目的地调节人的生理功能并规定有适应证或者功能主治、用法和用量的物质,包括中药材、中药饮片、中成药、化学原料药及其制剂、抗生素、生化药品、放射性药品、血清、疫苗、血液制品和诊断药品等。

2. 剂型　将原料药加工制成适合于医疗或预防需要的应用形式,称为药物剂型,简称剂型。目前常用的中药剂型有散剂、丸剂、片剂、胶囊剂、汤剂、煎膏剂、注射剂、气雾剂等40多种。

3. 制剂　系指根据国家药品标准、制剂规范等规定的处方,将原料药物加工制成具有一定剂型、规格的药物制品。以中药材或其饮片为原料制成的制剂称为中药制剂。

4. 中成药　系指在中医药理论指导下,以中药材或其饮片为原料,按规定处方和标准制成一定剂型的药品。中成药具有特有的名称,并标明功能主治、用法用量和规格,包括处方药和非处方药。

5. 标准操作规程(standard operation procedure,SOP)　经批准用以指导制剂生产操作的通用性文件或管理办法,包括生产操作、辅助操作以及管理操作规程。

6. 岗位操作法　经批准用以指示生产岗位的具体操作的书面规定。

7. 生产工艺规程　为生产特定数量的成品而制定的一个或一套文件,包括生产处方、生产操作要求和包装操作要求,规定原辅料和包装材料的数量、工艺参数和条件、加工说明(包括中间控制)、注意事项等内容。

8. 有效期　药品生产企业或研究机构,根据稳定性考察的实测,或通过化学动力学的方法研究药物稳定性和反应速度问题,制定药品在常温贮存下可使用的有效期限。

 知 识 链 接

常 用 术 语

中药制剂生产过程中的其他常用术语:①半成品:系指各类制剂生产过程中的中间品,并需进一步加工的物料。②成品:系指完成全部制造过程后的最终合格产品。③生产:涉及药品制备过程的全部操作,从物料进货、加工生产、包装,一直到成品的完成。④控制点:为保证工序处于受控状态,在一定的时间和一定的条件下,在产品制造过程中需要重点控制的质量特性、关键部位或薄弱环节。⑤批:在规定限度内具有同一性质和质量,并在同一生产周期中生产出来的一定数量的药品。⑥批号:用于识别"批"的一组数字或字母加数字,用以追溯和审查该批药品的生产历史。⑦记录:阐明所取得的结果或提供所完成活动的证据文件。⑧批生产记录:记录一个批号的产品制造过程中所用原辅料与所进行操作的文件,包括制造过程中控制的细节。⑨批包装记录:系指每批药品包装工序的操作内容记录。

点 滴 积 累

中药制剂技术是研究中药制剂的处方设计、制备理论、生产技术、设备使用、合理应用、质量控制等的一门综合性应用技术课程。

第二节 中药制剂的发展

一、古代中药制剂简况

中药制剂的起源可追溯到夏禹时代(公元前 2140 年),那时已经能酿酒,因此有多种药物浸制成药酒的记载。在酿酒的同时又发现了曲,曲具有健脾胃、助消化、消积导滞的功效,这是一种早期应用的复合酶制剂,至今仍在使用。商汤时期(公元前 1766年),伊尹首创汤剂,说明汤剂于商代即已开始使用。秦汉时期医书《五十二病方》《山海经》就记载将药物制成酒剂、汤剂、药末剂、洗浴剂、饼剂、曲剂、丸剂、膏剂等剂型使用。东汉张仲景(公元 142~219 年)的《伤寒论》和《金匮要略》著作中记载有栓剂、洗剂、软膏剂、糖浆剂等剂型 10 余种。晋代葛洪(公元 281~341 年)著《肘后备急方》,书内记载了铅硬膏、干浸膏、蜡丸、浓缩丸、锭剂、条剂、尿道栓剂,并将成药、防疫药剂及兽用药剂列为专章论述。唐代显庆四年(公元 659 年)由政府组织编纂并颁布了唐《新修本草》,这是我国第一部也是世界上最早的国家药典。唐代孙思邈(公元 581~682 年)著《备急千金药方》《千金翼方》,对制药的理论、工艺和质量问题等都有专章论著,促进了中药制剂的发展。

宋代由太医院颁布、陈师文等校正的《太平惠民和剂局方》是我国历史上由官方颁布的第一部制剂规范,书中收载的许多方剂和制法至今仍为传统中药所沿用。明代李时珍(公元 1518~1593 年)编著的《本草纲目》,总结了 16 世纪以前我国劳动人民医药实践的经验,收载的药物有 1892 种、剂型 40 多种、附方 11 000 多首,为中药制剂提供了丰富的研究资料,对世界药学的发展也有重大贡献。清代前期,中医药学尚有一定发展,《证治准绳》中二至丸、水陆二仙丹,《外科正宗》中的冰硼散、如意金黄散等至今仍在应用。

二、现代中药制剂的发展简况

中华人民共和国的成立给中医药事业发展带来了生机。中药制剂的研究、生产和资料整理等各项工作也呈现出欣欣向荣的良好景象。中药制剂生产方式由传统手工操作逐步走向机械化,发展到 60 年代中期,部分中药制剂厂已初具工业化规模。1962 年出版的《全国中药成药处方集》,共收载成方 6000 余首,中成药 2700 多种。该书是宋代《太平惠民和剂局方》以后的又一次对传统中成药的大总结,为中药制剂的发展起了承上启下的重要作用。1989 年出版的《全国中成药产品集》收集到 598 家药厂生产的中成药 5223 种,包括 43 种剂型。同时通过开发和研究,中药新剂型如颗粒剂、片剂、胶囊剂、气雾剂、注射剂,以及中西药组方制剂等成功地应用于临床。近年来,相关研究部门和制药企业注重中药新剂型、新技术、新设备、新工艺、新辅料等的研究和攻关,取得了显著成就,如长效制剂、控释制剂、靶向制剂相继问世,促进了中药剂型的发展。超临界流体萃取、超声波提取、超滤、喷雾干燥、一步制粒、悬浮包衣等新技术已应用于中药制剂生产。高效液相色谱法、气相色谱法等现代分析仪器广泛应用于中药制剂的质量控制,对提高中药制剂质量,强化药品监督管理,加快中药制剂发展起到了重要的推动作用,尤其是中药指纹图谱的建立,使中药制剂的质量控制又上了一个新台阶。

第三节 中药制剂剂型与辅料

一、中药制剂的剂型分类

中药制剂的剂型种类繁多,为了便于学习、研究和应用,把剂型分为以下几类:

(一) 按形态分类

1. 固体剂型 如散剂、丸剂、片剂、膜剂、胶囊剂等。
2. 半固体剂型 如软膏剂、糊剂等。
3. 液体剂型 如汤剂、糖浆剂、注射剂、合剂、酊剂等。
4. 气体剂型 如气雾剂、烟剂等。

(二) 按分散系统分类

1. 真溶液型 如芳香水剂、溶液剂、糖浆剂、甘油剂、醑剂、注射剂等。
2. 胶体溶液型 如胶浆剂、火棉胶剂、涂膜剂等。
3. 乳剂型 如口服乳剂、静脉注射乳剂、部分搽剂等。
4. 混悬型 如合剂、洗剂、混悬剂等。
5. 气体分散型 如气雾剂、吸入剂等。
6. 微粒分散型 如微球剂、微囊剂、纳米囊、纳米球等。
7. 固体分散型 如散剂、颗粒剂、丸剂、片剂、粉针剂等。

(三) 按给药途径分类

1. 经胃肠道给药剂型 有汤剂、合剂(口服液)、糖浆剂、煎膏剂、酒剂、流浸膏剂、散剂、胶囊剂、颗粒剂、丸剂、片剂等,经直肠给药的剂型有栓剂、灌肠剂等。
2. 不经胃肠道给药剂型 ①注射给药的有注射剂,包括静脉注射、肌内注射、皮下注射、皮内注射、穴位注射等;②呼吸道给药的有气雾剂、吸入剂、烟剂等;③皮肤给药的有软膏剂、膏剂、橡皮膏剂、糊剂、搽剂、洗剂、涂膜剂、离子透入剂等;④黏膜给药的有滴眼剂、滴鼻剂、眼用软膏、口腔膜剂、含漱剂、舌下含片、栓剂等。

(四) 按制备方法分类

将主要工序采用相同方法制备的剂型列为一类。如将用浸出方法制备的汤剂、合剂、酒剂、酊剂、流浸膏剂和浸膏剂等归纳为浸出制剂。将用灭菌方法或无菌操作法制备的注射剂、滴眼剂等列为无菌制剂。

此外,中药制剂还可分为传统制剂与现代制剂。各种分类方法均有其优点与不足,本教材采用以剂型为主的综合分类法。

难 点 释 疑

中药制剂的种类及剂型虽然很多,但从中药饮片在中药制剂中的存在方式来看,主要有以下四种:①中药材提取分离后,以其有效成分(或有效部位)存在于中药制剂中,如靛玉红片、穿心莲内酯片、葛根素注射剂、山豆根总碱注射剂等。②中药材经提取、纯化、浓缩后,以提取物存在于中药制剂中,如口服液、糖浆剂、煎膏剂等。③中药材经粉碎、过筛、混合后,以原药材粉末存在于中药制剂中,如散剂、全粉末片、水丸等。④处方中部分药材经提取、纯化、浓缩,部分药材经粉碎、过筛,两者混合后制成制剂,如半浸膏片、浓缩丸等。

二、中药剂型选择的基本原则

1. 根据防治疾病的需要选择剂型 因为病有缓急,证有表里,须因病施治,对症下药。所以病证不同,对药物的剂型要求也就不同。

2. 根据药物本身及其成分的性质选择剂型 剂型是药物的应用形式,因此药物只有制成适宜的剂型,才能发挥疗效或使用,这一特点与其自身性质和所含成分的性质密切相关,具体体现在以下几方面:①改变药物作用性能,如硫酸镁口服可作泻下药应用,而静脉滴注能抑制大脑中枢神经,有镇静、解痉作用。②调节药物作用速度,如注射剂、吸入剂等,属于速效剂型,可迅速发挥药效,用于抢救危重患者;丸剂、缓释制剂、植入剂等属于慢效或长效剂型。③降低或消除药物的毒副作用,如芸香草制成汤剂治疗咳喘病,有恶心、呕吐反应,疗效不佳,但制成气雾剂不仅药效发挥快,副作用小,而且剂量减少。④具有靶向性,如静脉注射乳剂、静脉注射脂质体乳剂等,在体内能被单核巨噬细胞系统的巨噬细胞所吞噬,使药物在肝、肾、肺等器官分布较多,能发挥药物剂型的靶向作用。

3. 根据生产条件和方便性的要求选择剂型 在根据防治疾病的需要和药物本身性质的基础上,剂型的选择还要充分考虑生产条件,同时力求使药物剂型符合"三小"(剂量小、毒性小、副作用小)、"三效"(高效、速效、长效)、"五方便"(生产、贮存、运输、携带、服用方便)及成本低廉的要求。

三、辅料类型与应用

辅料系指生产制剂时所用的赋形剂和附加剂。赋形剂是作为药物的载体,赋予制剂一定的形态与结构的物质;附加剂是用于保持药物与剂型的质量稳定的物质。辅料可分为天然、合成和半合成三类,但不管属于哪类,在制剂中使用均应是药用规格,即应达到药用的要求。

中药制剂中的辅料还常具有"药辅合一"的特点,如中药半浸膏片中常用浸膏作为黏合剂,部分中药细粉作稀释剂、吸收剂或崩解剂,以减少其他辅料用量和减少服用剂量。又如二母宁嗽丸中的蜂蜜,既是处方中的一味药,与处方中的其他药物起协同作用,还是丸剂的黏合剂。因此中药制剂在选用辅料时,常注重辅料与药效相结合。

辅料在中药制剂中具有不可替代的地位和作用,它既是中药制剂成型的物质基础,又影响着制剂工艺过程的难易、药品的质量、安全性与稳定性、给药途径、作用方式、释药速度和临床疗效,还与新剂型、新制剂的开发密切相关。如微晶纤维素、可压性淀粉、低取代羟丙基纤维素等辅料的问世,推动了粉末直接压片工业化的进程。因此积极寻找新辅料,并综合利用好制剂中的中药原料,对提高中药制剂质量,发挥中药制剂在防病治病中的作用具有重要意义。

点 滴 积 累

1. 中药制剂的剂型分类方法主要有:按形态分类、按分散系统分类、按给药途径分类、按制备方法分类等。

2. 中药剂型选择的基本原则是:满足医疗的需要,适应药物本身及其成分的性质,考虑生产条件和方便性的要求。

第四节 中药制剂工艺技术

中药制剂工艺技术是中药制剂生产过程中所使用的方法、原理、流程及设备的总称,主要包括前处理工艺技术、成型工艺技术、包装工艺技术。

一、中药制剂前处理技术

中药制剂前处理技术是指将中药材或其饮片制成半成品所应用的粉碎、浸提、分离纯化、浓缩、干燥等技术。其目的是改变处方药材的性状、尽可能富集和保留有效成分、降低或除去无效成分、毒性成分及杂质,减少服用剂量,以满足制剂安全、有效的要求,为成型工艺提供高效、安全、稳定、可控的半成品。

1. 粉碎技术 粉碎是中药前处理过程中的必要环节。通过粉碎,可增加药物的表面积,促进药物的溶解与吸收,加速饮片中有效成分的浸出,便于进一步制成制剂。根据中药的不同来源与性质,粉碎可采用单独粉碎、混合粉碎、干法粉碎、湿法粉碎及低温粉碎等方法。

2. 浸提技术 浸提是中药制剂生产过程中的重要环节,通过浸提可尽可能提取中药饮片中的有效成分或有效部位,最大限度地避免无效成分、毒性成分及杂质的浸出。中药传统的浸提方法有煎煮法、浸渍法、渗漉法、回流提取法、水蒸气蒸馏法等。近年来,随着科学技术的进步,在多学科互相渗透对浸提原理及过程深入研究的基础上,浸提新方法、新技术,如半仿生提取法、超声提取法、超临界流体萃取法、旋流提取法、加压逆流提取法、酶法提取等不断被采用,提高了中药制剂的质量。

3. 分离纯化技术 分离纯化是改变传统中药制剂"粗、大、黑"的关键。常见的分离方法有沉降分离法、滤过分离法、离心分离法。常见的纯化方法有水提醇沉法(水醇法)、醇提水沉法(醇水法)、酸碱法、盐析法、离子交换法和结晶法。近年来分离和纯化的新方法如絮凝沉淀法、大孔树脂吸附法、超滤法、高速离心法等亦被广泛应用到生产中。

4. 浓缩技术 浓缩是将药液中的部分溶媒除去,以获得较高浓度药液。主要方法有:常压浓缩、减压浓缩、薄膜浓缩、多效浓缩等。目前常用多效蒸发技术,由于二次蒸气的反复利用,可为生产厂家节省能源。

5. 干燥技术 干燥是将固体物料或浓缩膏状物中的水分或其他溶媒除去,以获得干燥物品。常用方法有:常压干燥、真空干燥、喷雾干燥、沸腾干燥、冷冻干燥、红外线干燥、微波干燥等。

二、中药制剂成型技术

中药制剂成型技术是将半成品和辅料制成某种剂型过程中所采用的制剂手段和方法。可根据临床用药需要、物料性质、剂量、剂型、生物药剂学性能等,选择适宜的辅料和成型技术制成相应的剂型。

1. 固体制剂 采用混合、制粒、压片、制丸、固体分散、包合、微囊化和包衣等技术。
2. 半固体制剂 采用熔融、研磨和乳化等技术。
3. 液体剂型 采用溶解、增溶、助溶、混悬和乳化等技术。
4. 气体剂型 采用气体,如气雾剂、烟剂等。

三、中药制剂包装技术

包装技术是为了保护产品、方便贮运、促进销售而采用容器、材料和辅助物等过程中所施加的技术方法。制剂包装特点应满足临床治疗需要,同时把保护功能作为首要因素考虑,并且要求使用方便、安全。包装结构由容器和装潢两部分组成,可分为内包装、中包装和外包装。包装材料有金属、陶瓷、纸、塑料、木材、橡胶、复合膜及玻璃等。常用包装技术有泡罩包装、袋包装、瓶与安瓿包装、软管包装、耐压容器包装、双铝箔包装等。

点 滴 积 累

中药制剂工艺技术包括前处理工艺技术(粉碎、浸提、分离纯化、浓缩、干燥等)、成型工艺技术(固体、半固体、液体与气体制剂)、包装工艺技术(结构、材料与技术),本教材内容的编排基本按此工艺顺序进行。

第五节 中药制剂的工作依据

一、药品标准

药品标准是国家对药品的质量规格和检验方法所作的技术规定,是药品生产、检验、供应、管理与使用单位共同遵守的法定依据。我国药品标准包括《中华人民共和国药典》(以下简称《中国药典》)、《中华人民共和国卫生部药品标准》(以下简称《部颁药品标准》)。1998 年《部颁药品标准》更名为《国家药品监督管理局(后更名为国家食品药品监督管理局)药品标准》。

(一) 药典

1. 药典的概念 药典是一个国家规定药品质量规格、标准的法典。由国家组织药典委员会编纂,并由政府颁布施行,具有法律的约束力。药典中收载药效确切、毒副作用小、质量稳定的常用药物及其制剂,规定其质量标准、制备要求、鉴别、杂质检查及含量测定,并注明适应证或者功能主治、用法用量等,作为药品生产、检验、供应、管理与使用的依据。药典在一定程度上反映了一个国家药品生产、医疗和科学技术水平,同时在保证人民用药安全有效,促进药物研究和生产上发挥了重要作用。

2.《中国药典》的发展简况　我国是世界上最早颁布全国性药典的国家,早在唐显庆四年(公元 659 年)就颁布了《新修本草》,又称《唐本草》,这是我国最早的药典,也是世界上最早出现的一部全国性药典,比欧洲 1498 年出版的地方性药典《佛洛伦斯药典》早 800 多年,比欧洲第一部全国性药典《法国药典》早 1100 年。1930 年当时的国民党政府卫生署编纂了《中华药典》,此版药典完全参考英、美国家药典,规定的药品标准并不适合当时的国情。

中华人民共和国成立后即开展了《中国药典》的编纂工作,至今已颁布了《中国药典》1953 年版、1963 年版、1977 年版、1985 年版、1990 年版、1995 年版、2000 年版、2005年版以及 2010 年版,其中 1953 年版为一部,从 1963 年版开始至 2000 年版均分为两部,一部收载传统药、二部收载现代药,每版药典均在前一版的基础上有所修改和提高。从2005 年版开始分为三部:一部收载中药材及饮片、植物油脂和提取物、成方制剂和单味制剂等;二部收载化学药品、抗生素、生化药品、放射性药品及药用辅料等;三部收载生物制品,首次将《中国生物制品规程》并入药典。

《中国药典》2010 年版在 2005 年版的基础上,做了大幅度的增修订和新增品种的工作。本版药典共收载品种 4598 种,新增 1462 种。其中:一部收载品种 2136 种,其中新增 990 种、修订 612 种;二部收载品种 2220 种,其中新增 341 种、修订 1549 种;三部收载品种 131 种,其中新增 27 种、修订 104 种。药用辅料、标准新增 130 多种。各部内容主要包括凡例、标准正文和附录三部分,其中附录由制剂通则、通用检测方法、指导原则及索引等内容构成。

《中国药典》2010 年版具有以下几个特点:新增与淘汰并举,收载品种有较大幅度的增加;二是药品检测项目和检测方法增加,标准提高;三是中药标准有突破和创新;四是新版药典在凡例、品种的标准要求、附录的制剂通则等方面均有较大的变化和进步;五是力求覆盖国家基本药物目录品种和社会医疗保险报销药品目录品种。2010 年版《中国药典》一部注重质量可控性和药品安全性内容的增加和提高,注重基础性、系统性、规范性研究,尤其在薄弱的中药材和中药饮片标准的修订提高方面有所突破创新。

3. 其他国家药典　世界上部分国家颁布有自己的药典,此外还有国际性和区域性药典。常用到的有:《美国药典》(简称 U. S. P)、《英国药典》(简称 B. P)、《日本药局方》(简称 J. P)、《国际药典》(简称 Ph. Int)等。

(二) 其他药品标准

其他药品标准主要为《部颁药品标准》。由国家药典委员会编纂,国家食品药品监督管理局颁布施行。《部颁药品标准》收载范围:

1. 国家食品药品监督管理局审批的国内创新的品种,国内生产的新药以及放射性药品、麻醉药品、中药人工合成品、避孕药品等。

2. 前版药典收载,而现行版未列入的疗效肯定,国内几省仍在生产、使用并需要修订标准的药品。

3. 疗效肯定,但质量标准需进一步改进的新药。

二、制剂生产管理

(一) 药品生产质量管理规范

药品生产质量管理规范(GMP)系指在药品生产全过程中,用科学、合理、规范化的条件和方法来保证生产优良药品的一整套系统的、科学的管理规范,是药品生产和质量全面管理监控的通用准则。涉及药品生产的人员、厂房、设备、卫生、原料、辅料及包装材料、生产管理、包装和贴签、生产管理和质量管理文件、质量管理部门、自检、销售记录、用户意见、不良反应报告及附则等方面。生产过程是否实现了GMP被看成是药品质量有无保证的先决条件。国家食品药品监督管理局为了加强对药品生产企业的监督管理,采取监督检查的手段,即规范GMP认证工作,由国家食品药品监督管理局药品认证管理中心承办,经资料审查与现场检查审核,报国家食品药品监督管理局审批,对认证合格的企业(车间)颁发GMP证书,并予以公告,有效期5年(新开办的企业为1年,期满复查合格后为5年),期满前3个月内,按GMP认证工作程序重新检查换证。GMP的实施,使药品在生产过程中的质量有了切实的保证,效果显著。

《药品生产质量管理规范(2010年修订)》已于2011年3月1日起实施。新版GMP共14章、313条,较1998年版篇幅大量增加,更加完善、系统、科学。自2011年3月1日起,新建药品生产企业、药品生产企业新建(改、扩建)车间应符合新版药品GMP的要求。现有药品生产企业将给予不超过5年的过渡期,并依据产品风险程度,按类别分阶段达到新版药品GMP的要求。新版GMP技术标准大幅提升,更具指导性和可操作性。尤其是大幅提高对企业质量管理软件方面的要求,全面强化从业人员的素质要求,细化文件管理规定,进一步完善药品安全保障措施,引入或明确了质量授权人、质量风险管理等概念。

(二) 药品非临床研究质量管理规范

药品非临床研究质量管理规范(GLP)系指为评价药物安全性,在实验室条件下,用实验系统进行的各种毒性试验,包括单次给药的毒性试验、反复给药的毒性试验、生殖毒性试验、遗传毒性试验、致癌试验、局部毒性试验、免疫原性试验、依赖性试验、毒代动力学试验及与评价药物安全性有关的其他试验。

(三) 药物临床试验质量管理规范

临床试验(clinical trial),指任何在人体(病人或健康志愿者)进行药物的系统性研究,以证实或揭示试验药物的作用、不良反应及或试验药物的吸收、分布、代谢和排泄,目的是确定试验药物的疗效与安全性。药物临床试验管理规范(GCP)的内容包括临床试验前的准备与必要条件,受试者的权益保障,试验方案制定,研究者、申办者、监察员的主要职责,质量保证系统等。

(四) 药品包装用材料、容器管理办法(暂行)

为加强药品的包装材料和容器,特别是直接接触药品的包装材料和容器的监督管理,保证药品质量,保障人体健康和药品的使用安全、有效、方便,根据《中华人民共和国药品管理法》及《中华人民共和国药品管理法实施条例》,原国家药品监督管理局颁布了该办法。

直接接触药品的包装材料和容器,必须符合药用要求,符合保障人体健康、安全的标准,并由药品监督管理部门在审批药品时一并审批。药品生产企业不得使用未经批准的直接接触药品的包装材料和容器。药品包装必须适合药品质量的要求,方便贮存、运输和医疗使用。

（五）药品说明书和标签管理规定

国家食品药品监督管理局于 2006 年 3 月 15 日出台了《药品说明书和标签管理规定》,并于当年 6 月 1 日起正式实施,进一步加强和规范了药品的标签及说明书管理。

药品包装必须按照规定印有或者贴有标签,供上市销售的最小包装必须附有说明书。药品说明书和标签由国家食品药品监督管理局核准。标签或者说明书上必须注明药品的通用名称、成分、规格、生产企业、批准文号、产品批号、生产日期、有效期、适应证或者功能主治、用法、用量、禁忌、不良反应和注意事项。麻醉药品、精神药品、医疗用毒性药品、放射性药品、外用药品和非处方药的标签,必须印有规定的标志等。

（六）药包材国家标准

为加强直接接触药品的包装材料和容器（药包材）的监督管理,原国家药品监督管理局根据《药品管理法》及我国药包材发展的实际情况,参考国际上药包材同类标准,组织国家药典委员会及有关专家启动了药包材国家标准的制定和修订工作。目前,已有低密度聚乙烯输液瓶（试行,下同）、聚丙烯输液瓶、钠钙玻璃输液瓶、药用氯化丁基橡胶塞、药用溴化丁基橡胶塞、低密度聚乙烯药用滴眼剂瓶、聚丙烯药用滴眼剂瓶、口服液体药用聚丙烯瓶、口服液体药用高密度聚乙烯瓶、口服液体药用聚酯瓶、口服固体药用聚丙烯瓶、口服固体药用高密度聚乙烯瓶、药品包装用复合膜通则、药品包装材料与药物相容性试验指导原则 14 项标准公布,已于 2002 年 12 月 1 日起正式施行。新标准施行前生产的包装材料和容器（药包材）,仍按原标准执行并检验,2002 年 12 月 1 日起按新标准组织生产和检验。国家食品药品监督管理局目前正组织其他药包材标准的制定工作。为加强直接接触药品的药包材的监督管理,保证药包材质量,国家食品药品监督管理局于 2003 年 12 月 31 日又发布了《硼硅玻璃药用管等 15 项国家药包材标准（试行）目录》,自 2004 年 4 月 1 日起施行。2004 年 7 月 20 日又发布了《直接接触药品的包装材料和容器管理办法》。

点 滴 积 累

1. 药典是一个国家规定药品质量规格、标准的法典。
2. 《中国药典》2010 年版分为三部,内容主要包括凡例、标准正文和附录三部分。
3. 《药品生产质量管理规范(2010 年修订)》已于 2011 年 3 月 1 日起实施。

目 标 检 测

一、选择题

（一）单项选择题

1. 标准操作规程的缩写为（ ）

   A. GMP   B. OTC   C. GSP   D. SOP   E. GLP

2. 汤剂的创始人是( )

    A. 后汉张仲景   B. 晋代葛洪   C. 商代伊尹

    D. 金代李杲   E. 明代李时珍

3. 我国颁布的第一部制剂规范是( )

    A.《本草经集注》   B.《神农本草经》   C.《新修本草》

    D.《本草纲目》   E.《太平惠民和剂局方》

4. 世界上最早的全国性药典是( )

    A.《新修本草》   B.《神农本草经》   C.《证类本草》

    D.《太平惠民和剂局方》   E.《本草纲目》

5.《药品生产质量管理规范》的缩写为( )

    A. GAP   B. GMP   C. GSP   D. GLP   E. SOP

6.《中华人民共和国药典》哪一年版开始分为三部( )

    A. 1953 年   B. 1963 年   C. 2000 年

    D. 2005 年   E. 2010 年

7. 将原料药加工制成适合于医疗或预防需要的应用形式称为( )

    A. 制剂   B. 剂型   C. 药品   D. 成药   E. 药物

(二) 多项选择题

1. 中药剂型选择的基本原则是( )

    A. 根据防治疾病的需要选择剂型

    B. 根据药物本身及其成分的性质选择剂型

    C. 根据生产条件的要求选择剂型

    D. 根据方便性的要求选择剂型

    E. 根据辅料的要求选择剂型

2. 中药制剂的工作依据包括( )

    A. 中国药典   B. 部颁药品标准   C. GMP

    D. GSP   E. GLP

3. 不经胃肠道给药的剂型包括( )

    A. 注射给药剂型   B. 呼吸道给药剂型   C. 直肠给药剂型

    D. 皮肤给药剂型   E. 黏膜给药剂型

4. 下列哪些属于中药制剂前处理技术( )

    A. 粉碎技术   B. 浸提技术   C. 制粒技术

    D. 分离纯化技术   E. 干燥技术

二、简答题

1. 简述中药制剂工艺技术。

2. 简述中药剂型选择的基本原则。

3. GMP 基本内容包括哪些方面?

(刘德军)

第二篇　中药制剂技术通用知识篇

第二章　制药卫生

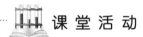 课 堂 活 动

2006年8月我国发生了一起较大的药害事件,即欣弗事件。事件引起了多人死亡,而使事件发生的主角××药业有限公司是通过了GMP认证的企业,为什么通过了GMP认证的企业生产的药品还产生如此大的药害事故?发生事故的主要问题在哪里?

第一节　知 识 准 备

一、制药卫生的重要性

制药卫生是药厂、医院制剂室管理的一项重要工作内容,是中药制剂制备过程中加强文明生产、保证成品质量、防止微生物污染的重要措施,也是实行GMP制度的具体保证。

制药卫生的重要性主要表现在以下几点:

1. 药品质量优劣直接关系到人体的健康与生命的安危。当制剂被微生物污染后,在一定的条件下微生物就会生长繁殖,导致中药制剂变质、腐败,使疗效降低或丧失,甚至可能产生一些对人体有害的物质。应用后,不仅不能达到预期的防治疾病的目的,而且往往会引起机体感染、发热,甚至产生中毒等不良反应。

2. 社会的进步与发展,制药工业的现代化对制药卫生提出了更高的要求。在药品生产过程中,根据药物和剂型的种类、卫生标准的具体要求,应有针对性地采取制药卫生措施以确保药品质量。

3. 药品生产过程是一个复杂的过程,如何在生产过程中采取有效的措施和方法以达到防止生产过程中微生物的污染、抑制微生物在成品中的生长繁殖、杀灭或去除药品中微生物的目的,对确保提高药品质量、促进制药工业的发展十分重要。

二、中药制剂卫生的基本要求

中药制剂中的微生物包括细菌、霉菌、酵母菌及控制菌。细菌、霉菌、酵母菌主要试

验菌种为大肠埃希菌、金黄色葡萄球菌、枯草芽孢杆菌、白色念珠菌、黑曲霉;控制菌包括大肠埃希菌、大肠菌群、金黄色葡萄球菌、沙门菌、铜绿假单胞菌、梭菌、白色念珠菌。根据人体对环境微生物的耐受程度,《中国药典》2010 年版对不同给药途径的药物制剂大体分为无菌制剂和非无菌制剂。非无菌制剂是指允许一定限度的微生物存在,但不得有规定控制菌存在的药物制剂。为了确保临床用药的安全与有效,必须严格控制制剂质量。《中国药典》2010 年版一部附录规定:

1. 注射剂、用于烧伤或严重创伤的外用制剂、眼用制剂应符合无菌要求。

2. 致病菌　口服制剂每 1ml 或 1g 不得检出大肠埃希菌,含动物脏器(包括提取物)及动物类原药材粉(蜂蜜、王浆、动物角、阿胶除外)的口服给药制剂同时不得检出沙门菌。外用制剂每 1g、1ml 或 10cm² 不得检出金黄色葡萄球菌、铜绿假单胞菌;鼻及呼吸道给药的制剂每 1g、1ml 或 10cm² 还不得检出大肠埃希菌;阴道、尿道给药制剂每 1g 或 10cm² 还不得检出破伤风杆菌、白色念珠菌。

各类致病菌均按一次检出结果为准,不再另行抽样复检,该产品则以不合格处理。

3. 活螨　螨属于节肢动物,种类繁多,分布甚广。螨的存在不仅可蛀蚀药品,使其变质失效,也可直接危害人体健康或传播疾病。因此,用于口服、创伤、黏膜和腔道的药品不得检出活螨。

4. 细菌数、霉菌数与酵母菌数　不同剂型不同要求,《中国药典》2010 年版附录"微生物的限度标准"规定如表 2-1。

表 2-1　细菌数、霉菌数与酵母菌数限定

制　剂		细菌数		霉菌数与酵母菌数
		cfu/g	cfu/ml	cfu/1g、1ml 或 10cm²
口服制剂	不含药材原粉的制剂	<1000	<100	<100
	含药材原粉的制剂	<10 000 丸剂<30 000	<500	<100
	含豆豉、神曲等发酵原粉的制剂	<100 000	<1000	<500cfu/g <100cfu/ml
局部给药制剂	用于表皮或黏膜不完整的含药材原粉的制剂	<1000	<100	<100
	用于表皮或黏膜完整的含药材原粉的制剂	<10 000	<100	<100
	直肠给药制剂	<1000	<100	<100
	耳、鼻及呼吸道吸入给药制剂	<100		<10
	阴道、尿道给药制剂	<100		<10
	其他局部给药制剂	<100		<100
备注:有兼用途径的制剂应符合各给药途径的标准;霉变、长螨者均以不合格论;药材提取物及辅料参照相应制剂的微生物限度标准执行				

知 识 链 接

CFU

菌落形成单位(CFU,colony-forming units)指单位体积中的活菌个数。在活菌培养计数时,由单个菌体或聚集成团的多个菌体在固体培养基上生长繁殖所形成的集落,称为菌落形成单位,以其表达活菌的数量。菌落形成单位的计量方式与一般的计数方式不同,一般直接在显微镜下计算细菌数量会将活与死的细菌全部算入,但是CFU只计算活的细菌。

菌落的个数,传统上叫"个"。但是,一个菌落并不一定是一个细菌所生成,也可能是由一簇细菌(一个细菌团)所生成,因此叫"个"不太准确,准确的叫法是"菌落形成单位"。就像"公斤"和"千克",只是叫法不同,数量上没有变化。

cfu/ml指的是每毫升样品中含有的细菌菌落总数;cfu/g指的是每克样品中含有的细菌菌落总数。

三、中药制剂被污染的途径及处理措施

(一) 污染途径

中药制剂整个制备过程均可能被微生物污染,其主要途径有:

1. 药物原料　中药材,尤其是植物性药材和动物性药材,大都带有大量的泥土和微生物。含有大量蛋白质、糖类、油脂及盐类等营养成分的药材在保存过程中,微生物还可能继续生长和繁殖。

2. 辅料　辅料如水、淀粉、蜂蜜等往往带有一定数量的微生物,因辅料同样含糖类、蛋白质等营养成分,微生物也可能在贮存过程中继续生长繁殖。

3. 制药器械　直接与药物接触的各种制药设备和用具,如粉碎机、药筛、搅拌机、颗粒机、制丸机、压片机及各种容器等,其表面易被微生物污染。

4. 环境条件　空气中的微生物来自土壤、人畜体表及其排泄物。在不洁的环境中、空气中微生物更多。

5. 操作人员　操作人员的人体外表皮肤、毛发以及穿戴的鞋、帽和衣服上都带有微生物,尤其是手上更多。操作过程中又不可避免地要与药物接触,从而导致中药制剂被微生物污染。

6. 包装材料　制剂成品一般都要按规定规格和形式进行包装。包装用的玻璃瓶、塑料瓶、塑料袋、铝箔、复合膜、包装纸及药棉等,若不经消毒或灭菌处理,也常带有某些微生物。一般情况下,包装材料与所包装的药品是直接接触的,包装材料上的微生物若污染药品,则直接影响产品质量。

(二) 预防中药制剂污染措施

1. 原辅料、包装材料选择与处理

(1) 中药原料:应做前期处理,使之符合标准要求、确保成品质量。如苦木、板蓝根、穿心莲等耐热、质地坚硬药材可采用水洗、流通蒸气灭菌、干燥等方法处理;如大黄、薄荷、肉桂等热敏感成分药材可用酒精喷洒、环氧乙烷气体、射线辐射灭菌、低温干燥等

方法处理。

（2）辅料：蜂蜜、淀粉、糊精等可通过灭菌处理以减少或防止将微生物带入药材中。制药用水应符合有关规定的质量要求。

（3）包装材料：直接接触药品的内包装根据其不同性质和要求，材料可采用清洗、洁净、灭菌等方法杜绝微生物的污染。

2. 生产过程、贮藏过程的控制

（1）环境卫生和空气的净化：要注意药品生产车间的环境卫生，在生产区周围不得有污染源，车间内空气的净化应符合 GMP 洁净要求，无菌操作室则应严格控制无菌。

（2）制药设备和用具的处理：直接与药物接触的各种制药设备和用具使用后尽快清洗干净、使用前消毒灭菌、保持洁净干燥。

（3）操作人员的卫生管理：必须按各生产区域的要求对工作人员的个人卫生做出具体规定。操作人员应严格执行卫生管理制度，穿专用工作服和定期健康检查。

（4）药品贮藏运输的管理：生产好的药品包装要防止破损，并按贮藏要求贮藏管理。

中药注射剂如静脉滴注和肌注具有吸收快、血药浓度高、作用强、显效快的特点，但在使用过程中往往会出现热原反应和肌注局部感染，给患者带来了痛苦，达不到治疗目的。因此要注意中药制剂在使用过程中的污染。

四、制药环境的卫生管理

制药环境的卫生管理是药厂和制剂室管理的主要任务之一，对于确保制剂质量具有十分重要的作用。对于制剂生产来说药品受到污染的两种最常见形式：尘粒污染和微生物污染；传播污染的四大传媒：空气、水、表面和人体。因此，制药环境的卫生标准从以下四个方面制定：

1. 环境卫生

（1）生产区和周围环境应整洁无污染源：生产区和厂房要合理布局，利于卫生管理；能防止昆虫、鸟类、鼠类等动物进入；要划分责任区域，落实到部门，每日清扫整理。

（2）解决三废：对于三废（废水、废气、废渣）能即时处理，防止污染环境；老厂要搞好，新厂要从建厂一开始就计划在基建内。

（3）实现五无：厂区内应无积水、无垃圾渣土、无杂物、无药渣、无蚊蝇滋生地。

（4）搞好绿化，美化环境：厂区内避免泥沙路；所有空地均应绿化，以免尘土飞扬，保持空气洁净。

2. 车间卫生 车间卫生是保证药品不受污染的必要条件，一般要求做到：

（1）六无：即无蚊、无蝇、无虫、无鼠、无灰尘、无私人物品。

（2）六禁止：即禁止有皮肤病、传染病患者和体表有伤口及对药物敏感者接触药品；禁止在车间内吸烟和吃东西；禁止利用车间内生产设施洗涤、挂晾、烘烤衣物或存放非生产物料；禁止将生活用品、食物及个人杂物等非生产用品带入或储存在车间内；禁止穿戴工作服、帽、鞋走出车间；禁止非生产人员随意进出车间。

（3）六洁净：即车间内表面（天花板、墙壁及地板）洁净，应平整光滑、无缝隙，不脱落散发及吸附尘粒，并能耐受清洗和消毒；机械设备洁净，无跑冒滴漏，无油垢；进车间的物料洁净；冲洗池洁净；门窗玻璃完整洁净；空气洁净，进入控制区、洁净区的空气须经净化过滤,达到规定的空气洁净度。

（4）二整齐:即生产工具、容器放置整齐;包装物料放置整齐。

3. 个人卫生　制药人员的个人卫生直接影响药品质量。因此,操作人员必须以高度责任感做到:

（1）四勤:即勤剪指甲,勤理发,勤洗澡,勤换衣。

（2）四戴:进入生产现场,必须先洗手消毒,穿戴好工作衣、帽、鞋、口罩,包盖好全部头发、胡须及脚部;直接接触药物的人员应戴上手套或指套。进入控制区的人员必须穿戴本区域规定的劳保用品;到洁净区的人员,还须经净化程序后方可进入。

（3）四不:即操作人员不得化妆;不得佩戴装饰物;不得用手直接接触药品;进入洁净区的人员不得裸手操作。

（4）一定:定期接受健康检查,建立操作人员的健康档案。

4. 工艺卫生　药物制剂直接用于防病治病,卫生标准很高。因此,制剂生产过程必须保证清洁卫生,一般要求做到:

（1）直接与药物接触的机械、设备、管道、工具、容器等,用前须消毒,用毕要及时洗净和烘干,应每天或每班清洗,连续使用时应每班清洗。

（2）各工序在生产结束后或在更换品种及规格前,必须严格执行清场制度。非专用的设备、管道、容器应按规定拆洗、清洗或灭菌,难以彻底清洗的设备、容器、工具必须专用。

（3）原药材必须按规定除去非药用部位,洗净并干燥后方可投料。凡霉变、虫蛀和化学污染而质量不符合药用的中药材不得用于生产。经处理后的中药材严禁触地,不慎落地时要进行灭菌处理;已达卫生标准的炮制品、半成品应及时装入密闭容器;领用、操作时应以工具拿取,以防再污染。包装材料应彻底清洁并作必要的消毒处理。

（4）物料进出车间宜设立与生产和卫生要求相适应的中间站,并按品种、规格、批号分别堆放整齐,密闭封存,同时标以明显记号,建立领发核对制度,专人管理。

环境卫生、车间卫生和个人卫生是工厂文明生产的标志,工艺卫生则关系到原料药在前处理中能否做好净选去污和制剂制备过程中被再污染的问题。因此,药厂在抓好原料、辅料和工艺操作质量的同时,必须开展经常性的制药卫生、文明生产和职业道德的教育,认真制定清洁卫生制度,并严格贯彻执行。

五、空气洁净技术与应用

（一）知识准备

1. 概念　空气洁净是以创造洁净的空气为主要目的的空气调节措施。空气洁净技术是创造洁净空气环境的各种技术的总称。

2. 空气洁净目的　①滤除空气中的粒子及附着于空气尘埃粒子的微生物(细菌本身不能活动,可附着在>5μm的悬浮粒子上悬浮于空气中);②除去药物生产过程中产生的各种粉尘,防止不同药物相互污染(即交叉污染);③调节控制空气合适的温度和湿度,排除药品生产过程中有害、高温、高湿气体,符合GMP对药品生产洁净厂房的规定。

3. 洁净室(区)空气洁净度级别表　我国《药品生产质量管理规范》(GMP2010 年

版)将无菌药品生产洁净室的空气洁净度划分为四个级别(表2-2),洁净区微生物监测的动态标准见表2-3。

 知识链接

2010年版GMP对空气洁净级别的划分及与旧版的区别

无菌药品生产所需的洁净区可分为以下4个级别:

A级:相当于100级(层流)

高风险操作区,如灌装区、放置胶塞桶和与无菌制剂直接接触的敞口包装容器的区域及无菌装配或连接操作的区域,应当用单向流操作台(罩)维持该区的环境状态。单向流系统在其工作区域必须均匀送风,风速为0.36~0.54m/s(指导值)。应当有数据证明单向流的状态并经过验证。

在密闭的隔离操作器或手套箱内,可使用较低的风速。

B级:相当于100级(动态)

指无菌配制和灌装等高风险操作A级洁净区所处的背景区域。

C级(相当于10,000级)和D级(相当于100,000级):指无菌药品生产过程中重要程度较低操作步骤的洁净区。

表2-2 洁净室的等级标准

洁净度级别	悬浮粒子最大允许数/m³			
	静态		动态	
	≥0.5μm	≥5μm	≥0.5μm	≥5μm
A级	3520	20	3520	20
B级	3520	29	352 000	2900
C级	352 000	2900	3 520 000	29 000
D级	3 520 000	29 000	不作规定	不作规定

表2-3 洁净区微生物监测的动态标准

洁净度级别	浮游菌 cfu/m³	沉降菌 φ90mm cfu/4h	表面微生物	
			接触(φ55) cfu/碟	5指手套 cfu/手套
A级	<1	<1	<1	<1
B级	10	5	5	5
C级	100	50	25	—
D级	200	100	50	—

洁净区与非洁净区之间、不同级别洁净区之间的压差应当不低于10Pa。必要时,相同洁净度级别的不同功能区域(操作间)之间也应当保持适当的压差梯度。除工艺对温、湿度有特殊要求外,洁净室温度宜保持在18~26℃,相对湿度45%~65%。

提供一份车间布局图,让学生分别指出各个生产洁净区相对应的洁净级别及卫生管理要求。

(二) 空气洁净技术与应用

1. 空气过滤 空气洁净技术一般采用空气过滤的方式,当含尘埃粒子的空气通过多孔过滤介质时,尘埃粒子被过滤介质的微孔截留或孔壁吸附,达到与空气分离的目的。空气洁净技术通常采用的过滤方式是:初效过滤、中效过滤和亚高效过滤或高效过滤。

(1) 初效过滤:系指过滤空气中直径较大的尘埃粒子,以达到在空气净化过程中正常地进行,并有效地保护中效过滤器的目的。

(2) 中效过滤:系指过滤空气中直径较小的尘埃粒子,以达到在空气净化过程中正常地进行,并有效地保护亚高效过滤或高效过滤器的目的。

(3) 亚高效过滤或高效过滤:系属于深层的末端过滤,以达到空气净化系统创造出高标准和高质量洁净空气的目的。

2. 空气洁净技术分类 常用空气洁净技术分为:非层流型空调系统、层流洁净技术。

(1) 非层流型空调系统:非层流型洁净空调系统设备费用低,安装简单,净化厂房为封闭式建筑,空气经滤过净化、洗涤降温、加热调温并保持室压稍大于一个大气压,室温为21~24℃,相对湿度为40%~60%。能除去大部分尘粒保证空气的洁净,而且有适宜的温度和湿度,创造一个舒适的生产环境。但非层流型净化空调装置送入的空气属紊流状气流,可使空气中夹带的混悬粒子迅速混合,由小粒子聚结成大粒子,也可使室内静止的微粒重新飞扬,而且室内死角处的部分空气出现停滞状态,故不易将尘粒除净,净化效果稍差。非层流型空调系统示意图如图2-1所示。

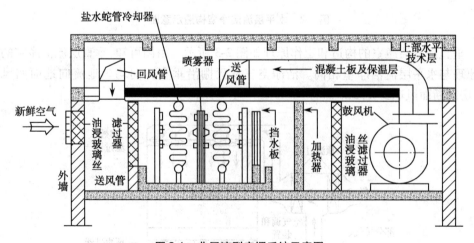

图2-1 非层流型空调系统示意图

(2) 层流洁净技术:层流洁净技术自20世纪60年代以来发展很快,它的气流运动形式是层流,是用高度净化的气流作载体,将操作室内产生的尘粒排出的空气净化方式。

1）特点：①层流是一种粒子流体连续稳定的运动形式，是一切粒子保持在层流层中的运动。这样，粒子不易聚结，空气流速相对提高，粒子在空气中浮动，不会聚积和沉降；②室内空气不会出现停滞状态；③外界空气已经过净化，无尘埃粒子带入室内，可提高洁净度；④新脱落的微粒很快被经过的空气带走，粒子很快就被排出，故有自行除尘能力；⑤可避免不同药物粉末交叉污染，提高产品质量及安全性，降低废品率。

2）分类：分较大型水平层流洁净室和小型层流净化工作台。根据气流方向还可分为水平层流与垂直层流。

水平层流洁净室内的空气净化是由若干台净化单元组成的一面墙体来实现，每台净化单元由送风机、静压箱体、高效空气滤过器组成。净化单元机组将套间内空气经新风滤过器吸入一部分，再吸入洁净室内循环空气，经高效空气滤过器送入洁净室内，以较高的速度从一面墙（壁）向对面墙（壁）层流流去，当流速≥0.25m/s时，室内尘粒被气流带走，0.3μm以上的尘粒可除去99.97%，达到无菌要求。一部分由余压阀排出室外，大部分经回风夹层风道吸到净化单元循环使用。这样在洁净室内形成空气横向水平层流，达到净化空气的目的。水平层流洁净室的构造如图2-2所示。

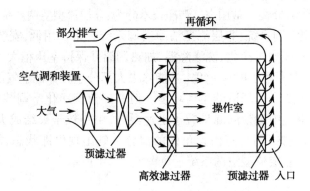

图2-2 水平层流洁净室构造示意图

垂直层流洁净室的构造和工作原理如图2-3所示。由图可知，垂直层流洁净室的工作原理与水平层流洁净室相同。洁净空气从天棚沿垂直方向均匀地流向地面回风格栅，房间断面风速≥0.35m/s。

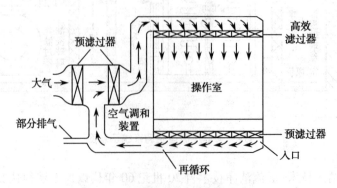

图2-3 垂直层流洁净室构造示意图

知 识 链 接

层流洁净工作台

洁净工作台的气流方向也可分为水平层流和垂直层流。垂直层流洁净工作台应用较多,效果也较好。其工作原理是使通过高效过滤器的洁净空气在操作台内形成层流气流,直接覆盖整个操作台面以获得局部洁净环境。

(三)洁净室的选择与卫生管理

1. 洁净室的选择 药厂生产车间一般根据洁净度不同分为 A、B、C、D 四个级别。根据不同剂型和不同的工艺要求,药品生产分别在以上区域完成。

无菌药品的生产操作环境可参照表 2-4 中的示例进行选择。

表2-4 灭菌制剂生产操作环境

洁净度级别	最终灭菌产品	非最终灭菌产品
A 级〔C 级背景下〕	高污染风险的产品灌装(或灌封)	
A 级〔B 级背景下〕		1. 处于未完全密封状态下产品的操作和转运,如产品灌装(或灌封)、分装、压塞、轧盖等 2. 灌装前无法除菌过滤的药液或产品的配制 3. 直接接触药品的包装材料、器具灭菌后的装配以及处于未完全密封状态下的转运和存放 4. 无菌原料药的粉碎、过筛、混合、分装
B 级		1. 处于未完全密封状态下的产品置于完全密封容器内的转运 2. 直接接触药品的包装材料、器具灭菌后处于密闭容器内的转运和存放
C 级	1. 产品灌装(或灌封) 2. 高污染风险产品的配制和过滤 3. 眼用制剂、无菌软膏剂、无菌混悬剂等的配制、灌装(或灌封) 4. 直接接触药品的包装材料和器具最终清洗后的处理	1. 灌装前可除菌过滤的药液或产品的配制 2. 产品的过滤
D 级	1. 轧盖 2. 灌装前物料的准备 3. 产品配制(指浓配或采用密闭系统的配制)和过滤直接接触药品的包装材料和器具的最终清洗	直接接触药品的包装材料、器具的最终清洗、装配或包装、灭菌

口服液体和固体制剂、腔道用药(含直肠用药)、表皮外用药品等非无菌制剂生产的暴露工序区域及其直接接触药品的包装材料最终处理的暴露工序区域,应当参照"无菌

药品"附录中D级洁净区的要求设置,企业可根据产品的标准和特性对该区域采取适当的微生物监控措施。

2. 卫生管理 为保证洁净室能保持良好状态,环境质量符合国家标准,建议做到以下要求:①保持洁净区内所有的建筑物表面光滑、洁净、完好;②地漏干净,消毒并常保持液封状态,盖严上盖。洗手池、器具和洁具清洗池等设施,应里外保持洁净、无浮尘、垢斑和水迹;③缓冲室(气闸)、传递柜、传递窗等缓冲设施的两扇门不能同时打开,随时检修气闸门;④洁净区内所有物品应定数、定量、定置。生产用具应按规定程序进行清洁、消毒后定置;⑤更换品种或工作结束要有足够的时间进行清场、清洁与消毒,并做好记录;⑥保持室内正压,定期监测空气质量。定期清洗回风滤网和定期清洗更换空气过滤器;⑦经常对员工进行GMP培训,增强安全生产意识。对出入生产车间人员进行控制和实行登记制度。

各洁净区的着装要求规定如下:

D级洁净区:应当将头发、胡须等相关部位遮盖。应当穿合适的工作服和鞋子或鞋套。应当采取适当措施,以避免带入洁净区外的污染物。

C级洁净区:应当将头发、胡须等相关部位遮盖,应当戴口罩。应当穿手腕处可收紧的连体服或衣裤分开的工作服,并穿适当的鞋子或鞋套。工作服应当不脱落纤维或微粒。

A/B级洁净区:应当用头罩将所有头发以及胡须等相关部位全部遮盖,头罩应当塞进衣领内,应当戴口罩以防散发飞沫,必要时戴防护目镜。应当戴经灭菌且无颗粒物(如滑石粉)散发的橡胶或塑料手套,穿经灭菌或消毒的脚套,裤腿应当塞进脚套内,袖口应当塞进手套内。工作服应为灭菌的连体工作服,不脱落纤维或微粒,并能滞留身体散发的微粒。

个人外衣不得带入通向B级或C级洁净区的更衣室。每位员工每次进入A/B级洁净区,应当更换无菌工作服;或每班至少更换一次,但应当用监测结果证明这种方法的可行性。操作期间应当经常消毒手套,并在必要时更换口罩和手套。

洁净区所用工作服的清洗和处理方式应当能够保证其不携带有污染物,不会污染洁净区。应当按照相关操作规程进行工作服的清洗、灭菌,洗衣间最好单独设置。

点 滴 积 累

1. 2010年版《中国药典》将中药制剂分为无菌制剂和非无菌制剂,对各种制剂都有严格的微生物限度要求。

2. 2010年版GMP将无菌药品生产洁净室的空气洁净度划分为A、B、C、D四个级别。根据不同剂型和不同的工艺要求,药品生产分别参考以上四个级别卫生要求进行设置。

第二节 中药制剂防腐与防虫技术

中药制剂由于原料质量、生产工艺、设备条件等原因,有时会出现成品霉变、染菌及虫蛀等情况,严重地影响了药剂的质量,往往造成大量制剂报废,甚至危害人体的健康,应该引起高度的重视,在制剂生产条件和处方工艺设计等方面,采取积极有效的措施,解决好防腐与防虫的问题。

一、防腐技术

（一）液体制剂的防腐

1. **防腐措施** 微生物的生长需要一定的水分,如细菌在水分较多时才能生长,霉菌在含有一定水分的干物料中也能生长。同时微生物的生长繁殖还需要多种物质,其中主要是二氧化碳和氮。此外,pH 和氧气对微生物的生长也有影响。液体制剂极易被微生物污染,尤其是含有营养物质时,微生物更易在其中滋长繁殖。如利用中药浸提液配制的合剂、糖浆剂等,由于其中含有糖类、蛋白质等营养性物质,一旦被微生物污染,就很可能使制剂霉败变质。

液体制剂的防腐是一种综合性的措施,首先应当注意防止微生物的污染,包括:①严格控制制药环境卫生和操作人员个人卫生,按有关规定,生产配制环境应达到一定的洁净程度,生产用具也应进行清洁或灭菌处理;②严格控制原辅料质量,所用的原料(如原药材、浸膏)、辅料(如蔗糖、水)及包装材料(如药瓶、软木塞)都应进行必要的消毒、灭菌及微生物学检验,符合有关规定后,才可投料使用;③合理制定制备工艺,尽量缩短生产周期,减少药品与空气接触的机会。其次在处方设计上,也可采取一些措施,以抑制微生物的生长,如调整 pH、添加适当的防腐剂等。

2. **防腐剂** 又称抑菌剂,系指能抑制微生物生长繁殖的化学药品。为了防止制剂中微生物的生长繁殖,可加入适当的防腐剂。防腐剂与杀菌剂之间往往没有严格的界限,同一种化学药品在低浓度时呈现抑菌作用,而在高浓度时则能杀菌。防腐剂的防腐效力一般与剂型、制剂的 pH、药物的性质及微生物的种类、数量等因素有关。

（1）防腐剂的要求:制剂制备时,应根据各个品种的不同要求,选用合适的防腐剂,一般应注意:①防腐剂本身用量小、无毒性和无刺激性;②药液中溶解度能达到抑菌的有效浓度;③性质稳定,贮存时防腐效力不变化,也不与制剂中其他成分起反应;④无特殊气味;⑤能对一切微生物有防腐力,包括革兰阳性菌和革兰阴性菌、霉菌和酵母菌。

（2）常用的防腐剂

1）苯甲酸与苯甲酸钠:为常用防腐剂,有较好的抑菌作用,适用于内服和外用制剂,一般用量为 0.1% ~0.25%。本品的防腐作用主要是靠未解离的分子,其离子几乎无抑菌作用。因此,pH 对苯甲酸类防腐剂的抑菌作用影响很大,降低 pH 对防腐作用有利。苯甲酸在 pH 4 以下防腐作用较好。苯甲酸钠的作用与苯甲酸相同,pH 增高时解离度增大,防腐力降低。因此,在 pH 较高时,用量应增加,如 pH 为 5 时,其用量应不少于 0.5%。苯甲酸的溶解度,在水中为 1:345(20℃),在乙醇中为 1:2.3(20℃)。苯甲酸钠在水中的溶解度为 1:1.8(20℃)。

2）对羟基苯甲酸酯类(尼泊金类):这是一类优良的防腐剂,对真菌的抑菌效能较强,但对细菌较弱,广泛地应用于内服药液作防腐剂。尼泊金类有甲、乙、丙、丁四种酯。无毒,无味,无臭,不挥发,化学性质稳定,在酸性、中性、碱性中均有效,在酸性溶液中作用最好,在微碱性溶液中作用减弱,这是因为酚羟基的解离作用所致。几种酯的合并应用有协同作用,效果更好。如乙酯与丙酯的 1:1 混合物,乙酯与丁酯的 4:1 混合物,用量均为 0.01% ~0.25%,用于中药糖浆剂效果较好。各种酯类在不同溶剂中的溶解度以及在水中的抑菌浓度见表 2-5。

表2-5 对羟基苯甲酸酯类的溶解度和抑菌浓度(水溶液中)

酯类	溶解度(25℃)/(g/ml)					抑菌能力
	水	乙醇	甘油	丙二醇	脂肪油	抑菌浓度/%
甲酯	0.25	52	1.3	22	2.5	0.05～0.25
乙酯	0.16	70		25		0.05～0.15
丙酯	0.04	95	0.35	26	2.6	0.02～0.075
丁酯	0.02	210		110		0.01

对羟基苯甲酸酯类在水中较难溶解,配制时可用下列两种方法:①先将水加热至80℃左右,加入对羟基苯甲酸酯类搅拌使溶解;②先将对羟基苯甲酸酯类溶解在少量乙醇中,然后在搅拌下慢慢加入水中使溶解。

吐温类能增加对羟基苯甲酸酯类的溶解度,但能降低抑菌效率,因为它们之间会发生络合作用,从而使溶液中防腐剂的实际浓度大为降低。故在含吐温类的药液中,不宜选用对羟基苯甲酸酯类作防腐剂。

3)乙醇:含20%(体积分数)的乙醇即有防腐作用。如另含有甘油、挥发油等抑菌性物质时,低于20%的乙醇也可达到防腐目的。在中性或碱性药液中含量需在25%以上才能防腐。在中药糖浆制备中,除使用其他防腐剂外,还可加10%～20%的乙醇以增强抑菌效果。

4)山梨酸:山梨酸微溶于水(约0.2%、20℃),可溶于乙醇(12.9%、20℃)、甘油(0.31%)、丙二醇(5.5%),常用浓度为0.15%～0.2%。本品对真菌和细菌均有较强的抑菌作用,特别适用于含有吐温类液体制剂的防腐。吐温类对本品也会发生络合作用而降低防腐力,但在常用浓度约为0.2%的情况下,仍有较好的抑菌力。山梨酸在水中的最低抑菌浓度为0.07%～0.08%。

 知 识 链 接

其他防腐剂介绍

1. 酚类及其衍生物(酚、甲酚、氯甲酚) 常用作注射剂的抑菌剂。

2. 三氯叔丁醇 一般用于微酸性药液中,常用抑菌浓度为0.25%～0.5%。

3. 苯甲醇 局部止痛剂,常用浓度为1%～4%;浓度为0.5%～1%也有抑菌作用,适用于偏碱性药液。

4. 季铵盐类 有苯扎氯铵、苯扎溴铵和度米芬。前两者可作为外用溶液的防腐剂,用量约0.01%,具有杀菌和防腐作用。后者可作口含的安全消毒剂,用于口腔或喉部疾病,用量通常为0.1%。

5. 脱水乙酸(DHA) 可用作饮料、制剂和化学日用品的防腐剂,常用浓度为0.1%。

6. 硝酸苯汞 常用浓度为0.001%～0.002%。

7. 硫柳汞 常用浓度为0.01%～0.02%,易溶于水,为有效防腐剂。

8. 30%以上的甘油溶液同样具有防腐作用。

（二）固体制剂的防腐

中药固体类制剂如丸剂、片剂、散剂等，多数是以中药原药材直接打粉制成。中药原药材及辅料、包装材料中含有大量微生物，未经特殊处理就制成一定剂型，在某些条件下，成品往往会出现细菌总数超限度、霉变等情况，成为影响中药固体制剂质量的重要因素。

由于中药固体制剂生产过程的一些特殊性，要完全防止和避免微生物污染是比较困难的，但如果采取适当的预防措施，就能达到减少污染、阻止微生物生长繁殖的目的。这些措施主要包括下列几个方面：

1. 原药材处理　药材采集后大都带有微生物，除及时应用新鲜药材外，要采用适当的方法进行干燥。干燥既能杀死相当数量的微生物，还会因药材中水分减少阻止它们的生长繁殖。药材保存过程中也应密切注意防潮、防霉，并经常进行熏蒸灭菌，以保证原药材的质量。

有些中药固体制剂采用原药材直接打粉混合制备的传统工艺，为保证制剂的质量，防止微生物污染成品，对处方中所用的中药材除了用水冲洗干净以外，还应根据药物的性质进行必要的灭菌处理，才可投料应用。对于耐热或不含挥发性成分的中药材可用干热灭菌或湿热灭菌；对于不耐热或含挥发性成分的中药材可用乙醇喷洒灭菌、环氧乙烷气体灭菌或^{60}Co-γ射线辐射灭菌。也有报道，对于原药材的粉粒可采用微波灭菌或超高温瞬间灭菌。

2. 辅料处理　中药固体制剂中加入的各种辅料均有可能带入微生物，因此，对辅料要分别采取防菌灭菌处理。如蜜丸制备时，主要辅料蜂蜜带有一定数量的微生物，而且营养丰富适宜微生物生长繁殖，所以要先炼蜜。在熬炼过程中，可杀死绝大部分微生物。炼蜜完成后，或趁热使用，或密闭保存，以防再次污染。制水丸用的润湿剂——水，也应注意使用新鲜冷开水或无菌的纯化水。

3. 包装材料处理　适合于中药固体制剂的包装材料很多。但包装材料从生产到使用过程很长，极易染菌，亦需要选择适当的方法灭菌，否则生产出的药品会因包装材料而染菌。此外，成品的包装质量也很重要，封口应当严密，达到防潮、防菌和防尘的要求。

4. 控制生产过程污染　制剂制备过程中所使用的设备、工具、容器均应采用适当的方法灭菌或消毒。

5. 注意环境卫生与个人卫生　制剂生产场地的环境及操作人员的个人卫生应按制药环境卫生的要求执行。

6. 建立必要的检验制度　为及时了解产品的污染程度及原因，应对原料、半成品、成品等各环节定期抽样进行微生物学检验，随时掌握产品的卫生质量，分析被污染的原因，并采取适当的措施以排除污染。

二、防虫技术

防虫主要是防止仓库害虫的危害，许多动植物药材和中药制剂，由于本身含有可供害虫生长繁殖所需的养分，加上自然界危害中药的害虫种类多、繁殖快、适应能力强、分布广，若加工制作不当，保管不善，中药及其制剂就很容易被害虫感染，这些感染的害虫,在适宜的条件下滋长繁殖,造成虫害。

危害中药及其制剂的害虫常见的有米象、谷象、大谷盗、药谷盗及螨类等数十种。中药及其制剂被害虫感染的途径主要有:①药材的采收、加工、运输、贮藏过程;②制剂生产用的辅料、包装材料;③制剂生产与加工过程;④包装不严密;⑤贮藏条件不佳。

防虫措施:首先应当注意杜绝虫源,认真分析害虫感染的可能途径,有目的地采取相应措施,如对中药材、中药饮片、辅料及包装材料进行必要的灭虫处理,对贮藏各类物品的仓库进行科学管理,以防止害虫的感染及滋生繁殖。因此,储存易生虫药材,首先要选择干燥通风的库房,其次,要保持库内外清洁,此外,按照"先进先出"的原则,合理地安排易生虫的药材出库。

预防药材生虫的主要方法有:①密封法:药材经严密封闭后,使其与外界的光线、有害气体以及害虫细菌等隔绝,少受或不受各种自然因素的影响。就有可能保持其原有的品质,避免发生虫蛀、霉变等损失;②冷藏法:在一般库房内,如能经常保持温度在15℃以下,相对湿度不超过70%,药材即不易生虫;③对抗法,主要是利用同储药材所散发出的特殊气味,使害虫不易生存,从而起到防止虫害作用。

灭虫处理的方法有物理和化学防虫法两类,可根据实际情况,合理选用:

1. 制剂熏蒸法　这是利用化学药剂来杀害虫的一种方法。目前各地采用的主要有氯化苦和硫黄两种熏蒸剂。

2. 高温杀虫法　高温杀虫法是利用各种热力使害虫死亡的一种治虫方法。主要有以下几种:①暴晒:适用于不怕变色不易融化和不易碎裂的药材;②烘烤:适用于体积较大,太阳热力不易晒透或泛油的一些药材;③热蒸:适用于已加工制熟以及蒸后不致走失气味和变色、不泛油的药材。

点　滴　积　累

1. 防腐剂又称抑菌剂,常用的有苯甲酸和苯甲酸钠、对羟基苯甲酸酯类(尼泊金类)、山梨酸等。防腐效力一般与剂型、制剂的 pH、药物的性质及微生物的种类、数量等因素有关。

2. 苯甲酸和苯甲酸钠防腐作用主要是靠未解离的分子,在 pH 4 以下作用较好。

3. 对羟基苯甲酸酯类(尼泊金类)抑菌作用在酸性溶液中作用最好,有甲、乙、丙、丁四种酯,几种酯的合并应用有协同作用,效果更好。

第三节　灭菌技术

一、知识准备

(一) 基本概念

1. 无菌　系指物品中不含任何活的微生物。

2. 灭菌　系指用适当的物理或化学手段将物品中活的微生物杀灭或除去的方法。

3. 消毒 系指用物理或化学等方法杀灭物体上或介质中的病原性微生物。

4. 防腐 系指用物理或化学等方法抑制微生物的生长、繁殖,亦称抑菌。

（二）灭菌参数

1. D 值 D 值系指在一定温度下,杀灭90%微生物所需的灭菌时间。

2. Z 值 Z 值指灭菌时间减少到原来的1/10所需升高的温度。如 $Z=10℃$,意思是灭菌时间减少到原来灭菌时间的10%,而具有相同的灭菌效果,所需升高的灭菌温度为10℃。

3. F 值 F 值为在一系列温度 T 下给定 Z 值所产生的灭菌效力与在参比温度 T_0 下给定 Z 值所产生的灭菌效力相同时, T_0 温度下所相当的灭菌时间,以分为单位。目前仅限于干热灭菌的验证。

4. F_0 值 F_0 值为一定灭菌温度(T), Z 为10℃所产生的灭菌效果与121℃, Z 值为10℃所产生的灭菌效力相同时所相当的时间,又称为标准灭菌时间。 F_0 目前仅限于热压灭菌的验证。

为了保证 F_0 值的灭菌效果,应注意以下两个问题:①若 N_0 越大,即被灭菌物中微生物数越多,则灭菌时间越长,故尽可能减少各工序中微生物对药品的污染,分装好的药品应尽快灭菌,以使初始微生物数在最低水平;②应适当考虑增强安全因素,一般增加50%。如规定 F_0 为8分钟,则实际操作应控制 F_0 为12分钟为好。

（三）分类

中药制剂生产中灭菌与无菌技术可分为三大类:物理灭菌技术、化学灭菌技术和无菌操作技术。

二、物理灭菌技术

物理灭菌技术主要是利用蛋白质与核酸具有遇热、射线不稳定的特性,采用加热、射线照射和过滤方法,杀灭或除去微生物的技术。该技术包括干热灭菌技术、湿热灭菌技术、过滤灭菌技术和射线灭菌技术。

（一）干热灭菌技术

1. 含义 是指将物品置于干热灭菌柜、隧道灭菌器等设备中,利用干热空气达到杀灭微生物或消除热原物质的技术。包括火焰灭菌技术和干热空气灭菌技术。

2. 特点 高温使细菌原生质凝固、细菌的酶系统破坏。

3. 分类

（1）火焰灭菌技术:指直接在火焰中烧灼灭菌的技术。灭菌迅速、可靠、简便,适用于耐火焰材质的物品,如金属、玻璃及瓷器等用具的灭菌,不适用于药品的灭菌。

（2）干热空气灭菌技术:指在高温干热空气中灭菌的技术。

由于干热空气穿透力弱,且不均匀,空气比热值小,因此干热空气灭菌的温度不易均匀,灭菌温度较高,灭菌时间较长。

《中国药典》2010年版规定干热灭菌条件为:160~170℃ 2小时以上;170~180℃ 1小时以上;250℃ 45分钟以上。该法适用于耐高温的玻璃制品、金属制品以及不允许湿气穿透的油脂类和耐高温的粉末化学药品等。粉针的无菌瓶的干燥常采用干热灭菌法。不适于橡胶、塑料及大部分药品。

（二）湿热灭菌技术

1. 含义　指将物品置于灭菌柜内利用高压饱和蒸气、过热水喷淋等手段使微生物菌体中的蛋白质、核酸发生变性而杀灭微生物的技术。

2. 特点　蒸气比热大，穿透力强，容易使蛋白质变性或凝固；在相同温度条件下，湿热灭菌的效果要比干热灭菌的效果好。湿热灭菌技术应用最广泛、灭菌效果好、操作简便、易于控制。

3. 分类　包括热压灭菌技术、流通蒸气灭菌技术、煮沸灭菌技术、低温间歇灭菌技术。

（1）热压灭菌技术：指用高压的饱和水蒸气加热杀灭微生物的技术。其特点是具有很强的灭菌效果，灭菌可靠，能杀灭所有细菌繁殖体和芽孢，是在制剂生产中应用最广泛的一种灭菌技术。

1）热压灭菌条件：热压灭菌所需的温度（蒸气表压）与时间的关系是压力越大，灭菌所需时间越短。如 115℃（67kPa），30 分钟；121℃（97kPa），20 分钟；126℃（139kPa），15 分钟。

2）适用范围：耐高压蒸气的药物制剂、玻璃容器、金属容器、瓷器、橡胶塞、膜过滤器等。

3）设备：灭菌锅和热压灭菌柜，卧式热压灭菌柜是一种常用的大型灭菌设备，其基本结构如图 2-4。

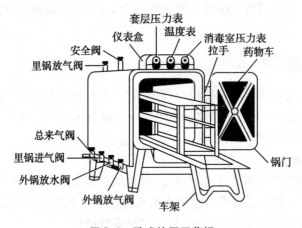

图 2-4　卧式热压灭菌柜

卧式热压灭菌柜的操作方法：在使用前将柜内用刷子洗净。先开夹套中蒸气加热约 10 分钟，夹套压力上升至所需压力时，将待灭菌的物品排列于格车架上，推入柜室，关闭柜门，并将门闸旋紧。待夹套加热完成后，将加热蒸气通入柜内，当温度上升至规定温度（如 115.5℃）时，将此时刻定为灭菌开始时间，柜内压力表应固定在规定压力（如表压 70kPa 左右）。在灭菌时间到达后，先将蒸气关闭，排气，当蒸气压力降至"0"时，柜门即可开启，待冷却后将灭菌物品取出。

为保证灭菌效果，灭菌过程中应注意：①必须使用饱和蒸气；②必须将灭菌器内的冷空气排尽；如果灭菌器内有冷空气存在，则压力表上的压力是蒸气与空气二者的总压，并非纯蒸气压，温度达不到规定值。实验证明，加热蒸气中含有 1% 的空气时,传热系数降低60%,因此,在灭菌柜上,往往附有真空装置,以便在通入蒸气前将柜内空气尽可能抽尽;③灭菌时间必须由全部药液温度真正达到所要求的温度时算起;④灭菌完毕后停止加热,必须使压力逐渐降到0,才能放出锅内蒸气,使锅内压力和大气压相等后,稍稍打开灭菌锅,待10~15分钟,再全部打开,以免柜内外压力差和温度差太大,造成被灭菌物冲出或玻璃瓶炸裂而伤害操作人员,确保安全生产。

（2）流通蒸气灭菌技术:指在常压下使用100℃流通蒸气加热杀灭微生物的技术。通常灭菌时间为30~60分钟。本法不能保证杀灭所有的芽孢,系非可靠的灭菌法,可适用于消毒及不耐高热的制剂的灭菌。

（3）煮沸灭菌法技术:指把待灭菌物品放入沸水中加热灭菌的技术。通常煮沸30~60分钟。本法灭菌效果差,常用于注射器、注射针等器皿的消毒。必要时加入适当的抑菌剂,如甲酚、氯甲酚、苯酚、三氯叔丁醇等,可杀死芽孢菌。

（4）低温间歇灭菌技术:指将待灭菌的物品,用60~80℃水或流通蒸气加热1小时,将其中的细胞繁殖体杀死,然后在室温中放置24小时,让其中的芽孢发育成为繁殖体,再次加热灭菌、放置,反复进行3~5次,直至消灭芽孢为止。本法适用于不耐高温、热敏感物料和制剂的灭菌。该法的缺点是费时,工效低,且芽孢的灭菌效果往往不理想,必要时加适量的抑菌剂,以提高灭菌效率。

影响湿热灭菌法的影响因素:①细菌的种类与数量:不同细菌或同一细菌不同发育阶段对热的抵抗力有所不同;细菌的数量越少,灭菌时间越短;②蒸气的性质:饱和蒸气热含量较高,热的穿透力较大,灭菌效力高;湿饱和蒸气带有水分,热含量较低,穿透力差,灭菌效力较低;过热蒸气温度高于饱和蒸气,但穿透力差,灭菌效力低;③药物性质与灭菌时间:一般而言,灭菌温度越高,灭菌时间越长,药品被破坏的可能性越大,因此必须要考虑药物的稳定性,在达到有效灭菌的前提下,尽可能降低灭菌温度和缩短灭菌时间;④介质的性质:制剂中含有糖、蛋白质等营养物质,使细菌抗热性增强。同时细菌的生活能力也受介质pH的影响,一般中性环境其耐热性最大,碱性次之,酸性不利于细菌的发育。

（三）射线灭菌技术

1. 含义 指将灭菌物品置于适宜放射源辐射的γ射线或适宜的电子加速器发生的电子束中进行电离辐射而达到杀灭微生物的技术。常用 ^{60}Co-γ射线辐射灭菌。

2. 分类

（1）辐射灭菌技术:指以放射性同位素（^{60}Co 或 ^{137}Cs）放射的γ射线杀灭微生物和芽孢的技术。其特点是不升高灭菌产品的温度,穿透性强,灭菌效率高;但设备费用高,对操作人员存在潜在的危害性,对某些药物（特别是溶液型）可能使药效降低或产生毒性物质。适合于不耐热药物和制剂的灭菌,常用于维生素、抗生素、激素、药材和中药制剂、医疗器械、药用包装材料和高分子材料等物质的灭菌。

（2）微波灭菌技术:微波是指频率在300MHz~300kMHz之间的高频电磁波,其产生的热效应使微生物体内蛋白质变性而失活,非热效应干扰了微生物的正常新陈代谢,破坏微生物生长条件。

微波灭菌是指用微波照射而产生的热效应和非热效应相结合杀灭微生物的技术。

其原理是利用高频电场使物质分子内部极化迅速升温而灭菌。

微波灭菌特点是微波能穿透到介质和物料的深部,可使介质和物料表里一致地加热,且具有低温、快速、高效、均匀、不污染环境、操作简单、易维护、保质期长等优点。适用于对热压不稳定的药物制剂,特别适用于水性注射液的灭菌。

(3)紫外线灭菌技术:指用紫外线照射杀灭微生物的技术。一般用于灭菌的紫外线波长是 200~300nm,灭菌力最强的波长是 254nm。其灭菌原理是紫外线能使细菌核酸蛋白变性,且照射产生微量臭氧从而达到共同杀菌作用。

由于紫外线以直线传播,可被不同的表面反射或吸收,穿透力微弱,适用于被照射物表面灭菌、无菌室的空气及蒸馏水的灭菌。不适合药液灭菌及固体物料深部灭菌。普通玻璃可吸收紫外线,因此装于容器中的药物不能用紫外线灭菌,如中药安瓿。一般 6~15m³,装 30W 紫外灯一只;灯距地面 1.8~2.2m,温度 10~55℃,湿度 45%~60%。一般在操作前开启紫外灯 1~2 小时,操作时关闭。若必须在操作过程中照射,应对操作者的皮肤和眼睛采用适当的防护。保持灯管清洁,注意有效使用期限。

(四)过滤除菌技术

指利用细菌不能通过致密具孔滤材的原理以除去气体或液体中微生物的技术,是一种机械除菌的技术。适用于对热不稳定的药物溶液、气体、水或原料的除菌。配合无菌操作技术进行,成品应作无菌检查,以保证除菌质量。

供灭菌用的滤器,要求能有效地从溶液中除净微生物,而对溶液无吸附作用,且无介质脱落,滤器容易清洗,操作简便。灭菌过滤器一般选用孔径 0.22μm 或 0.3μm 微孔薄膜滤器或 G₆ 号垂熔玻璃漏斗。

常用的滤器有:

1. 微孔薄膜滤器 药液或空气的除菌。滤过除菌选用 0.22μm 以下的薄膜。

2. 垂熔玻璃滤器 包括垂熔玻璃滤斗、滤球、滤棒。垂熔玻璃滤球和滤棒规格有 G₁~G₆ 号,其中滤除细菌用 G₆ 号(孔径 1.5μm 以下)。垂熔玻璃滤棒规格有粗、中、细三号;仅用于灭菌制剂粗滤。

由于垂熔玻璃滤器的化学性质稳定,对药物溶液不吸附,也不影响药液的 pH,故药剂制备中常用于滤除杂质和除菌,G₆ 号(孔径 1.5μm 以下)或 6 号(孔径 2μm 以下)垂熔玻璃滤器作为滤过除菌用。

3. 砂滤棒

(1)硅藻土滤棒(苏州滤棒):分粗、中、细号,可滤除溶液中颗粒杂质及一部分细菌。粗号滤孔 8~12μm;中号滤孔 5~7μm;细号滤孔 3~4μm。

(2)多孔素瓷滤棒(唐山滤棒):按孔径大小分八级,1.3μm 以下可滤除部分细菌。常用于注射剂预滤。

📖 课堂活动

提供几种物质:琼脂、烧杯、口服液、注射剂、实验室,让学生分别指出各自的灭菌方法。

三、化学灭菌技术

化学灭菌技术是指用化学药品直接作用于微生物而将其杀死的技术。用于杀灭细菌的化学药品称为杀菌剂,可分气体杀菌剂和液体杀菌剂。杀菌剂仅对微生物繁殖体有效,不能杀灭芽孢。化学杀菌剂的杀灭效果主要取决于微生物的种类和数量、物体表面光洁度、多孔性以及杀菌剂的性质。化学灭菌的目的在于减少微生物的数目,以控制一定的无菌状态。

(一)气体灭菌法

指用化学消毒剂形成的气体杀灭微生物的技术。该法特别适用于环境消毒以及不耐热的医用器具、设备和设施等的消毒。也用于粉末注射剂,不适合对产品质量有损害的场合。同时应注意杀菌剂的残留和与药物可能发生的相互作用。

1. 环氧乙烷灭菌技术 制药工业用于灭菌的气体多用环氧乙烷。环氧乙烷的浓度为 850 ~ 900mg/L 时,在 45℃维持 3 小时;浓度为 450mg/L 时,在 45℃维持 5 小时。环氧乙烷具有可燃性,与空气混合,空气含量达 3.0%(V/V)即可爆炸,因此,应用时需用 90%二氧化碳或 88%氟里昂稀释。灭菌效力与温度、湿度有关,相对湿度以 40% ~ 60%,温度以 22 ~ 55℃为宜。本品对人的皮肤、眼黏膜有损害,吸入后可产生水疱或结膜炎,应用时应当注意。本法适用于对热敏感的固体药物、塑料容器、塑料包装的药物、橡胶制品、注射器、针头、衣着、敷料及器械等。环氧乙烷灭菌的缺点是时间长,费用较贵。

2. 甲醛蒸气熏蒸灭菌技术 甲醛是杀菌力很强的广谱杀菌剂。应用甲醛溶液加热熏蒸灭菌时,一般采用气体发生装置(图 2-5)。

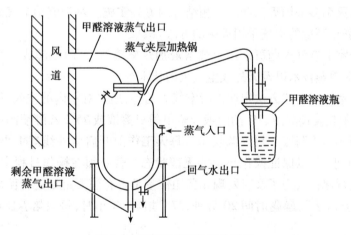

图 2-5 甲醛溶液气体发生装置

操作要点:采用蒸气加热夹层锅,使液态甲醛气化成蒸气,经蒸气出口送入总进风道,由鼓风机吹入无菌室,连续 3 小时后,密闭熏蒸 12 ~ 24 小时,湿度应保持 60%以上,室温应保持在 25℃以上,以免低温导致甲醛蒸气聚合附于冷表面从而降低空气中甲醛浓度影响灭菌效果。密熏完毕后将 25%氨水加热(每 1m³ 用 8 ~ 10ml)从总风道送入无菌室约 15 分钟,以吸收甲醛蒸气,开启总出风口排风,并通入经处理过的无菌空气直到室内无甲醛为止。甲醛对黏膜有刺激性,应用时必须注意。

3. 其他蒸气熏蒸灭菌技术 丙二醇、三甘醇、过氧醋酸、β-丙内酯等,常用于室内空气灭菌。

(二)液体灭菌法

指使用液体杀菌剂采用喷雾、涂抹或浸泡进行灭菌的技术。常用的有 0.1% ~ 0.2% 苯扎溴铵溶液、2% 左右的酚或煤酚皂溶液、75% 乙醇等。该法常应用于其他灭菌法的辅助措施,即皮肤、无菌设备和其他器具的消毒等。

课 堂 活 动

提供制药器械和制剂样品,让学生说出用何种方法进行灭菌。

四、无菌操作技术

无菌操作技术是指在药剂生产的全过程中采用净化和控制在无菌条件下,尽量使产品避免被微生物污染的一种操作技术。

某些因加热灭菌将发生变质、变色或降低含量、效价的药品,均需采用无菌操作制备,它不仅适用于注射剂的制备,同样适用于眼用制剂、海绵剂、外用制剂及蜜丸剂等。无菌操作中所用的一切用具、物料及环境等,均须事先灭菌处理。操作须在无菌柜、无菌操作室、洁净器或净化工作台中进行。用无菌操作法制备的注射液,一般需加入适量抑菌剂。

(一)无菌操作室的灭菌

无菌室的灭菌多采用灭菌和除菌相结合的方式实施。对于流动空气采用过滤介质除菌法;对于静止环境的空气采用灭菌的方法。

无菌操作室的空气灭菌可采用甲醛溶液加热熏蒸技术,丙二醇或三甘醇蒸气熏蒸技术,过氧醋酸熏蒸技术以及紫外线空气灭菌技术等。

无菌操作室除用上述方法定期进行空气灭菌外,还要对室内的空间、用具、地面、墙壁等用 0.2% 苯扎溴铵溶液、3% 酚溶液、2% 甲酚皂溶液或 75% 乙醇喷洒或擦拭。其他用品应尽量用热压灭菌或干热灭菌技术。每天工作前开启紫外线灯 1 小时,中午休息也要开 0.5 ~ 1 小时,以保证操作环境的无菌状态。若必须在操作过程中开启,应注意对操作人员进行保护。为了及时发现无菌操作室是否有菌要定期进行菌落试验。一般采用"打开培养皿法",暴露时间 20 分钟,37℃培养 48 小时,每只培养皿内以不超过 3 个菌落为合格。

(二)无菌操作

操作人员进入无菌操作室应严格遵守无菌操作的工作规程,按规定洗手消毒后换上无菌工作衣、戴上无菌工作帽和口罩和穿上无菌工作鞋。头发不得外露并尽可能减少皮肤的外露,不得裸手操作,以免造成污染。

(三)无菌检查

无菌检查系用于检查药典要求无菌的药品、原料、辅料及其他品种是否无菌的一种操作,其全过程必须严格遵守无菌操作,防止微生物污染。《中国药典》2010 年版规定的无菌检查法有"直接接种法"和"薄膜过滤法"。薄膜过滤法的优点是,可滤过较大量的样品及抑菌物质,滤过后的薄膜上细菌数量较集中,既能直接接种于培养基管中,又可直接用显微镜观察。此法灵敏度高,不易产生假阴性结果,操作也比较简单。

五、灭菌效果的验证

课 堂 活 动

　　某药厂生产的克林霉素磷酸酯葡萄糖注射液造成81例严重的不良反应,其中三人不幸死亡。经过药监部门的多日调查,该公司生产的克林霉素磷酸酯葡萄糖注射液未按批准的工艺参数灭菌,降低灭菌温度,缩短灭菌时间,增加灭菌柜装载量,影响了灭菌效果。经中国药品生物制品检定所对相关样品进行检验,结果表明,无菌检查和热原检查不符合规定。

　　请同学们讨论一下,灭菌效果的验证取决于什么?包括哪些内容?

　　在实际生产过程中,灭菌是指将物品中污染的微生物残存概率下降至一定水平,以无菌保证水平表示,最终灭菌的产品微生物存活概率不得高于10^{-6}。已灭菌产品达到无菌保证水平即可通过验证确定。

　　灭菌产品的无菌保证不能依赖于最终产品的无菌检验,而应取决于生产过程中采用合格的灭菌工艺,严格的 GMP 管理和良好的无菌保证体系。灭菌工艺的确定应综合考虑被灭菌物品的性质、灭菌方法的有效性和经济性、灭菌后物品的完整性等因素。

　　1. 灭菌工艺验证的内容　灭菌工艺的验证是无菌保证的必要条件。灭菌工艺经验证后,方可交付正式使用。灭菌工艺验证的内容包括:

　　(1) 撰写验证方案及制定评估标准。

　　(2) 确认灭菌设备技术资料齐全、安装正确、并能处于正常运行(安装确认)。

　　(3) 确认关键控制设备和仪表能在规定的参数范围内正常运行(运行确认)。

　　(4) 采用被灭菌物品或模拟物品进行重复试验,确认灭菌效果符合规定(性能确认)。

　　(5) 汇总并完善各种文件和记录,撰写验证报告。

　　日常生产中,应对灭菌程序的运行情况进行监控,确认关键参数(如温度、压力、时间、湿度、灭菌气体浓度及吸收的辐照剂量等)均在验证确定的范围内。灭菌程序应定期进行再验证。当灭菌设备或程序发生变更(包括灭菌物品装载方式和数量的改变)时,应进行再验证。

　　2. 灭菌工艺验证的微生物指示剂　用于灭菌工艺验证的微生物应不易被采用的灭菌方法所除去或破坏。一般湿热灭菌、干热灭菌、环氧乙烷和辐射灭菌选用革兰阳性菌作为微生物指示剂,过滤除菌选用革兰阴性小棒状杆菌作为微生物指示剂。

点 滴 积 累

1. 常用的灭菌方法有物理、化学灭菌法和无菌操作法,中药制剂生产过程中应根据灭菌的对象和要求采用不同的方法。物理灭菌法又包括干热、湿热、射线、过滤灭菌法等。化学灭菌法分为气体和液体灭菌法。

2. 热压灭菌法是湿热灭菌法中最可靠的一种,操作时注意蒸气的选择、灭菌时间和温度的确定。

3. 灭菌效果的验证以无菌保证水平表示,取决于生产过程中采用合格的灭菌工艺,严格的 GMP 管理和良好的无菌保证体系。

目 标 检 测

一、选择题

(一) 单项选择题

1. 在 GMP 中,制药卫生的含义不包括(　　)
   A. 工艺卫生　　　　　　　B. 环境卫生　　　　　　　C. 人员卫生
   D. 厂房卫生　　　　　　　E. 饮食卫生

2. 我国在《药品生产质量管理规范》实施指南规定产品灭菌效果的 F_0 值应大于(　　)
   A. 6.0　　　　B. 7.0　　　　C. 8.0　　　　D. 9.0　　　　E. 10

3. GMP 将无菌制剂的生产区域划分为四个级别,口服固体制剂的生产应当参照"无菌药品"附录中(　　)级别洁净区的要求设置
   A. D 级　　　　B. C 级　　　　C. B 级　　　　D. A 级　　　　E. 以上都不是

4. 下列药物溶液中哪个不可用蒸气进行灭菌(　　)
   A. 乳酸溶液　　　　　　　B. 1,2-丙二醇　　　　　　C. 苯扎氯铵
   D. 甲醛溶液　　　　　　　E. 三甘醇

5. 下列属于化学灭菌法的是(　　)
   A. 紫外线灭菌　　　　　　B. 微波灭菌　　　　　　　C. 环氧乙烷灭菌
   D. γ 射线灭菌　　　　　　E. 滤过法

6. 用物理或化学方法将所有致病和非致病的微生物、细菌的芽孢全部杀死的操作,称为(　　)
   A. 消毒　　　　B. 抑菌　　　　C. 防腐　　　　D. 防菌　　　　E. 灭菌

7. pH 对苯甲酸类的抑菌效果影响很大,下列 pH 环境中苯甲酸防腐作用最好的是(　　)
   A. pH 3　　　　B. pH 5　　　　C. pH 7　　　　D. pH 9　　　　E. pH 11

8. 最可靠的湿热灭菌法是(　　)
   A. 流通蒸气灭菌法　　　　　　　　　B. 热压灭菌法
   C. 低温间歇灭菌法　　　　　　　　　D. 煮沸灭菌法
   E. 干热空气灭菌法

9. 热压灭菌器灭菌时,所用蒸气应为（　　）

 A. 不饱和蒸气   B. 饱和蒸气   C. 湿饱和蒸气

 D. 流通蒸气   E. 过饱和蒸气

10. 尼泊金酯类防腐剂防腐效果在（　　）环境下最差

 A. 酸性   B. 碱性   C. 中性

 D. 酸性和碱性   E. 以上都不是

（二）多项选择题

1. 下列药物溶液中哪些可用蒸气进行灭菌（　　）

 A. 甲醛溶液   B. 过氧醋酸溶液   C. 新洁尔灭

 D. 乳酸溶液   E. 煤酚皂

2. 药剂可能被微生物污染的途径有（　　）

 A. 药物原料   B. 辅料   C. 用具

 D. 环境空气   E. 包装材料

3. 无菌操作室空气灭菌常采用（　　）

 A. 紫外线   B. 辐射   C. 干热空气

 D. 气体灭菌   E. 微波

4. 蒸气的类型包括（　　）

 A. 湿饱和蒸气   B. 饱和蒸气   C. 过热蒸气

 D. 不饱和蒸气   E. 干热蒸气

5. 下列具有防腐作用的有（　　）

 A. 甘油   B. 苯甲酸   C. 尼泊金类

 D. 苯酚   E. 乙醇

6. 下列属于化学灭菌法的是（　　）

 A. 环氧乙烷灭菌   B. 甲醛蒸气熏蒸

 C. β-丙内酯蒸气灭菌   D. 乙醇擦拭

 E. 乳酸蒸气熏蒸

7. 下列中,需要无菌操作的是（　　）

 A. 滴眼剂   B. 舌下片剂   C. 海绵剂

 D. 栓剂   E. 粉针剂

8. 影响湿热灭菌效果的因素较多,包括（　　）

 A. 微生物的种类   B. 微生物的数量   C. 蒸气性质

 D. 灭菌时间   E. 药物与介质性质

9. 热压灭菌是一种高压设备,使用时必须严格按照操作规程操作,并应注意（　　）

 A. 采用饱和蒸气   B. 必须排净灭菌器内空气

 C. 准确计算灭菌时间   D. 检查仪表,压力表和温度表灵敏

 E. 安全开启

10. 属湿热灭菌法的有（　　）

 A. 热压灭菌法   B. 流通蒸气灭菌法 C. 气体灭菌法

 D. 药液灭菌法   E. 低温间歇灭菌

二、简答题

1. 中药制剂可能被微生物污染的环节及预防污染的措施有哪些?
2. 常用灭菌法有哪些? 试述使用热压灭菌器的注意事项。

三、实例分析

某地药检所对 20 种不同剂型的常用中成药进行卫生学检验,微生物检测结果显示:抽查的 20 种中药制剂,均未检出大肠杆菌,其中 3 种细菌总数和 2 种霉菌总数超标,占被检样品 25%,其余均符合标准。但在这些合格品中,仍有不同程度细菌及霉菌污染。请同学们思考一下中药制剂的污染来源及防腐措施。

实训一 参观中药制药企业

【实训目的】

1. 熟悉人员、物料进入中药制剂生产车间的程序规定。
2. 了解厂址、厂房的设计、设备选用的要求。

【实训条件】

1. 实训场地 中药制药企业、生产车间。
2. 实训设备 企业各种剂型制药设备及工艺路线。

【实训内容和步骤】

(一) 参观前的指导

1. 厂址的选择要求 ①药品生产企业的生产环境必须有整洁,生产区的地面、路面及运输等不会对药品的生产造成污染;②厂区设计上按生产、行政、生活和辅助区进行划分,同时在布局需考虑行政区、生活区、辅助区不会影响到生产区的环境造成污染。

2. 厂房的设计要求 ①人流、物流分开;②工艺布局遵循人流物流协调、工艺流程协调、洁净级别协调的原则,即厂房应按生产工艺流程及所要求的空气洁净级别进行合理布局,同一厂房内及相邻厂房之间的生产操作不得相互妨碍;③厂房应有防尘、捕尘及防虫和其他动物进入的设施;④厂房的结构与使用的建筑材料必须便于进行清洁;⑤生产区和储存区应有适宜的面积和空间进行设备的安置、物料存放,应能最大限度地减少差错和交叉污染;⑥洁净厂房周围应绿化,尽量减少厂区的露土面积。

3. 设备的要求 ①与药品直接接触的设备表面应光洁、平整、易清洗或消毒、耐腐蚀,不与药品发生化学变化或吸附药品;②设备所用的润滑剂、冷却剂等不得对药品或容器造成污染;③生产设备应有明显的状态标志,并定期维修、保养和验证;④生产、检验设备均应有使用、维修、保养记录,并由专人管理。

4. 物料的要求 ①物料的购入、储存、发放、使用等均应制定管理制度;②所用的物料应符合国家药品标准、包装材料标准、生物制品规程或其他有关标准,不得对药品的质量产生不良影响;③物料应从符合规定的单位购进;④待验、合格、不合格物料要严格管理,要有易于识别的明显状态标志;⑤对有温度、湿度或其他要求的物料中间产品和成品,应按规定条件储存;⑥物料应按规定的使用期限储存,无规定使用期限的,其储存一般不超过 3 年,期满后应复验。

物料的净化程序如图 2-6、图 2-7 所示。

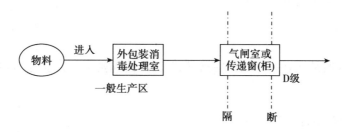

图 2-6　非无菌药品生产物料进入洁净区程序

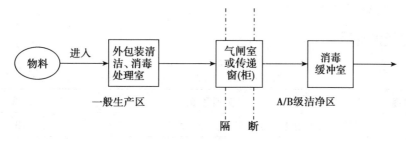

图 2-7　不可灭菌药品生产用物料进入 A/B 级洁净区程序

5. 人员要求　①药品生产人员应有健康档案,直接接触药品的生产人员每年至少体检一次,传染病、皮肤病患者和体表有伤口者不得从事直接接触药品的生产;②在洁净室内操作时不得化妆和佩戴饰物,不得裸手直接接触药品;③工作服的选材、式样及穿戴方式应与生产操作和空气洁净度级别要求相适应,并不得混用。

人员净化的程序如图 2-8、图 2-9 所示。

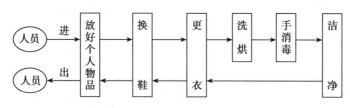

图 2-8　人员进出 D 级净化程序

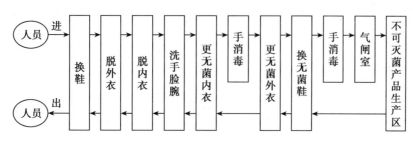

图 2-9　人员进出 A/B 洁净室(区)净化程序

（二）参观内容

1. 参观药品生产车间的设计、布局。
2. 参观常用剂型的生产工艺及制药设备。
3. 人员进入洁净室的净化练习。
4. 物料进入洁净室的净化练习。

【实训提示】

每位同学应听从实训指导老师的指导和安排,遵循药品生产企业 GMP 要求进行参观和练习。

【实训结果与结论】

每人实训结束后写出对中药制剂生产车间参观后的认识,并分析讨论如何保持生产车间的洁净度符合级别要求。

【实训考核表】

班级:　　　　　　　　姓名:　　　　　　　　学号:

考核内容	实训考核点	分 值	实得分
实训前准备 （分值20%）	着装及个人卫生符合规定	10	
	预习实训内容,了解实训内容	10	
实训参观过程 （分值40%）	对药厂的厂房环境、厂址选择、物料流通及人员要求是否掌握	10	
	按 GMP 要求进行更衣、消毒程序进出生产车间	10	
	对常见剂型的生产工艺及制药设备是否认真了解	10	
	对生产车间的洁净度要求是否掌握及是否遵循要求	10	
实训报告 （分值30%）	实训过程记录完整,实训报告符合要求,是否有自己的见解与观点	30	
其他 （分值10%）	正确回答考核人员提出的问题	10	
合　计		100	

考核教师:　　　　　　　　考核时间:　　年　月　日

（颜仁梁）

第三章 制药用水生产技术

第一节 知识准备

水是药剂生产中用量大、使用广的一种辅料,用于生产过程及药物制剂的制备。在中药制剂生产过程中,用于饮片的净制、提取和制剂配制及制药器具的洗涤等。因使用的范围不同,制药用水分为饮用水、纯化水、注射用水和灭菌注射用水。一般应根据各生产工序或使用目的与要求选用适宜的制药用水。药品生产企业应确保制药用水的质量符合预期用途的要求。

一、制药用水的种类

1. 饮用水 制药用水的原水通常为饮用水,是天然水经净化处理所得。其质量标准必须符合现行中华人民共和国国家标准《生活饮用水卫生标准》。饮用水可作为药材净制时的漂洗、制药器具的初洗用水。除另有规定外,也可作为普通制剂所用饮片的提取溶剂。

中药注射剂、滴眼剂等灭菌制剂的饮片提取时,不得使用饮用水。

2. 纯化水 为饮用水经蒸馏法、离子交换法、反渗透法或其他适宜方法制备的制药用水。纯化水不含任何附加剂,其质量应符合《中国药典》2010年版二部纯化水项下的规定。

纯化水可作为配制普通药物制剂用的溶剂或试验用水;可作为中药注射剂、滴眼剂等灭菌制剂所用饮片的提取溶剂;口服、外用制剂配制用溶剂或稀释剂;非灭菌制剂所用器具的精洗用水;也用作非灭菌制剂所用饮片的提取溶剂。

纯化水不得用于注射剂的配制与稀释。

纯化水有多种制备方法,应严格监测各生产环节,防止微生物污染。确保使用点的水质。

3. 注射用水 为纯化水经蒸馏所得的水。应符合细菌内毒素试验要求。注射用水必须在防止细菌内毒素产生的设计条件下生产、贮藏及分装。其质量应符合《中国药典》2010年版二部注射用水项下的规定。

注射用水可作为配制注射剂、滴眼剂等的溶剂或稀释剂,静脉用乳剂型注射剂的水相及用于注射剂容器的精洗。

为保证注射用水的质量,应减少原水中的细菌内毒素,监控蒸馏法制备注射用水的各生产环节,并防止微生物的污染。应定期清洗与消毒注射用水制备与输送系统。注射用水70℃以上保温循环存放。

4. 灭菌注射用水 为注射用水按照注射剂生产工艺制备所得,不含任何添加剂。

主要用于注射用无菌粉末的溶剂或注射剂的稀释剂。其质量应符合 2010 年版《中国药典》二部灭菌注射用水项下的规定。

灭菌注射用水灌装规格应适应临床需要,避免大规格、多次使用造成的污染。

二、制药用水的用途

制药用水的种类不同,其质量标准及使用范围不同,见表 3-1。

表 3-1　制药用水的水质要求及用途

类别	用　途	水质要求
饮用水	1. 非无菌药品的设备、器具和包装材料的初洗 2. 制备纯水的原水	应符合《生活饮用水卫生标准》GB 5749-2006
纯化水	1. 非无菌药品的配料、洗瓶 2. 注射剂、无菌冲洗剂瓶子的初洗 3. 非无菌原料药的精制 4. 制备注射用水的原水(用于配料和原料药精制时,应控制杂菌数)	应符合《中国药典》2010 年版标准
注射用水	1. 注射剂、无菌冲洗剂配料 2. 注射剂、无菌冲洗剂最后洗瓶水(经孔径为 0.45μm 的滤膜过滤后使用) 3. 无菌原料药精制、直接接触无菌原料药包装材料的最后洗涤	应符合《中国药典》2010 年版标准
灭菌注射用水	1. 注射用灭菌粉末的溶剂 2. 注射液的稀释剂	应符合《中国药典》2010 年版标准

点 滴 积 累

1. 制药用水分为饮用水、纯化水、注射用水和灭菌注射用水。
2. 一般应根据各生产工序或使用目的与要求选用适宜的制药用水。

第二节　纯化水生产技术

纯化水的制备是以饮用水作为原水,经逐级提纯水质,使之符合生产要求的过程。生产时应根据各种纯化方法的特点灵活组合应用,既要受原水性质、用水标准与用水量的制约,又要考虑制水效率的高低,能耗的大小、设备的繁简、管理维护的难易和产品的成本。采用离子交换法、反渗透法、电渗析法等非热处理纯化水,称为去离子水;采用特殊设计的蒸馏器,用蒸馏法制备的纯化水称为蒸馏水。

一、离子交换法

本法利用的离子交换树脂具有离子交换作用,可以除去绝大部分阴、阳离子,对热原、细菌也有一定的清除作用,是净化水质的基本方法之一。其主要优点是水质化学纯度高,所需设备简单,耗能小,成本低。

离子交换法处理水是通过离了交换树脂进行的。常用的离子交换树脂有阳、阴离子交换树脂两种,如732型苯乙烯强酸性阳离子交换树脂,其极性基团为磺酸基,可用简式 $RSO_3^-H^+$(氢型)或 $RSO_3^-Na^+$(钠型)表示;717型苯乙烯强碱性阴离子交换树脂,其极性基团为季铵基团,可用简式 $RN^+(CH_3)_3OH^-$(氢氧根型)或 $RN^+(CH_3)_3Cl^-$(氯型)表示。钠型和氯型比较稳定,便于保存,为出厂形式,因此市售产品需用酸碱转化为氢型和氢氧根型后才能使用。

离子交换法制备离子交换水的基本原理是,当饮用水通过阳离子交换树脂时,水中阳离子被树脂所吸附,树脂上的阳离子 H^+ 被置换到水中,其反应式如下:

$$R\text{-}SO_3^-H^+ + \frac{1}{2}\begin{cases}K^+\\Na^+\\\frac{1}{2}Ca^{2+}\\\frac{1}{2}Mg^{2+}\end{cases}\begin{cases}\frac{1}{2}SO_4^{2-}\\Cl^-\\HCO_3^-\\HSiO_3^-\end{cases} \rightleftharpoons R\text{-}SO_3\begin{cases}K^+\\Na^+\\\frac{1}{2}Ca^{2+}\\\frac{1}{2}Mg^{2+}\end{cases}+H^+\begin{cases}\frac{1}{2}SO_4^{2-}\\Cl^-\\HCO_3^-\\HSiO_3^-\end{cases}$$

经阳离子交换树脂处理的水再通过阴离子交换树脂时,水中的阴离子被树脂吸附,树脂上的阴离子 OH^- 被置换到水中,并和水中的 H^+ 结合成水,其反应如下:

$$R\equiv N^+OH^- + H + \begin{cases}\frac{1}{2}SO_4^{2-}\\Cl^-\\HCO_3^-\\HSiO_3^-\end{cases} \rightleftharpoons R\equiv N^+\begin{cases}\frac{1}{2}SO_4^{2-}\\Cl^-\\HCO_3^-\\HSiO_3^-\end{cases}+H_2O$$

离子交换法处理原水的工艺,一般可采用阳床、阴床、混合床的串联组合形式,混合床为阴、阳树脂以一定比例混合组成。即通过阳离子交换树脂柱-阴离子交换树脂柱-阳、阴离子交换树脂混合柱的联合床系统。

在各种树脂床组合中,阳床需排在首位,不可颠倒。由于水中含有碱土金属阳离子(Ca^{2+}、Mg^{2+}),如不首先经过阳床而进入阴床,阴床中树脂与水中阴离子进行交换,交换下来的 OH^- 就与碱土金属离子生成沉淀包在阴树脂外面,污染了阴床,影响交换能力,所以,必须先让水经过阳床以防止对阴床的污染。

大生产时,为减轻阴树脂的负担,常在阳床后加脱气塔,除去二氧化碳,使用一段时间后,需再生树脂或更换。当原水中 SO_4^{2-}、Cl^- 等强酸根含量较高(≥100mg/L)时,可在阴床前加用弱酸型阴离子交换树脂柱,以除去大部分强酸根离子,延长强碱型阴离子交换树脂的使用时间。更换树脂周期一般每年换一次。因此,离子交换法制备纯化水的一般采用工艺流程是:饮用水→过滤→阳床→脱气塔→(弱酸型阴离子交换树脂)→阴床→混合床。

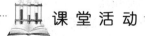 课堂活动

脱气塔为什么放置在阳离子树脂床之后呢?

目前生产过程中,通常通过测定比电阻来控制去离子水的质量,一般要求比电阻值在 100 万 Ω·cm 以上。测定比电阻的仪器常用 DDS-Ⅱ型电导仪。

二、反渗透法

反渗透法是在 20 世纪 60 年代发展起来的技术,国内目前主要用于原水处理,但若装置合理,也能达到注射用水的质量要求,《美国药典》23 版已收载该法为制备注射用水的法定方法之一。

1. 反渗透法的含义 当两种不同浓度的水溶液(如纯水和盐溶液)用半透膜隔开时,稀溶液中的水分子通过半透膜向浓溶液一侧自发流动,这种现象叫渗透。由于半透膜只允许水通过,而不允许溶解性固体通过,因而渗透作用的结果,必然使浓溶液一侧的液面逐渐升高,水柱静压不断增大,达到一定程度时,液面不再上升,渗透达到动态平衡,这时浓溶液与稀溶液之间的水柱静压差即为渗透压。若在浓溶液一侧加压,当此压力超过渗透压时,浓溶液中的水可向稀溶液作反向渗透流动,这种现象称为反渗透,反渗透的结果能使水从浓溶液中分离出来。渗透与反渗透的原理如图 3-1 所示。

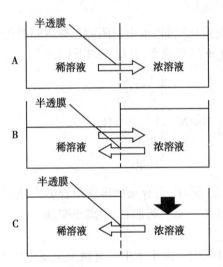

图 3-1 渗透与反渗透原理示意图

反渗透法制备注射用水,具有耗能低、水质好、设备使用与保养方便等优点,它为注射用水的制备开辟了新途径,目前国内也有进行相关研究的报道。

2. 反渗透膜的类型 反渗透膜是一种只允许水通过而不允许溶质透过的半透膜。主要有醋酸纤维素膜和芳香族聚酰胺膜两大类,前者比较经济,透水量大,除盐率高,但不耐微生物侵蚀;后者价格较高,机械强度好,特别适合于制成头发丝那样细的中空纤维,制成的反渗透器比较小巧。

醋酸纤维素膜(又称 CA 膜)是常用的半透膜,其断面可分成表皮层、过渡层和支撑层三部分。表皮层结构致密,孔径小于 1nm,对脱盐起关键作用;表皮层下面为孔径稍大(20nm)的过渡层,其下为结构疏松、孔径为 100 ~ 400nm 的多孔支撑层。

3. 反渗透法制备注射用水的工艺 用反渗透法制备注射用水,除盐及除热原的效率高,完全能达到注射用水的要求标准。一般情况下,一级反渗透装置能除去一价离子 90% ~ 95% ,二价离子 98% ~ 99% ,同时能除去微生物和病毒,但除去氯离子的能力达不到《中国药典》要求。二级反渗透装置能较彻底地除去氯离子。有机物的排除率与其分子量有关,分子量大于 300 的化合物几乎全部除尽,故可除去热原。反渗透法除去有机物微粒、胶体物质和微生物的原理,一般认为是机械的过筛作用。

反渗透法制备注射用水的工艺流程为:原料水→预处理→一级高压泵→第一级反渗透装置→离子交换树脂→二级高压泵→第二级反渗透装置→高纯水。原料水预处理可用石英砂石、活性炭及 5μm 精细滤器等处理装置。

三、电渗析法

电渗析净化是一种制备初级纯水的技术。电渗析法对原水的净化处理较离子交换法经济,节约酸碱,特别是当原水中含盐量较高(≥300mg/L)时,离子交换法已不适用,而电渗析法仍然有效。但本法制得的水比电阻较低,一般在5万~10万Ω·cm,因此常与离子交换法联用,以提高净化处理原水的效率。

电渗析技术净化处理原水的基本原理如图3-2所示。由于阳膜荷负电,排斥阴离子,允许溶液中的阳离子通过,并使其向阴极运动;而阴膜荷正电,排斥阳离子,允许阴离子通过,并使其向阳极运动,这样阴阳离子膜隔室内水中的离子逐渐减少而达到去离子的效果。

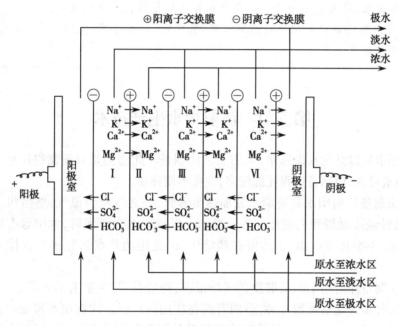

图3-2 电渗析原理示意图

电渗析法净化处理原水,主要是除去原水中带电荷的某些离子或杂质,对于不带电荷的物质除去能力极差,故原水在用电渗析法净化处理前,必须通过适当方式除去水中含有的不带电荷的杂质。

四、纯化水的质量控制

纯化水为无色、无臭、无味的澄明液体。检查项目有:①酸碱度;②氯化物、硫酸盐与钙盐;③硝酸盐;④亚硝酸盐;⑤氨;⑥二氧化碳;⑦易氧化物;⑧不挥发物;⑨重金属;⑩微生物限度等。检查时,按《中国药典》中纯化水项下的各项检查方法进行检查,应符合规定。

纯化水制备系统在新投入使用前,整个水质监测分为三个周期,每个周期约7天,对各个取样点应天天取样,取样点为产水口、总送水口、总回水口及各使用点。

1. 纯化水生产工艺管理要点

(1)原水:应符合国家饮用水标准。

（2）定时清洗多介质过滤器、活性炭过滤器。

（3）过滤器压差大于 0.1MPa 时要更换。

（4）定期对系统进行在线消毒。

2. 纯化水质量控制点　纯化水制备过程中主要从这几方面控制质量：①原水过滤后：SDI 15＜4、浊度＜0.2、铁（mg/L）＜0.1、氯（mg/L）＜0.1；②反渗透淡水：电导率＜2.0μg/cm²、脱盐率＞85；③混合树脂水：电导率＜20μg/cm²；④纯化水的储存时间不得超过 24 小时；⑤比电阻应每两小时检查 1 次，其他项目应每周检查 1 次。

点 滴 积 累

1. 纯化水的制备方法有离子交换法、反渗透法、电渗析法、蒸馏法。前三种方法为非热处理纯化水，称为去离子水。蒸馏法制备的纯化水称为蒸馏水。

2. 纯化水的质量检查项目包括酸碱度、氯化物、硝酸盐等，应符合《中国药典》2010年版二部纯化水项下要求。

第三节　注射用水生产技术

注射用水是以纯化水做原水，采用蒸馏法制备。此法仍是目前制得注射用水的常用方法，质量可靠，但制备过程耗能较多，设备不便移动。

蒸馏法制备注射用水是将原水先加热至沸腾，使之气化为蒸气，然后将蒸气冷凝成液体，这种经冷凝得到的液体称为蒸馏水。以纯化水为原水时，水中含有的不挥发杂质及热原，不会挥发逸出，仍然留在残液中，因此用纯化水为原水可直接蒸馏为注射用水。

蒸馏法制备注射用水的蒸馏设备式样很多，构造各异，主要有塔式蒸馏水器、多效蒸馏水器和气压式蒸馏水器几种，后两者现在应用较广泛。注射用水接触的材料必须是优质低碳不锈钢（如 316L 不锈钢）或其他经验证不对水质产生污染的材料。注射用水水质应逐批检测，保证符合《中国药典》标准。注射用水制备装置应定期清洗、消毒灭菌，验证合格方可投入使用。

1. 多效蒸馏水器　多效蒸馏水器的最大特点是节能效果显著，热损失少，热效率高，能耗仅为单蒸馏水器的三分之一，并且出水快、纯度高、水质稳定，配有自动控制系统，成为目前药品生产企业制备注射用水的重要设备。常见有列管式、盘管式和板式 3 种类型。现广泛使用列管式。

列管式多效蒸馏水机是采用列管式的多效蒸发制取蒸馏水的设备。其基本结构如图 3-3 所示。由 5 只圆柱形蒸馏塔和冷凝器及一些控制元件组成。在前四级塔内装有盘管，并互相串联起来。蒸馏时，进料水（一般为纯化水）先进入冷凝器，由塔 5 进来的蒸气预热，然后依次进入 4 级塔、3 级塔、2 级塔、1 级塔，此时进料水温度达到 130℃或更高。在 1 级塔内，进料水在加热时再次受到高压蒸气加热，一方面蒸气本身被冷凝为回笼水，另一方面进料水迅速被蒸发，蒸发的蒸气进入 2 级塔加热室供作 2 级塔热源，并在其底部冷凝为蒸馏水，而 2 级塔的进料水是由 1 级塔底部在压力作用下进入。同样的方法供给了3级塔、4级塔和5级塔。各塔生成的蒸馏水加上5级塔蒸气被第一、第二冷凝器冷凝后生成的蒸馏水,都汇集于蒸馏水收集器,废气则从废气排出管排出。其出水温度在80℃以上,有利于蒸馏水的保存。列管式多效蒸馏水器的性能取决于加热蒸气的压力和级数,压力越大,产量越高,级数越多,热的利用效率也越高。多效蒸馏水器的选用,应根据实际生产需要,结合出水质量、能源消耗、占地面积等因素综合考虑,一般以四效以上较为合理。

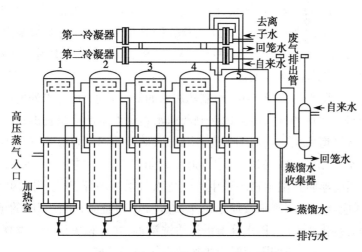

图3-3　列管式多效蒸馏水器结构示意图

多效蒸馏水器使用注意事项如下:

（1）新安装多效蒸馏水器启用时要注意:①检查各管口密封盖是否脱落而进灰,应用脱脂纱布擦拭干净;②检查各连接部位是否在运输中因震动而脱落,应将其拧紧,使其处于良好的状态;③至少应运行4小时以上,以除去机械本身的油垢、污物、易氧化物等,并做注射用水全检,合格后方可供用。

（2）多效蒸馏水器必须采用饱和蒸气,否则影响出水质量和速度。

（3）多效蒸馏水器在运行中应严格控制蒸气压和料水进入量,否则对水量影响很大,降低生产效率。

（4）由于出水温度较高(92~98℃),应注意将本机器连接胶管及连动线的连接胶管固定牢固,使用时间久时应注意更换,以防蒸馏水渗漏烫伤。夏季出水温度较高时,应向本机器通入少量冷凝水。

（5）定期检查泵的密封及噪音情况,发现异常应及时修理。

（6）气液分离器每年至少拆卸一次,清除截留物及进行清洗处理。

（7）料水过滤器每年至少检查一次,要及时更换过滤网材。

（8）自来水与料水贮存箱应及时清洗,贮水时间不宜超过48小时,以防腐败变质。

目前国内大多数制药企业都使用了多效蒸馏水器。多效蒸馏水器所产水质稳定,纯度高,产蒸馏水量高,节约时间,水垢也少;产生的高质量蒸气也可用于消毒。

2. 气压式蒸馏水器　气压式蒸馏水器是国外20世纪60年代发展起来的产品。该机器是以输入部分外界能量(机械能,电能)而将低温热能转化为高温热能的原理来生产蒸馏水。

气压式蒸馏水器具有多效蒸馏器的优点,利用离心泵将蒸气加压,提高了蒸气利用率,而且不需要冷却水,但使用过程中电能消耗较大。本法适合于供应蒸气压力较低,工业用水比较短缺的厂家使用。虽然一次投资较多,但蒸馏水生产成本较低,经济效益较好。

3. 注射用水的质量要求　应为无色、无臭、无味的澄明液体。在检查项目方面,《中国药典》规定除氯化物、硫酸盐、钙盐、硝酸盐、亚硝酸盐、二氧化碳、易氧化物、不挥发物与重金属等按纯化水检查应符合规定外,还规定 pH 应为 5.0～7.0、细菌内毒素含量应小于 0.25EU/ml、氨含量不超过 0.00002% 等。此外,2010 年版《中国药典》增加了注射用水电导率和总有机碳的检查项目。

为了保证制药用水的质量,GMP 对制药用水的储存要求有:①水处理设备及其输送系统的设计、安装、运行和维护应当确保制药用水达到设定的质量标准;②纯化水、注射用水储罐和输送管道所用材料应当无毒、耐腐蚀;储罐的通气口应当安装不脱落纤维的疏水性除菌滤器;管道的设计和安装应当避免死角、盲管;③纯化水、注射用水的制备、贮存和分配应当能够防止微生物的滋生。纯化水可采用循环,注射用水可采用 70℃ 以上保温循环;④应当对制药用水及原水的水质进行定期监测,并有相应的记录;⑤应当按照操作规程对纯化水、注射用水管道进行清洗消毒,并有相关记录。发现制药用水微生物污染达到警戒限度、纠偏限度时应当按照操作规程处理。

4. 注射用水的消毒灭菌　注射用水的质量,不仅要求最终产品无菌检查合格,而且注射用水生产工艺过程要符合 GMP 要求,并采用适宜的消毒灭菌方法。常见的方法是热力灭菌法、紫外线消毒灭菌法及化学试剂消毒法等。

(1) 热力消毒灭菌法:注射用水系统用纯蒸气消毒。制备纯蒸气的原料水只限两种,一是药典收载的纯化水,二是法定的注射用水。纯蒸气消毒设备,可用纯蒸气发生器,也可用多效蒸馏水机第一柱。在多效蒸馏水机不生产注射用水时,由第一个柱生产纯蒸气。

纯化水系统中的离子交换树脂、反渗透、电渗析、电流去离子等设备不宜采用高温消毒,否则会老化、破碎或损坏,可采用紫外线消毒及循环回流法。

(2) 紫外线消毒法:用于消毒的紫外线波长一般为 254nm 及 185nm,它能降低水系统中新菌落的生成速率。紫外线消毒法在水系统中与热力消毒法及化学药剂消毒法(特别是过氧化氢和臭氧消毒法)配合使用,能起到协同的消毒灭菌作用。

(3) 化学试剂消毒法:化学方法消毒的试剂种类较多,常用的主要为氧化剂的氯类和氧类。

含氯的氧化剂主要有液氯、次氯酸钠、次氯酸钙、二氧化氯等。其中二氧化氯的消毒效果好,消毒后无残留。

氧类氧化剂主要有氧(O_2)、臭氧(O_3)、过氧化氢(H_2O_2)、过氧乙酸(CH_3COOOH)和高锰酸钾($KMnO_4$)等。由于这些化合物的半衰期较短,特别是臭氧,应在消毒过程中不断进行补充。过氧化氢和臭氧迅速降解成水和氧气;在紫外光下,过氧乙酸降解为乙酸。

点 滴 积 累

1. 注射用水的主要制备方法是蒸馏法。

2. 注射用水的质量要求应符合 2010 年版《中国药典》项下规定,除氯化物、硫酸盐等按纯化水检查应符合规定外,还应检查定 pH 值、细菌内毒素、氨含量等。

目 标 检 测

一、选择题

(一) 单项选择题

1. 下列有关纯化水的说法正确的是( )

   A. 系指天然水经净化处理所得到的水

   B. 系饮用水经蒸馏法、离子交换法、反渗透法或其他适宜方法制备得到的制药用水

   C. 经蒸馏所得的水,不得含有任何微生物

   D. 可用于配制注射剂的水

   E. 可用于注射剂容器的精洗

2. 注射用水应于制备后几个小时内使用( )

   A. 4   B. 8   C. 12   D. 24   E. 36

3. 关于多效蒸馏水器的叙述错误的是( )

   A. 效数不同,工作原理相同   B. 压力愈大,产水量愈大

   C. 压力愈小,产水量愈大   D. 效数愈多,热能利用率愈高

   E. 用于制备注射用水

4.《中国药典》2010 年版收载制备注射用水的方法是( )

   A. 反渗透法   B. 蒸馏法   C. 电渗析法

   D. 离子交换法   E. 超滤法

5. 节能、经济实用、产量高、质量优的蒸馏器是( )

   A. 塔式蒸馏水器   B. 多效式蒸发蒸馏水器   C. 亭式蒸馏水器

   D. 单蒸馏器   E. 家用净水器

6. 可供蒸馏法制备注射用水或洗涤容器之用的水是指( )

   A. 纯化水   B. 饮用水   C. 井水   D. 矿床水   E. 原水

7. 蒸馏水器结构中的蒸气选择器的作用是除去( )

   A. 二氧化碳   B. 氧气   C. 废气

   D. 湿气   E. 离子

(二) 多项选择题

1. 制备注射用水的方法有( )

   A. 蒸馏法   B. 离子交换法   C. 反渗透法

   D. 凝聚法   E. 电渗析法

2. 纯化水的制备方法有(　　　)

    A. 蒸馏法　　　　　　　　B. 离子交换法　　　　　　C. 反渗透法

    D. 凝聚法　　　　　　　　E. 电渗析法

3. 制药用水的种类包括(　　　)

    A. 饮用水　　　　　　　　B. 纯化水　　　　　　　　C. 注射用水

    D. 灭菌注射用水　　　　　E. 天然水

4. 注射用水可采用以下哪一条件贮藏(　　　)

    A. 80℃以上保温　　　　　　　　　B. 70℃以上保温循环

    C. 4℃以下存放　　　　　　　　　　D. 调配水应在6~8小时用完

    E. 60℃保温

5. 下列哪些设备是采用蒸馏法生产注射用水的设备(　　　)

    A. 离子交换器　　　　　　B. 反渗透器　　　　　　　C. 电去离子设备

    D. 气压式蒸馏水器　　　　E. 多效蒸馏水器

6. 多效蒸馏水器的特点有(　　　)

    A. 成本低、产量高　　　　　　　　B. 压力越大,产水量越高

    C. 效数越大,热能的利用率越高　　D. 选用四效以上的蒸馏水器较合理

    E. 性能取决于加热蒸气的压力和级数

7. 在制水工艺中,下列方法用到膜分离技术的是(　　　)

    A. 离子交换法　　　　　　B. 反渗透法　　　　　　　C. 电渗析法

    D. 电去离子法　　　　　　E. 蒸馏法

二、简答题

1. 试述离子交换法制备纯化水的原理。

2. 试述电渗析法制备纯化水的基本原理。

3. 比较纯化水与注射用水在质量要求上的区别。

(王　峰)

第四章 中药制粉技术

第一节 知识准备

一、称量和配料

药物粉碎前应首先按处方要求进行称量和配料,然后将原料、辅料充分干燥至适宜程度,以满足粉碎的要求。称量操作是制剂工作的基本操作之一。称量操作的准确性对于保证制剂质量及发挥其临床疗效具有重大意义。多数情况下,药物作用与用量的关系,不仅呈量效关系,且符合由量变到质变的规律。因此,为了保障用药的安全有效,在制剂加工中,不仅要严格掌握药物的剂量,还要确保量的准确性。

(一)含义

1. 称量 包括称重和量取。称重是将被称重的质量与已知质量的另一物体(砝码)的质量置衡器(天平)上加以比较的操作,主要用于称取固体或半固体药物;量取用于液体药物,按容量取用,其准确性不及质量称取,受许多因素影响,但操作简便、迅速,在一般情况下若量器选用得当,操作正确,其准确度亦能符合要求。

2. 配料 指药剂生产时按处方要求,逐一称取药物和辅料,进行调配的操作。

(二)配料过程

配料一般经下列几个步骤完成:

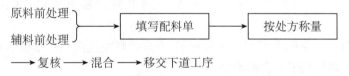

注意要点:①配料工具及容器应符合洁净要求,场所和操作人员的卫生应达到洁净度标准;②配料前须先校正好计量器具,使称量准确无误;③用于配料的原辅料应进行各项鉴别与检查,合格后方可配料;④处方中的中药材,必须经整理、去除非药用部位或依法炮制,以保证用药安全;⑤配料时应经双重复核,即药物品种和剂量复核,以确保药物准确无误;⑥按要求标明药品名称、重量、批号、时间等,送交下道工序,做好交接工作。

(三)配料的方法

1. 混合配料 指将处方中药物称取混合后用于混合粉碎或混合浸提的配料方法。

2. 分别配料　指按处方或加工的特殊要求,分组进行配料的方法。

注意:①配料时应将规定另配的药物另行放置,以备特殊加工之用,如加液研磨等;其他药物按混合配料的步骤进行;②处方中的贵重物、毒剧药、浸膏、药汁或辅料等需要在成型时加入使用的,不能在配料时与其他药料混合,因此在配料完毕移交下道工序时,必须在生产卡上附配料单,并注明缺药情况,以便成型生产时按品名、规格、数量领料加入使用,防止发生漏配药的事故。

3. 单独配料　指按处方顺序单独称取药物,分别存放备用的配料方法。适用于处方中某些需单独提取或单独粉碎的药料。本法在操作此法时要考虑粉碎时的消耗率或浸出物的收得率,可适当提高配药量。

(四) 配料生产原始记录

配料完成要及时填写配料生产原始记录。

二、微粉学基础

(一) 微粉的含义

微粉也称微粉体,是指固体细微粒子的集合体。一般将粒径小于 $100\mu m$ 的粉体称为粉,小于 $75\mu m$ 的粉粒称为微粉。

(二) 微粉的基本特性

1. 粒子大小(粒度)　以粒子直径的微米(μm)数为单位来表示。微粉大部分是不规则颗粒,代表粒径大小的表示方法有多种。粒子大小是粉体最基本的性质,关系粉体的溶解性、可压性、密度和流动性等。

2. 微粉的比表面积　比表面积是指单位质量或容积的微粉所具有的表面积。微粉的比表面积大小与某些性质有着密切关系。例如活性炭的吸附性较强,是由于它表面粗糙、比表面积很大;中药有的药粉"燥性"大,亦是与其表面粗糙、比表面积大有关。

3. 微粉的密度　密度系指单位容积(或体积)物质的质量,以 kg/m^3 表示。

(1) 真密度:系指扣除微粒本身的空隙和粒子间孔隙占有的容积后求得物质的容积并测定其质量,求得单位容积微粉所具有的质量称真密度,为该物质的真实密度。

(2) 粒密度:系指除去粒子间空隙容积,不排除颗粒内部细孔空隙容积而求得的密度称为粒密度,亦是粒子本身的密度。

(3) 堆密度(又称松密度):系指单位容积微粉的质量。堆密度所用的容积是指包括微粒间的空隙和微粒本身的孔隙体积在内的总容积。

对于同一种粉体来说,真密度>粒密度>堆密度。在药剂实践中,堆密度是最重要的。散剂的分剂量、胶囊剂的充填以及片剂的压制等都与堆密度有关。

4. 微粉的孔隙率　微粉中的孔隙包括微粒本身的孔隙和微粒间的空隙。其孔隙率系指微粒本身孔隙和微粒间空隙所占容积与微粉容积之比。

粉体孔隙率的大小影响着药物的崩解和溶出。一般说来,孔隙率大,崩解、溶出较快,较易吸收。

5. 微粉的流动性　微粉的流动性与粒子间的作用力(如范德华力、静电力等)、粒度、粒度分布、粒子形态及表面摩擦力等因素有关。流动性在制剂生产与应用中有较大意义,如散剂、颗粒剂分装,片剂颗粒的充填,外用散剂撒布等。

表示微粉流动性的方法较多,一般用休止角、流速作为评价粉体流动性的指标。增加微粉流动性的方法:①制成颗粒;②加入一定量的粗粉;③适当干燥;④加入助流剂、润滑剂;⑤改善粒子的形态。

6. 微粉的吸湿性

(1) 含义:系指微粉置于相对湿度较大的空气中,吸附水分,出现流动性降低或结块、变色等现象。

(2) 临界相对湿度(CRH):当相对湿度提高到某一定值时,粉体的吸湿量急剧增加,此时的相对湿度即为临界相对湿度。CRH 可作为药物吸湿性指标,一般 CRH 值愈大,药物则愈不易吸湿。为防止药物吸湿,应将生产及贮藏环境的相对湿度控制在药物的 CRH 值以下。

7. 微粉的润湿性　系指液滴在固体表面的黏附现象。常用接触角(θ)评价粉体的润湿性,接触角小,粉体润湿性好。接触角 $\theta<90°$ 则易润湿,$\theta>90°$ 则不易润湿。

原料、辅料的润湿性对制剂工艺及制剂质量都有影响。如湿法制粒压片,液体与原辅料混合,片剂包衣,混悬液制备等过程都与润湿性密切相关。又如片剂的重要质量指标崩解性、溶解性都与润湿性有关,若片剂的疏水性强且不易被崩解介质润湿时,则介质不能(或不易)透入片剂的孔隙,使片剂不能崩解或崩解缓慢。针对疏水性药物的溶出较慢,如能改善它的润湿性就可能改善溶出性。

三、微粉学在中药制剂中的应用

散剂、颗粒剂、片剂、胶囊剂等固体制剂多以粉末为原料,经过粉碎、混合、制粒等操作制成。另外,溶液剂、混悬剂等液体制剂也用一部分微粉作原料,而微粉的特性也能影响制剂的质量。

1. 微粉的特性对制剂工艺和制剂质量的影响　主要表现在对混合的影响;对分剂量的影响;对可压性的影响;对片剂崩解的影响。

2. 微粉特性对制剂疗效的影响　药物的溶解度及溶出速率对其吸收有影响,尤其对难溶性药物更明显。而难溶性药物的溶出与粒子大小及其比表面积有关,药物颗粒大小能影响制剂的外观质量、色泽、味道、含量均匀度、稳定性和生物利用度等。如中药灵芝粉碎成微粉可大大提高灵芝抗癌的疗效。

点 滴 积 累

1. 微粉的性质包括粒度、比表面积、密度、孔隙率、流动性、吸湿性、润湿性等。这些微粉的特性对制剂工艺和制剂的疗效都会产生影响。

2. 在制剂生产中可根据物料的临界相对湿度来选择合适的辅料和工艺参数。

第二节　粉　碎　技　术

一、知识准备

（一）粉碎的含义与目的

1. 含义　粉碎是借助机械力将固体物质碎成适用细度的操作过程。

2. 粉碎的目的　①便于中药中有效成分的浸出；②便于各种剂型的制备；③便于调剂和使用；④增加药物的表面积，有利于药物的溶解与吸收，提高疗效。

（二）粉碎度

粉碎度是固体药物粉碎后的细度，常以未经粉碎药物的平均直径（d）与已粉碎药物的平均直径（d_1）的比值（n）来表示，即 $n=d/d_1$。

（三）粉碎的基本原理

1. 粉碎原理　物体的形成依赖于分子间的内聚力，物体因内聚力的不同显示出不同的硬度和性质。因此，粉碎过程就是借助于外力来部分地破坏物质分子间的内聚力，使药物表面积增大，即将机械能转变成表面能的过程。

2. 粉碎作用力　各种粉碎机械作用于被粉碎物质的外力，有下列几种类型：截切、挤压、研磨、撞击、劈裂、撕裂和锉削等。根据药物性质选用不同类型作用外力的粉碎机械，才能得到预期的粉碎效果。

3. 各种药材的粉碎情况及提高粉碎效率方法

（1）植物类药材：①大多含有水分，具有一定韧性，难于粉碎，可适当干燥减少药材内部的水分；②薄壁组织的药材易于粉碎；③木质及角质结构及油性黏性较大的药材不易粉碎，可将黏性与粉性药物混合粉碎，如六味地黄丸中的熟地黄、山茱萸，归脾丸中的龙眼肉等；④含纤维较多的药材如黄柏、甘草、葛根等因纤维部分难于顺利通过筛片在粗粉中起缓冲作用，并易造成机器发热，可先用 10 目筛片粉碎一遍，分拣出粗粉中的纤维后再用 40 目筛片粉碎。

（2）动物类药材：如筋、骨、甲等难于粉碎需适当处理后才能粉碎。

（3）矿物类及其他类药材：①极性晶型的药物如生石膏、硼砂等粉碎时一般沿晶体的结合面碎裂成小晶体较易粉碎；②非极性晶型的药物如樟脑、冰片脆性差，加力时易变形难粉碎；通常加少量挥发性液体渗入固体分子间裂隙能降低分子内聚力使晶体从裂隙处分开。③非晶型药物如树脂、树胶等具有一定的弹性，粉碎时变为热能，亦难粉碎；一般可用降低温度（0℃左右）来增加脆性以利粉碎。

（四）粉碎原则

1. 药物不宜过度粉碎，达到所需要的粉碎度即可，以节省能源和减少粉碎过程中的药物损失。

2. 在粉碎过程中，应尽量保存药物的组分和药理作用不变。中药材的药用部分必须全部粉碎应用。对较难粉碎的部分，如叶脉或纤维等不应随意丢弃，以免损失有效成分或使药物的有效成分含量相对增高。

3. 植物类药材粉碎前应尽量干燥。

4. 挥发性药材的粉碎应注意低温粉碎。

5. 粉碎毒性药或刺激性较强的药物时，应注意劳动保护，以免中毒。粉碎易燃易爆药物时，要注意防火防爆。如中药川乌、草乌。

 知 识 链 接

粉碎岗位洁净度要求与职责

固体制剂粉碎岗位操作室洁净度要求达到 D 级。

1. 执行《粉碎岗位操作法》、《粉碎设备标准操作规程》、《粉碎设备清洁操作规程》、《场地清洁操作规程》等。

2. 负责粉碎所用设备的安全使用及日常保养。

3. 按生产指令生产，核对粉碎所用物料的品名、规格、产品批号、数量等，应准确无误，确保不发生混药、错药。粉碎产品色泽均匀、粒度符合规定。

4. 生产完毕，按规定进行物料移交，并认真如实填好各生产记录。做到字迹清晰、内容真实、数据完整、不得任意涂改和撕毁。

5. 工作结束或更换品种时应及时做好清场工作，认真填写相应记录。

二、常用的粉碎技术

应根据被粉碎药物的性质和使用要求，结合生产条件而采用不同的粉碎方法。

（一）单独粉碎与混合粉碎

1. 单独粉碎　系将处方中性质特殊的药物或按处方要求而分别粉碎的操作。如氧化性药物（硝石等）与还原性药物（硫黄等）必须单独粉碎否则可引起爆炸现象。贵重细料药物，如牛黄、羚羊角及刺激性药物如蟾蜍等，为减少损耗和便于劳动保护亦应单独粉碎。含毒性成分的药物，如信石、马钱子、雄黄、红粉、轻粉等应单独粉碎。某些粗料药物，如乳香、没药等因含大量胶树脂，在湿热季节难以粉碎，故一般常在冬春季节单独粉碎成细粉。作包衣材料及特殊用途的药物如滑石、赭石也应单独粉碎成细粉。

2. 混合粉碎　又称共研法，系将处方中性质及硬度相似的药物混合在一起粉碎的操作。

含黏性或油性较大的药材需经特殊处理后方能粉碎。如含糖较多的黏性药材，如熟地黄、山茱萸、麦冬等吸湿性强，应先将处方中其他干燥药材研成粗粉，然后陆续掺入黏性药材，使成块状或颗粒状，于 60℃ 以下充分干燥后再粉碎，俗称串研法。含油脂较多的药材，如杏仁、桃仁、苏子等须先捣成稠糊状，再把处方中已粉碎的其他药粉分次掺入研磨粉碎，使药粉及时将油吸收，以便于粉碎与过筛，俗称串油法。

蒸罐法系指经蒸煮后药料再与其他药物掺合，干燥，再进行粉碎的方法。适用于处方中含新鲜动物药，如乌鸡、鹿肉等。蒸煮目的是使药料由生变熟，增加温补功效，同时经蒸煮药料干燥后亦便于粉碎。

（二）干法粉碎与湿法粉碎

1. 干法粉碎　系指将物料经适当干燥使水分降低到一定限度（一般应少于 5%），使物料处于干燥状态下进行粉碎的操作。

2. 湿法粉碎　系指在药物中加入适量的水或其他液体一起研磨粉碎的方法。

有些难溶于水的药材如朱砂、珍珠、炉甘石、滑石等要求粉碎成特别细的粉时,可将药材与水共置研钵或球磨机中研磨,使细的粉末混悬于水中,然后将此混悬液倾出,余下的粗粒再加水反复操作,直至全部药材研磨完毕。所得混悬液合并、沉降,倾去上清液,将湿粉干燥,可得极细粉末,此法即为传统的水飞法。加液研磨法是指如麝香、冰片、樟脑、薄荷脑等药料加挥发性液体(乙醇)轻力研磨成细粉的方法。

(三) 低温粉碎

系指将物料或粉碎机进行冷却的粉碎方法。其特点:①适应于常温下粉碎困难的物料,软化点低及热可塑性物料及富含糖分有一定黏性的药物,如树脂、树胶、干浸膏;②低温使药物脆性增加,易于粉碎,可获得更细粉末;③能保留物料中的香气及挥发性成分。

(四) 流能粉碎

流能粉碎是指利用高压气流使物料与物料之间、物料与器壁间相互碰撞而产生强烈的粉碎作用的操作。采用气流粉碎可得到粒度要求为 $3 \sim 20 \mu m$ 的微粉,由于气流在粉碎室中膨胀时的冷却效应,故被粉碎物料的温度不升高,因此本法适用于热敏性物料和低熔点物料的粉碎。

课堂活动

请老师准备一些药材让学生根据药材的性质分别说出最佳粉碎方法。

三、常用的粉碎器械

目前粉碎器械种类很多,其基本作用力主要有截切、挤压、撞击和劈裂,此外还有撕裂和锉削。

1. 以截切作用为主的粉碎器械　如切片机、截切机。

2. 以研磨作用为主的粉碎器械　如乳钵、球磨机、流能磨。

3. 以撞击作用为主的粉碎器械　如万能粉碎机、锤击式粉碎机。

4. 超微粉碎器械　如机械冲击式粉碎机、新型高细球磨机、振动磨、气流粉碎机、胶体磨。

各种粉碎作用力都有其特殊的适用范围,但在制剂生产中往往是几种作用力同时起作用。表4-1列出各种粉碎机作用力、粉碎度、适应药物及禁忌。

(一) 乳钵与研钵机

1. 乳钵　一般用瓷、玻璃、玛瑙、铁或铜制成,又称为研钵。瓷研钵和玻璃研钵最为常用,两者相比玻璃研钵光滑、吸附性小,瓷研钵粗糙、研磨效果好。玛瑙研钵则具有光洁度高、耐酸、耐碱、耐磨、硬度高的特点,研磨后不会有任何乳钵本体物质混入被研磨物中,一般作分析用和高级研磨用。研钵由钵和杵棒组成,杵棒与钵内壁接触,通过研磨、碰撞、挤压等作用力使物料粉碎和混合均匀,主要用于小剂量药物的粉碎或实验室规模散剂的制备。

表 4-1 粉碎器械的选择

粉碎机	粉碎作用力	粉碎度	适应药物	禁忌
截切机	截切	粗碎	草、叶或韧性根类药物	
机动冲钵	撞击	中碎	含有挥发油或芳香性药物,脆性药物,结晶性药物	
锤击式粉碎机	撞击、劈裂、挤压	细碎	干燥、脆性大的药物	黏性药物
万能粉碎机	撞击、劈裂、研磨	细碎兼过筛	含黏性、油脂、纤维性及质地坚硬的各类药物	油料过多药物
万能磨粉机	撞击、劈裂、研磨	细碎兼过筛	结晶性、非组织性药物及干浸膏颗粒	挥发性及黏性药物
铁研船	研磨、截切	中碎	质地松脆药物	吸湿性药物
球磨机	撞击、研磨	细碎	结晶性、刺激性、挥发性、引湿性、细料药物	
羚羊角粉碎机	锉削	细屑片	角质类药物	

2. 研钵机 研钵机由机身、研钵驱动、研钵、研棒、研棒驱动、上下移动总成、控制盒等组成。研钵的底面和研棒的棒头均是严格意义上的半球面,吻合度好;研钵由慢转速的减速电机驱动进行自转,研棒伸入研钵内,被快转速的减速电机驱动,做类似于锥形体锥面轨迹的转动。研棒内设置了压缩弹簧,棒头在弹簧的作用下与研钵底部紧贴在一起。研钵和研棒的运动对粗颗粒形成了一种巧妙的碾压式研磨,固体颗粒研磨机会均等,粒度非常均匀,粒度能达到微米级,有的能达到纳米级。研磨时间可实现自动化控制。

（二）球磨机

球磨机系在不锈钢或陶瓷制成的圆柱筒内装入一定数量不同大小的钢球或瓷球构成。使用时将药物装入圆筒内密盖后,开动电动机,当圆筒转动时,带动钢球(或瓷球)转动,并带到一定高度,在重力和惯性力的作用下呈抛物线抛下而产生撞击和研磨的联合作用,球的反复上下运动使药物被粉碎。粉碎效果与圆筒的转速、球与物料的装量、球的大小与重量等有关。适当的转速粉碎效果才好,如果转速过慢,圆球不能达到一定高度即沿壁滚下,此时仅发生研磨作用,粉碎效果较差;如转速过快,圆球受离心力的作用沿筒壁旋转而不落下,失去物料与球体的相对运动,粉碎效果差。球磨机转速选择示意图如图 4-1 所示。一般球和粉碎物料的总装量为罐体总容积的 50% ~60%。该法间歇粉碎,粉碎效率较低,粉碎时间较长,但由于密闭操作,适合于贵重物料的粉碎、无菌粉碎、干法粉碎、湿法粉碎,必要时可充入惰性气体。

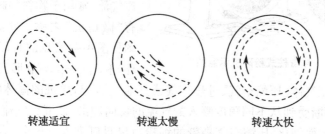

转速适宜　　　　转速太慢　　　　转速太快

图 4-1 球磨机转速选择示意图

（三）冲击式粉碎机

冲击式粉碎机是利用围绕水平或垂直轴高速旋转的回转体(棒、锤、板等)对物料以猛烈的冲击,使其与固定体碰撞或颗粒之间冲击碰撞,从而使物料粉碎的一种粉碎设备。其典型的粉碎结构有锤击式和冲击柱式,粉碎的作用力是撞击、撕裂或研磨,粒度大小由更换不同目数的筛网决定,适用于多种结晶性和纤维性等脆性、韧性物料以及各种不同细度要求的粉碎,因此具有"万能粉碎机"之称。但粉碎过程会发热,故不适用于粉碎含大量挥发性成分或黏性及遇热发黏的物料。

锤击式粉碎机示意图如图4-2所示,有高速旋转的旋转轴、轴上装有数个锤头、机壳上装有衬板、下部装有筛板。当物料从加料斗进入到粉碎室时,受到高速旋转的锤头的冲击和剪切作用以及抛向衬板的撞击等作用而被粉碎,细料通过筛板出料,粗料继续被粉碎。粉碎粒度可由锤头的形状、大小、转速以及筛网的目数来调节。

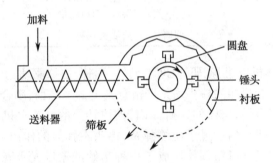

图4-2 锤击式粉碎机示意图

冲击柱式粉碎机示意图见图4-3,也叫转盘式粉碎机,在高速旋转的转盘上固定有若干圈冲击柱,另一与转盘相对应的固定盖上也固定有若干圈冲击柱。物料由加料斗加入,由固定板中心轴进入粉碎机。由于离心力的作用,物料在从中心部位被抛向外壁的过程中受到冲击柱的冲击,而且所受的冲击力越来越大(越往外甩,线速度越大),粉碎得也越细。最后物料达到外壁,细粉由底部的筛孔出料,粗粉在机内被重复粉碎。

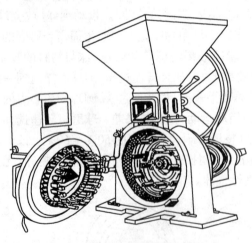

图4-3 冲击柱式粉碎机示意图

（四）气流式粉碎机

气流式粉碎机的粉碎动力来源于高速气流,常用于物料的超微粉碎,因而具有"微粉机"之称。气流式粉碎机示意图见图4-4,常见的有闭路循环式(O形环)和扁平式(圆盘形)两种。由粉碎室周边喷入的高压气体(压缩空气、过热蒸气或其他气体)与送进的固体物料颗粒混合成的高速气流,不断受到从不同角度喷入的气流的切向冲击,使混合气流中的固体颗粒相互的撞击和摩擦而细化,压缩空气夹带的细粉由出料口进入旋风分离器或袋滤器进行分离,较大颗粒由于离心力的作用沿器壁外侧重新带入粉碎室,重复粉碎过程。其特点是属于超微粉碎机械,给料粒度通常小于 150μm,排料粒度为 1 ~ 3μm,有时可达 0.25μm;粉碎机的磨损极小,可使产品免受污染;设备简单,易于对机器及压缩空气进行无菌处理,可用于无菌粉末的粉碎;由于粉碎过程中高压气流膨胀吸热,产生明显的冷却效应,可以抵消粉碎产生的热量,故适于抗生素、酶、低熔点及不耐热物料的粉碎;当粉碎有毒、易燃或放射性物料时,为防止向外扩散常使用过热蒸气,蒸气冷凝时可使物料全部析出。

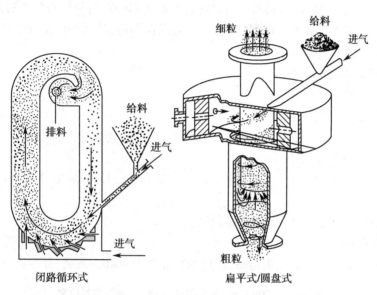

图 4-4　气流式粉碎机示意图

（五）胶体磨

胶体磨为湿法粉碎机。典型的胶体磨由定子和转子组成,转子高速旋转,流体或半流体物料在对接在一起的定子和转子间的缝隙中受剪切力、摩擦力及高频振动等作用,有效地被粉碎、乳化、均质,产物在旋转转子的离心作用下从缝隙中排出。常用于混悬剂与乳剂等分散系的粉碎。

```
点 滴 积 累
```

1. 根据不同的物料性质可以将中药材进行单独粉碎、混合粉碎、干法粉碎、湿法粉碎、低温粉碎、超微粉碎等操作方法,其机理都是借助于外力来部分地破坏物质分子间的内聚力。

2. 粉碎的作用力主要有截切、挤压、撞击、劈裂、撕裂和锉削等。各种粉碎设备作用力都有其特殊的适用范围,但在制剂生产中往往是几种作用力同时起作用。

3. 中药前处理粉碎操作中应根据物料性质选择粉碎设备。

第三节　过筛技术

一、知识准备

（一）过筛的含义与目的

1. 含义　系粉碎后的药料粉末通过网孔性的工具使粗粉与细粉分离的操作。

2. 目的　①供制备各种剂型的需要；②起混合作用，从而保证组成的均一性；③避免过度粉碎，提高粉碎效率。

（二）筛的种类与规格

1. 筛的种类

（1）按筛的应用分为标准筛和工业筛两种。

标准筛：又称药筛，系指按药典规定，全国统一用于药剂生产的筛。以筛孔的平均内径表示筛号，共9种筛号。

工业筛：实际生产中结合应用的筛；用"目"数表示筛号，以每英寸（2.54cm）长度上的筛孔数目表示。

（2）按筛的制法分为冲眼筛和编织筛。

2. 药筛的规格

《中国药典》2010年版所用药筛，选用国家标准的 R40/3 系列，分等见表4-2。

表4-2　《中国药典》筛号、筛孔内径、工业筛目对照表

筛号	筛孔内径（平均值）	目号
一号筛	2000μm±70μm	10目
二号筛	850μm±29μm	24目
三号筛	355μm±13μm	50目
四号筛	250μm±9.9μm	65目
五号筛	180μm±7.6μm	80目
六号筛	150μm±6.6μm	100目
七号筛	125μm±5.8μm	120目
八号筛	90μm±4.6μm	150目
九号筛	75μm±4.1μm	200目

（三）粉末的分等

《中国药典》2010年版规定把固体粉末分为六级，粉末分等见表4-3。

（四）过筛原则

1. 过筛时需要不断振动　药粉在静止状态下，由于表面自由能等因素的影响，易结成药粉块而不易通过筛孔。当不断振动时，各种力的平衡受到破坏，小于筛孔的药粉才能通过。但振动速度应适中，太快或太慢均会降低过筛效率。

2. 药筛应合适　根据所需药粉细度，正确选用适当筛号的药筛。

3. 粉末应干燥　粉末的含水量过高，药粉黏性增强，易阻塞筛孔，影响过筛的效率。

表4-3　《中国药典》2010年版粉末等级标准

等　级	分　等　标　准
最粗粉	指能全部通过一号筛,但混有能通过三号筛不超过20%的粉末
粗　粉	指能全部通过二号筛,但混有能通过四号筛不超过40%的粉末
中　粉	指能全部通过四号筛,但混有能通过五号筛不超过60%的粉末
细　粉	指能全部通过五号筛,并含能通过六号筛不少于95%的粉末
最细粉	指能全部通过六号筛,并含能通过七号筛不少于95%的粉末
极细粉	指能全部通过八号筛,并含能通过九号筛不少于95%的粉末

4. 粉层厚度应适中　加到药筛中药粉不宜太多,应让药粉在筛网上有足够多的余地在较大范围内移动,有利于过筛;但也不宜太少,药粉层太薄,否则也影响过筛的效率。

5. 粉碎与筛分机械应配置有气、粉分离装置如旋风分离器、袋滤器等。

二、常用的过筛器械

制剂生产中常用的过筛设备有摇摆筛、旋振筛和超声波振动筛、磁悬浮振动筛、气流筛粉机等。

（一）摇摆筛

摇摆筛由摇动装置和药筛两部分组成。摇动装置是由摇杆、连杆和偏心轮构成,利用偏心轮及连杆使药筛发生往复运动来筛选药物粉末。药筛可按照筛号大小依次叠成套,亦称套筛,最细号放在底下,套在接受器上,最粗号放在顶上进行排列,然后把物料放入最上部的筛上,上面加盖(或者取所需号数的药筛套在接受器上,放入被筛选的药物,上面加盖),然后固定在摇动台上,开动电动机使筛发生摇动而完成对物料的分级。此筛常用于粒度分布的测定,多用于小量生产,也适于毒性、刺激性或质轻药粉的过筛,避免细粉飞扬。

如果药筛不装在摇动装置上,选择一种筛号,套在接受器上,放入需过筛药物,盖上盖子,直接用手摇动,同样可达到过筛的目的,则称为手摇筛。

（二）旋振筛

旋振筛是一种高精度细粉筛分机械,由直立式电机作激振源。旋振筛的基本原理是利用电机轴上下安装的重锤(不平衡重锤),将电机的旋转运动转变为水平、垂直、倾斜的三次元运动,再把这个运动传递给筛面,故筛网的振动方向具有三维性质,使物料在筛面上做外扩渐开线运动,故该系列振动筛又称为圆振筛、漩涡振荡筛、三次元高效振动筛等,常见的圆振筛示意图见图4-5。旋振筛具有物料运行的轨迹长、筛面利用率高等优点,调节上、下两端重锤的相位角,可改变物料在筛面上的运动轨迹。密封多层式三次元高效振动筛可分级筛选,可筛一至五层筛网(建议使用三层),能同时进行二至六个等级的分选或过滤;具有体积小、噪音低、效率高,换

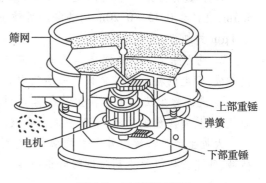

筛网
上部重锤
弹簧
电机
下部重锤

图4-5　圆振筛示意图

网快(快速换网需3~5分钟)等特点;广泛应用于颗粒、粉末、黏液的筛分过滤。

(三)超声波振动筛

超声波振动筛是将超声波发生器与振动筛结合在一起的新生产品。原理是将220V、50Hz或110V、60Hz的电能转换为18kHz~40kHz的高频电能,再用装在筛框上的超音波振子头将高频电能转换为机械能,在旋振筛的基础上,在筛网上面叠加一个高频率低振幅的超声振动波,使筛面产生肉眼看不到的超音速的振动,使超微细粉体接受巨大的超声加速度,筛面上的物料始终保持悬浮状态,从而抑制黏附、摩擦、平降、楔入等堵网因素,解决强吸附性、易团聚、高静电、高精细、高密度、轻比重等筛分难题,进而达到高效筛分和清网的目的。筛分通过率比不加超声振动筛增加50%~400%,可用于500目微粉的筛分,特别适合高品质、精细粉体筛分。

(四)磁悬浮振动筛

磁悬浮振动筛是一种新型的、涵盖了机械物理运动及高频电磁振动、集两种物理振动为一体的新型振动筛分设备。原理是电磁加起振装置作为振动源,电机转动,主轴带动偏心轮使滑板做往返运动,带动托盘中的筛左右摇动;通电后电磁装置形成磁场,起振装置悬浮在磁场中间,形成了上下高频振动频率,再通过底部托盘传导到安放在托盘上的一套从粗到细排列的筛具上,使得筛中的物料上下、左右往返振动及运动,使每层筛内只留下相同粒度的物料,达到了不同粒度的分离。具有稳定性强、维修维护成本低廉、筛分效率高、体积小、洁净、操作方便、各功能在操作面板上都可以单独操作的特点。

(五)气流筛粉机

气流筛粉机是一种以空气动力学理论为基础的精确筛分设备,摒弃了传统的重力势能作业原理,开辟了载流体动能做功的筛理新途径。它是在密闭状态下利用高速气流做载体,使充分扩散的粉料微粒以足够大的动能向筛网喷射,达到快速分级之目的。可对细度范围在80~500目内的粉状物料很好的连续筛分,筛网可任意更换。具有筛分效率高、产量大、适应细度范围广、细度精确、无超径混级现象、筛网立装不荷重、使用寿命长、全封闭结构、无粉尘溢散、噪音小、能耗低、可连续作业、维修方便的特点。

 知 识 链 接

除 尘 装 置

药料在进行粉碎和过筛过程中,药料细粉本身会产生粉尘。常用的除尘装置有:

1. 滤过除尘法　常用的是袋滤器,系在一特制外壳中安装上若干个长约2~3.5m,直径为0.15~0.20m的滤袋。可截留住94%~97%的粉尘,并能截留直径小于1μm的细粉,效率高。

2. 电力除尘法　系使含尘埃的气体通过高压电场,电场由两个不同电荷的电极构成,带电的粉尘即被电极之一所吸引。

3. 洗涤除尘法　将含粉尘的气体通过除尘器的液体层,或经洗涤塔用液体淋洒气体,从而使粉尘黏附、溶解或混悬在液体中,净化气体,避免飞扬。

大量生产时粉碎过筛采用联动化,达到粉碎、分级过筛双重目的。如连续式搅拌磨、气流粉碎机及中药超细粉碎机组等。

点 滴 积 累

1.《中国药典》规定药筛分为九号筛,粉末分为最粗粉、粗粉、中粉、细粉、最细粉、极细粉六种等次。

2. 过筛时应正确选用适当筛号的药筛,不断振动,粉末应干燥,粉层厚度应适中。

目 标 检 测

一、选择题

(一) 单项选择题

1. 关于粉碎注意事项中错误的为(　　)

    A. 粉碎后应保持药物的组成不变　　　　B. 粉碎后应保持药物的药理作用

    C. 较难粉碎的叶脉、纤维应丢掉　　　　D. 粉碎过程中应减少细粉飞扬

    E. 粉碎时应及时过筛

2. 车前子需要采用哪种方法粉碎(　　)

    A. 单独粉碎　　　　　B. 混合粉碎　　　　　C. 串油法

    D. 串料法　　　　　　E. 低温粉碎

3. 混合粉碎的特点是(　　)

    A. 适应药物的特殊性质　　　　　　B. 粒子间相互渗透减少内聚力

    C. 适应大量糖黏性药物　　　　　　D. 适应大量的油脂性药物

    E. 适应新鲜动物药

4. 需要水飞法粉碎的药物是(　　)

    A. 樟脑　　B. 地黄　　C. 石膏　　D. 冰片　　E. 朱砂

5. 需要单独粉碎的药物是(　　)

    A. 石决明　　B. 当归　　C. 牛黄　　D. 大黄　　E. 杏仁

6. 下列药物中适于采用串油法粉碎的是(　　)

    A. 郁李仁　　B. 熟地　　C. 龙骨　　D. 朱砂　　E. 马钱子

7. 六味地黄丸的原料应采用以下哪种方法处理(　　)

    A. 串油法　　B. 串料法　　C. 共研法　　D. 单研法　　E. 水飞法

8. 利用高速流体粉碎的是(　　)

    A. 球磨机　　　　　　B. 流能磨　　　　　　C. 万能粉碎机

    D. 万能磨粉机　　　　E. 研钵机

9.《中国药典》规定六号筛相当于工业用筛目数是(　　)

    A. 140 目　　B. 120 目　　C. 100 目　　D. 80 目　　E. 200 目

10. 最细粉是指(　　)

    A. 指全部通过 6 号筛,并含有能通过 7 号筛不少于 95% 的粉末

    B. 指全部通过 7 号筛,并含有能通过 8 号筛不少于 95% 的粉末

    C. 指全部通过 8 号筛,并含有能通过 9 号筛不少于 95% 的粉末

D. 全部能通过 8 号筛,但混有能通过 9 号筛不少于 90% 的粉末

E. 全部能通过 4 号筛,但混有能通过 5 号筛不少于 90% 的粉末

（二）多项选择题

1. 在药物粉碎时,因药物本身的性质需单独粉碎的有（　　）
   A. 氧化性药物　　　　　　　B. 贵重细料药　　　　　　C. 毒性药物
   D. 黏性药物　　　　　　　　E. 油脂性药物

2. 粉碎药物时应注意（　　）
   A. 药物要粉碎适度
   B. 粉碎过程应及时筛去细粉
   C. 工作中要注意劳动保护
   D. 粉碎易燃易爆药物要注意防火
   E. 中药材的药用部分必须全部粉碎,但叶脉纤维等可挑去不粉,以免破坏机械

3. 下列需要采用加液研磨法粉碎的药物是（　　）
   A. 珍珠　　　B. 麝香　　　C. 樟脑　　　D. 冰片　　　E. 薄荷脑

4. 下列方法中,有利于药物粉碎的是（　　）
   A. 增加韧性　　　　　　　　B. 减少韧性　　　　　　　C. 减少脆性
   D. 增加脆性　　　　　　　　E. 降低黏性

5. 需采用水飞法进行粉碎的药物有（　　）
   A. 硼砂　　　B. 炉甘石　　　C. 滑石　　　D. 芒硝　　　E. 朱砂

6. 常用于表示微粉流动性的参数有（　　）
   A. 比表面积　　B. 堆密度　　C. 孔隙率　　D. 休止角　　E. 流速

7. 粉碎机械有哪项功能（　　）
   A. 截切　　　B. 劈裂　　　C. 研磨　　　D. 撞击　　　E. 挤压

8. 药典中粉末分等,包括（　　）
   A. 最粗粉　　B. 粗粉　　C. 细粉　　D. 极细粉　　E. 微粉

9. 下列关于过筛应遵循的原则叙述正确的有（　　）
   A. 粉末应干燥　　　　　　　　B. 加强振动,速度越快,过筛效率越高
   C. 适宜筛目　　　　　　　　　D. 药筛中药粉的量越多,过筛效率越高
   E. 药筛中药粉的量适中

10. 可用振动筛筛析的药物粉末是（　　）
    A. 化学药物　　　　　　　　B. 毒性药物　　　　　　　C. 刺激性药物
    D. 易风化潮解药物　　　　　　E. 黏性植物药

二、简答题

1. 常用的粉碎方法有哪些? 如何选用?

2. 水飞法和加液研磨法有何不同?

3. 标准药筛、粉末分等的含义是什么? 不同粉碎器械与过筛器械如何选择?

（颜仁梁）

第五章 中药浸提技术

第一节 知识准备

一、中药化学成分与疗效的关系

任何一种中药的化学成分都是极其复杂的,它们都含有多种化学成分。根据成分在治疗中起的作用,可将所有成分分为有效成分、有效部位、辅助成分和无效成分等。

1. 有效成分 是指具有一定的生理活性或疗效,能起到治疗疾病作用的单体物质。有效成分一般能够用分子式和结构式表示,并具有一定的物理常数,如延胡索乙素、大黄酸、黄芩苷、补骨脂内酯、青蒿素等。

2. 有效部位 是指多种化学成分的混合物,它在药理和临床上能够代表或部分代表原中药饮片的疗效,如人参总皂苷、银杏总黄酮、大黄总蒽醌等。因为中药饮片的成分复杂,若单以有效成分来说明中药饮片的多功效及其综合作用是不够的,而用有效部位描述中药化学成分,有利于发挥其综合效能,符合中医用药特点。

3. 辅助成分 是指存在于中药中,本身没有特殊的生理活性,但它能辅助有效成分发挥疗效,或有利于有效成分的浸出或增强制剂稳定性的一类物质。如促进洋地黄毒苷溶解和吸收的洋地黄皂苷;增强麦角生物碱的缩宫作用的蛋白成分如组胺、酪胺以及乙酰胆碱等。

4. 无效成分 是指中药材中无生理活性,不起药效,有的甚至还会影响中药饮片的浸提及制剂的稳定性、外观和药效的一类化学成分,如脂肪、淀粉、糖类、酶、树脂、黏液质、叶绿素、果胶、无机盐等。

中药成分提取的目的在于尽可能地将有效成分或有效部位、辅助成分等中药饮片中的药用成分浸出,最低限度地浸出无效成分甚至是有害的物质;增加制剂的稳定性;减少服用剂量,提高疗效。故在进行中药饮片成分提取工艺设计时,应根据临床疗效的需要、处方中各中药饮片化学成分的性质、剂型的要求,结合生产设备条件、经济技术的合理性等,选择和确定最佳的提取工艺。

二、提取溶媒

在中药成分的提取过程中,提取溶媒起着非常重要的作用,不同的溶媒提取的成分不同。正确合理地选用提取溶媒,既能提高有效成分的提取效率,还能减少杂质,保证制剂的疗效和质量。

（一）提取溶媒选择要求

选择提取溶媒时应考虑下列基本要求：①能最大限度地溶解和提取药用成分，最低限度地提取无效成分和有害物质；②不与药用成分发生不应有的化学反应，亦不影响其稳定性、药效和质量控制；③没有或少有生理作用；④具有适宜的物理性质，如比热小、沸点低、黏度小、不易燃烧；⑤来源广泛、价格低廉。

完全符合理想浸提溶媒要求的浸提溶剂是不存在的。为了要达到尽可能多提取有效部位，少提或不提取杂质的目的，有时可采用两种或两种以上的溶媒混合使用，必要时还可加入提取辅助剂，使浸提溶媒尽量符合浸提的要求。

（二）常用提取溶媒

1. 水　水为极性溶媒，它可与乙醇、甘油等溶媒相混溶，是中药制剂生产中最常用的提取溶媒。中药中的极性成分如生物碱盐类、苷类、有机酸、蛋白质、糖类、鞣质、多糖类（果胶、黏液质、淀粉等）均能溶于水。再加上有些化学成分在提取过程中还可出现相互间的"助溶"作用，使原本在水中不溶或难溶成分在用水作提取溶媒时被提取出来。因此，水提取液提取杂质多，后续分离困难。

水作为提取溶媒，有溶解范围广、经济易得、使用安全等优点。但它对药用成分的选择性差，提取液含杂质较多，导致过滤困难、成品色泽不佳、容易生霉、不利于贮存，且有的药用成分还可在水的存在下发生水解或分解作用（如苷类），所以稳定性较差。

2. 乙醇　乙醇是制剂生产中仅次于水的常用提取溶媒，为半极性溶媒，制剂生产中所使用的乙醇应符合药用乙醇的质量标准。乙醇的选择性较强，能溶解极性较大的药用成分如生物碱盐类、苷类、糖、苦味质等；也能溶解生物碱、挥发油、树脂、内酯、芳烃及少量脂肪油等极性较小的药用成分。

乙醇能与水按任意比例进行混合。乙醇浓度的高低决定其极性大小，浓度越高，极性越小；相反，浓度越小，极性越大。制剂生产中经常利用不同浓度的乙醇有选择性地提取所需要的药用成分。通常50%以下的乙醇可浸提一些极性较大的黄酮类、生物碱及其盐等；50%~70%乙醇适于浸提生物碱、苷类等；用70%~90%的乙醇适于浸提香豆素、内酯、某些苷元等；还可用90%以上的乙醇对挥发油、树脂、叶绿素等极性较小的成分进行提取。除此之外，当乙醇的浓度达到20%以上时即有显著的防腐作用；当浓度达到40%以上时，可以延缓酯类、苷类等水解作用的发生，增加提取液的稳定性。

乙醇有一定的生理活性，易挥发、燃烧、价格较贵，故使用时应以能满足制备的目的为限，不宜使用过高浓度乙醇。如陈皮中的芳香成分以70%的乙醇即能全部浸出，此外乙醇应符合药用乙醇的质量标准，且在生产时应注意安全防护。

3. 酒　酒是将米、麦、黍等和曲酿制而成。酒性味甘、辛、大热，具有通血脉、行药势、散风寒、矫臭矫味的作用。它也是一种良好的溶媒，主要用于酒剂的制备。因药酒中含醇量较大，小儿、孕妇、心脏病及高血压病人不宜服用。

提取用酒一般选用黄酒和白酒。黄酒直接由粮食（米）和曲酿制而成，其含醇量在12%~15%（ml/ml），内含乙醇、糖类、酸类及矿物质等成分，相对密度为0.98，淡黄色澄明液体，有特异的醇香气，制剂中多用黄酒制备滋补性药酒和作矫味剂；白酒含醇量在50%~70%（ml/ml），主要含乙醇、酯、醛、酚类等成分，相对密度0.82~0.92，无色液体，有特异醇香味，并有较强的刺激性，制剂生产中多用白酒制备祛风活血、止痛散瘀的药酒。

4. 其他　其他有机溶媒如乙醚、石油醚、氯仿、苯等,因生理活性较强,对人体的毒害作用大,故在中药制剂生产中很少用作提取溶媒,一般仅用于某些有效成分的纯化精制。

此外,丙酮、乙酸乙酯、正丁醇等也是比较常用的有机溶媒。丙酮是良好的脱脂脱水剂,具有防腐作用,但易于挥发和燃烧,并有一定毒性。若选用丙酮作浸出溶媒时应从提取物中完全除去。

(三) 提取辅助剂

为了提高提取效率,增加所提药用成分的溶解度和稳定性,除去或减少提取液的杂质,可以在提取溶媒中加入一些物质,此种物质称为提取辅助剂。常用的提取辅助剂有酸、碱及表面活性剂等。在中药制剂生产中一般只用于单味中药饮片的浸出,对复方制剂的提取较少应用。

1. 酸　使用酸作提取辅助剂的目的在于促进生物碱的溶出。适当增加提取溶媒的酸度对很多生物碱也有稳定作用,而且还能使部分杂质沉淀,并可除去酸不溶性杂质等。

应用酸作浸出辅助剂时其酸的用量不宜过多,否则会引起药用成分的水解或其他不良的作用。另外,为了能较好地控制用量,加酸时最好是将其一次性加入到开始提取时的部分提取溶媒中。

常用的酸有盐酸、硫酸、醋酸、酒石酸、枸橼酸等。

2. 碱　中药中含有皂苷、有机酸、黄酮、蒽醌、内酯、酚类等成分提取时,加碱可以提高提取效率、增加药用成分的稳定性,同时还可以除去碱不溶性杂质。碱的使用不如酸普遍。常用的碱有氨水、碳酸钙、碳酸钠、氢氧化钙、氢氧化钠等。以氨水最为常用,因为氨水是一种挥发性弱碱,其碱性虽弱但对药用成分的破坏作用小,容易控制其用量,而且在浓缩或加热时可以挥发除去。

课堂活动

大家一起讨论制备远志流浸膏时加入微量氨水的作用是什么?

3. 表面活性剂　表面活性剂的使用能增加中药饮片的润湿性而提高提取溶媒的提取效率。通常选用非离子型表面活性剂。水提醇沉法浸取黄芩苷时,可酌加聚山梨酯-80能提高收率。若提取方法不同或使用不同的表面活性剂,提取效率有明显差异。

使用表面活性剂作浸提辅助溶媒时应注意提取液的杂质较多,对制剂生产工艺、制剂的稳定性及疗效均有一定的影响,尚待进一步研究。

三、浸出过程

(一) 中药的浸出过程

浸出过程是指溶媒进入中药饮片组织细胞将药用成分溶解后形成提取液的全部过程。提取的实质就是溶质(成分)由中药饮片固相转移到溶媒液相中的传质过程。

提取过程不是简单的溶解过程,而是通过使中药饮片润湿,溶媒向中药饮片组织细胞中渗透,药用成分解吸、溶解、扩散、置换等一系列过程来完成的。

1. 浸润与渗透阶段　浸提溶剂能否润湿中药饮片,并渗透进入内部,是浸出其有效成分的必要条件。中药饮片能否被润湿取决于所用溶剂与中药的性质。水和不同浓度的乙醇等极性溶剂能润湿多数中药。加入表面活性剂、对含多脂成分的药材进行脱脂处理等,可加快润湿过程,有利于浸出。

2. 解吸与溶解阶段　中药材干燥后,可溶性成分固结吸附于组织细胞内,浸出溶剂渗透进入中药饮片克服化学成分之间或化学成分与组织细胞之间的吸附力,将其溶解形成溶液。化学成分能否被溶剂溶解,根据“相似相溶”规律取决于化学成分的结构和溶剂的性质。

3. 扩散与置换阶段　进入中药饮片组织细胞内的溶剂溶解大量化学成分后,中药饮片内外出现浓度差,细胞外侧纯溶剂或稀溶液向中药饮片内渗透,中药饮片内高浓度溶液中的溶质不断地向周围低浓度方向扩散,直至内外浓度相等,浓度差是扩散的推动力。

扩散是提取过程的关键阶段,扩散的速度决定提取过程的快慢。在进行中药饮片浸出工艺设计时,用提取溶媒或稀提取液随时置换饮片周围的浓提取液,应力求创造出最大的浓度差以求最佳的浸出效果。更新溶剂、加强搅拌或采用动态法浸提,均有利于浸出。

（二）影响浸提的主要因素

药用成分提取质量及效率,除应选用适当溶媒外,还与下列因素有关:

1. 中药饮片粒度　中药饮片粒度愈细,对浸出愈有利。但实际生产中中药饮片粒度不宜太细。这是因为过细的粉末对药液和成分的吸附量增加,造成有效成分的损失;大量的组织细胞破裂,浸出的高分子杂质增加。中药饮片粒度过细也使提取液分离操作困难。

2. 中药饮片成分　植物药有效成分多为小分子化合物,扩散较快,在最初的浸出液中占比例高,随着扩散的进行,高分子杂质逐渐增多。因此,浸提次数不宜过多,一般2～3次即可。

3. 浸提温度　提高温度可加速成分的解吸、溶解和扩散,有利于浸出。但温度过高,热敏性成分易降解、高分子杂质浸出增加。

4. 浸提时间　浸提过程的完成需要一定的时间。当有效成分扩散达到平衡时,该浸提过程即已经完成。长时间浸提,高分子杂质浸出增加,并易导致已经浸出有效成分的降解。因此,有效成分扩散达到平衡时即应停止浸提。

5. 浓度梯度　浓度梯度也即浓度差,是浸提扩散的动力。不断搅拌、更换新溶剂利于扩大浓度梯度。

6. 溶剂用量　增大溶剂用量,有利于有效成分扩散;但用量过大,则增加后续浓缩等工作量。

7. 溶剂 pH　调节浸提溶剂的 pH,利于有效成分的提取。

8. 浸提压力　加压浸提可加速质地坚实中药饮片的润湿和渗透,缩短浸提时间。加压还可使部分细胞壁破裂,亦有利于浸出成分的扩散。但浸润渗透过程完成后或对于质地疏松的中药饮片,加压的影响不大。

9. 新技术应用　超临界流体提取、超声波提取、微波加热提取等新技术应用,有利于浸提。

知 识 链 接

新技术在中药提取中的应用

1. 超声提取法　用超声提取法从大黄中提取蒽醌类成分的研究表明,超声处理 10 分钟,总提取率可达 95.25%;超声提取 20 分钟,提取率可达 99.82%;而煎煮 3 小时,总提取率仅为 63.27%。用纸层析及 HPLC 对两种方法提取产物进行分析,表明超声处理对产物结构无影响。用超声波提取颠茄叶中的生物碱,使原来渗漉法需要 48 小时缩短至 3 小时。

2. 超临界流体提取法　用超临界流体提取姜黄油的研究表明,用超临界 CO_2 提取姜黄油,收油率是水蒸气的 1.4 倍,生产周期只是旧工艺的 1/3。对所得的姜黄油进行 GC/MS 分离鉴定,化学组成主要由姜黄酮等 26 个成分组成,其组成与水蒸气提取工艺基本相同。

点 滴 积 累

1. 中药中的成分分为有效成分、有效部位、辅助成分和无效成分等。
2. 浸提溶媒常用的有水、乙醇、酒等。
3. 中药的浸出过程分为浸润与渗透、解吸与溶解、扩散与置换三个阶段。

第二节　提 取 技 术

中药传统的提取方法有煎煮法、浸渍法、渗漉法、回流提取法、水蒸气蒸馏法。我国古代医籍中早就有用水煎煮、酒浸渍提取药用成分的记载。随着科学技术的进步,在多学科互相渗透对提取原理及过程深入研究的基础上,提取新方法、新技术,如半仿生提取法、超声提取法、超临界流体萃取法、微波萃取法、破碎提取法、酶法提取等不断被采用,提高了中药制剂的质量。

在选择提取技术时可根据药物的性质、溶媒性质、剂型要求与生产实际情况等综合考虑。

一、煎煮法

(一) 概述

煎煮法,又称水煮法或水提法,系指以水为溶剂,经加热煮沸浸提中药饮片中有效成分的方法。此法应用最早、使用最普遍。煎煮法具有溶媒价廉易得、操作简单易行;在沸点状态下(101.3kPa,100℃)能将大部分药用成分提取出来以满足临床用药需要等优点。但对热不稳定的成分或易水解、酶解的成分或挥发性成分在煎煮过程中易被破坏或挥散,并且提取液中杂质含量较多,分离困难等。所以煎煮法适用于药用成分溶于水且对热稳定,以及药用成分不明确中药饮片的提取。

(二) 操作方法

1. 操作方法　按照处方要求将加工炮制合格的饮片准确称量配齐,粉碎成碎块。

用饮用水将中药饮片快速冲洗洁净,置于适宜的煎煮容器中加冷水浸没中药饮片,浸泡适宜时间,加热至沸,微沸保持一定时间,用筛或纱布分离煎煮液,滤液保存,药渣再加水复煎 1~2 次或至煎出液味淡为止。合并煎出液,静置,过滤即得。

2. 操作中的注意事项

(1) 中药饮片:饮片应符合《中国药典》2010 年版有关规定,煎煮前须加工制成饮片、使煎出液中的杂质含量减少。饮片具有"细而不粉"的特点。

(2) 水:水的质量对煎出液的质量有一定的影响。

(3) 加冷水浸泡:加热前应先用冷水将中药饮片浸泡一段时间,使中药饮片组织充分软化膨胀,以利于溶媒的渗透和药用成分的浸提。如果开始就采用沸水浸泡或直接进行煎煮,则中药饮片表面所含的蛋白质易凝固、淀粉易糊化,妨碍水分进入细胞内部,影响药用成分的煎出。

(4) 煎煮容器:应选择化学稳定性及保温性好的材料制成煎煮容器,直接接触中药饮片的部分忌用铜、铁制容器。小量制备可用陶制容器或砂锅,大量生产选用不锈钢制容器或搪瓷制容器。

(5) 火候:即煎煮药物的火力大小控制,俗称"火候"。一般是先用大火(武火)至沸,小火(文火)保持微沸。因为火力太大,易引起水分大量蒸发,不仅影响药用成分的煎出,还容易引起焦糊;而火力太小,药用成分则不易煎出,同样影响煎煮效果。

(6) 煎煮时间和次数:根据中药饮片的性质、药物数量、煎煮次数确定。若时间太长,杂质煎出量增多,挥发性成分挥发损失;而时间太短,又不能使药用成分充分浸提。生产上一般煎煮时间为 0.5~2 小时,煎煮 2~3 次。若质地坚硬、药用成分难以煎出并且有毒的中药饮片,投料量较大或为第一煎的中药饮片,则可适当延长煎煮时间;若质地松软、清解剂或芳香类药物以及药用成分受热易破坏的中药饮片,或投料量较小,或为第二煎的中药饮片,则煎煮时间可短些。

二、浸渍法

(一) 概述

浸渍法系指在一定温度下,用适宜的溶剂浸渍中药饮片,获得中药饮片提取液的方法。通常用不同浓度的乙醇或白酒做溶剂。

浸渍法具有操作简单易行、提取液的澄明度较好、浸出效果较差、溶媒用量大、操作时间长等特点。

浸渍法适用于黏性、无组织结构的中药饮片(如乳香、没药等)、新鲜和易膨胀的饮片(如鲜石斛、叶类等)、价格低廉的芳香性饮片的浸提。不适用于贵重药、毒性药及药用成分含量较低的中药饮片。

(二) 操作方法

1. 操作方法　按照处方要求将所需中药饮片进行加工炮制,准确称量配齐,制成碎块或粉碎成粗粉后,加一定量的溶媒在规定温度下进行浸渍。根据浸渍的温度和浸渍次数可分为冷浸渍技术、热浸渍技术、重浸渍技术。

(1) 冷浸渍技术:又称常温浸渍技术,即在室温条件下进行浸渍的操作。一般在室温下浸渍 3~5 天或至规定时间,经常振摇或搅拌。因冷浸渍法不通过加热,故特别适用于不耐热、含挥发性以及含黏性成分的中药。本法制成品的澄明度较好,常用于酊剂、酒剂的制备。

（2）热浸渍技术：将中药饮片放入密闭容器内，再通过水浴或蒸气加热（须低于溶媒沸点，但应高于室温）进行的浸渍操作。因选用的溶媒不同，浸渍的温度也不相同。若以水为溶媒，浸渍温度应控制在60～80℃；若以乙醇为溶媒，一般在40～60℃温度下浸渍。由于热浸渍技术是在加热条件下进行，因此可以大大缩短浸渍时间，提高生产效率，并使药用成分浸提完全。因温度升高，杂质的浸提量增加，导致冷后沉淀析出，故澄明度较冷浸渍法差。对热不稳定成分的中药饮片不宜采用热浸渍技术。热浸渍技术多用于酒剂的制备。

（3）重浸渍技术：又称多次浸渍技术。该法属于多级浸提工艺，操作时将一定量的溶媒分为几份，先用其中一份浸渍中药饮片，药渣再用第二份溶媒进行浸渍，如此重复2～3次，最后将各份浸渍液合并。由于中药饮片经一次浸渍后，药渣中还残留有部分浸提液而造成药用成分的损失，为了提高浸提效果，减少药用成分的损失，可采用多次浸渍技术。此技术操作麻烦、费工费时。

浸渍技术操作中，药渣会吸附一定量的药液，药液的浓度与浸渍液浓度相同，浸渍液的浓度愈高，药渣吸附所引起药用成分的损失就愈大。在生产中，除利用重浸渍技术减少药用成分的损失外，可通过压榨机（图5-1）来提高浸提效率。

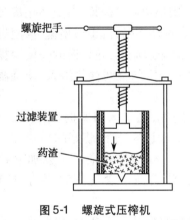

图5-1 螺旋式压榨机

（标注：螺旋把手、过滤装置、药渣）

2. 操作中的注意事项

（1）中药饮片：用于浸渍的中药饮片应符合2010年版《中国药典》有关规定，按处方要求炮制合格，还需根据中药饮片性质以及溶媒性质粉碎成碎块或粗粉。

（2）溶媒：多采用蒸馏酒、乙醇，也可根据药用成分的性质选用水、酸水或氨水。因水不具挥发性，且无防腐作用，故选用水作浸提溶媒时应采用热浸渍技术。溶媒的用量应按处方规定使用；若处方中无明确规定者，一般用中药饮片量的10倍左右，也可根据中药饮片性质适当增减。

（3）容器：应选用化学稳定性好的材料，并有密封盖的容器，如带搅拌、夹层更好。常用搪瓷、陶瓷、木材或不锈钢等制成。

三、渗漉法

（一）概述

渗漉法是将适宜的中药饮片粉末装于渗漉装置中，在上部不断添加提取溶媒，溶媒流经粉末，自下部流出口收集提取液，从而使中药饮片中的药用成分浸出的操作方法。所得到的提取液称为渗漉液。

此法为动态提取方法，有效成分浸出完全。适用于贵重药、毒性药及高浓度制剂，也可用于有效成分含量较低中药饮片的提取。但对新鲜中药饮片、易膨胀中药饮片、无组织结构的中药饮片不适用。

（二）操作方法

1. 操作方法 根据处方要求将所需中药饮片进行加工炮制，准确称量配齐；粉碎成粗粉或中粉,分出粗、细粉,分别放置;中药饮片粗、细粉分别放入有盖容器内,加入中药饮片量 60% ~ 100% 的溶媒混合均匀,密闭放置 15 分钟至数小时,使药粉充分膨胀;在筒(或罐)的底部做一个假底,分别将已湿润膨胀后的粗、细粉,分数次装填入筒(或罐)中,先装粗粉,再填细粉,药粉装填完毕应在药面上镇压适当的重物;药粉装好后先将下部出口处打开,自药面上加入溶媒,待出口处流出液不再出现气泡时关闭出口,继续添加溶媒至高出药面数厘米,加盖放置 24 ~ 48 小时;打开出口进行渗漉,收集渗漉液,至规定溶媒用完或味淡为止。

2. 操作中的注意事项

(1) 中药饮片粉碎度的选择:用于渗漉的中药饮片应进行适当粉碎。过细,容易堵塞孔隙,妨碍溶媒通过,形成"塌缸";太粗,溶媒流动太快,药用成分浸提不完全,影响浸提效率。根据中药饮片性质进行选择,一般中药饮片以粉碎成粗粉或中粉为宜。

(2) 药粉应充分湿润:药粉在装筒(罐)前应先用提取溶媒湿润,并放置足够的时间,目的是使其充分膨胀,避免在装筒(罐)后药粉膨胀形成堵塞,影响渗漉操作的进行。

(3) 装筒(罐)的质量:装筒(罐)时湿润药粉应分次投入、层层压平、压力均匀(松紧适度)、不超过筒(罐)的 2/3。若装筒(罐)过松,溶媒则很快通过药粉,造成药用成分浸提不完全,并导致溶媒浪费;而装筒(罐)过紧,则溶媒流动不畅,流出口堵塞,渗漉过程无法进行;当装筒(罐)松紧不均时,会使溶媒沿较松的一边流下,导致松的一侧浸提不完全,紧的一侧不能正常浸提。装量不宜太高,以留下一定的空间存放溶媒,使渗漉得以连续,也便于操作。

(4) 排除气泡:药粉与药粉间隙存在有一定量的空气,当加入溶媒时,若空气未排尽就会产生气泡。气泡的密度比溶媒轻,会不断往液面上浮,使已装好的粉层冲散破坏,造成空隙,而溶媒则沿气泡形成的空隙流出,造成浸提不完全。所以加溶媒前应注意先将出口处打开,使空气随流出液排出,待流出液不含气泡时再将出口关闭。

(5) 溶媒的添加:自加溶媒至渗漉结束前,溶媒应始终保持高于药面,以防止药粉层干涸开裂。若溶媒流完后再补充溶媒,则会出现溶媒从开裂的裂缝间隙流过而使浸提不完全。

(6) 渗漉用溶媒:最常用的是各种浓度的乙醇或蒸馏酒,其次为酸水、碱水。挥发性很强的溶媒不宜用作渗漉溶媒;水因不具备防腐性能,故也不宜用作渗漉溶媒。溶媒用量一般为中药饮片量的 6 ~ 8 倍。

(7) 渗漉速度:渗漉速度应根据中药饮片性质选择。若太快,则药用成分来不及浸出和扩散,导致药液浓度过低;太慢则影响设备利用率和产量。一般将渗漉速度分为慢渗和快渗两种,慢渗为 1 ~ 3ml/(kg·min),快渗为 3 ~ 5ml/(kg·min)。实际生产中也有按每小时流出量为渗漉器被利用容积的 1/48 ~ 1/24。

(8) 渗漉液的收集与处理:因制剂的种类不同,渗漉液的收集和处理方法是不同的。制备流浸膏剂,先收集中药饮片量 85% 的初漉液另器保存,续漉液应在低温条件下浓缩 15%,与初漉液合并,取上清液分装;制备浸膏剂,应将全部渗漉液低温浓缩至稠膏状,加稀释剂或继续浓缩至规定标准;制备酊剂、酒剂时,规定溶媒全部用完或渗漉液量达欲制备量的 3/4 时即停止渗漉,压榨残渣,压出液与渗漉液合并,滤过,添加适量乙醇或蒸馏酒至规定浓度和体积后,静置、滤过即得。

（三）其他渗漉技术

1. **重渗漉技术** 重渗漉技术是将提取液反复用作新药粉的溶媒进行多次渗漉的浸提技术。通过多次渗漉,溶媒经过粉柱的长度是各次渗漉粉柱高度之总和,故重渗漉技术能使浸提液的含药浓度增大,从而达到提高浸提效率目的。

操作方法:渗漉 2000g 药粉,可将其分为 1000g、600g 和 400g 3 份,分别装于 3 个渗漉筒内,并将 3 个渗漉筒串联排列,如图 5-2 所示。先用溶媒渗漉 1000g 装的药粉,渗漉时先收集最初流出的浓漉液 400ml,另器保存;然后继续渗漉,续漉液每次收集 600ml,共得 5 份,并依次将续漉液流入 600g 装的药粉中,又收集最初漉液 600ml,另器保存;再继续渗漉,收集续漉液 400ml,共得 5 份,又依次将续漉液流入 400g 装的药粉中,收集最初漉液 1000ml,另器保存;最后收集剩余漉液,供下一次渗漉同一品种新药粉之用。将所收集的 3 份最初漉液合并,共得 2000ml 渗漉液。

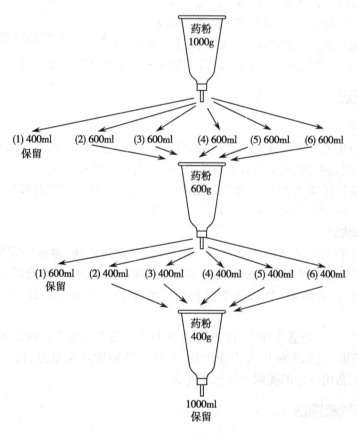

图 5-2 重渗漉技术图解

由于重渗漉技术中是将一份溶媒作多次利用,溶媒用量较单渗漉法减少,同时渗漉液中药用成分浓度高,可不必再加热浓缩,因而可避免药用成分受热分解或挥发损失,成品质量较好。但所占容器多,操作麻烦,费时,所以在生产中应用较少。

2. **逆流渗漉技术** 逆流渗漉技术是指中药饮片与溶媒在浸出容器中,沿相反方向流动,从上口流出渗漉液的一种浸提技术,又称反渗漉技术。由于溶媒借助毛细管作用和液柱静压力自下向上移动,因此对中药饮片粉末的浸润渗透比一般渗漉法彻底,浸提效果好,如图5-3所示。

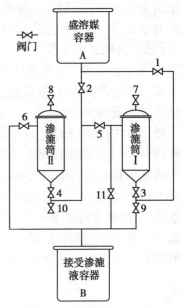

图5-3 双效逆流渗漉装置图

操作方法:先将润湿后的中药饮片粗粉装入渗漉筒Ⅰ和Ⅱ中,应将其装满。溶媒自A经阀门1及3流入Ⅰ中,加溶媒排除气泡,待溶媒充满渗漉筒Ⅰ的90%时,关闭阀门5,开启阀门7至溶媒开始由阀门7溢出时表示Ⅰ筒内已充满溶媒,且空气已完全排尽;关闭阀门7,浸渍至规定时间。然后打开阀门5,则4中的提取液流入筒Ⅱ内;关闭阀门6,打开阀门8,当阀门8溢出溶媒时关闭阀门8,与Ⅰ同,浸渍至规定时间。渗漉时溶媒自容器A顺次流过渗漉筒Ⅰ、Ⅱ后,提取液经阀门6流入接受器B。渗漉一定时间后,筒Ⅰ因加入的为纯溶媒,浓度差大,首先提取完全。此时可关阀门5、1,使纯溶媒由A经阀门2及4直接流入筒Ⅱ内,至渗漉完全为止,渗漉筒Ⅰ和Ⅱ亦可分别单独交替使用。

四、回流法

(一) 概述

回流法系指用乙醇等易挥发的有机溶剂提取中药饮片成分,挥发性溶剂馏出后又被冷凝,流回蒸馏器中,如此反复直至有效成分提取完全的浸提方法。

回流法提取较渗漉法省时,但提取液受热时间较长,故只适用于对热稳定的中药饮片成分的浸出。所用中药饮片通常为粗粉、最粗粉。

(二) 操作方法

粉碎后的中药饮片装入圆底烧瓶内,添加溶媒至淹过药面,浸泡一定时间后于水浴上加热,回流至规定时间,过滤,另器保存,药渣再添加新溶媒,如此反复操作2~3次,合并回流液,回收溶媒,所得浓缩液再按需要作进一步处理。此法又称回流热浸法。

操作中应注意:①先通冷却水,再加热,并随时观察温度变化及回流沸腾情况,避免暴沸;②回流结束,应先关闭电源停止加热,待回流液温度降至室温,再关闭冷却水;③遇热易分解的药用成分的提取不宜选用此法。

五、水蒸气蒸馏法

水蒸气蒸馏法是指将已润湿的中药饮片放入密闭的蒸馏器(釜)中,通入水蒸气进行加热,使挥发性成分浸出的操作方法。分为共水蒸馏法(即直接加热法)、通水蒸气蒸馏法及水上蒸馏法三种。适用于具有挥发性,能随水蒸气蒸馏而不被破坏,与水不发生反应,又难溶或不溶于水的药用成分的提取、分离,如挥发油的提取。

为提高馏出液的纯度或浓度,一般需进行重蒸馏,收集重蒸馏液。但蒸馏次数不宜过多,以免挥发油中某些成分氧化或分解。

知 识 链 接

中药药渣的处理

中成药生产中排放的大量药渣所造成的污染应引起充分的重视。如果药渣不及时运出厂区,容易导致药品生产和厂区环境污染,运出后不及时处理,极易对环境造成污染,尤其对水质的影响较为严重。

因中药及制剂多由植物、动物类中药饮片组成,提取有效成分后的药渣,一般含有大量的粗纤维、粗脂肪、淀粉、粗多糖、粗蛋白、氨基酸及微量元素等。故可将其制成饲料,或提取多糖等活性成分,也可发酵制酒精、有机肥料等,实现药渣生态消化。明确中药药渣的性质,处理方式应简便易行,尽量做到充分利用。

点 滴 积 累

1. 中药传统的提取技术有煎煮法、浸渍法、渗漉法、回流提取法、水蒸气蒸馏法。

2. 渗漉法是中药提取最常用的方法。其操作流程是:粉碎→润湿→装筒→加溶剂排气→浸渍→渗漉→收集。

第三节　提取液的分离技术

为了提高疗效、便于制剂、减少服用剂量、增加制剂稳定性,中药提取液需进一步分离和精制,去除无效物质和杂质。

固-液分离是将固体-液体非均相体系用适当方法分开的操作过程。中药提取液的精制、药物重结晶以及注射剂的除菌均要使用固体-液体的分离技术。分离方法一般有三类,沉降分离法、过滤分离法和离心分离法。

一、沉降分离法

沉降分离法是指在静止状态下,液体中的固体微粒依自身重力自然沉降与液体分离的方法。适于固体物杂质含量高的药液,简单易行。但该法耗时较长、沉淀物吸附有效成分较多。对料液中固体物含量少、粒子细而轻者不宜使用此法。

操作方法　将提取液放入锥形的贮液静置罐中,加盖放置一定时间,待澄清后再通过虹吸将上层清液与下层混浊液分离,剩下的混浊液再用离心或过滤等操作使固-液分离。

二、过滤分离法

过滤分离法是将固-液混悬液通过一种多孔性介质,固体粒子被截留在介质上,而液体则经介质孔道流出,达到固-液分离目的的操作方法。

(一) 过滤原理

过滤可通过过筛作用,即料液中大于滤器孔隙的微粒全部被截留在过滤介质表面,如薄膜过滤;或是深层过滤,微粒截留在滤器的深层,如砂滤棒等达到过滤目的。

（二）过滤介质

过滤介质又称滤材,它是支撑滤饼、阻留悬浮液中固体物质,让液体通过的一类材料的总称。理想的滤材是性质稳定,能最大限度地通过滤液,并有效阻挡固体颗粒,同时能耐受过滤时的压力及抗腐蚀,而对滤液中的药用成分不吸附或少吸附的一类材料。要绝对达到上述条件的滤材是不存在的。实际生产中通常是根据实际需要选用适宜的滤材。常用的滤材有:

1. 织物类 包括纱布、麻布、绸布、帆布、尼龙绸布及金属丝织成的筛网等。未经纺织的脱脂棉、玻璃纤维、石棉纤维及石板滤材也属此类。织物类滤材具有价廉、易清洗、可反复使用等特点。织物类滤材能满足各种化学环境下(酸、碱、盐等)的过滤需要,应根据滤液的性质进行选用。

2. 多孔介质 包括滤纸、垂熔玻璃、微孔薄膜等由各种材料组成的,具有较多微孔的滤材。

（1）滤纸:为工厂和实验室最常用的滤材之一。按用途可分为定性、定量滤纸,制剂生产中主要应用定性滤纸。由于定性滤纸中含有可溶于酸的铁、钙、镁、铝等离子,故应注意对药液的污染。按孔径大小可分为粗号、中号、细号滤纸;按滤速可分为快速、中速、慢速滤纸。具体应根据实际需要进行选择。优质的滤纸在100℃以下稳定,坚韧度较强,在一定程度上可耐酸、碱和有机溶剂。滤纸为一次性使用的滤材,不能反复使用。

（2）垂熔玻璃:详见第二章"制药卫生"中有关过滤除菌技术的内容。

（3）微孔滤膜:微孔滤膜是由高分子材料制成的多孔性薄膜过滤介质,其孔径为$0.025 \sim 14 \mu m$,主要滤除$\geq 50 \mu m$的细菌和悬浮颗粒。在中药制剂生产中可用于精滤,如注射剂及大输液的过滤、热敏性药物的除菌净化、液体中微粒含量的分析和无菌空气的净化等。微孔滤膜过滤的特点在于孔径均匀、滤过精度高;微孔占薄膜总体积的80%左右,孔隙率高,滤速快;质地很薄,吸附损失小;过滤时无介质脱落,对药液不污染;但易形成流道堵塞,故料液在用微孔滤膜过滤时,必须先经预滤处理。

（三）影响过滤的因素

1. 过滤面积 过滤的速度与滤器的面积成正比,即过滤面积越大,过滤速度越快,为加快过滤速度可适当增加过滤的面积。

2. 滤器两侧的压力差 滤器两侧的压力差愈大,过滤速度愈快,故加压或减压可提高过滤的效率。

3. 滤材的性质 滤材的孔径大小、孔数多少、毛细管长度等都会影响过滤的速度,孔径越小、孔数越少、毛细管越长,则过滤速度越慢。

4. 滤液的黏度 滤液的黏度与过滤的速度成反比,黏度愈大,滤速愈慢,生产上常采用趁热或保温过滤;同时还应注意过滤的顺序,应先过清液,再过稠液。

5. 滤饼的性质 滤饼分为可压缩滤饼与不可压缩滤饼两种。不可压缩滤饼在压力作用下不易变形,通过单位床层厚度的流体阻力不变,所以过滤速度受影响较小。而可压缩滤饼在压力增大时,流道变细,堵塞通道,流动阻力加大,过滤速度减慢。为提高过滤速度,常在滤材上先铺上一层助滤剂(活性炭、滑石粉、硅藻土、纸浆等)防止流道堵塞。

（四）过滤技术

1. 常压过滤 利用滤液的液位差所产生的压力作为过滤动力进行的过滤操作。本法设备简单,但过滤速度慢,生产能力低,一般用于粗滤。常用滤器有玻璃漏斗、搪瓷、金属夹层保温漏斗等。此类滤器采用滤纸或脱脂棉作过滤介质。

2. 减压过滤　又称真空过滤。通过在过滤介质下方抽真空,增加过滤介质两侧压力差,达到加快过滤速度的过滤操作。此法过滤速度比常压过滤快,固-液分离也比较完全,但对滤渣的彻底洗涤和干燥困难,滤液和洗液难于分别排除,减压过滤后所得滤饼含液量约为 18% ~ 50%。主要用于实验室或口服液、注射液配液后的精滤。常用布氏漏斗、垂熔玻璃滤器。

3. 加压过滤　利用压缩空气或往复泵、离心泵等输送混悬液所形成的压力(290 ~ 490kPa)为推动力进行的过滤操作。由于压力差大,过滤速度快,所以本法适用于黏度大、颗粒细小及可压缩性物料的过滤。但滤饼洗涤困难,滤布易损坏。常用压滤器和板框式压滤机。

4. 薄膜过滤　薄膜过滤是利用对组分有选择透过性的薄膜,实现混合物组分分离的操作方法。膜分离过程通常是一个高效的分离过程,被分离的物质大多数不发生相的变化;膜分离一般在接近室温的条件下进行,能耗低;且操作方便,不产生二次污染。该法与蒸发、萃取、离子交换等分离操作比较,不仅可避免组分受热变质或混入杂质,而且还具有显著的经济效益。常用的有微孔滤膜过滤、超滤等方法。

5. 超滤　超滤是薄膜分离技术的一种。它以多孔薄膜作为分离介质,依靠膜两侧的压力差作为推动力使溶液中 1 ~ 20nm 粒径的微粒与溶液分离。此法广泛应用于医药、化工、食品和轻工等工业,也用于机械、电子和环保工程等方面。如医药工业和生物化工中用于药物、注射剂的精制;蛋白质、酶、核酸、多糖类药物的超滤浓缩;蛋白质和酶类制剂的超滤脱盐;不同分子量的生化药物用串联式超滤装置进行分级分离和纯化;还可以与发酵、酶化学反应联用;对于不能用高压消毒灭菌的制剂用超滤除菌更为适宜。

三、离心分离法

离心分离法是指将待分离的药液置于离心机中,借助离心机的高速旋转所产生大小不同的离心力,使药液中的固体和液体相分离的操作方法。由于离心力比重力大2000 ~ 3000 倍,故分离效率高,净化度高,故离心分离法适用于分离细小微粒、黏度大的待滤液及用一般的过滤或沉淀方法不易奏效或难以进行分离的物料。

按离心机的转速可将其分为:①常速离心机:转速在 3000r/min 以下,适用于易分离的浸出液分离及固体物料的脱水;②高速离心机:转速在 3000 ~ 6000r/min,用于细粒子、黏度大的浸出液及乳浊液的分离;③超高速离心机:转速为 50 000r/min 以上,主要用于分离高分散度的浸出液和胶体溶液。

制剂生产上常用的离心机有:三足式离心机、上悬式离心机、管式超速离心机、碟片式高速离心机、卧式自动离心机。

点　滴　积　累

1. 中药提取液的分离方法可分为沉降分离法、过滤分离法和离心分离法。

2. 离心分离法分离效率高,净化度高,故离心分离法适用于分离细小微粒、黏度大的待滤液及用一般的过滤或沉淀方法不易奏效或难以进行分离的物料。

第四节 常用浸提分离设备与使用

一、常用浸提设备与使用

(一)煎煮设备

用于煎煮中药饮片的设备较多,目前大生产中常用敞口可倾式夹层锅、强制循环煮料罐及多功能提取罐等。

1. 敞口可倾式夹层锅 如图 5-4 所示,由锅体、支架、锅轮、锅杆等部件组成,锅体可做 180 度的转动倾倒,主要用于制药、食品、化工、轻工等行业对料液的煎煮和浓缩。该设备与物料接触部分采用不锈钢制作,具有良好的耐腐蚀性能,经久耐用,符合 GMP 要求。同时根据用户要求,也可增加搅拌装置。内壁为不锈钢或搪瓷,靠夹层加热。由于该设备是敞口操作,水分挥发量大,易受外界污染,使用时应注意。

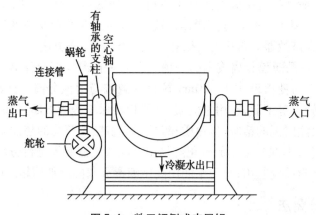

图 5-4 敞口倾倒式夹层锅

2. 强制循环煮料罐 如图 5-5 所示。强制循环煮料罐在煎煮过程中不断将一定温度的水提取液从罐体的出液口流出,再经水泵打回罐体,使提取液始终处于循环之中,保持提取液与中药饮片细胞内的药用成分存在一定的浓度差,使提取更加完全,且节约溶媒。强制循环煎煮对含黏性较大、淀粉较多的中药饮片不适用。

3. 多功能提取罐 如图 5-6 所示。为目前中药生产普遍采用的一种可调节压力、温度的密闭间歇式提取或蒸馏等多功能设备。可以在常压、减压、加压条件下进行中药的煎煮、浸渍、渗漉、回流、水蒸气蒸馏,还可以回收有机溶媒。具有操作方便、生产效率高、节约能源、适

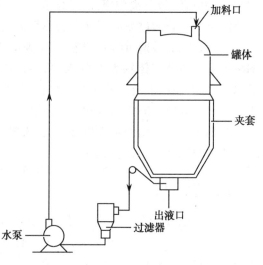

图 5-5 强制循环煮料罐示意图

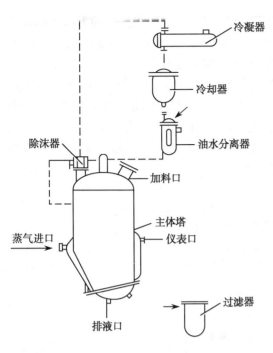

图 5-6 多功能式中药提取罐示意图

应范围广及能实现机械化、自动化生产,大大减轻劳动强度,利于流水生产。多功能提取罐的提取操作如下:

(1) 加热方式:水提与醇提的加热方式略有不同。若用水提,则中药饮片与水装入罐内后直接向罐内通入蒸气加热,当温度达到浸出工艺规定的要求后改用夹层进行间接加热,以维持罐内温度稳定在规定范围内;如用醇提,则应全部采用夹层通蒸气进行间接加热。

(2) 回流循环:在提取过程中,罐内产生大量蒸气,这些蒸气经泡沫捕集器进入热交换器进行冷凝,再进入冷却器进行冷却,然后进入气液分离器进行气液分离,使残余气体逸出,液体回流到提取罐内。如此循环,直至提取终止。

(3) 强制循环:将水泵开启,对药液进行强制性循环提取,即药液从罐体下部排液口放出,经管道滤过器滤过,再用水泵打回罐体内,直至提取完毕。此操作可以提高浸出效率,但对含淀粉多和黏性大的中药饮片不适宜。

(4) 收集浸出液:中药饮片浸出至规定时间或达到一定要求后,从罐体下部排液口放出浸出液,经管道滤过器滤过,再用泵将药液输送至浓缩设备中,浓缩至规定密度。

(5) 挥发油的提取(吊油):提取挥发油时,将通向油水分离器的阀门打开,所提中药饮片蒸气经冷却器冷却后进入油水分离器中进行油水分离,使所提挥发油从油水分离器的油出口放出(若挥发性成分的密度比水小,则芳香油出口在油水分离器的上方,反之则出口在下方);芳香水从回流水管经气液分离器进行气液分离,残余气体放入大气,液体回流到罐体内。两个油水分离器可交错轮流工作,挥发油提取完毕后,对油水分离器内最后残留而不能回流的部分液体,可以从底部放水阀排出。

(二)浸渍设备

煎煮设备中的密闭容器均可用作浸渍设备,如多功能提取罐等。图 5-7 所示为单纯用于浸渍的冷循环浸渍罐简图。

(三)渗漉设备

1. 小量生产 一般选用渗漉筒。渗漉筒由陶瓷、玻璃、搪瓷及不锈钢等材料制成,形状有圆锥形、圆柱形两种。易膨胀的药粉选用圆锥形,因为圆锥形渗漉筒上部直径较下部大,筒壁的倾斜度能较好地适应其膨胀变异,从而使渗漉

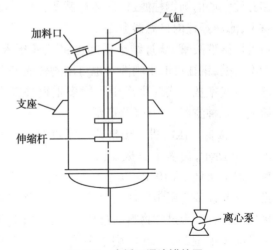

图 5-7 冷循环浸渍罐简图

能正常地进行;不易膨胀的药粉则选用圆柱形。选用溶媒不同,渗漉筒的形状选择也不同。如以酸或氨水为溶媒进行渗漉,因易使中药饮片膨胀,故应采用圆锥形渗漉筒;而以乙醇或白酒为溶媒时,因中药饮片不易膨胀,可采用圆柱形筒。

2. 工业生产　通常选用多能提取罐或渗漉罐。渗漉罐的结构如图 5-8 所示。罐体由不锈钢制成,内放经润湿待渗漉中药饮片粗粉,渗漉用溶媒用泵打入高位槽 1 中,通过管道与阀门加入罐体 2 中,渗漉液由下口流出收集到密闭的不锈钢接收罐 4 中。当渗漉完毕后,在夹层 3 中通入蒸气使药渣中残留的溶媒蒸发,经冷凝器 5 回收入溶媒回收罐 6 中,从而达到降低成本及减少溶媒损耗的目的。

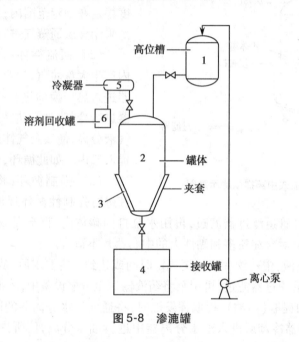

图 5-8　渗漉罐

二、常用分离设备与使用

1. 压滤器　如图 5-9 所示。料液通过压力压入滤器中,料液在包有滤布或滤纸的多孔性空心的圆钢柱滤过,固体被截留在柱外滤材上,滤液经柱内自滤器上端压出。滤器下端进口处可接洗液管,滤过结束后即可将洗液压入,冲洗器壁,钢柱可取出刷洗。也可用陶瓷质的砂滤棒替代钢柱。实际生产中采用多根钢柱并列组成。此种滤器使用简便、广泛。

2. 板框式压滤机　板框式压滤机的结构如图 5-10 所示,由多个滤板及滤框组成。它是一种在加压条件下(10^6 Pa 以下)的间歇操作过滤设备。此设备适用于黏性大、颗粒较小以及滤饼可压缩的各种难过滤物料的过滤,特别适用于含少量固体的混悬液,也可用于温度较高(100℃或更高)混悬液的过滤。板框式压滤机具有过

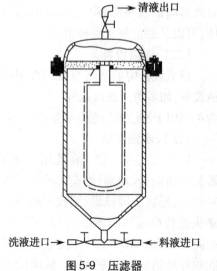

图 5-9　压滤器

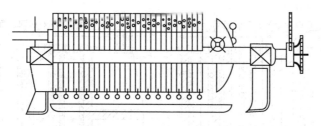

图 5-10 板框式压滤机的装合情况

滤面积大、压力可调节、过滤速度快、操作易控制等优点,但它不能连续操作。该设备目前主要用于中药口服液、糖浆剂以及中药醇沉液的过滤。

滤板和滤框的构造如图 5-11 所示。外形多为正方形,在板和框的两个上角开有小孔,在叠合后构成供滤浆或洗水的通道。滤框的两侧覆以滤布,框架与滤布围成容纳滤浆和滤饼的空间。滤板为支撑滤布而做成实板,为形成流出滤液的通道而在滤板上刻有凹槽。滤板又有洗涤板和一般滤板之分,结构略有不同。为了易于识别,在板、框外侧制有小钮或其他标志。滤板为一钮,滤框为二钮,洗涤板为三钮。组合时即按钮数以"1-2-3-2-1"的顺序排列,所需板框数目由生产能力和滤浆浓度等因素确定。

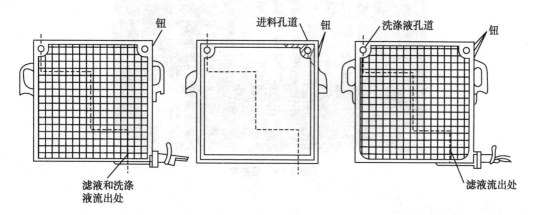

图 5-11 滤板和滤框的构造及操作情况

过滤时混悬液在一定压力下,经滤浆孔道由滤框角上的暗孔进入框内,滤液分别穿过框两侧滤布,自相邻滤板沟槽流出液出口排出。固体被截留在框内空间形成滤饼,待滤饼充满框内,过滤操作结束。洗涤时,需先将悬浮液进口阀和洗涤板下方滤液出口阀门关闭,将洗水压入洗水通道,经由洗涤板角上的暗孔进入板面与滤布之间。洗水横穿第一层滤布及滤框内的滤饼层,再穿过第二层滤布,最后由过滤下方的洗液出口排出。洗涤后,旋松压紧装置,将各板、框拉开,卸下滤饼,清洗滤布,整理板框,重新装好,以进行下一个操作循环。如图 5-12 所示。

3. 超滤机 如图 5-13 所示。超滤膜是以高分子材料聚砜、聚醚砜、聚丙烯腈等材料采用特殊工艺制成的不对称半透明呈中空毛细管状的中空纤维膜。该机药液在压力作用下通过中空管内流动,澄清药液透过膜上的微孔称为透过液,药渣等被截留的物料成为浓缩液被排出。

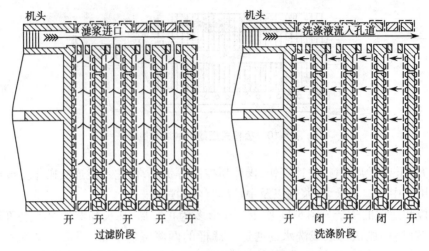

图 5-12　板框式压滤机操作简图

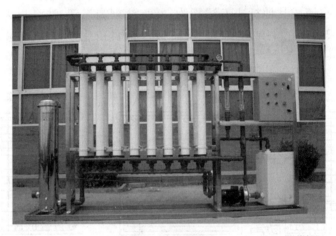

图 5-13　超滤机

点 滴 积 累

多功能提取罐是中药提取以及浓缩最常用的设备,可在常压、减压、加压条件下进行中药的煎煮、浸渍、渗漉、回流、水蒸气蒸馏,还可进行有机溶媒的回收。

目 标 检 测

一、选择题

(一) 单项选择题

1. 中药饮片提取过程中推动渗透与扩散的动力是(　　)
   A. 温度　　　　　　　　B. 时间　　　　　　　　C. 浸提压力
   D. 浓度差　　　　　　　E. 新技术

2. 提取时,一般温度应控制在(　　)
    A. 提取溶媒的沸点或接近沸点　　　　B. 100℃
    C. 100℃以下　　　　D. 100℃以上
    E. 200℃

3. 提取中药饮片时(　　)
    A. 粉碎度越大越好　　　　B. 浓度差越大越好
    C. 时间越长越好　　　　D. 溶媒 pH 越高越好
    E. 加入辅助剂越多越好

4. 下列哪一种方法不能增加提取浓度梯度(　　)
    A. 不断搅拌　　　　B. 更换新鲜溶剂　　　　C. 高压提取
    D. 动态提取　　　　E. 提高温度

5. 乙醇作为提取溶媒不具备的特点是(　　)
    A. 极性可调　　　　B. 溶解范围较广　　　　C. 具有防腐作用
    D. 可用于中药饮片脱脂　　　　E. 易燃烧

6. 浸提过程中加入酸、碱的作用是(　　)
    A. 增加浸润与渗透作用　　　　B. 增加有效成分的溶解作用
    C. 增大细胞间隙　　　　D. 防腐
    E. 增加药液的稳定性

7. 下列关于单渗漉法的叙述,正确的是(　　)
    A. 中药饮片先湿润后装筒　　　　B. 浸渍后排气
    C. 慢漉流速为 1~5ml/min　　　　D. 快漉流速为 5~8ml/min
    E. 药材用乙醇润湿

8. 渗漉法提取时,影响渗漉效果的因素是(　　)
    A. 与渗漉柱高度成正比,与柱直径成反比
    B. 与渗漉柱高度成反比,与柱直径成正比
    C. 与渗漉柱高度成反比,与柱直径成反比
    D. 与渗漉柱高度成正比,与柱直径成正比
    E. 与渗漉柱大小无关

9. 回流浸提法适用于(　　)
    A. 全部中药饮片　　　　B. 挥发性中药饮片
    C. 对热不敏感的中药饮片　　　　D. 动物
    E. 矿物类药材

10. 下列哪一种操作不属于水蒸气蒸馏浸提法(　　)
    A. 通水蒸气蒸馏　　　　B. 挥发油提取　　　　C. 水上蒸馏
    D. 多效蒸发　　　　E. 共水蒸馏

11. 煎煮法作为最广泛应用的基本浸提方法的原因是(　　)
    A. 水经济、易得　　　　B. 水溶解谱较广
    C. 可杀死微生物　　　　D. 符合中医传统用药习惯
    E. 提取液后续处理简单

12. 下列不适于用作浸渍法溶媒的是(　　)
    A. 乙醇　　　　B. 白酒　　　　C. 丙酮　　　　D. 水　　　　E. 苯

13. 下列溶剂中既可以作为脱脂剂又可以作为脱水剂的是（　　）
　　A. 醋酸乙酯　　　　　　B. 丙酮　　　　　　C. 氯仿
　　D. 石油醚　　　　　　E. 苯

14. 下列哪一种分离方法属于沉降分离法（　　）
　　A. 板框压滤机　　　　B. 蝶片式离心机　　　C. 水提醇沉法
　　D. 树脂分离法　　　　E. 超滤法

15. 下列哪一种料液可用板框压滤机滤过（　　）
　　A. 丹参浓缩液　　　　B. 小青龙合剂　　　　C. 甘草流浸膏
　　D. 黄精水煎煮　　　　E. 鱼腥草注射液

（二）多项选择题

1. 影响提取的因素，是下列哪些项（　　）
　　A. 中药饮片的成分与粒度　　　　B. 浸提的时间与温度
　　C. 溶剂的用量与 pH　　　　　　D. 溶剂性质
　　E. 浸提的压力

2. 下列提取方法中，哪些方法适合以乙醇为溶媒进行提取（　　）
　　A. 冷浸渍法　　　　B. 热浸渍法　　　　C. 煎煮法
　　D. 渗漉法　　　　E. 回流法

3. 下列关于影响提取因素的叙述，正确的有（　　）
　　A. 中药饮片粉碎的越细越好
　　B. 提取的次数越多越好
　　C. 中药饮片先润湿有利于溶剂的浸提
　　D. 浸提温度越高越好
　　E. 浓度梯度越大越好

4. 渗漉法的优点为（　　）
　　A. 为动态浸出　　　　　　B. 中药饮片充填操作简单
　　C. 提取液不必另行滤过　　D. 节省溶剂
　　E. 适用于配制高浓度制剂

5. 下列有关渗漉法叙述正确的是（　　）
　　A. 药粉越细，提取越完全
　　B. 装筒前药粉用溶媒湿润
　　C. 装筒时药粉应较松，使溶剂容易扩散
　　D. 药粉装完后，添加溶媒，并排出空气
　　E. 控制适当的渗漉速度

6. 适用于渗漉法提取制备的有（　　）
　　A. 含贵重药的制剂　　　　B. 含毒性药的制剂
　　C. 含黏性中药饮片的制剂　D. 高浓度制剂
　　E. 含新鲜及易膨胀中药饮片的制剂

7. 药物滤过分离速度与什么因素有关（　　）
　　A. 加于滤渣层两侧的压力差　B. 滤器面积
　　C. 料液的黏度　　　　　　　D. 滤渣层毛细管的半径
　　E. 滤渣层毛细管的长度

8. 常用的浸提方法有(　　)

　　A. 煎煮法　　　B. 浸渍法　　　C. 渗漉法　　　D. 回流法　　　E. 水蒸气蒸馏法

9. 常用的分离方法有(　　)

　　A. 沉降分离法　　　　　　B. 离心分离法　　　　　　C. 静置分离法

　　D. 滤过分离法　　　　　　E. 冷冻分离法

10. 下列措施中,哪些有助于提高浸提效果(　　)

　　A. 将中药饮片粉碎成极细粉　　　　B. 强制浸出液循环流动

　　C. 用酸或碱调节浸提溶剂的 pH　　　D. 渗漉时让浸出液快速流出

　　E. 在浸提过程中不断搅拌

二、简答题

1. 影响浸提的主要因素有哪些?

2. 常用的提取方法有哪些?

三、实例分析

【玉屏风口服液处方】　黄芪 600g　防风 200g　白术(炒)200g

【制法】　以上三味,将防风酌予碎断,提取挥发油,蒸馏后的水溶液另器收集;药渣及其余黄芪二味加水煎煮二次,第一次 1.5 小时,第二次 1 小时,合并煎液,滤过,滤液浓缩至适量,加适量乙醇使沉淀,取上清液减压回收乙醇,加水搅匀,静置,取上清液滤过,滤液浓缩。另取蔗糖 400g 制成糖浆,与上述药液合并,再加入挥发油及蒸馏后的水溶液,调整总量至 1000ml,搅匀,滤过,灌装,灭菌,即得。

请对该处方制备时采用的提取分离工艺进行分析。

实训二　渗漉浸提技术

【实训目的】

1. 熟练掌握渗漉技术浸提中药饮片中的药用成分详细工艺。

2. 学会对渗漉操作技术的质量要求进行判断并对渗漉设备进行清洁维护。

3. 能根据药物性质控制渗漉速度并能按清场规程进行清场工作。

【实训条件】

1. 实训场地　实验室、实训车间。

2. 实训仪器与设备　渗漉筒、托盘天平、有盖容器、由字夹、1000ml 接收瓶、脱脂棉、纱布、滤纸、小石子、铁架台、瓶夹、铁研船、二号标准筛。

3. 实训材料　陈皮、60% 乙醇、纯化水。

【实训内容和步骤】

橙皮酊的制备

1. 处方　陈皮(粗粉)100g　乙醇(60%)适量,共制 1000ml

2. 制法

（1）粉碎：根据中药饮片性质及溶剂性质，陈皮应粉碎成粗粉应用，用二号筛分出粗、细粉备用。

（2）浸润：陈皮粗、细粉分别放入适宜容器内，按粗、细粉量加入 0.7～1 倍量 60% 乙醇溶液浸润，加盖密闭放置 30 分钟。

（3）装筒：装筒前先取滤纸及适量脱脂棉，用纱布包裹，再用 60% 乙醇浸润后放入渗漉筒底部，用小石子镇压防止移位。将浸润好的陈皮原料分数次装入筒内，先装粗粉，后装细粉。每次完成后将料层压平压匀。投料完毕，用滤纸或纱布掩盖料层，再用石子压住，以免添加溶剂后中药饮片上浮。装筒时应做到分次投入，层层加平，压力均匀，填料不超过筒高的 2/3。

（4）加溶剂排气：装筒完毕后，应自渗漉筒上部缓慢加入 60% 乙醇，同时将由字夹松开，至粉层内的空气排尽后关闭出口，继续加入 60% 乙醇至高出药面数厘米，加盖放置。

（5）浸渍：生产中应浸渍 24 小时以上（实验时可浸渍半小时左右）。

（6）渗漉　浸渍至规定时间后，开启渗漉筒底部的由字夹，收集渗漉液，渗漉速度为 3～5ml/（kg·min）。随时在上部补充 60% 乙醇，直至收集 1000ml 即得。

3. 适应证　本品为芳香性苦味健胃药，亦具有祛痰作用。常用于配制橙皮糖浆。

4. 用法与用量　口服：一次 2～5ml，一日 6～15ml。

【实训提示】

1. 清洁用具　按生产操作规程对所用设备及材料进行清洁。

2. 检查称量用具是否符合规定要求。

3. 陈皮用铁研船进行粉碎，再用二号筛分取粗、细粉，备用。

4. 陈皮粗、细粉分别置有盖容器内，用 60% 乙醇浸润。

5. 在渗漉筒内用脱脂棉、滤纸及纱布做一个假底，用石子镇压。

6. 将浸润的陈皮粉分别投入渗漉筒内。先装粗粉，后装细粉。应分次投入，层层压平，压力均匀，装筒高度不超过筒高的 2/3。

7. 加溶剂排尽粉粒之间的空气。

8. 加溶剂浸渍 24 小时左右。

9. 打开下部出口，以 3～5ml/（kg·min）的流速进行渗漉。收集渗漉液至 1000ml。撤去渗漉装置，药渣弃去，对所有设备进行清场。

【实训结果与结论】

项　　目	结　　果
粉碎	
润湿	
装筒	
加溶剂排气	
浸渍	
渗漉速度	
成品量、外观性状	

【实训考核表】

班级：　　　　　　　姓名：　　　　　　　学号：

考核内容	实训考核点	分 值	实得分
实训前准备（分值5%）	着装及个人卫生符合规定	2	
	检查确认实训仪器和设备性能良好	3	
制备操作（分值60%）	选用渗漉筒	5	
	选用溶媒	5	
	选择粉碎程度	10	
	粗、细粉分离	5	
	药粉润湿	10	
	药粉填充质量	10	
	加溶媒排气	5	
	渗漉速度控制	10	
实训结果评价（分值10%）	外观、乙醇含量符合要求	5	
	成品量在规定范围内	5	
实训记录（分值10%）	实训记录填写准确完整	10	
实训结束清场（分值10%）	实训场地、仪器和设备清洁	5	
	实训清场记录填写准确完整	5	
其他（分值5%）	正确回答考核人员提出的问题	5	
合　计		100	

考核教师：　　　　　　　考核时间：　　年　月　日

（冀小君）

第六章 浓缩与干燥技术

第一节 知 识 准 备

一、蒸发的含义与影响因素

(一) 蒸发的含义

蒸发就是通过不断地加热使物料中的溶剂部分或全部气化并不断地排出所产生的蒸气的操作。液体物料经过蒸发除去部分溶剂可而达到浓缩,进一步蒸发可得到干燥的物料。在中药制剂中,凡有浸出操作的制剂,浸出液的处理大部分都离不开蒸发浓缩。

 知 识 链 接

蒸发的方式

蒸发方式可分为自然蒸发和沸腾蒸发两种。自然蒸发系指溶媒在低于其沸点的温度下气化;沸腾蒸发系指溶媒在沸腾条件下气化。由于后者气化速度远远高于前者,为提高蒸发效率,生产上蒸发浓缩均采用沸腾蒸发。沸腾蒸发浓缩的效率常以蒸发器生产强度来衡量。蒸发器生产强度是指单位时间内、单位传热面积上所蒸发的溶剂量。

(二) 影响蒸发的因素

1. 热源与被蒸发液体之间应有一定的温度差 溶剂的气化是由于溶剂分子受热后振动能力超过分子间内聚力而产生的。因此,要使蒸发速度快,就要求加热源的温度要高于溶剂沸腾的温度,从而使溶剂分子获得足够的热能而不断气化。

2. 蒸发面积 溶剂的气化是在液体表面进行的。增大蒸发面积,可以使蒸发速度加快。

3. 二次蒸气浓度 二次蒸气是指在沸腾蒸发时所产生的溶媒蒸气。二次蒸气浓度越高,其蒸气压越大,溶剂越不容易沸腾,因此,要加快蒸发过程,要尽可能降低溶剂蒸气的浓度。

4. 液体表面的压力 液体表面的压力包括大气压以及液体本身的静压,降低液体静压和蒸发器内的气压,都可以使蒸发加快。

二、干燥的基本原理与影响因素

（一）干燥的含义

干燥系指利用热能或其他方式除去湿物料中所含水分,获得干燥物品的操作。

（二）影响干燥的因素

1. 物料中水分存在的形式　湿物料中的水分有两种存在方式,即结合水与非结合水。结合水系指存在于细小毛细管中和物料细胞中的水分,由于毛细管内水分所产生的蒸气压较同温度时水的蒸气压低,此种水分难以从物料中去完全去除;而非结合水系指存在于物料表面及物料孔隙中和粗大毛细管中的水分,它产生的蒸气压等于同温度水的蒸气压,此种水分与物料结合力弱,易于去除。水在物料中可能以一种形式存在,也可能以两种形式共存,所以干燥过程要使各种水分都被逐渐加热气化,使水分从物料中除去。

2. 干燥的速率　干燥速率系指在单位时间内,在单位干燥面积上被干燥物料气化的水分量。干燥过程可以明显地分成两个阶段,恒速阶段和降速阶段。在恒速阶段,干燥速率与物料湿含量（水分含量）无关;而在降速阶段,干燥近似地与物料湿含量成正比。干燥过程之所以出现两个阶段,是因为在干燥的初期,水分从物料内部扩散速率大于表面气化速率,此时表面水分的蒸气压恒定,表面气化的推动力保持不变,因而干燥速率主要取决于表面气化速率,所以出现恒速阶段;当干燥进行到一定程度,由于物料内部水分逐渐减少,水分从内至外的传质途径加长,导致扩散速率小于表面气化速率,物料表面没有足够的水分满足气化的需要,故干燥速率逐渐降低。

3. 被干燥物料的性质　包括被干燥物料的形状（如颗粒状、粉末状）、物料的厚度、结构等特性。一般而言,颗粒状物料比粉末状物料对水的吸附能力弱而干燥快;干燥时物料铺得越薄暴露面积越大而干燥越快;大的物料暴露面积较小而干燥较慢。

4. 干燥介质的温度、湿度和流速　干燥介质的温度越高,水分蒸发越快,干燥也越快,但应注意选择合适的温度以降低能耗、防止破坏有效成分。干燥空间的湿度越小,水分蒸发越快,所以应采取措施（如排风）增大干燥介质的流速、降低干燥空间的湿度。

5. 干燥的方法　物料静态干燥所需时间长、效率低;动态干燥速度快、效率高。

点 滴 积 累

1. 浓缩与干燥技术是中药制剂的基础操作,蒸发是浸出液浓缩操作,干燥是除去湿物料水分的操作。

2. 影响蒸发的因素有:热源与被蒸发液体间的温度差、蒸发面积、二次蒸气浓度、液体表面的压力等。

3. 影响干燥的因素有水分存在方式、干燥速率、物料的性质、介质温度、湿度等。

第二节 浓缩与干燥技术

一、浓缩技术

（一）常压浓缩

指药液在常压下的蒸发浓缩。被浓缩液体中的有效成分应耐热,被蒸发的溶剂应无毒、无害、无燃烧性且价格便宜。常压浓缩多采用倾倒式夹层锅,使用时,应加强搅拌(避免表面结膜),并应室内排风(抽走生成的大量水蒸气)。该法耗时较长,易使成分水解破坏。

（二）减压浓缩

指在密闭的容器内,抽真空使液体在低于一个大气压下的蒸发浓缩。本法适用于有效成分不耐热的浸提液的蒸发。其优点是:压力降低,溶液的沸点降低,能防止或减少热敏性物质的分解;增大了传热温度差,蒸发效率提高;能不断地排除溶剂蒸气,有利于蒸发顺利进行;沸点降低,可利用低压蒸气或废气作加热源;密闭容器可回收乙醇等溶剂。

（三）薄膜浓缩

系指使药液形成薄膜而进行的蒸发。增加药液的气化表面是加速蒸发的重要措施,薄膜蒸发就是使药液沿加热管表面流动时形成薄膜,药液薄膜再被加热至剧烈沸腾又产生大量泡沫,以泡沫表面为更巨大的蒸发面进行蒸发浓缩的方法。其特点是:浸提液的浓缩速度快、受热时间短;不受液体静压和过热影响,成分不易被破坏;能连续操作,可在常压也可在减压下进行;能将溶剂回收重复使用。

（四）多效浓缩

多效浓缩是根据能量守恒定律确认的低温低压(真空)蒸气含有的热能与高温高压蒸气含有的热能相差很小,而气化热反而高的原理设计的。将前效所产生的二次蒸气引入后一效作为加热蒸气,组成双效蒸发器。将二效的二次蒸气引入三效供加热用,组成三效蒸发器,同理,组成多效蒸发器。最后一效引出的二次蒸气入冷凝器。为了维持一定的温度差,多效蒸发一般在真空下操作。由于二次蒸气的反复利用,多效蒸发器是节能型蒸发器。

 知 识 链 接

多效蒸发器按加料方式不同的分类

1. 顺流式 又称并流式,料液与加热蒸气走向一致,随着浓缩液稠度逐渐增大,蒸气温度逐渐降低。适用于随温度的降低黏度增高不太大,或随浓度增大热敏性增加、温度高溶解度反而变小的料液。

2. 逆流式 料液与加热蒸气走向相反,随着加热蒸气温度逐渐升高,浓缩液稠度逐渐增大。适用于顺流式相反的情况。

3. 平流式 也有的称并流式,料液与加热蒸气走向一致,料液分别通过各效蒸发器。适用于从各效易于析出结晶的料液。

4. 错流式 兼具顺流与逆流的特点。料液走向是先进入二效,流向三效,再反向流入一效。加热蒸气由一效顺次走向三效,料液最后浓缩温度较高。

二、干燥技术

（一）常压干燥

系指在常压下进行干燥的方法。常用的设备有烘房和烘箱等。此法简单易行，适用于对热稳定的药物。稠浸膏、散剂、胶囊剂及净药材或饮片等固体粉末、丸剂、颗粒剂成品等多用此法干燥。但干燥时间长，易引起成分的破坏，干燥品较难粉碎。为加快干燥，必要时可加强翻动并及时排出湿空气。

（二）减压干燥

系指在密闭的容器中抽真空并进行加热干燥的一种方法，又称真空干燥。设备有真空干燥箱，由金属干燥箱体（内有加热蒸气列管）、冷凝器及真空泵组成。其特点是：干燥的温度低，速度快；减少了物料与空气的接触机会，避免污染或氧化变质；产品呈松脆海绵状，易于粉碎。适于稠膏（相对密度应达1.35以上，摊于不锈钢盘中）及热敏性或高温下易氧化物料的干燥，但应控制好真空度与加热蒸气压力，以免物料起泡溢盘，造成浪费与污染。

（三）流化干燥

1. 沸腾干燥　又称流化床干燥。它是利用热空气流"吹起"湿颗粒似"沸腾状"，热空气在湿颗粒间通过，在动态下进行热交换，湿气被抽走而达到干燥的目的。目前使用较多的是负压卧式沸腾干燥床。其主要结构由空气预热器、沸腾干燥室、旋风分离器、颗粒捕集室和排风机等组成。其特点是适于湿粒性物料的干燥，如片剂、颗粒剂制备过程中湿颗粒的干燥和水丸的干燥；气流阻力较小，物料磨损较轻，热利用率较高；干燥速度快，产品质量好。一般湿颗粒流化干燥时间为20分钟左右；干燥时不需翻料，且能自动出料，节省劳力；适于大规模生产，但热能消耗大，设备清洁较麻烦。

2. 喷雾干燥　此法是流化技术用于液态物料干燥的一种较好方法。喷雾干燥是利用高速离心喷盘将一定浓度的液态物料，喷射成雾状，在一定流速的热气流中进行热交换，物料被迅速干燥。它由空气加热器、料液高速离心喷盘、旋风分离器、干粉收集器、鼓风机等组成。离心式喷盘比压力式和气流式喷嘴更适于中药料液（黏度较大）的物料喷雾。相对密度为1.10～1.20的料液均可通过控制进料量、进口风温和出口风温进行喷雾干燥。

喷雾干燥的特点是：在数秒钟内完成水分的蒸发，获得粉状或颗粒状干燥制品；药液未经长时间浓缩又是瞬间干燥，特别适用于热敏性物料；产品质量好，为疏松的细颗粒或细粉，溶解性能好，且保持原来的色香味；操作流程管道化，符合现代制药要求，是目前中药制药中最好的干燥技术之一。干粉可制胶囊剂、片剂及颗粒剂（喷雾干粉不加或加少量辅料，干式制颗粒制成无糖颗粒，是目前颗粒剂较好的成型工艺）等。

（四）冷冻干燥

系先将湿物料冷冻至冰点以下（-40℃以下），使水分冻结成固态的冰，再在高真空条件下，适当加热升温，使固态的冰不经液态的水，直接升华为水蒸气排出，去除物料水分，故又称升华干燥。其特点是：物料在高真空和低温条件下干燥，尤适用于热敏性物的干燥；成品多孔疏松，易于溶解；含水量低，有利于药品长期贮存；但设备投资大，产品成本高。

（五）远红外线干燥

波长在 5.6～1000μm 的电磁波在工业上叫作远红外线。以远红外线为能量的干燥方法称为远红外干燥。该法是由远红外辐射元件发出的远红外线照射至湿物料表面，远红外线的能量被物料吸收，水分子和物料分子运动加剧，彼此碰撞摩擦，产生热量，使湿物料中水分气化而干燥。如振动式远红外干燥机，设备操作简单，适于热敏性物料干燥，尤适用于中药固体粉末、湿颗粒、水丸等物料的干燥。其特点是：干燥速率快，热效率较高，成品质量好。隧道式远红外干燥机主要用于口服液指管瓶及注射剂安瓿瓶的干燥。

（六）微波干燥

使用频率在 300MHz～300kMHz 的高频电磁波进行干燥的方法称为微波干燥。微波是一种高频交变电场，水分子随着电场方向的交互变化而不断地迅速运动并产生剧烈的碰撞和摩擦，电磁波能转化为热能，水分子蒸发气化，从而达到干燥的目的。该方法具有干燥时间短，对药物成分破坏少，且兼有杀虫及灭菌作用。适于饮片、散剂、水丸、蜜丸等干燥，但设备及生产成本均较高。

点　滴　积　累

1. 浓缩技术有常压浓缩、减压浓缩、薄膜浓缩和多效浓缩。
2. 干燥技术有常压干燥、减压干燥、流化干燥（沸腾干燥、喷雾干燥）、冷冻干燥、远红外干燥和微波干燥。
3. 中药制剂生产实践应根据物料的性质采用不同的浓缩和干燥技术。

第三节　常用浓缩干燥设备与使用

一、浓缩设备与使用

由于中药提取液性质复杂，有的很稀、有的很黏、有的易产生大量泡沫、有的易结垢析晶、有的对热敏感，而乙醇等有机溶媒还应回收，所以应根据药液性质和浓缩程度的要求选择适宜的浓缩设备。

（一）真空浓缩罐

对于以水为溶剂提取的药液，多采用真空浓缩罐在减压状态下进行浓缩，如图 6-1 所示。

使用时先将罐内通入蒸气进行罐内消毒，开出料阀及放气阀，使空气逸出，然后关闭两个阀门。开启抽气泵抽真空，吸入药液，待药液浸没加热管后，停止进液，通入蒸气加热。药液受热后产生的二次蒸气沿罐壁方向进入气液分离器，其中夹带的液体又流回罐内，而蒸气经水流抽气泵抽走，这样就形成了减压浓缩。注意保持适当的真空度，否则药液会随二次蒸气进入水流抽气泵，造成损失。浓缩完毕，先关闭水流抽气泵，再关闭蒸气阀，打开放气阀，恢复常压后，打开出料阀，即可放出浓缩液。

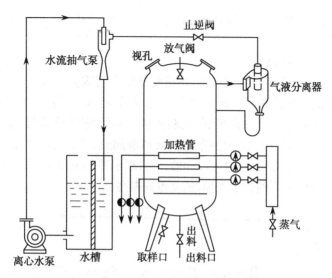

图 6-1 真空浓缩罐

（二）减压蒸馏装置

在减压及较低温度下使药液得到浓缩,同时可将乙醇等溶剂回收。药液需回收溶剂时多采用此种装置,如图 6-2 所示。

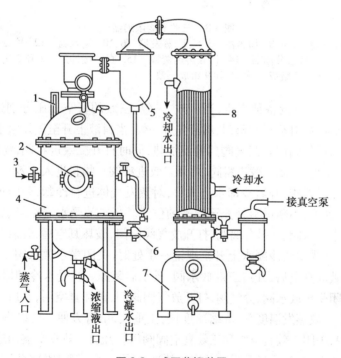

图 6-2 减压蒸馏装置

1. 温度计　2. 观察窗　3. 放气阀　4. 蒸发锅中的待浓缩液体
5. 气液分离器　6. 废气出口　7. 接受器　8. 冷凝器

使用时先开启真空泵,抽出蒸发锅内部分空气,然后待浓缩液自进料口吸入;打开蒸气阀门,通入蒸气;再开启废气阀,放出夹层内冷凝水,关闭;继续通入蒸气,保持锅内液体适度沸腾状态,待浓缩液产生的蒸气(如乙醇蒸气等)经气液分离器分离后,进入冷凝器,冷凝液流入接受器中。蒸馏完毕,先关闭真空泵,打开放气阀放入空气,恢复常压后,浓缩液即可放出。

(三) 三效节能浓缩器

设备结构如图6-3所示,由三个外循环蒸发器相连而成。一次蒸气(锅炉蒸气)进入一效加热室,将料液加热,同时在真空的作用下,从喷管喷入一效蒸发室,料液从弯道回到加热室,再次受热又喷入蒸发室形成循环;料液喷入蒸发室时成雾状,水分迅速被蒸发。蒸发出来的第二次蒸气进入二效加热室给二效料液加热。同时,形成第三个循环。三效蒸发室蒸发出来的蒸气(第三次)进入冷却器,用自来水冷却成冷凝水,流入受水器到视镜1/2处排掉。料液里的水不断被蒸发掉,浓度得到提高,直到所需的比重,由出膏口出膏。

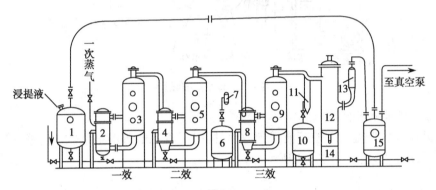

图6-3　三效节能浓缩器

1. 储液罐　2、4、8. 加热器　3、5、9. 蒸发器　6、10. 受水器　12. 冷凝器
7、11、13. 气液分离器　14. 回收溶剂储罐　15. 真空缓冲罐　2 和 3 组成
一效　4 和 5 组成二效　8 和 9 组成三效

使用时先开启真空设备抽真空,当一效、二效、三效的真空表压分别达到 0.02MPa、0.06MPa、0.08MPa 时,开启进料阀门,料液先进一效,当料液上升至蒸发室下中视镜一半,关闭进料阀,开启蒸气阀门。蒸气阀门升温加热,同时打开二效进料阀,物料进入二效蒸发室下中试镜一半处,关闭二效进料阀,再开三效进料阀。物料进入三效蒸发室下中试镜一半处,关闭三效进料阀,开启冷却水进水口,对蒸发气体进行冷却,开始正常浓缩工作。根据各效的蒸发速度,不断进料补充至原来的位置。当二效受水器冷凝水升至视镜的一半处时,关闭受水放水阀、一号分离阀,打开放气阀阀门,破坏真空后,开启二效放水阀,排水后复原。当三效受水器冷凝水上升至视镜一半处时,关闭受水放水阀、二号分离阀,打开放气阀阀门,破坏真空后,开启三效放水阀,排水后复原。当受水冷却器水位上升至视镜一半处时,关闭受水放水阀、分气阀,打开放气阀阀门,破坏真空后,开启放水阀阀门,排水后复原。由于一效蒸发温度高,浓缩速度快,比重大,出膏方便。所以将二效浓缩液注入一效浓缩器中,关闭二效真空阀和三效真空阀阀门。开启三效真空器四通阀,打开二效放空阀,破坏二效真空,表压降至零。开启三效进料阀、一效进料阀,将药液注入一效完毕复原,进行工作。一效料液浓度达到所需比重时,破坏一效真空,开启出膏阀收膏。

二、干燥设备与使用

(一) 高效沸腾床

空气经加热净化后,由引风机从下部导入,穿过料斗的孔网板。在工作室内,经搅拌和负压作用形成流态化,水分快速蒸发后随着排气带走,物料快速干燥。设备如图6-4 所示。

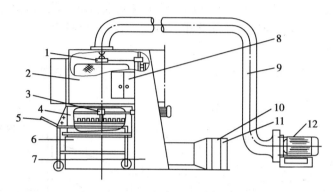

图6-4 高效沸腾床
1. 捕集袋架 2. 过滤室 3. 搅拌桨 4. 流化床 5. 推车
6. 机座 7. 支撑 8. 泄爆口 9. 刮风管 10. 换热支撑器
11. 空气过滤器 12. 引风机

使用时先装上布袋及其他部件,接通电源,检查自动、手动开关是否灵活,并设定相关数据。将配制好的湿颗粒推进干燥器,开启机器进行干燥,并严格控制每次干燥湿颗粒量,控制干燥温度及时间。干燥过程中通过视窗随时掌握颗粒干燥情况,并根据工艺规程控制干燥全过程。干燥完毕,关闭电源,倒出干燥器中的物料。

（二）喷雾干燥设备

特别适用于热敏性物料,制品多为松脆的颗粒或粉粒,溶解性能好,对改善某些制剂的溶出速度具有良好的作用。设备结构如图6-5 所示。

药液自导管经流量计进入喷头后,同时被进入喷头的压缩空气将药液自喷头经涡

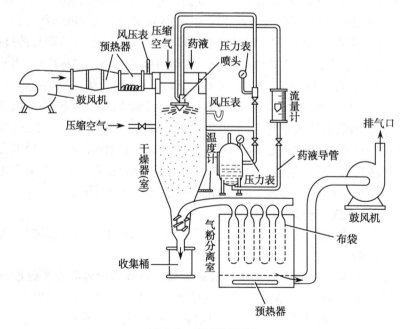

图6-5 喷雾干燥设备

流器利用离心力增速成雾滴喷入干燥室,再与热气流混合进行热交换后很快被干燥。当开动鼓风机后,空气经滤过器、预热器加热至280℃左右后,自干燥室上部沿切线方向进入干燥室,干燥室内一般保持120℃以下,已干燥的细粉落入收集桶内,部分干燥的粉末随热空气流进入分离器后捕集于布袋中,热废气自排气口排出。

(三) 冷冻干燥设备

冷冻干燥过程包括冻结、升华和再干燥三个阶段。设备结构如图6-6所示。

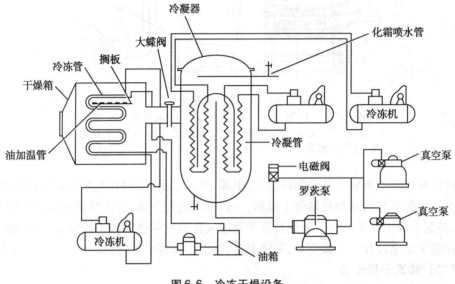

图6-6　冷冻干燥设备

设备使用时,先将欲冻干物料用适宜冷却设备冷却至2℃左右,然后置于冷至约-40℃冻干箱内。关闭干燥箱,迅速通入制冷剂(氟里昂、氨等),使物料冷冻,并保持2~3小时或更长时间,以克服溶液的过冷现象,使制品完全冻结。冻结结束后即可开动机械真空泵,并利用真空阀的控制,缓慢降低干燥箱中的压力,在压力降低的过程中,必须保持箱内物品的冰冻状态,以防溢出容器。待箱内压力降至一定程度后,再打开真空泵(或真空扩散泵),压力降到1.33Pa,-60℃以下时,冰开始升华,升华的水蒸气在冷凝器内结成冰晶。为保证冰的升华,应开启加热系统,将搁板加热,不断供给冰升华所需的热量。在升华阶段内,冰大量升华,此时制品的温度不宜超过最低共熔点,以防产品中产生僵块或产品外观上的缺损,在此阶段内搁板温度通常控制在30~35℃之间。实际操作应按制品的冻干曲线进行,直至制品温度与搁板温度重合达到干燥为止。为了减少水蒸气在升华时的阻力,冷冻干燥时制品不宜过厚,一般不超过12mm。

(四) 隧道式远红外干燥烘箱

主要由干燥室、辐射能发生器、机械传动装置及辐射线的反射集光装置等组成。设备结构如图6-7所示。

适用于各种规格的安瓿瓶、西林瓶及口服液易拉瓶等玻璃容器作干燥连续灭菌及去除热原使用。使用时瓶子随输送带的输送依次进入隧道灭菌烘箱的预热区、高温灭菌区(温度≥350℃,灭菌时间≥5分钟)和低温冷却区,完成干燥和灭菌操作。此种烘箱在其一边安装加料系统,另一边安装物料出口与收集装置,也可用于湿颗粒的干燥。

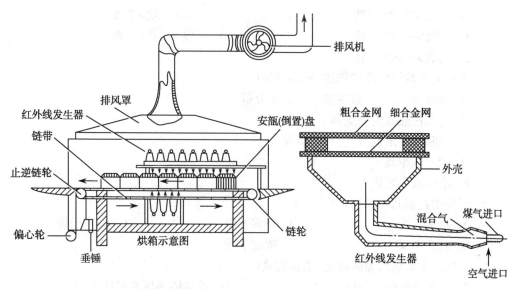

图6-7　隧道式远红外干燥灭菌烘箱

点 滴 积 累

1. 浓缩应根据药液性质和浓缩程度选择适宜的设备。
2. 浓缩设备有真空浓缩罐、三效节能浓缩器等。
3. 干燥设备有高效沸腾床、喷雾干燥器、冷冻干燥设备、隧道式远红外干燥烘箱等。

目 标 检 测

一、选择题

（一）单项选择题

1. 以下关于减压浓缩的观点的论述,不正确的是(　　)
   A. 能防止或减少热敏性物质的分解
   B. 增大了传热温度差
   C. 不断排除溶剂蒸气,不利于蒸发顺利进行
   D. 可利用低压蒸气做加热源
   E. 蒸发效率高

2. 以下关于薄膜蒸发特点的论述,错误的是(　　)
   A. 蒸发速度快
   B. 不受液体静压和过热影响,成分不易被破坏
   C. 能连续操作,可在常压或减压下进行
   D. 能进行固液分离
   E. 受热时间短,蒸发效率高

3. 三效浓缩的蒸发温度一般为(　　)

A. 一效>二效>三效 　　　　　　B. 一效>三效>二效

C. 二效>一效>三效 　　　　　　D. 三效>二效>一效

E. 三效>一效>二效

4. 下列关于减压浓缩的陈述,错误的是(　　　)

A. 溶液沸点升高,减少热敏性物质分解

B. 增大传热温度差提高

C. 不断排除溶剂蒸气,利于蒸发

D. 生产效率高

E. 浓缩液黏度增大

5. 可使物料瞬间干燥的是(　　　)

A. 冷冻干燥 　　　　B. 喷雾干燥 　　　　C. 减压干燥

D. 鼓式干燥 　　　　E. 微波干燥

6. 下列关于薄膜浓缩的陈述,错误的是(　　　)

A. 浓缩速度快,受热时间短 　　　　B. 受液体静压和过热影响

C. 能将溶剂回收重复使用 　　　　D. 可在常压或减压下进行

E. 受热面积大

7. 下列干燥设备中利用热气流达到干燥目的的是(　　　)

A. 冷冻干燥 　　　　B. 微波干燥 　　　　C. 远红外干燥

D. 喷雾干燥 　　　　E. 减压干燥

8. 下列属于用升华原理干燥的有(　　　)

A. 冷冻干燥 　　　　B. 微波干燥 　　　　C. 远红外干燥

D. 喷雾干燥 　　　　E. 沸腾干燥

9. 喷雾干燥与沸腾干燥的最大区别是(　　　)

A. 喷雾干燥是流化技术 　　　　B. 适用于液态物料的干燥

C. 干燥产物可为颗粒状 　　　　D. 适用于连续化批量生产

E. 干燥效率高

(二) 多项选择题

1. 下列关于干燥的陈述,正确的是(　　　)

A. 干燥过程可分为恒速和降速阶段

B. 干燥速率与物料湿含量无关

C. 降速干燥阶段为物料内部迁移控制阶段

D. 恒速干燥阶段为物料表面气化控制阶段

E. 干燥速度与干燥介质有关

2. 下列关于喷雾干燥的陈述,正确的是(　　　)

A. 适于耐热性液态物料的干燥 　　　　B. 瞬间干燥,制品是松脆颗粒或粉末

C. 制品溶解性好,保持色香味 　　　　D. 热能消耗少,设备易清洗

E. 设备清洗难度大

3. 下列关于冷冻干燥的陈述,正确的是(　　　)

A. 冷冻干燥是利用冰的升华性能 　　　　B. 物料是在高度真空和低温下干燥

C. 特别适用于极不耐热物料的干燥 　　　　D. 干燥制品多孔疏松,易于溶解

E. 冷冻干燥时制品厚度没有限制

4. 下列关于沸腾干燥的陈述,正确的是(　　)
   A. 适于湿颗粒性物料的干燥　　　　B. 气流阻力小,热利用率较高
   C. 干燥速度快　　　　　　　　　　D. 不需要人工翻料和出料
   E. 也适用于饮片和药液的干燥

5. 下列关于减压干燥的陈述,正确的是(　　)
   A. 干燥温度低,速度快　　　　　　B. 减少药物的污染和氧化
   C. 产品呈海绵状,易粉碎　　　　　D. 适用于热敏性稠膏状物料的干燥
   E. 适用于热敏性固体物料的干燥

6. 下列哪些是影响蒸发过程的因素(　　)
   A. 药液蒸发的面积　　　　　　　　B. 液体表面压力
   C. 蒸发面积　　　　　　　　　　　D. 加热温度与液体温度的温度差
   E. 液体浓度

7. 常用浓缩方式有(　　)
   A. 减压浓缩　　　　　B. 常压浓缩　　　　　C. 薄膜浓缩
   D. 加压浓缩　　　　　E. 多效浓缩

8. 影响干燥的因素有(　　)
   A. 物料的性质　　　　B. 干燥介质的温度　　　C. 干燥介质湿度
   D. 干燥介质的流速　　E. 干燥方法

9. 属于流化干燥技术的是(　　)
   A. 真空干燥　　　　　B. 喷雾干燥　　　　　C. 沸腾干燥
   D. 微波干燥　　　　　E. 红外干燥

二、简答题

1. 薄膜浓缩有何特点?
2. 物料中水的存在方式有几种? 干燥过程何种水分容易被除去?
3. 影响干燥的因素是什么?
4. 喷雾干燥特点有哪些?

三、实例分析

　　某药厂现有一批板蓝根提取液需要浓缩、干燥成颗粒,请你选择适当的浓缩和干燥设备及方法进行操作。

(王　峰)

第七章 表面活性剂在中药制剂中的应用

第一节 知 识 准 备

一、表面活性剂的含义、特点、分类

（一）表面活性剂的含义

溶液的表面张力与溶质的性质和浓度有关。例如肥皂的水溶液,其表面张力随溶质浓度的增加而急剧下降。这种能使溶液表面张力急剧下降的物质,称为表面活性剂。这类物质多为长链的有机化合物,分子中既有亲水基团,又有亲油基团,具"两亲性"。

知 识 链 接

表 面 张 力

如果没有外力的影响或影响不大时,液体趋向于成为球状。从简单的分子引力观点来看,液体表面的分子与液体内部分子情况不同。内部分子所受到相邻周围分子的作用力是对称的,相互抵消,但液体表面分子由于受内部分子的吸引力,远远大于液面上气体分子对它的吸引力,因此产生了一种力使表面分子有向内运动的趋势,使液体的表面积力求收缩到最小程度趋势,这种力即是所谓的表面张力,这也就是悬挂的水滴总是呈球形的原因。

（二）表面活性剂的特点

1.**"两亲性"** 表面活性剂分子中既有亲水基团,又有亲油基团。亲水基团是一些电负性较强的原子团或原子,包括羧酸及其盐,磺酯及其盐,硫酸酯及其盐,磷酸酯基、氨基及其盐,也包括羟基、酰胺基、醚键等,与水有较强的亲和力;亲油基团多为较长的（8个C以上）碳氢链结构,对非极性物质有较强的亲和力。如肥皂（即脂肪酸钠）（R·COONa）,其中碳氢链R-为亲油基团,羧基-COONa为亲水基团。

2. **溶液表面吸附** 是指表面活性剂在溶液表面的浓度大于在溶液内部的浓度。如表面活性剂溶于水中,在低浓度时,其亲水基团插入水中。而亲油基团朝向空气或油相,并在表面定向排列。此时,就形成"溶液表面吸附",如图7-1所示。

（三）表面活性剂的分类

表面活性剂按其分子能否解离成离子,分为离子型和非离子型两大类。离子型表面活性剂按其所带电荷的性质,又分为阴离子型、阳离子型及两性离子型三类。

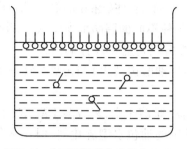

图7-1 表面活性剂在液体表面吸附

1. 阴离子型表面活性剂 起表面活性作用的部分是阴离子,带负电荷的表面活性剂称为阴离子型表面活性剂。目前常用的有:

（1）肥皂类:通式为$(RCOO^-)_nM^{n+}$,系脂肪酸(如月桂酸、软脂酸、硬脂酸、油酸等)盐。因 M 不同,分一价金属皂(如钾皂、钠皂)、二价或多价金属皂(如钙皂、铅皂、铝皂等)及有机胺皂(如三乙醇胺皂)等。它们都具有良好的乳化能力,但易被酸及高价盐破坏,电解质可使之盐析,临床应用有一定刺激性,一般只供外用。

（2）硫酸化物:通式为$R \cdot O \cdot SO_3^-M^+$,系硫酸化油和高级脂肪酸硫酸酯类。如硫酸化蓖麻油(又称土耳其红油)、月桂醇硫酸钠(即十二烷基硫酸钠)、十六烷基硫酸钠(鲸蜡醇硫酸钠)、十八烷基硫酸钠(硬脂醇硫酸钠)等,有较强的乳化能力,比肥皂类稳定,较能耐酸和钙,在低浓度时对黏膜也有一定的刺激性,主要用作外用软膏的乳化剂。

（3）磺酸化物:通式为$R \cdot SO_3^-M^+$,系脂肪族磺酸化物、烷基芳基磺酸化物、烷基萘磺酸化物等,如二辛基琥珀酸磺酸钠、十二烷基苯磺酸钠。在酸性水溶液中较稳定,渗透力强,易起泡、去污力好,广泛用作洗涤剂。

2. 阳离子型表面活性剂 起表面活性作用的部分是阳离子,带正电荷的表面活性剂称为阳离子型表面活性剂,又叫阳性皂,其分子结构的主要部分是一个五价的氮原子,因此称为季铵型阳离子表面活性剂。常用的有苯扎氯铵(洁尔灭)、苯扎溴铵(新洁尔灭)、度米芬(消毒宁)及消毒净等。其特点是水溶性大,在酸性与碱性溶液中均较稳定;除具有良好的表面活性作用外,都具有很强的杀菌作用,临床主要用于皮肤、黏膜、手术器械的消毒,有的品种也可作为眼用溶液的抑菌剂。

3. 两性离子型表面活性剂 分子中同时具有正负电荷基团或阳阴离子的表面活性剂称为两性离子型表面活性剂。这类表面活性剂随介质的 pH 不同,可形成不同离子型表面活性剂。

（1）天然两性离子型表面活性剂:卵磷脂是天然的两性离子表面活性剂。其主要来源是大豆和蛋黄,根据来源不同,又可称大豆卵磷脂或蛋黄卵磷脂,是制备注射用乳剂及脂质微粒制剂的主要辅料。

（2）合成两性离子型表面活性剂:氨基酸型和甜菜碱型这两类表面活性剂为合成化合物,阴离子部分主要是羧酸盐,其阳离子部分为季铵盐或胺盐,由胺盐构成者即为氨基酸型($R \cdot {}^+NH_2 \cdot CH_2CH_2 \cdot COO^-$);由季铵盐构成者即为甜菜碱型($R \cdot {}^+N \cdot (CH_3)_2 \cdot CH_2 \cdot COO^-$)。氨基酸型在等电点时亲水性减弱,并可能产生沉淀,而甜菜碱型则无论在酸性、中性及碱性溶液中均易溶,在等电点时也无沉淀。两性离子型表面活性剂在碱性水溶液中呈阴离子表面活性剂的性质,具有很好的起泡、去污作用;在酸性溶液中则呈阳离子表面活性剂的性质,具有很强的杀菌能力。常用的一类氨基酸型两性离子表面活性剂"Tego"杀菌力很强而毒性小于阳离子表面活性剂。

4. 非离子型表面活性剂 这类表面活性剂在溶液中不呈解离状态,故称为非解离型表面活性剂。多为酯类或醚类化合物。其分子中的亲水基团多为—OH(羟基)或—O—(醚键)结合而成。一般为甘油、聚乙(烯)二醇和山梨醇等多元醇,亲油基团为长链脂肪酸或长链脂肪醇等。因其毒性及溶血作用较小,化学性质稳定,不易受溶液 pH 影响,能与大多数药物配伍,故目前应用较广。不仅供外用,亦供内服,有的尚可作注射液中的附加剂使用。

（1）脱水山梨醇脂肪酸酯类:系由脱水山梨醇与各种不同的脂肪酸所组成的酯类化合物,商品名称为司盘类。可分为司盘-20（月桂山梨坦）、司盘-40（棕榈山梨坦）、司盘-60（硬脂山梨坦）、司盘-65（三硬脂山梨坦）、司盘-80（油酸山梨坦）和司盘-85（三油酸山梨坦）等多个品种。

本类大多为黏稠液体或白色蜡状固体,有特臭,味淡,难溶于水,多数溶于醇、醚、液体石蜡或脂肪油等。由于亲油性较强,为油溶性,是常用的油包水型乳化剂,但在水包油型乳剂中,司盘-20和司盘-40常与吐温配伍用作混合乳化剂;而司盘-60,司盘-65等则适合在油包水型乳剂中与吐温配合使用。

（2）聚氧乙烯脱水山梨醇脂肪酸酯类:这类表面活性剂是在司盘类的剩余-OH基上,再结合聚氧乙烯基而制得的醚类化合物,商品名称为吐温类。根据脂肪酸不同,有聚山梨酯-20（吐温-20）、聚山梨酯-40、聚山梨酯-60、聚山梨酯-65、聚山梨酯-80（吐温-80）和聚山梨酯-85等多个品种。

本类为黄色油状黏稠液体,低温时呈半凝胶状,有特臭。由于分子中增加了亲水性的聚氧乙烯基,因此大大增强了亲水性,成为水溶性的表面活性剂,目前常用于增溶剂、乳化剂、分散剂和润湿剂。

（3）聚氧乙烯脂肪酸酯类:由聚乙二醇与长链脂肪酸缩合而成。商品名称为卖泽类,均具水溶性,有一定的乳化力,主要作增溶剂和油/水型乳剂的乳化剂应用。

（4）聚氧乙烯脂肪醇醚类:由聚乙二醇与脂肪酸缩合而成的醚类,商品名为苄泽类。常用作油/水型乳剂的乳化剂或增溶剂。

（5）聚氧乙烯-聚氧丙烯共聚物:由聚氧乙烯和聚氧丙烯聚合而成。普流罗尼是其中最常用的一类,本类随分子量增大,可由液体逐渐变为固体,普流罗尼对皮肤无刺激性和过敏性,对黏膜刺激性极小,毒性也比其他非离子型表面活性剂为小,可作静脉注射用乳剂的乳化剂。

（6）其他:尚有脂肪酸蔗糖酯与蔗糖醚、烷基酚基聚醇醚类等。国产的乳化剂OP是壬烷基酚与聚氧乙烯基的醚类产品,为黄棕色膏状物,易溶于水,乳化力很强,多用作油/水型乳膏基质的乳化剂。

 知识链接

司盘与吐温

非离子型表面活性剂常用的有司盘类和吐温类,其结构式见下,司盘类属多元醇型,偏油性,在液体制剂中多作W/O型乳化剂;吐温类属聚乙烯型,偏亲水性,在液体制剂中多作O/W型乳化剂。

司盘类　　　吐温类

二、表面活性剂的基本性质

1. 胶团的形成和临界胶团浓度　表面活性剂溶于水中,在低浓度时,呈单分子分散或被吸附在溶液的表面上,即"溶液表面吸附"现象。当其浓度增加至溶液表面已饱和不能再吸附时,表面活性剂分子即开始转入溶液内部。由于表面活性剂分子的疏水部分与水的亲和力较小,而疏水部分之间的吸引力又较大,则许多表面活性剂分子的疏水部分相互吸引、缔合在一起,形成了多分子或离子(通常是 50~150 个)组成的聚合体,这种聚合体称为胶团(又称胶束)。若以水为溶剂时,其亲油基团向内,亲水基向外定向排列成球形、圆柱形甚至板层状等。

开始形成胶团的浓度,即表面活性剂在溶剂中形成胶团的最低浓度称为临界胶团浓度(CMC)。每一种表面活性剂都有它自己的临界胶团浓度,并会随外部条件而改变。达到临界胶团浓度,溶液的一些理化性质发生突变,如表面张力降低、增溶作用增强、起泡性能及去污力增大,出现丁铎尔效应,还有渗透压、黏度等都以此浓度为转折点而发生突变。此时分散系统由真溶液转变成胶体溶液。

2. 亲水亲油平衡值　表面活性剂亲水亲油性的强弱,是以亲水亲油平衡值来表示的,简称为 HLB 值。表面活性剂的 HLB 值愈高,其亲水性愈强;HLB 值愈低,其亲油性愈强。如果分子过分亲水或过分亲油,表面活性剂就会完全溶解在水相或油相中,很少存在于界面上,就难以降低界面张力。因此,表面活性剂分子的亲水和亲油基团的适当平衡十分重要。

3. 起浊与浊点　表面活性剂的溶解度也与温度有关。某些含聚氧乙烯基的非离子型表面活性剂的溶解度,开始时随温度升高而增大,但当达到某一温度时,其溶解度急剧下降,使制得的澄明溶液变为混浊,甚至分层,可是冷却后又恢复为澄明。这种因温度升高而使含表面活性剂的溶液由澄明变为混浊的现象称为起浊(又称起昙)。出现起浊时的温度称为浊点(又称昙点)。

产生起浊的原因,主要是由于含聚氧乙烯基的表面活性剂(如聚山梨酯类),在水中其亲水基因(聚氧乙烯基)与水发生氢键络合而呈溶解状态。当温度升高到某一点时,氢键断裂使表面活性剂溶解度突然下降,出现混浊或沉淀。在温度降到昙点以下则氢键能重新形成,溶液又变澄明。

4. 表面活性剂的毒性　表面活性剂的毒性大小,一般是阳离子型>阴离子型>非离子型。作为杀菌剂的一些两性离子型表面活性剂,例如氨基酸型表面活性剂等其毒性、刺激性均比阳离子型小。

离子型表面活性剂不仅毒性较大,而且还具有较强的溶血作用,故一般只限于外用。非离子型表面活性剂有的也有溶血作用,但一般较小。表面活性剂外用时,对皮肤、黏膜的刺激性,也是非离子型最小。表面活性剂的毒性、溶血作用、刺激性等,通常随着处方中配合其他成分而发生相应的变化。

三、表面活性剂的选用原则

任何一种表面活性剂都在不同程度上具有润湿、乳化、增溶、去垢等作用。在实际生产中,经常遇到表面活性剂的选择与应用的问题。怎样选择表面活性剂是一个复杂的问题,但乳化剂的选择和乳浊液的制备在一定程度上仍主要依靠实践经验,在实践中也常常采用 HLB 值法。HLB 值法是表面活性剂的选用最广泛的一种方法,主要是根据其 HLB 值的大小选用。应用范围如图 7-2 所示。

在实际工作中,通常是两种或两种以上表面活性剂合并使用,以提高制剂的质量和稳定性。非离子型表面活性剂混合后的 HLB 值,一般可按如下公式求得:

$$HLB_{AB} = \frac{HLB_A \times W_A + HLB_B \times W_B}{W_A + W_B}$$

例如:用 40% 的司盘-20(HLB 值为 8.6)和 60% 的吐温-80(HLB 值为 15)两种表面活性剂混合后,其 HLB 值是多少?

根据上式:$HLB_{混合} = \dfrac{8.6 \times 40\% + 15 \times 60\%}{40\% + 60\%} = 12.4$

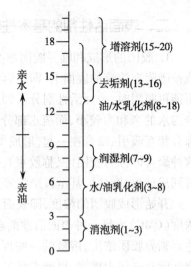

图 7-2 表面活性剂在不同 HLB 值的应用范围

 点 滴 积 累

1. 表面活性剂具有两亲性,既有亲水基团又有亲油基团,浓度低时在界面定向排列。

2. 表面活性剂按照能否电离出离子可分为离子型和非离子型表面活性剂,而离子型表面活性又可按照所带电荷的性质分为阴离子型、阳离子型及两性离子型。

3. 表面活性剂在溶液中能形成胶团,临界胶团浓度反映其表面活性能力的大小;HLB 值反映的是表面活性剂亲水亲油能力的大小,是表面活性剂选用的依据;非离子型表面活性剂还具有起浊现象。

第二节 表面活性剂在中药制剂中的应用

表面活性剂在工业、农业、日用品生产中的应用非常广泛。在中药制剂中是极为重要的一类附加剂,各类表面活性剂由于它们表现的性质不同,因此有不同的用途。

1. 用作增溶剂 增溶系指物质由于表面活性剂胶团的作用,而增大溶解度的过程。具有增溶能力的表面活性剂称为增溶剂。

知识链接

药物的增溶机理

1. 非极性药物的增溶 其亲油性强,与增溶剂的亲油基因有较强的亲和能力,可完全进入胶团的中心区内而被增溶。

2. 极性药物的增溶 由于分子两端都有极性基团,亲水性强能与增溶剂的亲水基因(如聚氧乙烯基)络合,即被吸附在增溶剂胶团的栅状层中而被增溶。

3. 半极性药物的增溶 例如甲酸、水杨酸等,其分子中的非极性部分(如苯环)插入胶团的中心区(烃核)内,极性部分(如酚羟基、羧基)则伸入球形胶团的栅状层中而被增溶。

应用:①用于难溶药物的增溶;②改善中药注射剂的澄明度;③增加药物制剂的稳定性。

2. 用作乳化剂　两种或两种以上不相混溶或部分混溶液体组成的体系,由于第三种物质的存在,使其中一种液体以细小液滴分散在另一液体中,这一过程称乳化。具有乳化作用的第三种物质,称为乳化剂。

表面活性剂在乳浊液中能降低油-水界面张力,从而使乳浊液易于形成,同时表面活性剂的分子能在分散相液滴周围形成一层保护膜,防止了液滴相互碰撞时的聚结合并,从而提高乳浊液的稳定性。

3. 用作润湿剂、分散稳定剂　润湿是指液体在固体表面上的黏附现象。促进液体在固体表面铺展或渗透的表面活性剂称为润湿剂。表面活性剂可降低疏水性固体药物和润湿液体之间的界面张力,使液体能黏附在固体表面,在固-液界面上定向吸附,排除固体表面上所吸附的气体,降低了润湿液体与固体表面间的接触角,使固体被润湿。

在有效成分的提取中,表面活性剂能增加溶媒与药材的润湿;改变药材细胞的通透性;增加有效成分的溶解度;有利于药材中的有效成分的提取。

在混悬液的制备中,常发生用作分散媒的液体不易在药物粉末或颗粒表面铺展,结果后者在液体表面漂浮或下沉。例如硫黄粉末,若不加入润湿剂,就难以得到合乎要求的硫黄洗剂。润湿剂还用于片剂制备中,在片剂颗粒成分中加入适当润湿剂,由于表面活性剂的两亲性,增加了制剂或颗粒表面与胃肠液的亲和性,加速了片剂的润湿、崩解和溶解过程。

4. 起泡与消泡　由于亲水性较强的表面活性剂吸附在液-气表面,降低了液体的表面张力以及增加液体黏度,使泡沫形成并稳定,有发生泡沫作用和有稳定泡沫作用的表面活性剂分别称为起泡剂和稳泡剂。表面活性剂作为起泡剂和稳泡剂主要应用在皮肤、腔道黏膜给药剂型中。

在药剂生产中,常遇到中药水浸出液,含有一些天然两亲物质如皂苷、蛋白质、树胶和高分子化合物,在蒸发浓缩或剧烈搅拌时,产生大量而稳定的泡沫,给操作带来许多困难,加入 HLB 值在 1.5～3 的表面活性剂,可消除泡沫。加入的用来消泡的物质称消泡剂或防泡剂。

5. 去污　去污系指除去污垢,用于除去污垢的表面活性剂称为去污剂或洗涤剂。常用的去污剂有油酸钠或其他脂肪酸的钠皂、钾皂、十二烷基磺酸钠或其他烷基磺酸钠等。去污剂的 HLB 值一般为 13～15。

◤点　滴　积　累◢

表面活性剂在中药制剂中一般用作增溶、乳化、润湿、起泡与消泡或去污。

目 标 检 测

一、选择题

(一) 单项选择题

1. 表面活性剂结构特点是(　　　)

A. 含烃基的活性基团   B. 是高分子物质

C. 含羧基的活性基团分子   D. 结构中含有氨基和羟基

E. 由亲水基和亲油基组成

2. 肥皂是哪种类型的表面活性剂(　　)

     A. 阴离子   B. 阳离子   C. 非离子

     D. 两性离子   E. 以上均不是

3. 具有临界胶团浓度是(　　)

     A. 溶液的特性   B. 胶体溶液的特性

     C. 混悬液的特性   D. 乳浊液的特性

     E. 表面活性剂的一个特性

4. 具有起浊现象的表面活性剂是(　　)

     A. 卵磷脂   B. 肥皂   C. 吐温-80

     D. 司盘-80   E. 洁尔灭

5. 下列关于表面活性剂毒性按大小顺序的排列中,正确的是(　　)

     A. 阴离子型>阳离子型>非离子型   B. 阳离子型>非离子型>阴离子型

     C. 阴离子型>非离子型>阳离子型   D. 阳离子型>阴离子型>非离子型

     E. 非离子型>阴离子型>阳离子型

6. 下列属于天然的两性离子表面活性剂(　　)

     A. 苯甲酸类   B. Tego   C. 新洁尔灭

     D. 肥皂类   E. 豆磷酯

7. 下列有关对表面活性剂的叙述,正确的是(　　)

     A. 用于作消毒杀菌使用的是阴离子型表面活性剂

     B. 表面活性剂不能混合使用

     C. 吐温类溶血作用最小

     D. 非离子型对皮肤和黏膜的刺激性为最大

     E. 阳离子型表面活性剂只能用于皮肤、黏膜、手术器械的消毒

8. 下列属于阳离子表面活性剂的是(　　)

     A. 硬脂醇硫酸钠(十八烷基硫酸钠)   B. 卵磷酯

     C. 硫酸化物   D. 苯扎溴铵(新洁尔灭)

     E. 脱水山梨醇脂肪酸酯类

9. 非离子表面活性剂不具有的作用是(　　)

     A. 润湿   B. 乳化   C. 防腐   D. 增溶   E. 去污

10. 临界胶束浓度的缩写是(　　)

     A. CMC   B. GMP   C. CM   D. CMC-Na   E. GMS

(二) 多项选择题

1. 关于表面活性剂的描述,下列哪些是正确的(　　)

     A. 低浓度时可显著降低表面张力,表面浓度大于内部浓度

     B. 在结构上为长链有机化合物,分子中含有亲水基团和亲油基团

     C. 表面活性剂溶液浓度达到 CMC 时,表面张力达到最低。形成胶束后,当浓度继续增加时,则分子缔合数继续增加

D. 表面活性剂均有浊点，吐温类的浊点较司盘类高

E. 表面活性剂因其对药物有增溶作用，故对药物吸收有促进作用，不可能降低药物的吸收

2. 可用于注射乳剂生产的表面活性剂有（　　）

    A. 新洁尔灭　　　　　　　　B. 司盘-80　　　　　　　　C. 大豆卵磷脂

    D. 蛋黄卵磷脂　　　　　　　E. 肥皂

3. 表面活性剂在药剂上可作为（　　）

    A. 湿润剂　　　B. 乳化剂　　　C. 消泡剂　　　D. 洗涤剂　　　E. 助溶剂

4. 对表面活性剂的叙述，错误的是（　　）

    A. HLB 值越小，亲水性越强

    B. 非离子型的毒性大于离子型

    C. 作乳化剂使用时，浓度应大于 CMC

    D. 表面活性剂中吐温类杀菌作用最强

    E. 作 O/W 型乳化剂使用，HLB 值应大于 8

5. 有关表面活性剂的叙述正确的是（　　）

    A. 表面活性剂有起昙现象

    B. 可用于杀菌和防腐

    C. 有疏水基团和亲水基团

    D. 表面活性可以作为起泡剂和消泡剂

    E. 磷脂酰胆碱（卵磷脂）为非离子型表面活性剂

6. 表面活性剂特性的表示通常可用（　　）

    A. 昙点　　　　　　　　　　B. 临界胶束浓度　　　　　　C. HLB 值

    D. 表观溶解度　　　　　　　E. Stokes 定律

7. 下列属于非离子型表面活性剂的有（　　）

    A. 鲸蜡醇硫酸钠　　　　　　B. 吐温类　　　　　　　　　C. 司盘类

    D. 普流罗尼　　　　　　　　E. 卖泽类

8. 下列属于阳离子型表面活性剂的有（　　）

    A. 洁尔灭　　　B. 吐温类　　　C. 度米芬　　　D. 磷脂　　　E. 消毒净

二、简答题

1. 名词解释：表面活性剂、HLB 值、浊点、临界胶团浓度。

2. 简述表面活性剂的含义、特点、基本性质？

3. 表面活性剂在药剂中有哪些应用？

（罗红梅）

第八章　中药制剂生产过程技术管理

　　中药制剂需要通过生产过程将预定物料经一定的生产工艺,在适宜的厂房设施设备条件下,由相应人员按照经批准的各项标准要求,按步骤生产出相应的成品。

　　中药制剂生产需要生产许可,生产操作必须与注册批准工艺相一致,生产过程各个环节必须在满足 GMP 要求下进行,因此为便于质量管理和规范化操作,对各项生产过程的操作一般均制定有操作规程。生产过程技术管理就是严格按照质量保证和质量控制的要求,在生产指令和各项操作规程的指引下,保证生产操作顺利进行。

　　生产过程技术管理因剂型不同,所涉及的具体内容会有所不同,但总的原则是一致的。在日常生产活动中,其中心目的就是要避免差错、混淆、污染。所有措施和管理手段均围绕这一中心目的展开,以保证生产出符合预定质量要求的合格产品。

　　生产过程技术管理一般包括生产前准备、生产操作管理和清场管理,生产记录管理和物料平衡管理贯穿于生产全过程。

 知 识 链 接

中药制剂 GMP

　　中药制剂生产有其自身鲜明的特点,其生产质量管理活动有其特殊的要求。因此中药制剂生产在遵循《药品生产质量管理规范(2010 年修订)》通用性要求之外,还应符合对中药制剂所作的特殊要求。为此国家食品药品监督管理局根据《药品生产质量管理规范(2010 年修订)》第三百一十条规定,发布了《药品生产质量管理规范(2010 年修订)》配套文件《附录 5 中药制剂》,共十章 44 条,适用于中药材前处理、中药提取和中药制剂的生产、质量控制、贮存、发放和运输。

第一节　生产前准备

　　药品生产过程任何单元操作(如配料、粉碎、过筛、混合、制粒、干燥、压片、包衣、胶囊灌装等)均涉及物料、相应的厂房设施设备和卫生要求,同时还包括生产文件。因此药品生产前的准备是保证药品生产操作顺利进行的必要前提。一般包括生产文件管理、物料的准备、生产现场准备。

一、生产文件管理

文件是质量保证系统的基本要素。所有药品的生产和包装均应当按照批准的工艺规程和操作规程进行操作并有相关记录。所有药品生产企业必须有内容正确的书面质量标准、生产处方和工艺规程、操作规程以及记录等文件。这些文件既是药品生产前的必须条件,也是生产现场管理控制的依据和记录。

药品生产操作强调合规性,即药品生产过程必须符合 GMP 要求和注册批准的要求,所有工艺操作过程必须与注册标准一致是生产中必须注意的问题。为达到这一目标,生产操作人员应该在生产前经过培训,能够正确理解并按照生产指令和操作规程正确操作。生产文件作为一切操作与行为的依据,在生产现场主要起到指引与规范的作用,必须坚持全部生产操作与行为均有文件依据并能准确执行和记录。生产现场药品生产文件涉及生产操作环节的主要有工艺规程、批生产指令、各项操作规程、批生产记录等。一般的管理要求有:

1. 所有使用的文件应确定为批准的现行文本。与本批次生产无关的文件,不得在工作现场出现。注意检查以确保上批次生产的文件没有遗留。

2. 认真核对批生产指令与工艺规程是否相符,与生产有关的操作规程是否齐备,各项记录表格是否完整。

 知 识 链 接

药品质量的 GMP 特性

为尽可能地减少来自生产过程的质量风险,药品除与其他产品一样要求成品质量符合标准之外,其生产过程也作为质量评价不可缺少的组成部分。因此,《中国药典》2010 年版在凡例中规定"正文所设各项规定是针对符合《药品生产质量管理规范》(Good Manufacturing Practice,GMP)的产品而言。任何违反 GMP 或有未经批准添加物质所生产的药品,即使符合《中国药典》或按照《中国药典》没有检出其添加物质或相关杂质,亦不能认为其符合规定"。

二、物料的准备

物料是药品生产的物质基础,只有质量合格的物料才能生产出符合质量标准的产品。

不规范的物料管理容易引起药品生产的混淆、差错和污染。

药品生产一般要求应保持生产的连续性,尽量减少生产中断时间,因此生产前做好生产需用物料的准备十分重要。

生产用物料包括原料、辅料和包装材料等。中药制剂的原料是指中药材、中药饮片和外购中药提取物。需要注意的是与药品直接接触的包装材料和印刷包装材料的管理和控制要求与原辅料相同。制剂生产中,中间产品、待包装产品在流转时也作为物料。

药品生产前物料的准备就是按照批生产指令要求接收生产所需的各种物料,并严格按照操作规程对所领取的物料进行核对。核对时,应首先确定物料的质量状态应为

"合格",包装外观应正常。然后核对名称、代码、批号和标识,以及数量。对标注有效期的物料,还应注意其应在有效期内。通过核对,确保生产所用物料或中间产品正确且符合要求。如出现异常时,必须及时报告并等待处理。只有在确保无误的情况下,才能进行拆包、移送等工作。对进出洁净区的物料,必须按照操作规程做好防护工作,防止污染的发生。

在物料准备阶段及整个生产操作过程,必须严格执行人员、物料在各自通道分开流动,以防止发生人流、物流之间的交叉污染。人流、物流分开是从厂房设计阶段就规划好了,以充分保证在整个生产过程中,流动通道合理并利于执行。对引起人流、物流之间的交叉污染的途径如人员往返、物料传递、工具运输、设备清洗与消毒、岗位清场以及空气流动等,都应注意做好操作过程的控制性管理,以尽可能地避免上述等途径产生交叉污染的机会。

在物料准备阶段,必须严格防止差错、混淆、污染的发生。为保证物料流向的清晰和可追溯性,必须认真做好相关记录。

三、生产现场准备

生产开始前应当进行必要的检查,确保设备、容器具和工作场所没有上批遗留的产品以及文件或与本批产品生产无关的物品,设备处于已清洁及待用状态。生产期间使用的所有物料、中间产品或待包装产品的容器及主要设备、操作室的标签标识应清晰明了,并对其内容与批生产指令进行核对,确保使用正确的物料、生产设备和容器等。

生产前还应注意检查产品从一个区域输送至另一个区域的管道和其他设备的连接,确保连接正确无误。洁净区域应有效通风,处于正常的温度、湿度控制和空气净化过滤状态,保证符合药品的生产环境要求。

点 滴 积 累

1. 生产前准备包括生产文件管理、物料的准备、生产现场准备。

2. 生产用物料包括原料、辅料和包装材料等,中间产品、待包装产品在生产中也作为物料。

第二节 生产操作管理

药品生产操作会因单元操作、剂型特性等不同而有所不同,但管理的共同性都是要围绕生产工艺的关键控制项,结合过程控制手段,在保证没有发生差错、混淆、污染的情况下最终顺利完成生产。

生产操作管理中,应注意强调操作人员必须按批生产指令和操作规程的指引,严格按工艺步骤和要求进行相关操作,禁止擅自更改相关工艺参数和操作步骤。

生产操作中如出现异常现象,必须及时报告。报告的层级顺序一般为操作人员、班长、现场 QA、车间主任(工艺员)、生产部、总经理。

知 识 链 接

习惯使用英文简称的术语

QA(qaultiy assurance,质量保证),强调的是为达到质量要求应提供的保证。QA是一个广义的概念,在实际工作中,QA可以是指活动(实施质量保证措施),或者指部门(质量保证部门),也可以指人员(从事质量保证工作的人员)。

QC(quality control,质量控制),强调的是质量要求。在实际工作中,QC就是指检验部门、检验工作、检验人员。

FDA(Food and Drug Administration),指美国食品药品监督管理局。

生产操作管理中除应注意到GMP要求外,一些非GMP的风险例如粉尘污染、物理伤害、环境污染等也应注意,并加强管理。如开放式操作粉尘对操作人员会产生危害,应强调严格按照操作规程操作,并相应的加强劳动保护用具的使用;又如蒸气烫伤、机械伤害等物理性伤害,对于此类伤害除通过事先培训提高员工安全意识,还应在关键部位粘贴警告标示进行提醒,操作中注意监督管理。

 知 识 链 接

过 程 控 制

过程控制指为确保产品符合有关标准,生产中对工艺过程加以监控,并根据监控结果在必要时对工艺过程进行可控调节来保证工艺过程的稳定。过程控制,也称中间控制,包括两方面的内容,首先是各项监控检查,其次是可控调节。过程控制有别于传统的质量控制,传统的质量控制是通过中间产品或者最终产品的检测来达到控制质量的目标。

随着近几年技术的发展,在线实时监测使得过程控制需要的数据与信息更加及时准确,监控检查更加便捷,人为因素造成的影响变得越来越小。先进的技术可以保证对每批的生产过程进行有效控制,对生产过程中的材料通过适当样品进行检验或检查,从而保证药品的一致性和完整性。

一、生产投料

投料是制剂生产过程中的第一个步骤,一般由指定人员按照操作规程进行。投料前应认真核对物料,精确称量或计量,并作好标识。需配制时,每一物料及其重量或体积应当由他人独立进行复核,并有复核记录。生产过程中,用于同一批药品生产的所有配料应当集中存放,并作好标识。

生产中需要注意原辅料配料室的环境和空气洁净度要与生产车间一致,操作中做好捕尘和防止交叉污染措施。配好的料要装在清洁的容器里,容器内、外必须贴好标签。投料记录必须有投料人、复核人签名,最后由车间质量管理员签名。

二、生产工序衔接

药品生产是由多个步骤、多种设备按照生产工艺分阶段进行的。简单地说,每一个工艺阶段就是一个工序。

生产工序衔接主要体现在工艺设计上。"质量应通过设计实现而不仅仅是最终检验"这一"质量源于设计"的理念,使得通过科学设计验证而实现的生产工序更加合理,工艺流程的连续性得到更好体现,更有效地避免交叉污染和提高效率。

生产操作管理中,生产工序衔接主要体现在上下生产工序时间衔接的合理控制。生产中应做到时间衔接合理,传递迅速,避免物料在某一工序滞留时间过长,以防止物料的混淆、交叉污染和遗漏生产或检验。

工序衔接在实际生产中需要注意的原则:

1. 不得在同一生产操作间同时进行不同品种和规格药品的生产操作;

2. 预防可能出现的混淆或交叉污染,预防产品及物料不会发生微生物污染和其他污染;

3. 上下工序的物料交接必须有完整记录;

4. 每一关键生产工序都应当有 QA 在现场进行在线的中间产品质量控制,以确保最终生产出合格产品;

5. 注意取样的合理性;

6. 每次生产结束后必须由生产操作人员清场,确保设备和工作场所没有遗留与本次生产有关的物料、产品和文件。下次生产开始前,应当对前次清场情况进行确认。

7. 每批产品生产结束后应当检查产量和物料平衡,以便及时发现生产过程中发生的差错或混淆,确保物料平衡符合设定的限度。

8. 避免跑料、冒料、漏料、错料。

 知 识 链 接

中 间 站

药品生产过程中,物料在生产车间进行流转时,由于工艺衔接或质量控制等的需要,会出现物料需要暂时存放的情况。这种设置在生产车间内并与生产操作区分隔,用以存放待用物料、中间产品、待验品和成品的贮存区域,一般被称为中间站。

中间站采取密闭间设置,应有与生产能力相适应的足够空间,以便于明确分区及色标管理。中间站环境控制(温湿度、空气洁净度)应与生产操作区一致。

中间站管理的核心仍是最大限度地减少差错和交叉污染,因此认真执行好进出站交接程序及记录、清晰的分类分区存放,无人为的混乱,仍是实际操作管理中的重点和难点。

三、状态标识

药品生产必须保证在各项标准下进行,操作人员必须对物料和操作间、设施设备、容器的状态清晰明了,才能做到有效使用和控制。保证状态清晰明了的措施就是使用状态标识。状态标识及其管理在生产操作过程中十分必要。在实际生产中,操作人员对状态标识不够重视、状态标识使用有马虎行为仍是常见的问题。生产中无状态标识是造成混药事故的主要原因之一。因此做好状态标识管理在生产操作管理中必须予以足够重视。

药品生产过程中的状态标识按适用对象有三种情况:

1. 物料状态标识,可标明的内容有物料名称和规格(中间品产品和待包装产品为产品名称和企业内部的产品代码)、产品批号、数量或重量(如毛重、净重等)、生产工序、产品质量状态(合格、不合格、待检)。

2. 操作间状态标识,如:正在使用、已清洁、待清洁。

3. 设备状态标识

(1) 标明设备性能,如:完好、待修、维修中、停用。

(2) 标明生产使用状态,如:运行中、待用。运行中设备应标明设备中内容物的名称、规格、批号等。

(3) 标明待用设备清洁状态,如:已清洁、待清洁。

此外,主要固定管道也应标明内容物名称和流向。

设备状态标识应做到醒目清晰,便于操作人员观察。对于停用的不合格设备在未搬出生产和质量控制区时,更应注意其状态标识的醒目警示作用。

生产过程中,有的状态标识内容是动态变化的。如在生产过程中,每一生产操作间或生产用设备、容器的标识内容都必须准确反映所生产产品的物料名称、物料代码、批号、数量等。因此如何便捷更换内容又保证标识稳固、内容清晰,需要在实际工作中注意把握好。

总之,状态标识管理是一项看似简单容易做到的工作,但往往又是实际操作过程中最常出现差错的工作。究其原因主要还是认识与管理上的误区,如在认识上有状态标识挂不挂不影响实际操作的想法;在管理上有发现状态标识不正常时,也不及时纠正的情况。

解决问题的方法,一是要加强培训,提高认识,使得操作人员必须充分认识到状态标识对减少差错、保证追溯、现场质量监控等会起到至关重要的影响;其次在管理上,一旦发现状态标识不正常情况,必须立即纠正,并做好事后总结工作,绝不允许再次发生。

在生产过程中,废弃物存放容器的标识应给予足够重视,特别是中药制剂生产中涉及前处理、提取等环节时,废弃物存放容器不但应有"废弃物"醒目标识,必要时,还应标明生产品种名称、批号等信息。

状态标识管理中一个基本的原则是生产现场不得出现该有标识而无标识,或虽有标识但标识内容不正确的情况存在。

点 滴 积 累

1. 生产操作管理的核心就是保证在没有发生差错、混淆、污染的情况下最终顺利完成生产。

2. 生产操作中,禁止擅自更改相关工艺参数和操作步骤。

3. 状态标识必须及时对应,正确清晰。

第三节 生产记录管理

记录是反映实际生产活动实施过程与结果的书面文件,记录是操作完成的证据,并能追溯批产品的历史。药品生产的所有环节,从生产到检验到销售都要有记录可查证追溯。

知 识 链 接

没有记录即没有发生

记录是生产、管理实施中操作和行为结果的书面反映。采用书面的形式可以防止口头交流产生的错误。FDA 把文件和记录管理的核心思想表述为"没有记录即没有发生(If it is not documented,it is not done)"。既突出了记录的重要性,又强调了没有记录的错误性。

基于生产过程操作活动的多样性与复杂性,比如设备操作、工艺操作、清洁操作、管理操作(如使用状态标识)等,其涉及的记录种类和形式也是多种多样的。简单的说,只要有操作标准的活动,就一定会有记录。记录必须真实、完整,才可以体现生产过程中的实际情况。所有药品生产企业在其质量体系中对记录的设计与管理都会非常重视,也都有较为完善的体系性、易用性以及明确的管理要求。在实际生产中,只须按照要求认真执行即可。这里就一般通用性要求作概述如下:

1. 使用的记录格式为经过批准的格式。

2. 所记录的信息应及时、真实、清晰、正确、完整。

3. 不可使用不规范的缩写去记录文字或单位(如物理或化学单位),填写记录时应注意数字单位及有效数字与要求一致。

4. 在记录中工整地书写文字或数据,正常情况下应使用蓝色或黑色,应使用字迹不能擦掉或消退的笔(尽量使用签字笔)。

5. 内容与上项相同时应重复抄写,不得用"…"或"同上"等表示。GMP 文件记录不允许使用废纸。

6. 只有由本人获得的数据,才可填入记录中。

7. 记录应按表格内容填写齐全。如果操作不需执行,相应的空格用斜线划掉,并签署姓名和日期,必要时写上不需填写的原因。

8. 所有文件和记录必须有总页数和页码,如果页数不够可以加附加页。

9. 与产品放行相关的数据从原始数据记录转移到报告单/数据处理系统时,如果数据转移人没有进行测量/测试/运行的操作,或转移的时间超过一天,需要经过第二人的复核签名。结果页需和该记录/文件一起保存,如果单独保存必须指明地点和保存期限。

10. 理论上,原始数据的更改是不应发生或不可能发生的。原始数据只能在例外的情况下被更正,例如:输入错误或书写错误。如果输入的更正是必要的,更正后原来的信息应仍可读,更正人应签署姓名和日期,并记录更正原因,如:打印错误,数字调换或抄写错误。

11. 禁止覆盖,删除或涂抹任何已填写的数据信息,更改信息数据可用单线划掉需要更改的内容但应能看清原来的记录,在其上、下或旁边写上正确的内容,并签名、注明日期和更正原因。

实际工作中,记录签名也是出现问题最多的一环,不签名、或不签全名,事后补签名,签名潦草不易分辨或不在指定位置签名,都是不允许的。记录要求真实,代签名是必须杜绝的。

 ## 课 堂 活 动

请同学们讨论,以前在填写表格时有哪些做法不符合记录填写要求,比如对表格上无填写内容空格的处理、填写错误时如何更改等。结合以上所学内容,探讨一下如何培养自己的职业素养。

随着信息技术的不断进步,计算机化软件管理系统的实时监控和记录在药品生产中的应用越来越普遍。数字化记录使得记录更及时,内容更清晰,检索和统计更方便,同时也减少了人为差错、改善了手工记录的不持续性以及手工记录书写的困难与不便。

不管是采用纸质记录,还是数字化记录,基本原则即保证记录及时、真实、清晰、正确、完整是一致的。

知 识 链 接

正确认识批号

批号就是指本企业计划生产、在产或已产的一个特定批药品的"生产批号"。生产批号的原始意义是用于识别一个特定批的固定数量的药品,强调其唯一性,以保证不受干扰的追溯批生产历史。

首先,在生产过程中,可把生产批号作为生产操作活动的中心坐标,利用生产批号唯一性的特点对复杂分散的生产对象起到核心组织作用以便更有效协调和监控生产各要素。生产对象包括物料、设施设备、操作步骤、质量控制和质量保证环节等。这些对象通过生产批号有效、有序、有机地连接。

其次,在名称和字样上,应注意将类似批号的数字或数字加字母组合的识别号与生产批号相混淆。比如物料上可能涉及物料本身的产品批号、物料编码号、物料企业接收号等。这些同为数字或数字加字母组合的不同意义的识别号,在标签标识或文件记录上有时会同时存在,必须加以有效区别,避免不必要的混乱。

最后,生产批号的唯一性还应该体现在企业生产历史的全部产品、全部批次的上的"唯一"。但是,目前存在企业不同产品或同一产品不同规格有相同的生产批号的情况,这种情况并不利于计算机信息化的管理,值得改进。

总之,生产批号贯穿于整个生产过程,也伴随某一药品的整个存在期,进一步深入认识与利用好"生产批号",有助于生产过程的管理,值得予以更多重视。

点 滴 积 累

1. 药品生产的所有环节,从生产到检验到销售都要有记录可查证追溯。
2. 记录的基本要求是保证记录及时、真实、清晰、正确、完整。

第四节 物料平衡管理

物料平衡是指产品或物料实际产量或实际用量及收集到的损耗之和与理论产量或理论用量之间的比较,并考虑可允许的偏差范围。

进行物料平衡控制是避免或及时发现差错与混药的有效方法之一。加强物料平衡的管理,有利于及时发现物料的误用和非正常流失,确保药品的质量。

每个品种各关键生产工序都必须计算物料平衡,以及根据验证结果确定的物料平衡合格范围(通常在95%～105%之间)。简单地说,所有需要进行产量记录的步骤都要按要求进行物料平衡计算。

$$物料平衡 = 实际值/理论值 \times 100\%$$

实际值为实际生产过程中实际产出量,包括本工序产出量、收集的不可再用的废品量、收集的可再利用的回收品量、取样量、剩余量(指包装材料)。工艺正常损失量为不可回收量,不包括在物料平衡实际值中。

理论值为按照所用的原料、包装材料量,在生产中无任何损失或差错的情况下得出的最大数量。

工艺规程中一般对需要进行物料平衡的环节、物料平衡计算方法公式、允许限度范围等都会有详细要求。

在生产过程中,当生产处于受控的正常情况下,物料平衡的结果是比较稳定的,应接近100%。一旦生产过程中物料出现差错,物料平衡的结果将超出正常范围。因此物料平衡结果在生产中可直观的判断生产过程是否正常。

需要特别说明的是包装时贴签工序的标签,要求标签的使用数、残损数及剩余数之和必须与领用数相符,绝不允许有一张差错出现。

收率在实际生产中也经常使用,也多在有产量记录的步骤要求计算。但收率计算强调的是得到的合格产品量与理论量的比率,并不真实反映物料的流转过程是否正常。如包装环节废品多时,物料平衡结果正常,而收率会低于常规值;又如投料环节操作人员错误的多投料,计算物料平衡结果时会不正常,但收率可能会得出较高的理想值。因此应注意两者之间的区别。

点 滴 积 累

物料平衡控制是避免或及时发现差错与混药的有效方法之一。

第五节　清 场 管 理

药品生产管理中,清场是必不可少的重要步骤。药品生产中,为了防止不同批号、不同品种、不同规格之间的混淆或污染,各生产工序在生产结束时,应彻底清理及检查作业场所,也就是清场。

清场内容应针对生产活动的各个方面,简单地说,就是清理物料(原辅料、半成品或成品、包装材料等)、生产文件、各种状态标识,以及进行清洁卫生工作。在药品生产管理中,清场既是过程控制的手段,又是过程控制的结果。

一、清场具体要求

1. 地面无积灰、无结垢,门窗、室内照明灯、风管、墙面、开关箱外壳无积灰、室内不得存放与生产无关的物品。

2. 使用的工具、容器应清洁、无异物,无前次产品的遗留物。

3. 设备内外无前次生产遗留的药品,无油垢。

4. 非专用设备、管道、容器、工具应按规定拆洗或消毒。

5. 直接接触药品的机器设备及管道、工具、容器等应按验证确定的清洗或清理周期进行。

6. 包装工序调换品种时多余的标签及包装材料应全部按规定处理。

7. 对于难以清洗的部件(如制粒用滤袋),可分品种专用。

二、清场记录

清场工作应有清场记录。清场记录一般包括操作间编号、清场前产品的品名、规格、批号、生产工序、清场日期、清场项目、检查项目及结果、清场负责人及复核人签名。清场记录纳入清场前产品的批生产记录,清场合格证纳入下批次产品批生产记录。

考虑到中药制剂生产的特点,清场工作还需要注意的问题有:

1. 对易产尘的操作间清洁时,不允许干扫干掸,应使用吸尘器清洁。

2. 对用于生产多个品种规格产品的生产线,对设备清洁的要求应非常严格,防止交叉污染、混药和夹带。

3. 中药材、中药饮片的废渣处理应按操作规程进行,并做好记录。

总之,清场作为防止污染和交叉污染的重要手段,必须严格按经过验证的清场操作规程进行,特别是在洁净区进行清洁操作时,不良的操作习惯如清洁用抹布残损时不及时更换、多次清洗过抹布的清洁水不及时更新等,均会导致清洁隐患。进行清场的生产人员应接受定期培训,形成按规程办事、按规定填写记录、遇事情及时汇报上级的良好习惯,从而使污染的人为因素降到最低。

点 滴 积 累

药品生产管理中,清场是必不可少的重要步骤。

第六节　与生产管理有关的质量保证和质量控制的概念

一、验证

指证明任何操作规程（或方法）、生产工艺或系统能够达到预期结果的一系列活动。验证是质量体系中的一个基本要素，用来确保工艺、过程、方法或系统等能够实现预定的用途。

验证根据对象分为：

1. 工艺验证　对象为生产工艺。
2. 清洁验证　对象为清洁程序。
3. 分析方法验证　对象为分析方法。
4. 计算机化系统验证　对象为计算机化系统。

二、偏差

指偏离已批准的程序（指导文件）或标准的任何情况。偏差管理作为质量保证的重要一环，任何偏离生产工艺、物料平衡限度、质量标准、检验方法、操作规程等的情况均应当记录、调查分析、处理。

这里需要注意药品质量保证所说的"偏差"，不同于统计学上的"偏差"概念。药品质量保证意义上的偏差其核心是"偏离"，没有区分偏离程度的大小。所有偏离程序或标准的情况都属于偏差的范畴。比如当设备或设施出现故障或异常情况可能对产品质量产生影响时，就应根据偏差管理程序进行处理。

三、变更

变更就是变化。对药品生产企业来说，出于技术革新、工艺的持续改进、降低生产成本、减少污染等需要，变化是不可避免的。有变化就存在风险，就要通过控制以降低风险，确保所做的变化不会对产品质量造成不良影响，并维持已验证过的状态和保持法规的依从性。

针对变更不可避免的存在，制药企业会建立一个变更控制管理系统，以有效控制和管理各种变更，如关键岗位人员、厂房设施、质量控制系统、生产、物料、设备、管理等；同时评估变更给产品质量带来的风险及其可接受的程度。为便于管理，可以根据变更的性质、范围、对产品质量潜在影响的程度将变更分类（如主要、次要变更）。

四、纠正措施和预防措施

在药品生产企业的各项与产品有关的活动中，不可避免的会发生或发现不期望出现的情况，这时除了要立即进行纠正以消除现实的危害以外，也必须采取措施，以确保相同或类似的危害不再发生。这些措施就是纠正措施和预防措施。所谓纠正措施是指为直接消除所发现的问题所采取的措施；预防措施则是指为防止所发现的错误或缺陷在将来重复发生，或防止该错误或缺陷更严重而采取的措施。所以，在多数情况下，纠正之后要有纠正措施和预防措施(或称纠正和预防措施)。

在 GMP 上,纠正措施和预防措施,主要用于改进产品和工艺,增进对产品和工艺的理解。对药品生产而言,不合格或不期望的情况来源一般有投诉、召回、偏差、自检或外部检查结果、工艺性能和质量监测趋势等。

纠正措施和预防措施属于质量体系持续改进的内容之一,所有与产品和服务有关的质量体系中都会用到,并不局限于药品生产。

实际工作中,大多数情况下,导致不合格或不期望情况的根源不会是单一的、孤立的,因此,纠正措施和预防措施往往涉及如程序、培训、资源等要素的纠正和更新。要素和原因的复杂性,使得纠正措施和预防措施需要跨部门、跨职能(跨学科)进行,也可能需要一个较长的时间,并由一个专门的团队完成。因此纠正措施和预防措施已成为相对独立的管理控制系统甚至体系。

由于其在管理控制活动中运用的广泛性,习惯用其英文 Corrective Actions and Preventive Actions 的缩写 CAPA 称呼,即所谓 CAPA 系统、CAPA 程序、CAPA 方法、CAPA 项目、CAPA 活动等说法。

点 滴 积 累

1. 验证是质量体系中的一个基本要素,任何工艺、过程、方法或系统等必须经过验证以确保其有效性。

2. 任何偏离生产工艺、物料平衡限度、质量标准、检验方法、操作规程等的情况均应当按照偏差管理程序进行记录、调查分析、处理。

3. 变更不可避免的存在,只要有效控制和管理各种变更,就可以确保所做的变化不会对产品质量造成不良影响,并维持已验证过的状态和保持法规的依从性。

4. 纠正措施和预防措施属于质量体系持续改进的内容之一。

目 标 检 测

一、选择题

(一) 单项选择题

1. 生产过程技术管理的中心目的是要(　　　)
   A. 做好生产准备　　　　　　　　　B. 确保顺利生产
   C. 避免差错、混淆、污染的发生　　　D. 生产出合格药品
   E. 使产品美观

2. 生产前准备不包括下列哪项内容(　　　)
   A. 领取原料　　　　　B. 待用包材整理　　　　　C. 清洁生产设备
   D. 检查状态标识　　　E. 生产文件管理

3. 下列表述中,正确的是(　　　)
   A. 生产中,操作人员可按批生产指令的指引,在需要时自行调整相关工艺参数

和操作步骤

B. 盛装配料的容器,内、外都必须贴有标签

C. 在做好预防可能出现的混淆或交叉污染的措施后,可以在同一生产操作间同时进行不同品种和规格药品的生产

D. 生产设备在运行时,应取下状态标识牌,以免影响操作

E. 以上操作都可以

4. 下列哪项不属于生产记录的要求(　　　)

A. 记录须按表格内容填写齐全

B. 一份记录不能有不同颜色的笔迹

C. 记录必须有总页数和页码

D. 禁止覆盖,删除或涂抹任何已填写的记录内容

E. 记录要保存

5. 下列不属于物料平衡的实际值范围的是(　　　)

A. 合格产品量　　　　　　　B. 废品量　　　　　　　C. 粉碎中损失量

D. 剩余包材量　　　　　　　E. 取样量

6. 物料平衡合格范围通常在(　　　)

A. 95%~105%　　　　　　　B. 小于95%　　　　　　C. 小于100%

D. 不小于100%　　　　　　E. 110%

7. 清场作为防止污染和交叉污染的重要手段,清场操作必须严格按(　　　)进行。

A. 批生产指令　　　　　　　B. 清场操作规程　　　　C. 工艺规程

D. 批生产记录　　　　　　　E. 岗位职责

8. 下列不属于验证对象的是(　　　)

A. 生产工艺　　　　　　　　B. 操作人员素质　　　　C. 清洁程序

D. 数据管理系统　　　　　　E. 分析方法

9. 中药制剂生产过程一般不会涉及的是(　　　)

A. 物料流转　　　　　　　　B. 取样检验　　　　　　C. 清洗车间

D. 操作培训　　　　　　　　E. 文件管理

10. 药品生产操作的合规性是指(　　　)

A. 生产过程必须符合GMP要求　　　　B. 工艺必须与注册批准一致

C. 生产过程有真实、完整的记录　　　　D. 以上均是

E. 以上均不是

（二）多项选择题

1. 完成一个中药制剂的生产需要(　　　)

A. 预定物料　　　　　　　　B. 生产工艺　　　　　　C. 厂房设施设备

D. 相应人员　　　　　　　　E. 标准操作规程

2. 生产过程技术管理包括(　　　)

A. 生产前准备　　　　　　　B. 生产操作管理　　　　C. 清场管理

D. 生产记录管理　　　　　　E. 物料平衡管理

3. 生产过程中进行工序衔接时应注意避免(　　　)

A. 配料　　　　B. 跑料　　　　C. 冒料　　　　D. 漏料　　　　E. 错料

4. 生产中有一些非 GMP 的风险,例如(　　　)

    A. 交叉污染　　　　　　　B. 粉尘污染　　　　　　C. 人员污染

    D. 环境污染　　　　　　　E. 物理伤害

5. 需要使用状态标识的有(　　　)

    A. 中间品　　　　　　　　B. 生产车间　　　　　　C. 压片机

    D. 容器　　　　　　　　　E. 洁净区门窗

6. 清场记录必须包括内容有(　　　)

    A. 操作间编号　　　　　　B. 生产工序　　　　　　C. 清场日期

    D. 清洁剂名称　　　　　　E. 清洁人签名

7. 不规范的物料管理容易引起药品生产的(　　　)

    A. 停顿　　　　B. 混淆　　　C. 差错　　　D. 污染　　　E. 损耗

8. 生产记录的要求有(　　　)

    A. 及时　　　　B. 真实　　　C. 清晰　　　D. 正确　　　E. 完整

9. 生产中会出现偏差的有(　　　)

    A. 物料平衡限度　　　　　B. 生产批号　　　　　　C. 检验结果

    D. 操作方法　　　　　　　E. 调查分析报告

10. 应有效控制和管理的变更有(　　　)

    A. 关键岗位人员　　　　　B. 厂房设施　　　　　　C. 质量控制系统

    D. 原料供应商　　　　　　E. 环保设备

二、简答题

1. 物料平衡的定义。

2. 简述药品生产操作管理的共同性。

3. 生产操作中如出现异常现象时报告的层级顺序。

（徐纪文）

第三篇　固体制剂生产技术篇

目前,在临床上片剂、胶囊剂、颗粒剂、丸剂、散剂等口服固体制剂广泛使用,这些口服固体制剂的共同特点是:①与液体药剂相比,物理、化学稳定性好,生产制造成本较低,服用与携带方便;②制备过程的前处理经历相同的单元操作,剂型之间有着密切的联系;③药物与辅料的混合均匀度好,药物剂量的准确性好;④在体内首先溶解后才能透过生物膜、被吸收入血液循环中。

固体制剂的生产工艺可用下图表示。

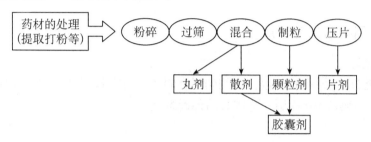

课 堂 活 动

试比较散剂、颗粒剂、胶囊剂、丸剂、片剂等固体制剂药效作用的快慢,并简单说明原因。

在中药固体制剂的生产过程中,药材或药材提取物经粉碎、过筛、均匀混合才能进一步加工成各种剂型。如直接分装,可得到散剂;如制成球形或类球形剂型即得丸剂;如进行制粒、干燥后分装,即得颗粒剂;如将颗粒压缩成型,可得到片剂;如将粉末或颗粒分装入胶囊中,可制得胶囊剂等。对于固体制剂来说物料的混合度、流动性、充填性尤其重要,粉碎、过筛、混合是保证固体药物含量均匀的主要单元操作,几乎所有的固体制剂都要经过这样的前处理。固体物料的良好流动性、充填性可以保证产品的准确剂量,制粒或加助流剂是改善流动性、充填性的主要措施之一。

第九章 散剂生产技术

第一节 知 识 准 备

一、散剂的含义与特点

（一）含义

散剂系指饮片或提取物经粉碎、均匀混合制成的粉末状制剂，分为内服散剂和外用散剂。《中国药典》2010 年版一部收载品种近 50 个。

 知 识 链 接

散剂的发展简史

散剂作为传统剂型，迄今仍为常用剂型之一。最早记载见于《五十二病方》，《黄帝内经》、《伤寒论》、《金匮要略》、《名医别录》等均记载了多种散剂。《中国药典》2010 年版一部收载散剂品种近 50 个。古代就有"散者散也，去急病用之"的评价，《本草纲目》有"汤散荡涤之急方，下咽易散而行速也"的论述，说出了散剂易分散、奏效快的特点。药物粉末，除可制成散剂直接应用于临床外，也是制备其他固体剂型如片剂、丸剂、胶囊剂等的原料。

（二）散剂的特点

1. 比表面积大，易分散、奏效快。
2. 对溃疡、外伤等疾病可起到保护黏膜、吸收分泌物和促进凝血作用。
3. 剂量可随证加减，易于控制，对于吞服片剂、胶囊等困难的小儿尤其适用。
4. 制法简便，运输、携带和贮藏方便。

但散剂的比表面积大，其臭味、刺激性及化学活性也比药物粉碎前相应增加，挥发性成分更易散失，所以一些刺激性大、腐蚀性强、易吸湿变质的药物一般不宜制成散剂。此外，散剂的口感不好，剂量较大者易致服用困难。

二、散剂的分类

散剂的分类方法有多种，主要介绍 4 种分类方法。

（一）按医疗用途和给药途径分类

分为内服散剂、外用散剂和内服外用散剂。

1. **内服散剂**　此类散剂是通过消化道给药,如口服用的十二味翼首散、八味沉香散。

2. **外用散剂**　此类散剂是通过皮肤或黏膜给药,如皮肤给药的如意金黄散、黏膜给药的冰硼散等。

又可分为:撒布散、调敷散、眼用散、吹入散、袋装散等。

（1）撒布散:撒布于皮肤和黏膜创伤表面的散剂。

（2）调敷散:使用时以酒或醋调成稠糊敷于患处或敷于脚心等穴位的散剂。

（3）眼用散:直接用于眼部的散剂。

（4）吹入散:吹入鼻喉等腔道的散剂。

（5）袋装散:包封于布袋中的散剂,如挂于胸前的小儿香囊,绑敷于肚脐表面的元气袋。

3. **内服外用散剂**　既可内服又可外用的散剂。

（二）按药物性质分类

分为普通散剂和特殊散剂。

特殊散剂又分为毒性药物散剂、含低共熔混合物散剂及含液体药物散剂。

1. **毒性药物散剂（倍散）**　系指在小剂量的剧毒药中添加一定量的稀释剂制成的稀释散。

 知 识 链 接

倍散稀释倍数及稀释剂

1. **倍散的稀释倍数**　稀释倍数与药物剂量有关,剂量在 0.01 ~ 0.1g 时,可配成 10 倍散（即 9 份稀释剂与 1 份药物混合）;剂量在 0.001 ~ 0.01g 时,可配成 100 倍散;剂量在 0.001g 以下应配成 1000 倍散。

2. **倍散的稀释剂**　倍散的稀释剂应为无显著药理作用、且本身性质较稳定的惰性物质。如乳糖、蔗糖、淀粉、糊精、沉降碳酸钙、磷酸钙等惰性物质,其中以乳糖最佳。另外,在倍散中常加胭脂红等着色剂,目的是便于观察混合是否均匀,同时也可借助颜色深浅来识别倍散的稀释倍数。

2. **含低共熔混合物散剂**　含有低共熔混合物的散剂。

 知 识 链 接

低共熔混合物

在常温下,两种或两种以上的固体药物按一定比例混合后,出现润湿或液化现象的混合物。如:将熔点为 179℃ 的樟脑 45g 与熔点为 42℃ 的水杨酸苯酯 55g 混合后,其熔点仅为 6℃。在药剂配伍中易发生低共熔现象的常见药物有水合氯醛、樟脑、麝香草酚等。

3. 含液体药物散剂　当处方中含有挥发油、非挥发性液体药物、流浸膏等液体组分的散剂。

（三）按药物组成分类

分为单散剂和复方散剂。

1. 单散剂　系由一种药物组成。

2. 复方散剂　系由两种或两种以上药物组成。

（四）按剂量分类

分为单剂量型散剂和多剂量型散剂。

1. 单剂量散剂　系将散剂按一次服用量单独包装,可按医嘱分包服用。

2. 多剂量散剂　系以多次应用的总剂量形式包装,可按医嘱由患者分剂量使用。

此外,也可按散剂的不同成分或性质不同,将散剂分为:剧毒药散剂、浸膏散剂、泡腾散剂等。

三、散剂的质量要求

1. 散剂中的药物均应为粉末,根据医疗需要及药物性质不同,其粉末细度应有所区别。《中国药典》2010 年版规定,供制备散剂的药料均应粉碎成细粉或最细粉,一般散剂应通过六号筛(细粉),儿科及外用散剂需通过七号筛(最细粉)。必要时可作散剂粒度检查,以确定是否符合用药要求。

2. 散剂应干燥、疏松、混合均匀、色泽一致。制备含有毒性药、贵重药或药物剂量小的散剂时,应采用配研法混匀并过筛。用于深部组织创伤及溃疡面的外用散剂及眼用散剂应在清洁避菌环境下配制。散剂中可含有或不含辅料,根据需要可加入矫味剂、芳香剂和着色剂等。

3. 多剂量包装的散剂应附分剂量的用具;含毒性药的内服散剂应单剂量包装。单剂量、一日剂量包装的散剂装量差异限度应符合药典规定。

4. 除另有规定外,散剂应密闭贮存,含挥发性药物或易吸潮药物的散剂应密封贮存。

此外,还应作微生物限度检查,应符合有关规定。

点 滴 积 累

1. 散剂系指饮片或提取物经粉碎、均匀混合制成的粉末状制剂。
2. 散剂应为干燥、疏松,混合均匀、色泽一致的粉末;并作微生物限度检查。
3. 多剂量包装的散剂应附分剂量的用具;含毒性药的内服散剂应单剂量包装。
4. 单剂量、一日剂量包装的散剂装量差异限度应符合药典规定。

第二节　散剂生产技术

中药散剂制备的工艺流程是:备料→粉碎与过筛→混合→分剂量→包装→质量检

查→成品。工艺流程是制剂生产的依据,也是批生产指令的重要内容。

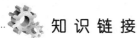 知 识 链 接

生 产 指 令

生产指令是指为生产某一计划批量的药品并已指定生产批号后所下达的书面指令性文件,故又称为批生产指令(批包装指令),属于批生产记录(批包装记录)的起始文件。生产指令下达的具体执行程序各个生产企业并不一致,一般而言,都是由生产部门指定人员(如生产部门经理、生产调度人员、车间主任、车间工艺员)进行编制,由指定人员进行审核后,由指定部门人员下达到具体生产岗位。从严格的 GMP 角度,生产指令应由物料管理部门下达。之所以强调由物料管理部门下达生产指令,就是为了有效防止差错从起始物料上就发生的可能性,因此生产指令既是生产部门向物料部门领料的依据,也是物料部门发放、回收物料的凭证和依据。

生产指令的具体内容,不同生产企业各不相同,但基本的要求是计划生产的产品名称、规格、批量、批号必须明确,必须有"备注"栏;一般还有所需物料的完整清单、产品工艺规程文件名及其编号或工艺流程等;一般多采用表格形式。

一、备料

备料岗位操作人员应根据生产指令对所用原辅料进行计算、称量和核对,其中原辅料的计算、称量需要双人复核,以保证物料正确、准确无误。

备料是制剂生产的关键操作,岗位操作人员按岗位指令逐项逐件核对物料的品名、批号、规格、所需数量。操作人员应及时填写配料记录,由操作人员、核对人员双方签字确认。拆开的物料容器,在称取完物料后,应及时封口,并加贴启封标签,注明剩余料数量、取用日期。

二、粉碎与过筛

制备散剂用的原辅料,均需按药物本身特性及临床用药的要求,采用适宜的方法粉碎、过筛成细粉备用(粉碎与过筛见第四章内容)。粉末的粗细程度影响药物的溶解速率,进而对药品的体内作用有重要影响,特别是难溶性药物,将药物微粉化是提高药物生物利用度的有效途径。一般易溶于水的药物不必粉碎得太细,对于难溶性药物而言,为了加速其溶解和吸收,应粉碎得细些。

三、混合

将两种或两种以上物质混成均匀的混合物的操作称为混合。混合是散剂制备的重要工艺过程之一,也是制剂工艺中的基本工序之一。混合均匀与否,对制剂的质量有直接影响。

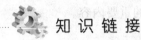 知 识 链 接

混 合

　　混合包括固-固、固-液、液-液、气-液等组分的混合。一般固-固粒子的混合称混合;液-液、固-液、气-液的混合过程常用搅拌操作来实现,故这类混合过程称搅拌或分散;将大量固体与少量液体混合称捏合,如丸剂的塑制、颗粒剂或片剂软材的制备等;大量液体与少量固体(包括不溶性液滴)的混合,同时伴随有某些物质的进一步细化、分散的过程,称匀化,如乳剂、悬浮液、软膏剂的制备等。

　　混合岗位是制剂生产的重要岗位之一,可以在多种剂型的生产工艺中设置,如散剂的混合、片剂压片前的颗粒总混、颗粒剂分装前总混、胶囊剂填充前总混等。混合岗位可以与粉碎、过筛一起设置为一个岗位,也可以设置为一个独立的岗位,称为药物的总混。无论混合岗位如何设置,混合岗位的工作人员职责相同,操作规程也基本一致。

　　实验室常用的混合方法有搅拌混合、研磨混合与过筛混合。大批量生产中的混合则多采用搅拌或容器的旋转使物料进行整体和局部移动而实现混合的目的。当物料的比例相差悬殊或色泽不同时,应视情况选用适宜方法混合。

(一) 等量递加法

　　当混合组分比例相差悬殊时,则难以混合均匀,常采用等量递加混合法(又称配研法)混合,即量小药物为一份,加入与之等体积其他药物细粉混匀,如此倍量增加混合至全部混匀,再过筛混合即成。

(二) 套色法

　　中药粉末混合时,由于药粉的吸附作用而导致混合后粉末色泽发生变化的现象称为"咬色"。如果混合的顺序不同,则同样的物料混合后由于"咬色"现象而导致混合色泽有很大的差异。因此当混合组分的颜色差异较大时,宜在混合器内先加入深色组分,后加浅色组分进行混合。这种操作称为"套色"。

　　当散剂的各组分密度差异较大时,为了避免密度小者浮于上面,密度大者沉于底部而很合不均匀。一般将密度小者先放入研钵内,再加密度大者等量研匀。

(三) 特殊散剂的混合方法

1. 含低物的散剂混合方法

　　(1) 药物形成低共熔物后,如药理作用增强或无明显变化,则宜先形成低共熔物,再与处方中其他药物混合。

　　(2) 药物形成低共熔物后,如药理作用减弱,则应分别用其他组分稀释,再与处方中其他药物混合,以免出现低共熔现象。

　　(3) 如处方中含有挥发油或其他足以溶解共熔组分的液体时,可先将共熔组分溶解,然后再借助喷雾法或一般的混合法与其他固体组分混匀。

2. 含液体药物的散剂的混合方法

　　当处方中含有挥发油、非挥发性液体药物、流浸膏、药材煎液等液体组分时,应根据药物的性质、用量及处方中其他固体组分的量来处理。一般做法为:

　　(1) 当处方中液体组分较少时,可用处方中其他固体组分吸收后混合均匀。

（2）若液体组分量太多,可加入适宜辅料(如乳糖、淀粉、糊精、蔗糖、沉降磷酸钙等)吸收至不显润湿为度。

（3）如液体组分过多,并属于非挥发性成分时,可加热除去大部分水,然后加入处方中其他固体组分或辅料,在低温条件下干燥,混合均匀。

3. 眼用散剂

一般配制眼用散剂的药物多经水飞或直接粉碎成极细粉且通过九号筛,以减少机械刺激。眼用散剂要求无菌,故配制的用具应灭菌,配制操作应在清洁、避菌环境下进行。成品灭菌,密封保存。

四、分剂量

散剂混合均匀,经半成品质量检查合格后,按要求进行分剂量,这是保证剂量准确的关键操作。常用方法为:

1. 目测法(又称估分法)　系称取总量的散剂,以目测分成若干等分的方法。此法操作简便,但准确性差(误差大约为20%)。药房临时调配少量普通药物散剂时可用此方法。对含有细料和毒药的散剂不宜使用,亦不适用于大量生产。

2. 重量法　系用衡器(主要是天平)逐份称重的方法。此法分剂量准确,但操作麻烦,效率低,不适用于大生产。主要用于含毒剧药物、贵重药物散剂的分剂量。

3. 容量法　系用固定容量的容器进行分剂量的方法。此法效率较高,可以实现连续操作。但准确性不如重量法,并且散剂的物理性质(如松密度、流动性等),以及分剂量速度均能影响其准确性。目前药房大量配制普通药物散剂时所用的散剂分量器、药厂使用的自动分包机、分量机等都采用的是容量法的原理分剂量。

大量生产采用容量法分剂量时,为保证分剂量的准确性,应结合药物的堆密度、流动性、吸湿性等理化性进行试验考察。

五、包装与贮存

（一）包装

散剂的分散度大,其吸湿性和风化性是影响散剂质量的重要因素。为了保证散剂的稳定性,必须根据药物的性质,尤其是吸湿性强弱不同,选用适宜的包装材料。

常用的包装材料有包药纸(包括有光纸、玻璃纸、蜡纸等)、塑料袋、玻璃管或玻璃瓶等。各种材料的性能不同,决定了他们的适用范围也不相同。包药纸中的有光纸适用于性质较稳定的普通药物,不适用于吸湿性的散剂;玻璃纸适用于含挥发性成分及油脂类的散剂,不适用于引湿性、易风化或易被二氧化碳等气体分解的散剂;蜡纸适用于包装易引湿、风化及二氧化碳作用下易变质的散剂,不适用于包装含冰片、樟脑、薄荷脑、麝香草酚等挥发性成分的散剂。塑料袋的透气、透湿问题未完全克服,应用上受到限制。玻璃管或玻璃瓶密闭性好,本身性质稳定,适用于包装各种散剂。

大批量生产多用散剂定量包装机进行分剂量和包装。

（二）散剂贮存

散剂应密闭贮存,含挥发性或易吸湿性药物的散剂,应密封贮存。除防潮、防挥发外,温度、微生物及光照等对散剂的质量均有一定影响,应予以重视。

点 滴 积 累

1. 散剂制备的工艺流程:备料→粉碎与过筛→混合→分剂量→包装→质量检查→成品。

2. 混合是散剂制备的关键操作。当混合组分比例相差悬殊时,采用等量递加;当混合组分颜色相差悬殊时,采用套色法。特殊散剂的混合包括:倍散的混合、含低共熔物散剂的混合、含液体组分散剂的混合等。

3. 散剂分剂量的方法有:目测法、重量法、容量法。大量生产采用容量法。

第三节　散剂常用生产设备与使用

一、混合设备

混合设备有多种类型,如图9-1所示。这些设备主要通过内部的搅拌、旋转、研磨等机械力的作用促进物料间的相对位移而达到混合目的。应根据物料的性质,选择适宜

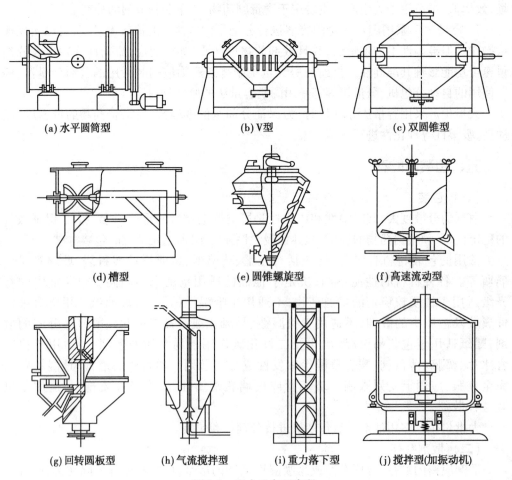

(a) 水平圆筒型	(b) V型	(c) 双圆锥型
(d) 槽型	(e) 圆锥螺旋型	(f) 高速流动型
(g) 回转圆板型	(h) 气流搅拌型	(i) 重力落下型	(j) 搅拌型(加振动机)

图9-1　混合设备示意图

的混合设备,一般固体物料的混合可用各种形状的混合器械及螺旋混合机;固体与少量液体的捏合常用槽形混合机;半固体的混合用三辊式捏合机;液体与液体的混合则在容器中进行,通过电动搅拌器或磁力搅拌器的使用而混合。

在散剂的生产中,多采用搅拌混合设备和旋转型混合设备。如 V 型混合机,混合速度快,在旋转混合机中效果最好,目前应用广泛。

二、分装设备

散剂定量包装机结构如图 9-2(a)所示,是根据容量法分剂量的原理设计而成,主要由贮粉器、抄粉匙、旋转盒及传送装置等四部分组成,借电力传动。操作时将散剂置于贮粉器内,通过搅拌器的搅拌使药粉均匀混合,由螺旋输送器将药物输入旋转盘内。当轴转动时,带动链带,连在链带上的抄粉匙即抄满药粉,经过刮板刮平后,迅速沿顺时针方向倒于右方纸上。

同时,抄粉匙敲击横杆可使匙内散剂敲落干净。抄粉匙的工作过程如图 9-2(b)所示。另外在偏心轮的带动下,空气唧筒间歇地吹气或吸气。空气吸纸器通过通气管和安全瓶与唧筒相连,借唧筒的作用使空气吸纸器作左右往复运动。当吸纸器在左方时,将已放上散剂的纸张吸起,并向右移至传送带上,随即吹气,使装有散剂的纸张落于传送带而随之向前移动,完成定量分装的操作。

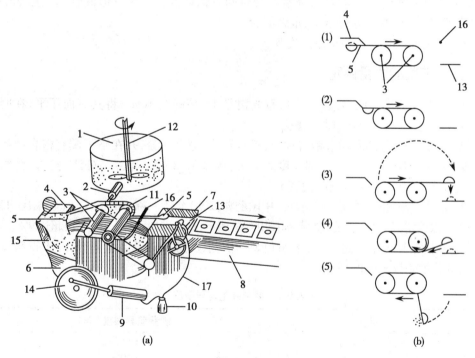

图 9-2　散剂定量分包机

(a)散剂定量分包机结构　(b)散剂定量分包机抄粉匙工作过程

1. 储粉器　2. 螺旋输粉器　3. 轴承　4. 刮板　5. 抄粉匙　6. 旋转盆　7. 空气吸纸器
8. 传送带　9. 空气唧筒　10. 安全瓶　11. 链带　12. 搅拌器　13. 纸　14. 偏心轮
15. 搅粉铲　16. 横杆　17. 通气管

点 滴 积 累

1. 固体物料的混合可用各种形状的混合器械及螺旋混合机;固体与少量液体的捏合常用槽形混合机;半固体的混合用三辊式捏合机;液体与液体的混合则在容器中进行。

2. 散剂定量包装机由贮粉器、抄粉匙、旋转盒及传送装置等四部分组成。

第四节 散剂生产与质量控制

一、生产过程质量控制

1. 生产环境必须符合 GMP 的相关要求。需进行提取处理的中药材的粉碎可在一般生产区内完成。如果中药材以粉末直接制备散剂,则粉碎、过筛与混合的生产环境要求按剂型生产规定执行。由于散剂比表面积大,吸湿性强,散剂分剂量与包装岗位的相对湿度应严格控制。

2. 粒度是评价粉体质量的重要指标。在散剂的生产过程中,可通过调整粉碎机的工作参数和选择筛网规格,实现对粉末细度的控制。

3. 均匀度是评价混合工作质量的指标,在生产过程中应按规定进行半成品均匀度检查,原则上按操作规程的要求调整混合时间以保证混合均匀。但混合结束后如仍发现均匀度不合格,则需进行返工,重新混合。

4. 按规程定时进行装量差异检查。

二、散剂的质量评定

1. 外观均匀度 取供试品适量,置光滑纸上,平铺约 $5cm^2$,将其表面压平,在明亮处观察,应色泽均匀,无花纹与色斑。

2. 粒度 取供试品 10g,精密称定,置六号筛,筛上加盖,并在筛下配有密合的接受器,按《中国药典》2010 年版一部粒度测定法(附录Ⅺ B)第二法(筛分法)检查,精密称定通过筛网的粉末重量,应不低于 95%。

3. 水分 普通散剂的水分含量按《中国药典》2010 年版一部水分测定法(附录Ⅸ H)规定的烘干法测定,含挥发油成分的散剂按甲苯法测定,除特殊规定外,一般不得超过 9%。

4. 装量差异 单剂量、一日剂量包装的散剂,均应检查其装量差异,并不得超过表9-1 散剂装量差异限度的规定。

表 9-1 散剂装量差异限度

标示装量	装量差异限度(%)
0.1g 或 0.1g 以下	±15%
0.1g 以上至 0.5g	±10%
0.5g 以上至 1.5g	±8%
1.5g 以上至 6g	±7%
6g 以上	±5%

检查方法:取散剂 10 袋(瓶),分别称定每袋(瓶)内容物的重量,每袋(瓶)内容物重量与标示装量相比较应符合规定,超出装量差异限度的散剂不得多于 2 袋(瓶),并不

得有 1 袋(瓶)超出装量差异限度的一倍。

凡规定检查含量均匀度的散剂,一般不再进行装量差异的检查。

5. 装量 多剂量装的散剂应检查装量,按《中国药典》2010 年版一部最低装量检查法(附录ⅫC)检查,均应符合表 9-2 规定。如有 1 个容器装量不符合规定,则复试,均应符合规定。

表 9-2 装量限度要求

标示装量	平均装量	每个容器装量
20g 及 20g 以下	不少于标示装量	不少于标示装量的 93%
20g 以上至 50g	不少于标示装量	不少于标示装量的 95%
50g 以上至 500g	不少于标示装量	不少于标示装量的 97%

6. 无菌 用于烧伤或严重外伤的外用散剂,按《中国药典》2010 年版一部无菌检查法(附录ⅩⅢ B)检查,应符合规定。

7. 微生物限度 按《中国药典》2010 年版一部微生物限度检查法(附录ⅩⅢ C)检查,应符合规定。

点 滴 积 累

在生产过程中要通过控制生产环境、粒度、均匀度、水分、装量及其差异、无菌、微生物限度等保障散剂的质量。

第五节 典型品种举例

九 分 散

【处方】 马钱子粉(制)250g 麻黄 250g 乳香(制)250g 没药(制)250g

【制法】 以上 4 味,除马钱子粉外,其余麻黄等三味粉碎成细粉,混匀,再用等量递增法与马钱子粉混匀,过筛,分剂量,即得。

【功能与主治】 活血散瘀,消肿止痛。用于跌打损伤,瘀血肿痛。

【用法与用量】 饭后服。一次 1 包,一日 1 次;外用适量,创伤青肿未破者以酒调敷。

【处方工艺分析】

(1)生马钱子为毒性药品,不能生用,按《中国药典》2010 年版一部要求砂烫法炮制和制备马钱子粉(砂烫后的马钱子用淀粉稀释制成马钱子粉)后,再与方中其他药粉配研。

(2)乳香、没药均属树脂类药物,生品对胃刺激性较强,醋制后可缓和刺激性,并矫臭矫味,便于粉碎,而且能增强止血止痛、收敛生肌等功效。

【制备过程注意事项】 马钱子粉应以等量递增法与其他中药粉末混合均匀。

痱 子 粉

【处方】 薄荷脑 60g 樟脑 60g 麝香草酚 60g 薄荷油 60ml 水杨酸 114g 硼酸 850g 升华硫 400g 氧化锌 600g 淀粉 1000g 滑石粉 6796g

【制法】 取樟脑、薄荷脑、麝香草酚研磨至全部液化,并与薄荷油混合。另将升华硫、水杨酸、硼酸、氧化锌、淀粉、滑石粉研磨混合均匀,过七号筛。然后将共熔混合物与混合的细粉研磨混匀或将共熔混合物喷入细粉中,过筛,即得。

【功能与主治】 具有吸湿、止痒及收敛作用,用于痱子、汗疹等。

【用法与用量】 洗净患处,撒布用。

【处方工艺分析】 樟脑、薄荷脑、麝香草酚为共熔物,研磨液化后能与薄荷油混合,由于处方中固体药物粉末较多,能完全吸收共熔液化的混合液,可采用共熔法制备。

【制备过程注意事项】

(1) 樟脑、薄荷脑、麝香草酚研磨至完全共熔后,再与薄荷油混合。

(2) 共熔混合物以喷雾的方式与其他药物细粉混合,较易混匀。

(3) 应注意防止樟脑、薄荷脑、麝香草酚、薄荷油的挥发。

蛇胆川贝散

【处方】 蛇胆汁 100g 川贝母 100g

【制法】 以上二味,川贝母粉碎成细粉,与蛇胆汁混合均匀,干燥,粉碎,过筛,即得。

【功能与主治】 清热,止咳,除痰。用于肺热咳嗽,痰多。

【用法与用量】 口服。一次 0.3～0.6g,一日 2～3 次。

【处方工艺分析】

(1) 方中蛇胆汁为液体药物,可用川贝母粉吸收,无须加入其他辅料。

(2) 以 TLC 鉴别蛇胆汁、川贝母。

【制备过程注意事项】 注意控制干燥温度。

目 标 检 测

一、选择题

(一) 单项选择题

1. 除另有规定外,内服散剂应为( )

    A. 中粉   B. 细粉   C. 最细粉   D. 极细粉   E. 粗粉

2. 当混合组分比例相差悬殊时,则难以混合均匀,常采用什么方法进行混合( )

    A. 搅拌混合法   B. 过筛混合法   C. 研磨混合法

    D. 等量递加法   E. 打底套色法

3. 当混合组分的颜色差异较大时,宜采用( )

    A. 搅拌混合法   B. 过筛混合法   C. 研磨混合法

    D."套色"法   E. 等量递加法

4. 密度不同的药物在制备散剂时,最好的混合方法是( )

    A. 等量递加法   B. 多次过筛法

    C. 将密度小的加到密度大的上面   D. 将密度大的加到密度小的上面

    E. 研磨混合法

5. 散剂的含水量除特殊规定外,一般不得超过( )

    A. 1%   B. 3%   C. 5%   D. 7%   E. 9%

6. 一般应制成倍散的是（   ）

    A. 含毒性药品散剂　　　　　B. 含液体成分散剂　　　　　C. 含共熔成分的散剂

    D. 眼用散剂　　　　　　E. 以上均不是

7. 药材或药材提取物经粉碎、过筛、均匀混合后直接分装,可得到（   ）

    A. 颗粒剂　　　　B. 片剂　　　　C. 丸剂　　　　D. 胶囊剂　　　　E. 散剂

8. 下列哪项不是散剂的优点（   ）

    A. 比表面积大易分散奏效快　　　　B. 起到保护黏膜吸收分泌物的作用

    C. 易吸湿　　　　　　D. 剂量可随证加减

    E. 制法简单,运输携带方便

9. 挂于胸前的小儿香囊属于何种散剂（   ）

    A. 撒布散　　　　B. 调敷散　　　　C. 袋装散　　　　D. 吹入散　　　　E. 以上均不是

10. 能用于包装所有散剂的材料为（   ）

    A. 有光纸　　　　B. 玻璃纸　　　　C. 蜡纸　　　　D. 玻璃瓶　　　　E. 塑料袋

（二）多项选择题

1. 配料是制剂生产的关键操作,岗位操作人员按岗位指令逐项逐件核对物料的（   ）

    A. 品名　　　　B. 批号　　　　C. 规格　　　　D. 所需数量　　　　E. 生产厂家

2. 散剂生产工艺管理要点包括（   ）

    A. 生产环境必须符合 GMP 的相关要求

    B. 散剂分剂量与包装岗位的相对湿度应严格控制

    C. 粉碎机的工作参数和选择筛网规格,实现对粉末细度的控制

    D. 在生产过程中应按规定进行半成品均匀度检查

    E. 按规程定时进行装量差异检查

3. 在《中国药典》规定散剂的质量检查项目,主要有（   ）

    A. 外观均匀度　　　　　B. 粒度　　　　　C. 水分

    D. 装量差异　　　　　E. 溶化性

4. 影响混合效果的因素有（   ）

    A. 各组分的比例　　　　　B. 密度　　　　　C. 含有色素组分

    D. 含有液体或吸湿性成分　　E. 药物粉碎度

5. 批生产指令的内容包括（   ）

    A. 产品名称　　　　　B. 备注　　　　　C. 规格

    D. 批号　　　　　E. 批量

6. 属于外用散剂有（   ）

    A. 撒布散　　　　　B. 调敷散　　　　　C. 眼用散

    D. 吹入散　　　　　E. 袋装散

7. 中药固体剂型有（   ）

    A. 散剂　　　　B. 丸剂　　　　C. 颗粒剂　　　　D. 片剂　　　　E. 胶囊剂

二、简答题

举例分析在中药散剂制备过程中,混合时可能遇到的问题及应采取的相应措施。

三、实例分析

【处方】　冰片 50g　硼砂 500g　朱砂 60g　玄明粉 500g

（1）查阅相关资料，了解处方中各成分的性质，并分析其对混合的影响。

（2）写出制备方法。

实训三 散剂的制备技术与质量评定

【实训目的】

1. 熟练掌握按散剂工艺流程和制备方法，能根据物料的性质选择混合方法和进行混合操作。

2. 学会散剂质量检查，初步具备质量控制和清场意识。

【实训条件】

1. 实训场地 实验室或实训车间

2. 实训仪器与设备 二维运动混合机、筛网（100目）、天平。

3. 实训材料 滑石、甘草、朱砂等。

【实训内容和步骤】

（一）益元散

1. 处方 滑石6000g 甘草1000g 朱砂300g

2. 制法 以上三味，朱砂水飞成极细粉；滑石、甘草粉碎成细粉，与上述粉末配研，过筛，混匀，即得。

注：（1）朱砂为矿物药，呈朱红色。当以水飞法粉碎成极细粉。

（2）物料各组分间比例相差悬殊，必须以等量递增法混合均匀。

（3）本品含朱砂以硫化汞（HgS）计，应为3.5%～4.2%。

3. 功能与主治 清暑利湿。用于感受暑湿，身热心烦；口渴喜饮，小便短赤。

4. 用法与用量 调服或煎服。一次6g，一日1～2次。

5. 质量检查

（1）外观：应均匀、色泽一致，无花纹与色斑。

（2）装量差异：取散剂10袋（瓶），分别称定每袋（瓶）内容物的重量，每袋（瓶）内容物重量与标示装量相比较应符合规定，超出装量差异限度的散剂不得多于2袋（瓶），并不得有1袋（瓶）超出装量差异限度的一倍。

（二）痱子粉

1. 处方 见散剂典型品种举例。

2. 制法 见散剂典型品种举例。

3. 质量检查

（1）外观：应均匀、色泽一致，具有芳香气味。

（2）装量检查：应符合规定。

（三）蛇胆川贝散

1. 处方 见散剂典型品种举例。

2. 制法 见散剂典型品种举例。

3. 质量检查

（1）外观：应均匀、色泽一致。

（2）装量差异·应符合规定。

【实训提示】

1. 可模拟实际生产过程，以生产指令的方式下达工作任务，使学生了解药品生产企业生产管理过程，培养学生生产管理意识。

2. 应注意按处方要求正确称量，双人核对。

3. 物料间的相对密度不同时，需在混合器中先加密度低的组分，后加密度大的组分，以使两种组分间产生相对位移而保证混匀，并注意控制混合的时间。

4. 实训过程应注意进行半成品质量检查，以逐渐培养学生的质量意识。

5. 操作中应注意清洁卫生，操作完毕应对操作环境进行清场。

6. 可编制批生产记录表、清场记录表，要求学生实训后填写。

【实训结果与结论】

品种	益元散	痱子粉	蛇胆川贝散
外观性状			
装量差异或装量检查			
成品量			
结论			

【实训考核表】

班级： 姓名： 学号：

考核内容	实训考核点	分值	实得分
实训前准备（分值5%）	着装及个人卫生符合规定	2	
	检查确认实训仪器和设备性能良好	3	
制备操作（分值40%）	按处方要求正确称量，双人复核	5	
	按组分性质选择适当混合方法	10	
	混合操作规范	10	
	分剂量操作规范	5	
	正确进行外观检查	5	
	正确进行装量差异或装量检查	5	
实训结果评价（分值30%）	外观性状符合要求	10	
	装量差异或装量符合要求	10	
	成品量在规定范围内	10	
实训记录（分值10%）	实训记录填写准确完整	10	
实训结束清场（分值10%）	实训场地、仪器和设备清洁	5	
	实训清场记录填写准确完整	5	
其他（分值5%）	正确回答考核人员提出的问题	5	
合计		100	

考核教师： 考核时间： 年 月 日

（李建民）

第十章　颗粒剂生产技术

第一节　知识准备

一、颗粒剂的含义与特点

（一）含义

中药颗粒剂系指饮片提取物与适量辅料或饮片细粉制成具有一定粒度的颗粒状制剂。粉末状或细粒状的制剂称细粒剂。颗粒剂系口服剂型,既可吞服,又可分散或溶解在溶剂中服用。根据颗粒剂在溶剂中的分散情况,可将其分为可溶性颗粒(包括水溶性颗粒、酒溶性颗粒)、混悬颗粒、泡腾颗粒。酒溶性颗粒剂加入白酒后即溶解成为澄清的药酒,可代替药酒服用。其他还有肠溶性颗粒、缓释颗粒、控释颗粒等。

 知 识 链 接

颗粒剂的发展简史

中药颗粒剂是在汤剂、糖浆剂和酒剂的基础上发展起来的一种剂型,《中国药典》1990 年版称为冲剂,1995 年版改称为颗粒剂。随着提取、纯化、制粒技术与设备的进步及新辅料、包装材料的应用,中药颗粒剂的质量与药效有了较大改善,成为近年来发展较快的剂型之一。《中国药典》2010 年版一部收载了 125 种,占总成方制剂的 9%。

（二）特点

中药颗粒剂既保持了汤剂吸收快、作用迅速的特点,又克服了汤剂服用前临时煎煮不便等缺点,并且可按需要加入矫味剂、芳香剂,能掩盖药物的不良嗅味,便于服用;质量较液体制剂稳定;处方中饮片大部分经过提取纯化,体积较小,携带、运输及贮藏均较方便;但仍存在需要加入较多辅料,吸湿性较强等问题。因此应注意在包装材料的选择、储存与运输条件上加以控制。

二、质量要求

根据《中国药典》2010 年版有关规定,颗粒剂应符合以下要求:①饮片应按各品种项下规定的方法进行提取、纯化、浓缩成规定相对密度的清膏,采用适宜的方法干燥,并制成细粉,加适量辅料或饮片细粉,混匀并制成颗粒,如用提取液制成清膏制粒,辅料及饮片细粉的用量不超过干膏量的 5 倍;②除另有规定外,挥发油应均匀喷入干燥颗粒中,密闭至规定时间或用 β-环糊精包合后加入;③制备颗粒剂时可加入矫味剂和芳香剂;为防潮、掩盖药物不良嗅味,也可包薄膜衣。必要时,包衣颗粒剂应检查残留溶剂;④颗粒剂应干燥,颗粒均匀,色泽一致,无吸潮、结块、潮解等现象;⑤除另有规定外,颗粒剂应密封,在干燥处储存,防止受潮;⑥按规定进行外观性状、粒度、水分、溶化性、装量差异或装量、微生物限度等检查,应符合要求。

三、常用辅料

制粒常用辅料有填充剂、润湿剂与黏合剂、甜味剂、芳香剂、泡腾剂等。制粒辅料的选用应根据药物性质、制备工艺、辅料的价格等因素来确定。常见辅料品种见表 10-1。

表 10-1 颗粒剂常用辅料

附加剂	用途与特点
蔗糖粉	填充剂与矫味剂,有吸湿性和黏合性,不宜用于酸碱性药物
可溶性淀粉	填充剂,不宜与酸性、碱性药物配伍
甘露醇	填充剂与矫味剂,水溶性好
糊精	填充剂,也有一定的黏合作用
乳糖	填充剂,无吸湿性,水溶性好
木糖醇	填充剂与矫味剂,水溶性好
水、乙醇	润湿剂
羧甲基纤维素钠	黏合剂,具有水溶性
聚维酮	黏合剂,具有水溶性
羟丙基淀粉	填充剂,适宜用作喷雾制粒赋形剂
β-环糊精	挥发性成分的包合或吸附、分散作用
羟丙基甲基纤维素、乙基纤维素、丙烯酸树脂等	黏合剂与薄膜包衣材料
枸橼酸、酒石酸、苹果酸与碳酸氢钠、碳酸钠	泡腾崩解剂
甜菊素、蛋白糖	矫味剂
香精	矫臭剂

点 滴 积 累

1. 中药颗粒剂系指饮片提取物与适量辅料或饮片细粉制成具有一定粒度的颗粒状制剂。

2. 中药颗粒剂可将其分为可溶性颗粒(包括水溶颗粒、酒溶性颗粒)、混悬颗粒、泡腾颗粒。常用辅料有填充剂、润湿剂与黏合剂、甜味剂、芳香剂、泡腾剂等。

第二节 颗粒剂生产技术

中药颗粒剂生产工艺流程为:备料→粉碎与过筛→混合→制粒(干燥)→整粒→质检→包装。

一、备料

中药颗粒剂的原料必须根据药材及其有效成分的性质、制备的颗粒剂的种类要求进行预处理。

(一)水溶性颗粒剂原料的处理

多采用煎煮法提取,对于含挥发性成分的药材常用"双提法"。为了保证制剂的溶解性,减少颗粒剂的服用量和降低引湿性,常用水提醇沉法、吸附澄清法、超速离心法或超滤法除去大分子杂质。其中吸附澄清、超速离心、超滤技术的应用,使成分保留较为完全,有利于保证药效,提高制剂质量。同时,为防止有效成分受热破坏和适应制粒工艺的要求,纯化后的药液常用减压或薄膜浓缩工艺浓缩成清膏,清膏的相对密度一般控制在1.10~1.35(50~60℃);或者采用减压干燥、喷雾干燥或远红外干燥技术制成干浸膏备用。

(二)酒溶性颗粒剂原料的处理

为了使颗粒剂溶于白酒后保持澄明,应选择与欲饮白酒含醇量相同的乙醇为提取溶剂。多采用渗漉法、浸渍法或回流法进行提取,所得提取液回收乙醇后,浓缩成清膏。常用糖或其他可溶性矫味物质作赋形剂,以使其能溶于白酒中。

(三)混悬型颗粒剂原料的处理

一般将处方中含挥发性或热敏性成分的药材、贵重药材粉碎成细粉制成混悬型颗粒剂。

(四)泡腾性颗粒剂原料的处理

药材按水溶性颗粒剂原料处理方法进行提取、纯化与浓缩,将制成的清膏或干浸膏粉分成两份,一份加入有机酸制成酸性颗粒,另一份加入弱碱制成碱性颗粒,分别干燥,混匀,包装,即得。

制粒所用辅料应经过粉碎、过筛处理,粒度要求一般控制在80~120目之间。

二、制粒

制粒是把粉末、熔融液、水溶液等状态的物料经加工制成具有一定形状与大小粒状物的操作(又称成粒操作),是使细小物料聚集成较大粒度产品的加工过程,是颗粒剂制备过程中关键的工艺技术。

制粒几乎与所有固体制剂相关,在颗粒剂的生产中经包装即可直接得到成品,而在片剂生产中颗粒作为中间体,通过制粒改善流动性,以减少片剂的重量差异,保证颗粒的压缩成型性。

制粒的目的:①改善流动性。粉末制成颗粒后,粒径增大,减少粒子间的黏附性、凝集性,增大颗粒的流动性;②防止各成分的离析,由于处方中各成分的粒度、密度存在差异时容易出现离析现象,混合后制粒或制粒后混合可有效地防止离析;③防止粉末飞扬及器壁上黏附,通过制粒,克服了粉末飞扬及黏附性,防止环境污染及原料的损失,达到GMP要求;④调整堆密度,改善溶解性能;⑤改善片剂生产中压力的均匀传递;⑥便于服用,携带方便,提高商品价值等。

制粒方法有多种,同一处方,制备方法不同时,所制得颗粒的形状、大小、强度不同,崩解性、溶水性也不同。因此,制粒时应根据颗粒的特性选择适宜的制粒方法。在药品生产中被广泛应用的方法有:干法制粒、湿法制粒、流化制粒和喷雾制粒。

（一）干法制粒

系把药物粉末(干燥浸膏粉末)加入适宜的辅料(如干黏合剂)混匀,直接加压压缩成较大片剂或片状物后,重新粉碎成所需大小颗粒的方法。该法不加入任何液体,依靠压缩力的作用,使粒子间产生结合力。

1. 干法制粒的类型　根据压制大片剂或片状物时采用的设备不同,干法制粒可分为以下两种:①重压法制粒:亦称为压片法制粒,系利用重型压片机将物料压制成直径20～50mm的胚片,然后粉碎成一定大小颗粒的方法。该法的优点在于可使物料免受湿润及温度的影响、所得颗粒密度高;但具有产量小、生产效率低、工艺可控性差等缺点;②滚压法制粒:系利用转速相同的两个滚动轮之间的缝隙,将物料粉末滚压成板状物,然后破碎成一定大小颗粒的方法。滚压法制粒与重压法制粒相比,具有生产能力大、工艺可操作性强、润滑剂使用量较小等优点,使其成为一种较为常用的干法制粒方法。

2. 影响干法制粒的因素与质量控制要点　浸膏粉的含水量、辅料的种类和用量、制粒环境的温度和湿度等均可能对干法制粒产生影响。但由于中药物料性质比较复杂,成粒性受到很多因素的影响。因此,在实际生产中最佳干法制粒工艺条件往往需要通过试验才能确定。

3. 干法制粒的特点　干法制粒工艺不受溶剂和温度的影响,易于成型,所制颗粒均匀、崩解性与溶出性良好、质量稳定,特别适用于热敏性物料、遇水易分解药物及易压缩成型药物的制粒,方法简单、效率高,操作过程可实现自动化。但干法制粒设备结构复杂,转动部件多,维修护理工作量大,造价较高。

（二）湿法制粒

系在混合均匀的物料中加入润湿剂或液态黏合剂进行制粒的方法,此法在药品生产企业应用最为广泛。根据制粒所用的设备不同,湿法制粒有以下几种:

1. 挤压制粒

（1）定义:系先将处方中原辅料经粉碎、过筛、混合均匀后,加入黏合剂或润湿剂,制成软材,然后将软材挤压通过一定大小的筛孔而成粒,湿粒经干燥、整粒而制得所需的颗粒。

（2）影响挤压制粒的因素与质量控制要点:①黏合剂(或润湿剂)的选择与用量,是影响软材质量的关键。如黏合剂过多,软材太湿,制成的颗粒过硬,且多长条;黏合剂太少,则细粉多,导致颗粒的粒度不合格。正常的软材在混合机中能"翻滚成浪",并"握之成团,触之即散"。软材的干湿度可通过增减黏合剂浓度、用量或加入适量"粉头"进行调节和控制;②揉混强度、混合时间也对颗粒质量产生影响,揉混强度越大、混合时间越长,物料的黏性越大,制成的颗粒越硬;③筛网规格的选择直接影响颗粒的粒度,应根据工艺要求选用适宜的筛网,以保证粒径范围符合要求;④加料量和筛网安装的松紧直接影响湿粒质量,加料斗中加料量多而筛网夹得较松时,制得的颗粒粗且紧密,反之,则制得颗粒粒子细且松软。增加软材通过筛网的次数,能使制得的颗粒完整、坚硬;⑤及时更换筛网。

（3）挤压制粒的特点:①颗粒的粒度由筛网的孔径大小调节,粒子形状为圆柱形,粒度分布较窄;②挤压压力不大,可制成松软颗粒,较适合压片;③制粒过程经过混合、制软材等过程,程序较多、劳动强度大;④软材质量需要由熟练技术人员或熟练工人的经验来控制,其可靠性与重现性较差。

2. 高速搅拌制粒

（1）定义:系将经粉碎与过筛后的药料、辅料以及黏合剂（或润湿剂）置于密闭的制粒容器内,利用高速旋转的搅拌桨与制粒刀的切割作用,使物料混合、制软材、切割制粒与滚圆一次完成的制粒方法。

（2）影响高速搅拌制粒的因素与质量控制要点:①黏合剂种类的选择是制粒操作的关键,应针对药物粉末的润湿性、溶解性进行选择。一般情况下,溶解性适宜物料制粒效果较好,但溶解性过高时,制粒过程中容易产生"软糖"状态。此时可在物料中加入不溶性辅料或对物料溶解性小的液体以缓和其溶解性能;②黏合剂的加入量对颗粒的粉体性质及收率影响比操作条件影响更大,实际生产中,黏合剂的恰当用量需要在生产实践中摸索;③黏合剂的加入方法:黏合剂可一次加入或分次加入;既可以溶液状态加入（液体黏合剂）,也可呈粉末状态加入（固体黏合剂）。把黏合剂溶液分批加入或喷雾加入,有利于核粒子的形成,可得到均匀的粒子;④物料的粒度:原料粉粒越小,越有利于制粒,特别是结晶性的物料;⑤搅拌速度:物料加入黏合剂后,开始以中、高速搅拌,制粒后期可用低速搅拌;也可以根据情况同一速度进行到底。搅拌速度大,粒度分布均匀,但平均粒径有增大的趋势。速度过大容易使物料黏壁;⑥搅拌器的形状与角度、切割刀的位置:这些因素在制粒过程中属于对颗粒的外加力,影响颗粒质量,故安装时应注意调整;⑦投料量的控制:一般投料量为混合槽总容量的二分之一左右。

（3）高速搅拌制粒的特点:①与传统的挤压制粒相比较,具有省工序、操作简单、快速等优点;②通过改变搅拌桨的结构、调节黏合剂用量及操作时间,可制得致密、强度高的适合用于胶囊剂的颗粒,也可制成松软的适合压片的颗粒;③制备过程密闭、污染小;④物料混合均匀,制成的颗粒圆整均匀,流动性好。本法制备的颗粒比较适合于胶囊剂、片剂制粒要求。

3. 转动制粒

（1）定义:系将经粉碎、过筛后的物料混合均匀,置于转动制粒机内,加入一定的黏合剂或润湿剂,在转动、摇动、搅拌作用下,使粉末聚结成球形粒子的方法。

转动制粒过程分为母核形成、母核长大及压实等三个阶段:①母核形成阶段:将少量粉末置于转动制粒机中,喷入少量黏合剂或润湿剂使其润湿,在滚动和搓动作用下使粉末聚集在一起形成大量母核,在中药制剂生产中称为起模;②母核长大阶段:母核在滚动时进一步压实,并在转动过程中往母核表面均匀喷入黏合剂或润湿剂,撒入药粉,使其继续长大,如此反复多次,即可得到一定大小的药丸。在中药生产中称为泛制;③压实阶段:在此阶段停止加料,在继续转动、滚动过程中多余的液体被挤出而吸收到未被充分润湿的层粒中,从而压实形成一定机械强度的颗粒。

（2）影响转动制粒的因素与质量控制要点:转动制粒的关键是喷入黏合剂或润湿剂的流量和撒入药粉的速率,在生产过程中必须随时调节并保持合理的配比,使物料达到最佳润湿程度。因喷入液体流量过快,则物料过湿,颗粒易粘连、变形,干燥后颗粒过硬;喷入液体流速过慢,物料不能充分润湿,造成颗粒大小不一、色泽不匀、易碎、细粉过多等。

（3）转动制粒的特点：所制得的颗粒均匀、圆整,但操作时间长、效率较低。

（三）流化制粒

1. 定义　系将经粉碎、过筛后的物料置于流化床内,在自下而上通过的热空气作用下,使物料粉末保持流化状态的同时,喷入润湿剂或液体黏合剂,使粉末相互接触结聚成粒;经反复喷雾、结聚与干燥而制成一定规格的颗粒。

2. 影响流化制粒的因素与质量控制　①物料的粒度控制在80目以上,以保证颗粒色泽、大小的均匀;②制粒机内物料量必要充足,使其形成良好的流化状态;③黏合剂种类的选择:可选用一种或几种黏合剂混合的溶液,也可以将适宜浓度的流浸膏作为黏合剂直接喷入;④黏合剂的浓度:黏合剂浓度与颗粒的脆性、粒径成正比;与均匀度成反比。可以通过控制黏合剂的浓度,确保制成的颗粒符合规定;⑤喷雾速率:若喷雾速度太快,物料不能及时干燥,使物料不能成流化状态;若喷雾速度过慢,颗粒粒径小,细粉多,故应选择适当喷雾速度;⑥进风量:生产中要根据物料的流化状态和物料的温度来调节进风量;⑦风的温度:如果进风温度过高,黏合剂无法浸透进入物料颗粒内部,影响颗粒的形成,并由于颗粒表面的水分蒸发过快,易产生里湿外干的现象;如果进风温度过低,则黏合剂溶液蒸发较慢,颗粒的粒径太大,细粉不能继续保持流化,有时甚至于造成"塌床"。因此,在制粒开始时,应采取较低的进风温度,干燥一定时间后,提高进风温度,温度一般在 55 ~ 70℃,干燥的温度控制在80℃。

 案例分析

案例

某药厂采用流化制粒法制备六味地黄颗粒时出现颗粒粘筛和大面积结块现象,导致无法继续生产。

分析

以上现象称为"塌床"。主要原因有:①中药干膏粉的黏性大、流动性差,不易"流化";②中药干膏粉引湿性强,在制备和储存过程中水量增大,生产时遇到热风易溶成分产生溶化,使粉料软化结块,在沸腾床上无法沸腾,未喷雾前即已"塌床";③制粒时物料干燥速率慢、黏合剂的雾化液滴过大及喷雾频率过高等,使制粒机中的相对湿度过高,粉粒返潮软化而黏结;④工艺设计不合理。"塌床"的处理原则:①降低干浸膏粉的黏性和引湿性;②合理选择操作参数;③合理设计制粒工艺。

3. 流化制粒的特点　①在同一设备内可实现混合、制粒、干燥和包衣等多种操作,生产效率高;②产品的粒度分布较窄,颗粒均匀,颗粒间色差小,流动性和可压性好,颗粒疏松多孔;③制备过程在密闭制粒机内完成,生产过程不易被污染。

（四）喷雾制粒

1. 定义　系将药物溶液或混悬液用雾化器喷雾于干燥室的热气流中,使水分迅速蒸发以直接制成干燥颗粒的方法。该法可在数秒中完成药液的浓缩与干燥、制粒过程,制得的颗粒呈球状。原料液的含水量可达70% ~ 80%以上,并能连续操作。如以干燥为目的时称为喷雾干燥,以制粒为目的的称为喷雾制粒。

2. 影响喷雾制粒的因素与质量控制要点 ①应根据物料的性质和不同制粒目的选择雾化器;②中药浓缩液的相对密度,在对中药浓缩液进行喷雾制粒时,如相对密度过低,会使制粒速度减慢,能耗增加;而相对密度过高,又会使其黏性增加,易造成粘壁等现象。一般而言,中药浓缩液在进行喷雾制粒时,相对密度控制在 1.05 ~ 1.15(80℃ 测定)效果较好;③中药浓缩液的温度,浓缩液的温度越高,喷雾制粒的雾化速度也越快,因此,在生产允许的范围内,通过适当升高浓缩液的温度,可加快喷雾制粒的速度,提高生产效率;④中药浓缩液的黏度,浓缩液黏度过大时,不但对雾化效果产生不良影响,也容易产生粘壁现象。如生地、熟地、麦冬、大枣、枸杞、黄精等药材所制得的中药浓缩液,由于含糖量较高,在进行喷雾制粒时容易造成粘壁。可以采用加入适量 β-环糊精、可溶性淀粉、糊精等辅料,制成混悬液,或升高温度,降低黏度,消除粘壁现象。

案例分析

案例

某中药厂采用喷雾制粒法制备益母草颗粒,发现成品颗粒大面积结块、不完整现象,导致成品外观质量不符合要求。

分析

以上现象是喷雾制粒常出现的问题。产生问题的原因有:①干燥设备选择与安装不当;②药液处理不当;③干燥温度选择不当;④药液流量不稳定;⑤后处理不当。处理的原则:①对设备重新进行安装和调试;②控制药液相对密度在 1.05 ~ 1.15 (80℃);此外,在处方允许的条件下,可以加入 10% ~ 40% 的糊精或 1% ~ 5% 微粉硅胶后再进行喷雾制粒;③应根据物料的性质控制进风温度和出风温度;④可采用密闭储料罐以恒压压缩空气进行送料;⑤应以适量的热蒸馏水经喷雾冲洗管道和喷头 5 ~ 10 分钟后再关机。

3. 喷雾制粒的特点 ①由液体直接得到粉状固体颗粒;②热风温度高,但雾滴比表面积大,干燥速度快,物料的受热时间极短,干燥物料的温度相对低,适合于热敏性物料;③容易调节和控制产品的质量指标,如产品的颗粒直径、粒度分布和最终湿含量等,所制得颗粒具有良好的溶解性、分散性和流动性。但也存在如下缺点:热量消耗大,热效率低,能耗大;所得到的颗粒较小,粒度分布较宽,很难得到均一粒度的颗粒;设备高大、气化大量液体,设备费用高;黏性较大料液容易粘壁而使其应用受到限制。

除了上述几种制粒方法外,在液相中晶析的制粒法也用于制备颗粒,此法是使药物在液相中析出结晶的同时,借架桥和搅拌的作用聚结成球形颗粒的方法,也叫球形晶析制粒法(简称球晶制粒法)。球晶制粒物可减少辅料用量或不用辅料进行直接压片,另外可利用药物与高分子的共沉淀法,制备缓释、速释、肠溶、胃溶性微丸、生物降解性纳米囊等多种功能性球形颗粒剂。

三、颗粒的干燥

采用湿法制粒所得的湿颗粒,如放置过久会造成湿颗结块或变形,故应尽快选择适宜的方法和设备进行干燥。相关内容见第六章浓缩与干燥技术。

干燥温度与干燥速度是影响颗粒剂干燥质量的关键因素。干燥温度由药物性质而定，一般为 60～80℃。对热稳定的药物干燥温度可适当提高到 80～100℃；含挥发油、含结晶水和遇热不稳定的药物应控制在 60℃以下进行干燥。干燥时温度应渐渐升高，否则颗粒表面干燥后结成一层硬膜而影响内部水分的蒸发，且颗粒中的糖粉骤遇高温时会熔化，使颗粒变硬，尤其是糖粉与柠檬酸共存时，温度稍高就黏结成块。

颗粒剂的干燥程度，一般应控制水分在 2% 以内。

四、整粒

湿粒干燥后，可能出现结块、粘连等现象，必须用摇摆式颗粒机通过一号筛（12～14目）整粒，将大颗粒磨碎，再通过四号筛（60目）除去细小颗粒或细粉。筛下的细小颗粒和细粉可重新制粒，或并入下次同一批号药粉中，混匀制粒。颗粒剂处方中若含有挥发性成分，一般可溶于适量乙醇中，用雾化器均匀地喷洒在干燥的颗粒上，混合均匀，然后密封放置一定时间，待挥发性成分渗透均匀后，方可进行包装。为提高挥发性成分的稳定性，也可将其用 β-环糊精制成包合物加入到整粒后的颗粒中混合均匀。

五、包装

系指将各项质量检查符合要求的颗粒按生产指令进行分剂量和包装，大生产常用自动颗粒包装机完成分剂量和包装。颗粒剂中含有浸膏或蔗糖，极易吸潮结块，甚至溶化，故应及时密封包装。包装材料常用复合铝塑袋分装，这类材料不易透湿、透气，储存期内一般不会出现吸潮软化现象。也有用塑料袋、塑料筒及金属盒包装。颗粒剂吸湿情况各不相同，可根据具体条件选用，并宜密封，置干燥处贮藏。

六、颗粒剂常见的质量问题与解决措施

（一）吸湿结块
系指中药颗粒剂在运输、储存过程中的吸湿结块，甚至液化现象，这是颗粒剂最为突出的质量问题。其主要原因是由于中药浸膏中含有大量水溶性成分吸湿所致。

目前主要通过改变工艺环节，优化工艺条件加以解决：①纯化提取液：可采用水提醇沉法、高速离心法、膜分离技术、大孔吸附树脂分离技术、絮凝澄清法等对提取液进行分离纯化；②选用防潮辅料：如加入微晶纤维素、微粉硅胶、可溶性淀粉、无水乳糖、磷酸钙等均可调节制剂的吸湿性，但选用时应避免对颗粒剂溶化性检查的影响。尤其是喷雾干燥所得浸膏粉，更易吸潮而黏结成团，造成制粒困难，必须加入适当的赋形剂以降低浸膏粉的引湿性；③包薄膜衣：适当的薄膜衣对水蒸气、光线有一定的隔离能力，颗粒包薄膜衣可有效防潮；④防潮包装：采用铝塑复合膜包装材料进行包装，具有良好的防潮作用。

（二）均匀度检查不合格
系指颗粒剂粒度检查时，常出现细粉超标的现象。其原因主要有浸膏黏性不足，制备时乙醇浓度过高；浸膏与辅料比例不当；黏合剂品种、浓度和用量不当；颗粒含水量过低。在生产中应针对产生细粉过多的原因，采取不同的措施加以解决。

（三）溶化性检查不合格
系指有些水溶性颗粒剂成品的溶化性检查出现不能全部溶解，浑浊明显等现象。
主要原因与解决措施为：①有效成分难溶于水，或处方中药物间发生反应生成难溶

性物质。可采取增溶技术或相应的工艺处理;②分离纯化技术不当,杂质存留过多。可采用适当的纯化方法,在保留有效成分的前提下,尽可能除去杂质;③辅料选择不当或用量过大。如糊精用量过多时,容易导致溶液浑浊。可更换水溶性好的辅料;④提取液浓缩或颗粒干燥时温度过高,导致物料糊化。应加强生产过程的质量控制。⑤制粒设备和用具清洁不彻底,导致污染。应加强生产过程的管理。

点 滴 积 累

1. 中药颗粒剂生产流程:备料→粉碎与过筛→混合→制粒(干燥)→整粒→质检→包装。

2. 颗粒剂常用制备方法有:干法制粒、湿法制粒(挤压式制粒、高速搅拌制粒、转动制粒)、流化制粒、喷雾制粒。

第三节 颗粒剂常用生产设备与使用

一、干法制粒设备

1. 结构 干法制粒常用的设备为滚压制粒机,其构造如图 10-1 所示。

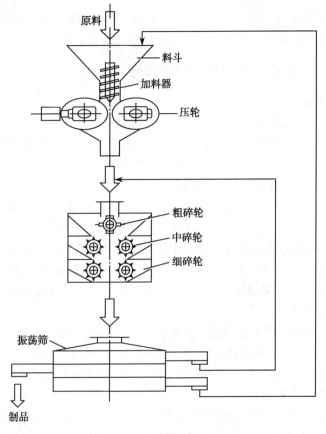

图 10-1 滚压制粒机示意图

2. 制粒过程 将原料粉末加入料斗中,通过螺旋输送机(加料器)定量而连续地送至一对圆柱表面具有条形花纹的压轮中压缩,由滚筒连续压出的薄片经粉碎、整粒后形成粒度均匀、密度较大的粒状制品,而粗粒则被送回重新整粒,筛出的细粉再返回重新制粒。

二、湿法制粒设备

(一) 挤压式制粒机

1. 结构 常用的挤压式制粒机有摇摆挤压式、旋转挤压式、螺旋挤压式等。摇摆挤压式结构如图 10-2 所示。

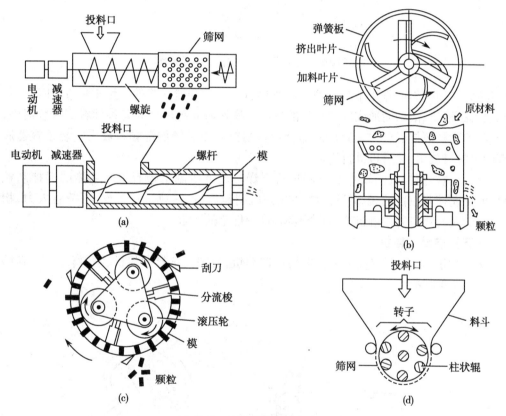

图 10-2 挤压式制粒机示意图

2. 制粒过程 挤压式制粒设备均是将软材用强制挤压方式通过具有一定大小孔径的筛网或筛板而制成颗粒。颗粒大小由筛网的孔径大小调节。如摇摆式颗粒机是借助滚筒正反方向旋转时梯形刮刀对湿物料的挤压与剪切作用,将物料强制通过不同目数的筛网而成粒。

旋转式制粒机适用于黏性较差的药料制粒,所制得的颗粒较紧,粒度均匀。

(二) 高速搅拌制粒机

1. 结构 常用的设备为高速搅拌制粒机,分为卧式和立式两种。其结构如图 10-3 所示,由容器、搅拌桨、切割刀所组成。

2. 制粒过程 搅拌制粒是在搅拌桨的作用下使物料混合、翻动、分散甩于器壁后向

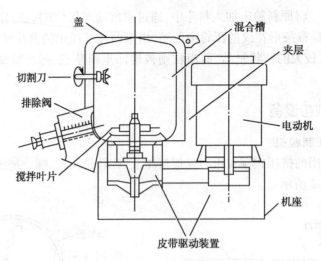

图 10-3 高速搅拌制粒机的结构示意图

上运动,在切割刀的作用下将大块颗粒绞碎、切割,并和搅拌桨的作用相呼应,使颗粒得到强大的挤压、滚动而形成致密均匀的颗粒。操作时先把药粉和各种辅料倒入容器中,盖好,把物料搅拌混合均匀后加入黏合剂。制粒完成后倾倒湿颗粒或由安装于容器底部的出料口放出,然后再进行干燥。

高速搅拌制粒机的缺点是不能进行干燥。最近研制了带有干燥功能的搅拌制粒机,即在搅拌制粒机的底部开孔,物料在完成制粒后,通热风进行干燥,可节省人力、物力,减少人与物料的接触机会,符合 GMP 管理规范的要求。

(三) 转动制粒机

1. 结构 转动制粒设备为容器转动制粒机,有圆筒选择制粒机、倾斜转动锅,其结构如图 10-4 所示。

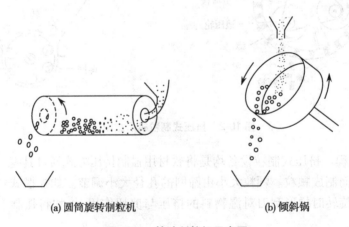

(a) 圆筒旋转制粒机   (b) 倾斜锅

图 10-4 转动制粒机示意图

2. 制粒过程 将药物粉末中加入黏合剂,在转动、摇动、搅拌等作用下,经母核形成、母核长大及压实等三个阶段结聚成球形颗粒。其液体喷入量、撒粉量等生产工序多凭经验控制。多用于药丸的生产,可制备 2 ~ 3mm 以上大小的药丸,但由于粒度分布较宽,在使用上受到一定的限制。

三、流化制粒设备

1. 结构　流化制粒机结构如图 10-5 所示。

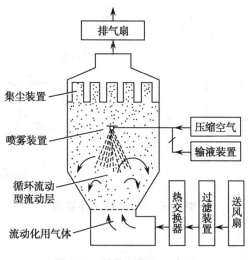

图 10-5　流化制粒机示意图

2. 制粒过程　空气由送风机吸入,经过空气过滤器和加热器,从流化床下部通过筛板吹入流化床内,热空气使床层内的物料呈流化状态,然后送液装置将黏合剂溶液送至喷嘴管,由压缩空气将黏合剂均匀喷成雾状,散布在流态粉粒体表面,使粒体相互接触凝集成粒。经过反复的喷雾和干燥,当颗粒大小符合要求时停止喷雾,形成的颗粒继续在床层内送热风干燥,出料。集尘装置可阻止未与雾滴接触的粉末被空气带出。尾气由流化床顶部排出,由排风机放空。

目前,对制粒技术及产品的要求越来越高,为了发挥流化床制粒的优势,出现了一系列以流化床为母体的多功能的新型复合型制粒设备。如搅拌流化制粒机、转动流化制粒机、搅拌转动流化制粒机。

四、喷雾制粒设备

1. 结构　喷雾制粒机结构如图 10-6 所示。

根据物料的性质和不同的制粒目的选择雾化器,是喷雾制粒法的关键。常用的雾化器有三种,即压力式雾化器、气流式雾化器、离心式雾化器,其中压力式雾化器是我国目前普遍采用的一种,它适合于低黏性料液;气流式雾化器结构简单,适合于任何黏度或稍带固体的料液;离心式雾化器适合于高黏度或带固体颗粒的料液。

2. 制粒过程　进入造粒塔的液体被雾化器分散成微小的液滴,微小的液滴在造粒塔中被热空气加热进行蒸发干燥,即得到所需的颗粒。

喷雾制粒包括 4 个基本的单元操作:①液体的雾化;②液体和气体的混合;③液滴的蒸发、干燥;④被干燥产品与气流分离。

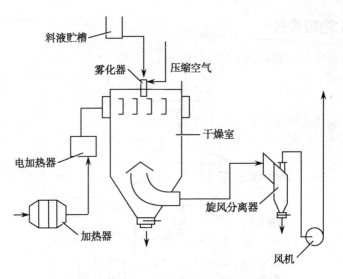

图 10-6　喷雾制粒机示意图

点 滴 积 累

　　颗粒剂的制粒设备有滚压制粒机(干法制粒设备);摇摆挤压式、旋转挤压式、螺旋挤压式等(湿法挤压式制粒机)、湿法高速搅拌制粒机、容器转动制粒机、圆筒选择制粒机、倾斜转动锅(湿法转动制粒机)、流化制粒机(流化制粒设备)和喷雾制粒机(喷雾制粒设备)。

第四节　颗粒剂生产与质量控制

一、生产过程质量控制

　　1. 生产环境必须符合 GMP 的相关要求,尤其要考虑药物的吸湿性可能对产品质量的影响,颗粒剂分剂量与包装岗位的相对湿度应严格控制。

　　2. 清膏的制备直接影响颗粒剂质量。必须根据处方中药材有效成分的不同,按具体品种规定的工艺与方法提取、浓缩,并控制清膏的相对密度在 1.30 ~ 1.40 之间(80℃)。

　　3. 在生产过程中应按规定进行半成品含量、均匀度、粒度等项目的检验。

　　4. 颗粒水分的控制:一般应控制水分在 2% 以内。

二、颗粒剂的质量评定

　　根据《中国药典》2010 年版的有关规定,颗粒剂质量控制主要有以下几个方面:

　　1. 外观性状　颗粒剂应干燥,粒径均匀,色泽一致,无吸潮、软化、结块、潮解等现象。

　　2. 粒度　除另有规定外,取供试品 30g,称定重量,置药筛中,保持水平状态过筛,左右往返,边筛动边轻叩 3 分钟。不能通过一号筛与能通过五号筛的总和不得过 15%。

3. 水分 按照《中国药典》2010 年版一部水分测定法(附录Ⅸ H)测定,除另有规定外,不得过 6.0% 。

4. 溶化性 取供试品 1 袋(多剂量包装取 10g),加热水 200ml,搅拌 5 分钟,立即观察,可溶性颗粒剂应全部溶化,允许有轻微浑浊;混悬颗粒剂应能混悬均匀。

泡腾颗粒检查法 取供试品 3 袋,置于盛有 200ml 水的烧杯中,水温为 15～25℃,应迅速产生气体而呈泡腾状,5 分钟内颗粒应完全分散或溶解在水中。

颗粒剂按上述方法检查,均不得有焦屑等。

5. 装量差异 单剂量分装的颗粒剂,取供试品 10 袋(瓶),分别称定每袋(瓶)内容物的重量,每袋(瓶)装量与标示装量比较,按表 10-2 中规定,超出装量差异限度的不得多于 2 袋(瓶),并不得有 1 袋(瓶)超出装量差异限度 1 倍。

凡规定检查含量均匀度的颗粒剂,可不再进行装量差异的检查。

表 10-2 颗粒剂的装量差异限度

标示装量(g)	装量差异限度(%)
1.0g 及 1.0g 以下	±10%
1.0g 以上至 1.5g	±8%
1.5g 以上至 6.0g	±7%
6.0g 以上	±5%

6. 装量 多剂量包装的颗粒剂,按照《中国药典》2010 年版一部最低装量检查法(附录Ⅻ C)检查,应符合规定。

7. 微生物限度 按照《中国药典》2010 年版一部微生物限度检查法(附录ⅩⅢ C)检查,应符合规定。

点 滴 积 累

通过控制生产环境、清膏、半成品含量、外观性状、水分、溶化性、装量及其差异、微生物限度等项目保证颗粒剂的质量。

第五节 典型品种举例

板蓝根颗粒剂

【处方】 板蓝根 1400g
【制法】 取板蓝根 1400g,加水煎煮二次,第一次 2 小时,第二次 1 小时,煎液滤过,滤液合并,浓缩至相对密度为 1.20(50℃),加乙醇使含醇量达 60%,静置使沉淀,取上清液,回收乙醇并浓缩至适量,加入适量的蔗糖粉和糊精,制成颗粒,干燥,制成 1000g;或加入适量的糊精、或适量的糊精和甜味剂,制成颗粒,干燥,制成 600g,即得。
【功能与主治】 清热解毒,凉血利咽。用于肺胃热盛所致的咽喉肿痛、口咽干燥、腹部肿胀;急性扁桃体炎、腮腺炎见上述证候者。
【用法与用量】 开水冲服。一次 5～10g(含蔗糖),或一次 3～6g(无蔗糖),一日

3~4次。

【处方工艺分析】 板蓝根主要成分为芥子苷、靛蓝、靛玉红,水溶性,因此采用水提醇沉法。乙醇含量达60%时,可除去黏液质、树胶、蛋白质等杂质,以便于制粒和保证成品质量。

【制备过程注意事项】

(1) 煎煮所用水量和煎煮时间是保证有效成分浸出的关键因素,必须严格执行工艺规程。

(2) 清膏的浓缩程度对颗粒影响大,一般通过测定清膏的相对密度加以控制。

(3) 成品除符合颗粒项下有关的各项规定外,还应按《中国药典》2010年版进行理化鉴别。

感冒清热颗粒

【处方】 荆芥穗200g 薄荷60g 防风100g 柴胡100g 紫苏叶60g 葛根100g 桔梗60g 苦杏仁80g 苦地丁200g 芦根160g 白芷60g

【制法】 以上十一味,取荆芥穗、薄荷、紫苏叶提取挥发油,蒸馏后的水液另器保存;药渣与防风等8味,加水煎煮二次,每次1.5小时,合并煎煮液,滤过,滤液与上述水液合并,浓缩成相对密度1.32~1.35(50℃)的清膏,取清膏,加蔗糖、糊精及乙醇适量,制成颗粒,干燥,加入上述挥发油,混匀,制成1600g;或将合并液浓缩成相对密度为1.32~1.35(50℃)的清膏,加入适量辅料,混匀,制成无糖颗粒,干燥,加入上述挥发油,混匀,制成800g;或将合并液浓缩成相对密度为1.08~1.10(55℃)的药液,喷雾干燥得干膏粉,取干膏粉,加乳糖适量,加入上述挥发油,混匀,制成颗粒400g,即得。

【功能与主治】 疏风散寒,解表清热。用于风寒感冒,头痛发热,恶寒身痛,鼻流清涕,咳嗽咽干。

【用法与用量】 开水冲服。一次1袋,一日2次。

【处方工艺分析】

(1) 由于荆芥穗、薄荷、紫苏叶三味药材中含有挥发油,其他药物均含有水溶性有效成分,所以采用双提法,既可防止挥发油损失,又使水溶性成分得以保留。

(2) 采用喷雾干燥方法,既可提高干燥效率,又能减少成分破坏和辅料用量,并减少药物服用剂量。也可考虑采用一步制粒技术,制粒和干燥一次完成,缩短了生产周期,提高了生产效率。

(3) 为防止挥发油挥散损失和氧化变质,可采用环糊精包合技术包埋荆芥穗、薄荷、紫苏叶中的挥发性成分,以保证其稳定性。

【制备过程注意事项】

(1) 必须采用双提法,以保证成品质量。

(2) 浓缩过程注意测定清膏的相对密度以控制浓缩程度。

(3) 制备过程中注意防止挥发油的损失和分布不均。

(4) 成品应采用HPLC测定葛根素含量。本品每袋含葛根按葛根素($C_{21}H_{20}O_9$)计,不得少于10.0mg。

六味地黄颗粒

【处方】 熟地黄320g 山茱萸(制)160g 牡丹皮120g 山药160g 茯苓120g

泽泻120g

【制法】　取熟地黄、茯苓、泽泻加水煎煮2次,合并煎出液,滤过,滤液浓缩至相对密度1.32~1.35(80℃),备用;另取山茱萸、山药、牡丹皮粉碎成细粉,与浓缩液混合,加糊精适量和甜蜜素溶液适量,加入75%乙醇适量,制颗粒、干燥,制得成品1000g。

【功能与主治】　滋阴补肾。用于肾阴亏损,头晕耳鸣,腰膝酸软,骨蒸潮热,盗汗遗精,口干口渴。

【用法与用量】　开水冲服。一次5g,一日2次。

【处方工艺分析】

(1) 处方中熟地黄、茯苓和泽泻主要含有苷类及多糖等水溶性有效成分,采用煎煮法提取可提高药效。山药属粉性药材,所含山药多糖如经炮制其含量降低,故应以生品入药;山茱萸含熊果酸等成分难溶于水;牡丹皮中的活性成分丹皮酚具有挥发性,故此三种药材以细粉入药。

(2) 本方药物含有大量多糖,具有较强的吸湿性,选用糊精为填充剂,可降低制剂吸湿性。

【制备过程注意事项】

(1) 注意控制清膏的相对密度为1.32~1.35(80℃)。

(2) 山茱萸、山药、牡丹皮粉碎成细粉,并过筛。

(3) 制粒所用乙醇浓度较高,易挥发,应快速制颗。

(4) 按规定采用TLC鉴别牡丹皮;并以HPLC测定丹皮酚、熊果酸含量。本品每袋含牡丹皮按丹皮酚($C_9H_{10}O_3$)计,不得少于6.0mg;每袋含山茱萸按熊果酸($C_{30}H_{48}O_3$)计,不得少于1.2mg。

目 标 检 测

一、选择题

(一) 单项选择题

1. 关于中药颗粒剂特点的叙述中错误的是(　　　)
   A. 吸收快、作用迅速　　　　B. 服用方便　　　　　C. 运输、贮藏方便
   D. 质量较液体制剂稳定　　　E. 无吸湿性,易于保存

2. 混悬性颗粒剂通常将处方中哪类粉碎成细粉直接应用(　　　)
   A. 含水溶性成分的药材　　　B. 含醇溶性成分的药材
   C. 含非挥发性成分的药材　　D. 含挥发性或热敏性成分的药材、贵重药材
   E. 以上均不是

3. 制粒工艺不受溶剂和温度影响的是(　　　)
   A. 干法制粒　　　　　　　　B. 湿法制粒　　　　　C. 流化制粒
   D. 喷雾制粒　　　　　　　　E. 以上均不是

4. 有关挤压式制粒叙述错误的是(　　　)
   A. 颗粒的粒度由筛网的孔径大小调节
   B. 软材质量可靠性与重现性较好
   C. 挤压压力不大,可制成松软颗粒,较适合压片

D. 粒子为圆柱状,粒度分布较窄

E. 以上均不是

5. 转动制粒时母核形成阶段在中药生产中称(　　)

    A. 片制　　　B. 起模　　　C. 成型　　　D. 制粒　　　E. 以上均不是

6. 不是流化喷雾制粒的影响因素的是(　　)

    A. 黏合剂的种类　　　　　　　B. 原料粒度　　　　　　　C. 进风的温度

    D. 环境温度　　　　　　　　　E. 喷雾速率

7. 适用于含黏性成分较少的物料的湿法制粒方法是(　　)

    A. 流化制粒　　　　　　　　B. 高速搅拌制粒　　　　　　C. 挤压制粒

    D. 喷雾制粒　　　　　　　　E. 以上均不是

8. 泡腾颗粒剂遇水产生大量气泡,是由于颗粒剂中酸与碱发生反应,所放出的气体是(　　)

    A. 氯气　　　B. 二氧化碳　　　C. 氧气　　　D. 氮气　　　E. 氢气

9. 流化制粒机内能完成的工序顺序正确的是(　　)

    A. 混合→制粒→干燥　　　　　　B. 过筛→混合→制粒→干燥

    C. 制粒→混合→干燥　　　　　　D. 粉碎→混合→干燥→制粒

    E. 粉碎→混合→制粒→干燥

10. 不适用于热敏性药物制粒的方法是(　　)

    A. 挤压式制粒　　　　　　　B. 重压法制粒　　　　　　C. 喷雾制粒

    D. 滚压法制粒　　　　　　　E. 流化制粒

11. 属于干法制粒的是(　　)

    A. 挤压制粒　　　　　　　　B. 喷雾制粒　　　　　　　C. 高速混合制粒

    D. 流化制粒　　　　　　　　E. 滚压法制粒

12. 颗粒剂的粒度检查结果要求不能通过一号筛与能通过五号筛总和不得超过供试量的(　　)

    A. 12%　　　B. 5%　　　C. 7%　　　D. 8%　　　E. 15%

13. 制粒前,需将原辅料配成溶液或混悬液的制粒技术是(　　)

    A. 挤压制粒　　　　　　　　B. 滚压法制粒　　　　　　C. 流化床制粒

    D. 喷雾干燥制粒　　　　　　E. 转动制粒

14. 高速搅拌制粒过程中产生"软糖"状态的原因是(　　)

    A. 辅料用量过多　　　　　　B. 物料黏性强　　　　　　C. 物料溶解度大

    D. 搅拌速度过快　　　　　　E. 物料吸湿性强

15. 制粒所用辅料的粒度一般应控的范围是(　　)

    A. 60~80目　　　　　　　B. 60~120目　　　　　　C. 70~100目

    D. 80~120目　　　　　　E. 100~120目

(二)多项选择题

1. 有关制粒叙述正确的是(　　)

    A. 制粒几乎与所有固体制剂有关

    B. 胶囊剂中的药物可制成颗粒

    C. 颗粒是片剂生产中的中间体

    D. 制粒可改善粉末的流动性

　　E. 制粒可防止粉尘飞扬及对器壁的黏附

2. 下列哪项是影响干法制粒的因素(　　)
　　A. 浸膏粉的含水量　　　　　　B. 辅料的种类和用量
　　C. 制粒环境的温度和湿度　　　D. 制粒方法与设备
　　E. 润湿剂的用量

3. 关于影响挤压制粒因素的叙述中正确的是(　　)
　　A. 黏合剂过多,制成的颗粒过硬
　　B. 软材要求"握之成团,触之即散"
　　C. 揉混强度大、混合时间长,制成的颗粒细粉多
　　D. 筛网规格应根据工艺要求选用
　　E. 制粒时加料量可直接影响湿粒质量

4. 关于影响高速搅拌制粒因素叙述中正确的是(　　)
　　A. 黏合剂种类的选择是关键
　　B. 黏合剂溶液分批加入或喷雾加入,有利于核粒子的形成
　　C. 原料粉粒越小,越有利于制粒
　　D. 搅拌速度大,则粒度分布均匀
　　E. 一般投料量为混合槽总容量的二分之一左右

5. 关于影响流化制粒因素叙述中正确的是(　　)
　　A. 物料的粒度控制在 80 目以上
　　B. 制粒机内物料量必须充足,以保证形成良好的流化状态
　　C. 黏合剂喷雾速度过慢,颗粒粒径小
　　D. 风温度过低,可能造成"塌床"
　　E. 制粒时进风温度控制在 55 ~ 70℃ 为宜,干燥时,则设定在 80℃

6. 关于影响喷雾制粒因素叙述中正确的是(　　)
　　A. 浓缩液的相对密度应控制在 1.05 ~ 1.15(80℃)
　　B. 适当升高浓缩液的温度,可加快制粒速度,提高生产效率
　　C. 对于含糖量较高易造成粘壁的物料,加入适量 β-环糊精等辅料
　　D. 应根据物料的性质和不同制粒目的选择雾化器
　　E. 生地、熟地、麦冬、黄精等药材制得的中药浓缩液易产生粘壁现象

7. 在药品生产中广泛应用的制粒方法是(　　)
　　A. 干法制粒　　　　　B. 湿法制粒　　　　　C. 流化制粒
　　D. 喷雾制粒　　　　　E. 球晶制粒法

8. 酒溶性颗粒剂原料提取方法是(　　)
　　A. 煎煮法　　　　　　B. 浸渍法　　　　　　C. 渗漉法
　　D. 回流法　　　　　　E. 水蒸气蒸馏法

9. 解决颗粒吸湿结块的方法有(　　)
　　A. 纯化提取液　　　　B. 选用防潮辅料　　　C. 包薄膜衣
　　D. 加干燥剂　　　　　E. 防潮包装

10. 使颗粒剂溶化性不合格的原因是(　　)
　　A. 有难溶于水的成分　　B. 分离纯化技术不当　　C. 辅料使用不当
　　D. 物料糊化　　　　　　E. 制粒设备和用具污染

二、简答题

1. 试比较常用湿法制粒的优缺点。
2. 举例分析颗粒剂存在的质量问题,并提出具有针对性的解决办法。

三、实例分析

感冒退热颗粒

【处方】　大青叶 435g　板蓝根 435g　连翘 217g　拳参 217g

查阅相关资料,了解处方中各药所含有效成分,拟定制备方法,并进行工艺分析。

实训四　颗粒剂的制备技术与质量评定

【实训目的】

1. 熟练掌握湿法制粒操作的工艺流程,能根据物料的性质选择制粒方法。
2. 学会颗粒剂的质量检查;初步学会解决颗粒剂常见的质量问题;初步具备良好的安全生产意识、质量控制和清场意识。

【实训条件】

1. 实训场地　实验室或实训车间。
2. 实训器具　10 目筛、14 目筛、水浴加热装置、槽形混合机、摇摆式颗粒机、振动分筛机、烘箱、天平。
3. 实训材料　板蓝根清膏、糖粉、50% 乙醇。

【实训内容和步骤】

板蓝根颗粒

1. 处方　板蓝根清膏 1.0kg　糖粉 15.0 ~ 16.0kg　50% 乙醇适量
2. 制法　取板蓝根清膏置槽形混合机内,加入适量蔗糖粉混合均匀,再加入适量 50% 乙醇制成软材,过 14 目尼龙筛网制粒,70℃左右干燥,干粒用 16 目和 60 目振动分筛机整粒,颗粒送检合格后,包装即得。
3. 质量检查　按《中国药典》2010 年版的有关规定,对板蓝根颗粒进行外观性状、粒度、溶化性、装量差异检查,应符合规定。

【实训提示】

1. 板蓝根清膏相对密度约为 1.24 ~ 1.28(80℃)。蔗糖粉过 80 目筛备用。
2. 称量物料时,分别核对实物与物料标签的名称、数量是否一致,对重量的核实,需要双人称量、复核。
3. 实训前应注意检查设备是否正常。开启设备,空车运转 2 ~ 3 分钟,观察有无碰撞或硬擦现象、运行是否平稳正常。
4. 制软材时,按《槽形混合机安全操作规程》进行操作。要求软材在混合机中能"翻滚成浪",并"握之成团,触之即散"。可通过加入适量乙醇调节软材的干湿。

5. 制湿颗粒时按《摇摆式颗粒机安全操作规程》操作,制粒随时检查筛网有无穿漏。

6. 制粒随时检查湿颗粒质量,要求颗粒大小均匀、松散适宜,无长条、结块现象。

7. 湿粒制得后应立即干燥,并控制干燥温度在70℃左右。采用烘箱干燥时,待基本干燥后翻动,以提高干燥效率。有条件可采用沸腾干燥机进行干燥,效果较好。

8. 包装质量符合要求。每袋10g,小袋装量准确,压封时要求牢固,袋面不污染药品,封口后不允许涨包。可设定装量差异内控标准为±3%,并在包装过程中抽检。

9. 操作中应注意清洁卫生,操作完毕应对操作环境进行清场。

10. 必须如实填写实训记录。

【实训结果与结论】

质量检查项目	质量检查结果
外观性状	
粒度	
溶化性	
装量差异	
成品量	
结论	

【实训考核表】

班级:　　　　姓名:　　　　学号:

考核内容		实训考核点	分值	实得分
实训前准备（分值5%）		着装及个人卫生符合规定	2	
		检查确认实训仪器和设备性能良好	3	
制备操作（分值60%）	称量操作	按处方正确称量	2	
		做到双人复核	2	
	制软材	按《槽形混合机安全操作规程》规范操作	5	
		辅料加入量适当	2	
		正确判断软材质量	2	
		正确处理制软材出现的质量问题	4	
		软材质量好	2	
	过筛制粒	正确选择与安装筛网	2	
		按《摇摆式颗粒机安全操作规程》规范操作	6	
		随时检查筛网情况	2	
		随时检查湿颗粒质量	2	
		湿颗粒质量好	2	
	湿粒干燥	温度控制符合要求	3	
		及时翻动	2	

续表

考核内容		实训考核点	分值	实得分
	整粒	正确选择与安装整粒筛网	3	
		按《振动分筛机安全操作规程》规范操作	3	
	包装	包装操作规范	2	
		装量准确、定时抽查装量	2	
	质检	检验方法正确、操作规范	8	
		会进行结果判断	4	
实训结果评价 （分值20%）		外观性状符合要求	4	
		粒度符合要求	4	
		溶化性符合要求	4	
		装量差异符合要求	4	
		成品量在规定范围内	4	
实训记录（分值5%）		实训记录填写准确完整	5	
实训结束清场 （分值5%）		实训场地、仪器和设备清洁	5	
		实训清场记录填写准确完整	5	
其他（分值5%）		正确回答考核人员提出的问题	5	
合　计			100	

考核教师：　　　　　　　　　考核时间：　　年　月　日

（李建民）

第十一章 胶囊剂生产技术

第一节 知识准备

一、胶囊剂的含义与特点

（一）含义

胶囊剂系指将药物盛装于空硬胶囊或软质的囊材中制成的固体剂型。胶囊剂中的药物可以是药物细粉也可以是颗粒，还可以是液体，有时根据实际需要还可加入一定量的赋形剂。目前胶囊剂已经成为口服固体制剂的主要剂型之一，主要供内服，也有供直肠、阴道给药的胶囊以及可改变释药特征的缓释、控释胶囊。胶囊壳的主要原料为明胶，也有用甲基纤维素、海藻酸钠、聚乙烯吡咯烷酮等高分子材料制成，以改变其溶解性、机械适应力、满足不同给药途径的需要。

 知 识 链 接

胶囊剂的发展史

明代出现了胶囊剂的雏形，人们将药物用食物包裹后服用，类似于现代的胶囊剂的应用。1834 年法国的 Mothes 和 Dublane 最早在橄榄形明胶胶壳中填充药物后，用一滴浓的温热明胶溶液进行封闭从而发明了软胶囊，1848 年英国的 Murdock 发明了两节套入式胶囊，从而出现了硬胶囊。随着机械工业的兴起，特别是自动胶囊填充机等先进设备的问世，胶囊剂取得了很大的发展，其产量、产值仅次于片剂和注射剂而位居第三，已成为世界上使用最广泛的口服剂型之一。

（二）特点

1. 硬胶囊剂的特点　①外表光滑、美观、容易吞服；②药物装入胶囊或制成胶丸后可掩盖药物的不良嗅味；③生物利用度高，剂量准确；④稳定性好。胶囊壳能隔绝药物与光线、空气和湿气的接触，增加对光敏感、对湿热不稳定的药物的稳定性；⑤携带、运输、贮存方便；⑥可定时定量或延缓释放药物。用不同释放速度的包衣材料将药物包衣后制成颗粒再装入空心胶囊中，可达到缓释延效的作用；制成肠溶胶囊可使其在肠中溶解；制成直肠给药或阴道给药的胶囊，可定位在固定腔道释药显效；⑦生产成本低、服用剂量小。硬胶囊剂制备过程中一般不加或少加赋形剂，节省辅料。

但硬胶囊剂也有如下缺点：①婴、幼儿和昏厥病人不宜吞服；②有些药物不宜制成胶囊剂。

2. 软胶囊剂的特点 软胶囊除具有硬胶囊的特点之外,还具有以下特点:①可弥补其他固体剂型的不足。对含油量高或液体组分比较多的药物难以制成片剂、丸剂,可制成软胶囊,如紫苏子油软胶囊、月见草油胶丸等;②可保存药品质量,如含挥发性成分较多的中药,贮存过程中挥发性成分易损失,为防止药物的受光分解,在胶囊壳中加入氧化钛、色素等遮光剂,制成受光易分解药物的稳定型软胶囊;③生物利用度良好。在制备软胶囊时先将药物用聚乙二醇溶解然后再制成软胶囊,得到的软胶囊血药浓度高,生物利用度好,如绞股蓝总苷软胶囊;④软胶囊可塑性大、弹性大。

二、胶囊剂的分类

(一) 硬胶囊剂

是固体药物装入硬胶囊壳中而制成的胶囊剂。以短圆柱形较为多见。胶囊壳较硬且具一定的弹性,由两节紧密套合而成。药物可以是粉末,也可以是颗粒,或是其他形式;随着科学技术的发展,现在半固体或液体药物经处理后也可装入硬胶囊。是目前应用最为广泛的一种胶囊剂。

(二) 软胶囊剂

是将药物密封在软质胶囊壳中而制成的胶囊剂。以球形、椭球形较为多见。胶囊壳软富有弹性,在装入药物时一次成型,封闭严密。药物可以是油类、油溶液或油的混悬液,也可以是固体、半固体。

(三) 肠溶胶囊剂

是指胶囊壳只在肠液中溶解释放药物的胶囊剂。胶囊壳是经过特殊方法处理或涂了一层特殊的高分子材料。

 知 识 链 接

特殊种类胶囊剂

近年来,由于医疗临床的需要,对胶囊剂进行了多方面的开发研究,出现了一些特殊胶囊剂:①包衣缓释、控释胶囊:是将不同释药速度的药物颗粒按比例混合装入空胶囊壳中而制成,各类缓释速度的颗粒可采用不同的阻滞剂制成,也可以先制颗粒再包衣,如消炎痛缓释胶囊;②泡腾胶囊:是指将药物加入泡腾赋形剂(如枸橼酸、酒石酸等酸源,碳酸氢钠或碳酸钠等二氧化碳源)以及其他辅料直接或混合制成颗粒填入空胶囊壳中而制成。

除上述三种口服胶囊剂外,还有植入胶囊、气雾胶囊、直肠和阴道胶囊及外用胶囊,但应用不广泛。

点 滴 积 累

1. 胶囊剂按照囊材的性质的不同可分为硬胶囊剂、软胶囊剂和肠溶胶囊剂。
2. 不同的胶囊剂不仅囊材性质不同,其他的特性也是不一样的。

第二节　胶囊剂生产技术

📖 课堂活动

　　给学生提供硬胶囊剂和软胶囊剂,要求学生观察胶囊壳组成,并将硬胶囊囊帽和囊身分开,倾出内容物,请同学分析哪些药物不宜制成胶囊剂并试设计硬胶囊剂的生产工艺流程。

一、硬胶囊剂生产技术

硬胶囊剂的生产工艺流程如下:

药物准备 ⟶ 药物的填充 ⟶ 质量检查 ⟶ 包装

　　　　　　　↑

　　　空胶囊的制备与选择

(一) 空胶囊壳的制备与选择

1. 胶囊壳的组成　胶囊壳组成材料有明胶、增塑剂、着色剂、遮光剂及防腐剂等。

(1) 明胶:胶囊壳的主要原料是明胶,是从动物的组织中提炼得到的一种复杂的蛋白质。除用明胶外,还可以甲基纤维素、羟烷基淀粉、褐藻胶、海洋生物胶和淀粉等作为原料。

(2) 增塑剂:能改善明胶的吸湿性和脱水性,增强其坚韧性和可塑性,常用的增塑剂有甘油、山梨醇,单独或混合使用;还可用羧丙基纤维素、羧甲基纤维素钠、油酸酰胺磺酸钠等。

(3) 着色剂:赋予胶囊壳颜色,以增加美观,便于识别。常用食用规格的水溶性染料。

(4) 遮光剂:赋予胶囊壳遮光性能,用于提高光敏药物的稳定性。常用的遮光剂有红、黄或棕色的氧化钛、炭黑、钛白粉(二氧化钛)等,其中二氧化钛最为常用,每千克明胶原料常加 2~12g。

(5) 其他:增加胶囊壳光洁度的十二烷基硫酸钠;起防腐作用的对羟基苯甲酸类;香料,常用0.1%的乙基香兰醛或2%的香精等。

2. 胶囊壳的制备工艺流程　溶胶→蘸胶制坯→干燥→拔壳→截割→整理、检查→包装。胶囊壳生产有专门生产厂家,为便于识别,多将胶囊壳制成各种颜色,囊帽与囊身的颜色也不相同。胶囊壳一般采用自动化生产,生产环境洁净度应达到 D 级,温度 18~26℃,相对湿度 45%~65%。我国生产的胶囊壳质量基本上能满足机器填装的要求。

3. 胶囊壳的规格与质量要求　胶囊壳的规格由大到小分 000、00、0、1、2、3、4、5 号共 8 种,但常用的型号为 0~3 号,长度与壁厚的规定,见表 11-1。

表 11-1 胶囊壳长度和囊壁厚度标准(单位:mm,囊帽、身长度误差±0.03)

胶囊号	口径外缘		长度		全囊长度	囊壁厚度
	帽	身	帽	身		
0	7.65	7.33	11.05	18.69	21.50±0.50	0.12~0.14
1	6.90	6.55	9.82	16.75	19.60±0.50	0.12~0.14
2	6.35	6.01	9.04	15.75	18.50±0.50	0.11~0.13
3	5.84	5.54	8.01	14.01	16.10±0.50	0.11~0.13

胶囊壳的质量必须达到一定的要求。一般要检查弹性(胶囊口手压不破)、溶解时限(浸入25℃水中15分钟应该不溶解,浸入36~38℃ 0.5%盐酸溶液中应该完全溶解或崩解),水分(12%~15%)及胶囊壳的厚度与均匀度、炽灼残渣等,还应进行微生物限度检查。

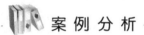

案 例 分 析

案例

2012年4月经有关部门检测,修正药业等9家药厂13个批次胶囊剂药品质量检测有毒。针对此事件,2012年4月21日,卫生部要求毒胶囊企业所有胶囊药停用,药用胶囊接受审批检验。试分析产生"毒胶囊事件"的原因。

分析

究其原因是胶囊剂所用的空胶囊壳不符合质量要求。空胶囊壳是由明胶加入增塑剂等辅料制成,分透明、半透明、不透明三种。为保证其质量,对空胶囊壳须进行必要的质量检查。有关检查项目:①性状;②松紧度;③脆碎度;④崩解时限;⑤干燥失重;⑥炽灼残渣;⑦重金属。而上述事件的发生就是所用空胶囊壳重金属铬含量超标。

4. 胶囊壳的选择 如图11-1所示,胶囊壳有普通型和锁口型两类,锁口型又分单锁口型和双锁口型两种。普通型胶囊壳的囊帽与囊身套合面处平滑,容易松动,往往需涂上一层黏合性强的物质增加其黏合性;而锁口型胶囊壳的囊帽与囊身套合面处均有凹槽,套合后紧密嵌合,不易松动滑脱,这使硬胶囊在生产、运输和贮存过程中不易漏粉。

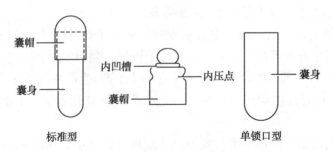

图 11-1 胶囊壳类型示意图

选择胶囊壳的原则应按药物剂量所占容积选用最小的胶囊壳。一般多凭试装来决定选择适当型号的胶囊壳。

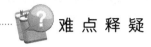 难 点 释 疑

空胶囊壳的选择

空胶囊壳的选择是胶囊剂生产前期的关键工作,应严格把质量关。选用的空胶囊壳必须符合药用要求,生产时对空胶囊壳质量要求比较高,成品质量受空胶囊壳影响比较大,选择时应注意以下几点:①空胶囊壳的帽、身两节的套合方式有平口和锁口两种,为防止漏粉,应选用套合后密封性能极佳的双锁口空胶囊壳。②根据医疗用途不同,选用速溶、胃溶、肠溶等空胶囊壳。③根据药物的特殊性质选用不同的空胶囊壳,如对光敏感的药物宜选用加入了遮光剂的不透明的空胶囊壳。④根据药物剂量的大小合理选择空胶囊壳型号。药物的填充多用空胶囊壳的容积来控制,因此应按药物规定剂量所占容积选择最小的空胶囊壳。由于药物的密度、晶型、颗粒大小不同,所占的容积亦不同,一般应先测定待填充物料的堆密度,然后根据应填充的剂量计算该物料的容积,以决定选用空胶囊壳的号数;还可用小量试装来决定空胶囊壳的号数,也可采用图解法找到所需空胶囊壳的号数。

(二) 药物的准备

1. 由于胶囊壳的组成为明胶,以下药物不宜制成胶囊剂:

(1) 药物的水溶液或稀乙醇溶液,因易使胶囊壳溶化。

(2) 易溶且刺激性较强的药物,因其在胃中溶解后迅速释放药物,造成局部药物浓度过高而刺激胃黏膜。

(3) 易风化和易吸湿的药物不宜制成胶囊剂。易风化的药物因其能释放水分,导致胶囊壁软化变形;易吸湿的药物因其能吸收水分,容易使胶囊壳过分干燥而脆裂。

(4) 与胶囊壳接触后不稳定的药物,如 O/W 型乳剂;醛能使明胶鞣质化而变性,影响崩解。

(5) 液体填充物的 pH 以 4.5~7.5 为宜。在酸性环境中胶囊壳可水解泄漏,而在碱性环境中可变性而影响其溶解性。

2. 药物的处理 硬胶囊中一般填充粉状或颗粒状药物,粉状药物的处理基本上与散剂相同,而颗粒状药物的处理与颗粒剂相同。通常化学药品经粉碎、混合、过筛等操作,制成均匀干燥的散剂后即可用于填充。而中药一般须按处方中药物性质、用药剂量及治疗需要适当处理。具体处理原则如下:

(1) 处方中贵重药物及剂量不大的药物可直接粉碎成细粉,经过筛混合均匀后填充。

(2) 处方中剂量较大的药物,可将部分易于粉碎者粉碎成细粉。其余药物经适当提取后浓缩成稠膏,再与上述药物细粉混合均匀,干燥,研细,过筛,混匀后填充。

(3) 将处方中全部药物提取,浓缩成稠膏,加适量的吸收剂,搓匀,干燥,粉碎,过筛,混匀后填充。

（4）已明确有效成分的药物，可用适当方法提取其有效成分，干燥，粉碎，过筛，混合均匀后填充。

（5）挥发油则用吸收剂（如碳酸钙、轻质氧化镁、磷酸氢钙等）吸收后填充，如果方中含有粉性较强的药材，则用其吸附挥发油即可。

（三）药物的填充

硬胶囊药物的填充有手工填充和胶囊药物填充机填充两种方法。

1. 手工填充 生产量少时，一般采用手工。先将药物平铺于工作台上，轻轻压实压平，厚度约为囊身长度的1/3~1/4，然后手捏囊身，切口向下插入压好的药物层，使药物嵌入囊身内，控制力度，重复此操作至囊身充满药物，套上囊帽，再用织物轻轻揉搓拭去囊壳表面的药粉。为提高胶囊壳的光亮度，可用喷有少量液体石蜡的纱布滚搓。该法粉尘飞扬大，剂量不准确，生产效率低。可用硬胶囊分装器代替，以提高工作效率，减少重量差异。

2. 机器填充 大规模生产，采用硬胶囊药物充填机充填药物，其型号很多，但工作原理相似，一般流程是：空胶囊供给→排列→校准→分离→填充→残品剔除→套合→成品排出，如图11-2所示。

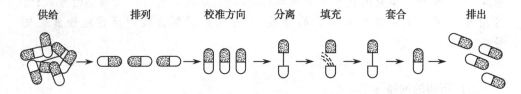

图11-2 硬胶囊药物充填机填充操作流程示意图

使用普通型胶囊壳生产硬胶囊，药物填充后还需采用与制备胶囊壳相同浓度的明胶液（如明胶20%、水40%、乙醇40%）进行封口。由于目前用于生产胶囊多采用锁口型胶囊壳，囊帽和囊身套合后无须再进行封口操作。

二、软胶囊剂生产技术

（一）囊材及内容物的要求

1. 囊材 软胶囊剂的囊材主要是明胶，根据需要，还可加入增塑剂（如甘油、山梨醇、阿拉伯胶等）、防腐剂、遮光剂、食用色素、芳香剂等成分。另外，二甲基硅油的加入可明显提高胶囊壳的机械强度和防潮、防霉能力。

软胶囊剂囊材的弹性与明胶、增塑剂（甘油、山梨醇或两者的混合物）和水的比例有关，干明胶与增塑剂、水的重量比为1.0：（0.4~0.6）：1.0时所制成的胶囊剂硬度较为适宜。值得注意的是软胶囊剂在制备干燥过程中有水分损失，最终胶囊壳中含水量为7%~9%，明胶与增塑剂的比例应维持不变。另外，还考虑填充药物的性质以及药物与囊材之间的相互影响对囊材硬度的影响。在选择增塑剂时应考虑药物的性质，药物吸湿性强应选用胶冻力高、黏度小的明胶。

囊材中各组分的质量均应符合2010年版《中国药典》的有关规定。尤其应该注意明胶的胶冻力、黏度和含铁量标准。含铁量不得超过15×10^{-6}mg/kg，以免引起铁敏感性药物的变质。

2. 软胶囊剂中内容物的要求 软胶囊剂可以装填油类或对明胶无溶解作用的液体药物,也可以装填固体药物粉末,W/O 型乳浊液或混悬液也可以制成软胶囊剂。归纳起来以下药物适宜填充制成软胶囊剂:①油溶性成分:常温下是液体或半固体,制成其他剂型需加入吸收剂等辅料不利于生产;②中药挥发性成分:挥发性成分容易挥发散失,具有特殊气味,密封在软胶囊壳中能掩盖其不良气味,防止挥发,如藿香正气软胶囊、十滴水软胶囊等;③对湿热、光不稳定及易氧化的成分:软胶囊剂的囊材由明胶、甘油等组成,壁厚、密闭,是防止药物氧化的优良制剂。如维生素类药物与油混合制成软胶囊剂可增加其稳定性;④黏稠性强的中药浸膏:此类药物制成固体制剂需加入较多的填充剂,在贮藏过程中会出现内容物黏结,制成软胶囊剂可得到改善;⑤生物利用度差的疏水性药物:如环孢素水溶性差,制成其他固体制剂难以达到有效血药浓度,与油性载体制成微乳后装入软胶囊,可大大提高其生物利用度;⑥具不良气味的药物及微量活性药物:一些微量活性药物剂量很小宜制成软胶囊剂,如骨化三醇等。

(二) 软胶囊剂生产工艺流程

如图 11-3 所示。

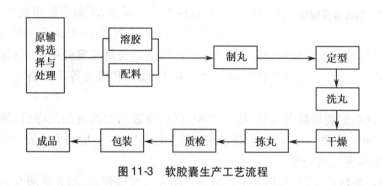

图 11-3 软胶囊生产工艺流程

(三) 软胶囊剂的制备技术

软胶囊剂的成型与药物装填是同时进行的。其制备方法有压制法(又称模制法)和滴制法两种。

1. 压制法 是先将明胶、甘油与水溶解制成胶液,再将胶液制成厚薄均匀的胶带(又称胶板或胶片),然后将填充物置于两张胶带之间,用钢模或旋转模压制成软胶囊剂的一种方法。其制作过程可分为以下步骤:

第一步配制胶液:根据囊材组成,取明胶加蒸馏水浸泡使之膨胀,溶解后将其他辅料加入,搅拌混合均匀即可。

第二步制备胶片:将配制好的胶液涂于平坦的钢板表面上,厚薄均匀,再用 90℃ 左右的温度加热,使之成为韧性适宜的具有一定弹性的软胶片。

第三步压制软胶囊剂:软胶囊剂的压制方法有手工压制和机械压制两种。

(1) 手工压制:又称钢板模压制法,适用于小量生产,是用两块大小、形状相同且可以复合的钢板模(每块钢板模上均有一定数目、大小、形状相同的凹坑,每个凹坑均是半个软胶囊的形状,两块钢板模形成对合关系,二者复合时上下凹坑对应形成一个个完整的软胶囊剂形状,凹坑大小、形状根据所设计的软胶囊大小、形状而定),将钢板模两面适当加热,取两块胶带,一面涂上润滑油,然后取其中一块铺在钢板模上,使胶带涂油面朝向钢板模凹坑面展平,将计算量填充物倾于胶带上,摊成均匀薄层。再将另一块胶带未涂润滑油的一面覆盖在填充物上,然后将另一块钢板模放在胶带上,令凹坑面朝向胶带,置于压力机上加压,由于压力的作用,上下模坑的锐利边缘压合、切断胶带,相互接合,填充物被胶带包裹密封在上下模坑合拢而形成的模囊内,上下胶带接触处略有突出的软胶囊即压制而成(图11-4)。然后开启钢板模,取出软胶囊剂,剔出废品,用乙醇或

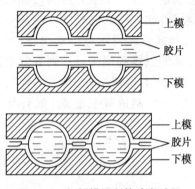

图11-4　钢板模压制软胶囊过程

乙醇与丙酮的混合液除去表面油污,置装有干燥剂的容器中干燥,干燥后筛选合格的软胶囊剂,在其表面涂一层液体石蜡,防止粘连,分装即得。

此法纯手工操作,劳动强度大,产量低,生产效率低。成品率低,一般在85%以下,装量差异比较大。

(2)机械压制法:又称旋转模压法,工厂大规模生产软胶囊剂多采用自动旋转冲模制丸机压制软胶囊。操作步骤为:①调节液压泵、注射器、转模以使其同步;②调节展布箱闸门的大小,以使胶片厚度达到0.7~0.8mm;③调节空调管风门,进风量以胶片不粘鼓轮为度;④试车校正胶囊的装量和囊壳的重量;⑤开机正式生产,勤称重量,注意不合格丸切勿混入合格丸中,破丸和瘪丸等不合格丸应置于规定桶内,待处理。

此时的软胶囊剂囊材含水量较高,表面较软,将表面的润滑油洗净后,须送入相对湿度20%~30%,温度21~24℃的旋转式滚筒中进行定型,一般需要将胶囊壳的含水量降至6%~10%后方可分装。

采用自动旋转模压制时,填充的药液量由填充泵准确控制,填充药液与软胶囊模的形成是同步、协调进行的,本法计量准确,产量大,物料耗损少,装量差异小,成品率可达98%。

2. 滴制法　又称滴丸法,是指通过滴丸机的喷头(或称滴头)将一定量的明胶液包裹一定量的药液,滴入另一种互不相溶的液体冷却剂中,明胶液在冷却剂中因表面张力作用而凝固成球形软胶囊(胶丸)的方法。

影响滴制法胶丸质量的因素主要有:①胶液的组成;②胶液的黏度;③药物、明胶及冷却剂三者的密度适宜,保证软胶囊在冷却剂中有一定的下降速度,有足够时间使之冷却成型;④冷却箱温度。滴制工艺的设计实施,必须依据实验。

滴制法生产的软胶囊又称无缝胶丸,产量大、成品率高、装量差异小,生产过程中原料浪费比较少,生产成本较低,但只能生产球形产品,使用具有一定的局限性。

📖 课 堂 活 动

比较滴制法与压制法生产的软胶囊有什么不同? 生产效率如何?

三、肠溶胶囊剂生产技术

肠溶胶囊剂是指胶囊壳在胃中不溶解,而在肠液中溶解后释放药物的胶囊(硬胶囊或软胶囊)。制备时可用甲醛蒸气熏蒸或甲醛液浸泡胶囊,使明胶转变为甲醛明胶,不能溶于酸性的胃液中,但可溶于具有碱性的肠液中,该法制备的产品质量不稳定,目前较少使用。肠溶胶囊剂主要是通过胶囊包衣制备,是在胶囊壳或制成的软胶囊的表面上包裹一层肠溶材料,通常用聚乙烯吡咯烷酮(简称 PVP 或聚维酮)打底,再包以邻苯二甲酸醋酸纤维酯、蜂蜡等。目前市场已经有不同部位溶解的肠溶空胶囊壳销售。

点 滴 积 累

1. 硬胶囊剂生产工艺为:空胶囊的制备与选择→药物准备→药物的填充→质检→包装。

2. 药物的水溶液或稀醇溶液、易溶且刺激性较强、易风化和易吸湿、与胶囊壳接触后不稳定的药物不宜制成胶囊剂,填充的液体药物还应考虑其 pH。

3. 软胶囊剂的囊材要控制明胶、增塑剂、水三者之间的比例,软胶囊剂常用制备方法有压制法和滴制法。

第三节 胶囊剂生产设备与使用

一、硬胶囊剂充填设备

(一)半自动胶囊充填机

1. 结构 如图 11-5 所示。主要由送囊分离结构、药物充填结构、锁紧装置、安全保护装置、变速箱、电控系统、气动控制系统及真空系统等组成。

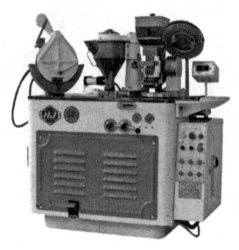

图 11-5 JTJ 型半自动胶囊充填机外形图

2. 填充过程 半自动充填机开动后,动力系统带动送囊结构运转,胶囊斗内胶囊壳经送囊管、送囊梳、压囊头、分离器,在真空作用下,使囊壳的囊帽与囊身分离,囊帽在上、囊身在下插入胶囊盘中;人工将下盘安放在药物充填结构中,启动充填装置,料斗中的药物在螺旋杆的作用下填充进囊身中;药物填充完毕后,人工将上盘和下盘合在一起,放入锁囊装置中,利用气动控制气缸的压力,顶针盘将囊帽与囊身套合锁紧,再将套合好的胶囊顶出集囊箱中,得到成品。

(二) 全自动硬胶囊充填机

国内使用的全自动硬胶囊充填机有多种型号,设备多为全封闭式,符合 GMP 要求,广泛应用于硬胶囊的生产。

1. 结构 如图 11-6 所示。NJP-1500C 型全自动硬胶囊充填机主要由机架、传动装置、回转台部件、胶囊分送装置、真空泵系统、药物充填装置、剂量装置、胶囊锁合结构、残次胶囊剔除机构、成品胶囊导出装置、悬挂操作箱、清洁除尘装置与电气控制系统等组成。

2. 填充过程 全自动硬胶囊充填机的生产过程如图 11-7 所示,机器运转时在第 1、2 工位上胶囊料桶内的胶囊通过两个胶囊漏斗逐个地竖直进入两个送囊板内,先由水平叉推至矫正块外端,再由垂直叉及真空吸力进入模孔中,并将帽、身分离;第 3 工位下模块下降并向外运动;第 4 工位药物充填,药室中的药粉经过五次充填压实后推入囊身中;第 5 工位是增加微丸或片剂灌装装置的预留工位;第 6 工位用吸尘管路将残次胶囊剔除并吸掉;第 7 工位下模块上升并同时向内运动;第 8 工位锁合推杆上升使已充填的胶囊锁合;第 9 工位将锁好的胶囊推出、收集。第 10 工位吸尘机清理模孔后再次进入下一个循环。

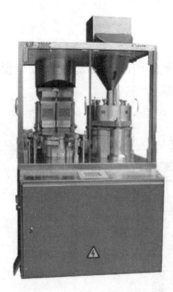

图 11-6 NJP-1500C 型全自动硬胶囊充填机外形图

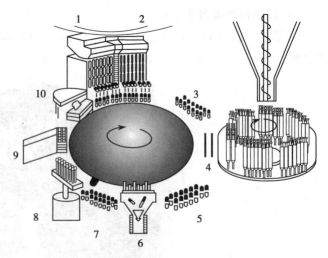

图 11-7 全自动胶囊充填机生产过程示意图

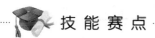

技 能 赛 点

硬胶囊剂的生产

1. 熟练进行全自动胶囊充填机的安装。
2. 熟练进行药物填充操作。
3. 正确评判生产出的硬胶囊剂是否符合要求。
4. 能进行清场操作。

二、软胶囊剂生产设备

（一）自动旋转轧囊机

1. 结构　如图11-8所示,主要由两个贮液槽、干燥箱、送料轴、轮状钢模、填充泵、输送系统、电器系统等组成。

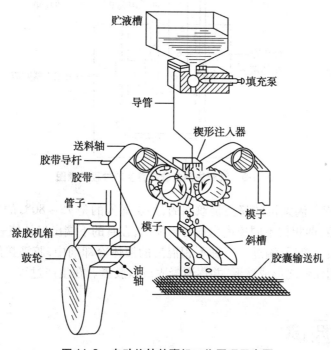

图 11-8　自动旋转轧囊机工作原理示意图

2. 压制过程　自动旋转冲模制丸机上有两个盛装容器,分别盛装药液和胶液。为了防止胶液凝固,盛装胶液的容器一般保温于60℃,而药液则在20℃保温。机器开动后,胶液沿两根管道分别通过预热的涂胶机箱将胶液涂于温度为16~20℃的鼓轮上,经过鼓轮的冷却涂上的胶液成为具有厚度均匀的明胶带。两边形成的胶带通过胶带导杆和送料轴从相反方向传送进入两个轮状钢模形成的夹缝处,同时,填充泵将填充物定量的推入两张胶带之间,由于液体的注入使胶带膨胀,同时模子旋转压迫胶带使其在37~40℃发生闭合,药物即被封闭在胶带中,其形状与模子上的膜坑形成的形状一致。模子的继续旋转将装满药物的胶囊切离,软胶囊即基本成型。

（二）滴丸机

1. 结构　如图 11-9 所示。滴丸机的设备主要由原料贮槽、液状石蜡贮箱、定量控制器、喷头、冷却器和胶丸收集箱等组成。

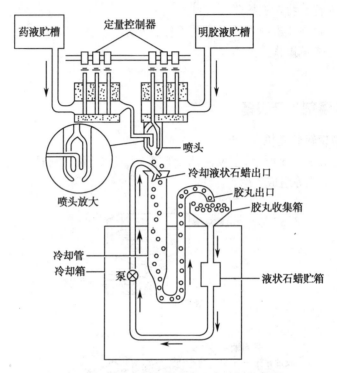

图 11-9　滴制法制备软胶囊生产过程示意图

2. 滴制过程　滴丸机的喷头是双层的,外层通入的是 75～80℃ 的明胶液,内层通入的是油状药液,两相按不同速度由同心管喷出,在管的下端出口处使一定量的明胶液将定量的油状液包裹后,滴过另一种不相混溶的液体冷却剂中,胶液接触冷却液后,由于表面张力作用而使之形成球形,并逐渐凝固成软胶囊。在生产过程中,喷头的滴速控制非常重要。

点 滴 积 累

1. 硬胶囊剂生产常用的设备有半自动胶囊充填机和全自动硬胶囊充填机,不同设备使用和保养的方法不同。

2. 软胶囊剂生产常用的设备有自动旋转轧囊机和滴丸机,不同设备适用的生产技术不同。

第四节 胶囊剂的生产与质量控制

一、生产过程质量控制

1. 根据防止泄漏、医疗用途、药物性质和剂量选择适宜的空心胶囊,并照《中国药典》2010 年版二部空心胶囊或肠溶胶囊项下的规定进行检验,合格者方能使用。

2. 空心胶囊贮存在温度为 18 ~ 28℃,相对湿度为 30% ~ 40% 的环境中,避光密闭。

3. 硬胶囊的药物应在 21 ~ 23℃,相对湿度在 40% ~ 55% 的环境中填充,以保持胶囊壳含水量不至有大的变化。

4. 软胶囊车间洁净度为 D 级,温度为 18 ~ 28℃,相对湿度为 45% ~ 75%;而干燥间的室温应控制在 24 ~ 31℃,相对湿度在 40% 以下。

5. 饮片应按各品种项下规定的方法制成填充物料,其不得引起囊壳变质。

6. 控制装置差异。小剂量药物应用适宜的稀释剂稀释,并混合均匀;提高填充物的流动性;调整填充机处于正常工作状态,注意其转速与填充物流速相匹配。

7. 注意软胶囊干燥的时间、温度和湿度,控制明胶老化。

二、胶囊剂的质量评定

按照《中国药典》2010 年版一部对胶囊剂质量检查有关规定,胶囊剂需进行如下方面的质量检查:

1. **外观** 胶囊剂应整洁,不得有黏结、变形、渗漏或囊壳破裂现象,并应无异臭。

2. **水分** 硬胶囊应做水分检查,取供试品内容物,照《中国药典》2010 年版一部水分测定法(附录ⅨH)测定。除另有规定外,不得过 9.0%。硬胶囊内容物为液体或半固体者不检查水分。

3. **装量差异** 照胶囊剂装量差异检查法检查,胶囊剂每粒装量与标示量相比较(无标示装量的胶囊剂与平均装量比较),装量差异限度应在标示装量(或平均装量)的 ±10% 以内,超出装量差异限度的不得多于 2 粒,并不得有 1 粒超出限度 1 倍。

4. **崩解时限** 除另有规定外,照《中国药典》2010 年版一部崩解时限检查法(附录ⅦA)检查,硬胶囊应在 30 分钟内全部崩解;软胶囊应在 1 小时内全部崩解;如有部分颗粒状物不能通过筛网,但已软化无硬心者,可作符合规定论。

5. **微生物限度** 照《中国药典》2010 年版一部微生物限度检查法(附录ⅩⅢC)检查,应符合规定。

点 滴 积 累

胶囊剂的质量检查项目有:外观、水分、装量差异、崩解时限、微生物限度等。

第五节　典型品种举例

羚羊角胶囊

【处方】　羚羊角 150g

【制法】　取羚羊角 150g，锉研成最细粉，混匀，装入空胶囊壳，制成 1000 粒或 500 粒，即得。

【功能与主治】　平肝息风，清肝明目，散血解毒。用于肝风内动，肝火上扰，血热毒盛所致的高热惊痫，神昏惊厥，子痫抽搐，癫痫发狂，头痛眩晕，目赤，翳障，温毒发斑。

【用法与用量】　口服。一次 0.3～0.6g，一日 1 次。

【处方工艺分析】　方中只有羚羊角而且为贵重药，故粉碎成最细粉后直接装胶囊；羚羊角质地坚硬，采用普通方法难以粉碎，需锉末。

【制备过程注意事项】　在制备过程中注意生产环境应满足硬胶囊需要的温度、湿度；注意劳动保护。

牛黄上清胶囊

【处方】　人工牛黄 2.9g　薄荷 44.1g　菊花 58.8g　荆芥穗 23.5g　白芷 23.5g　川芎 23.5g　栀子 73.5g　黄连 23.5g　黄柏 14.7g　黄芩 73.5g　大黄 117.7g　连翘 73.5g　赤芍 23.5g　当归 73.5g　地黄 94.1g　桔梗 23.5g　甘草 14.7g　石膏 117.7g　冰片 14.7g

【制法】　以上十九味，大黄、冰片、人工牛黄分别粉碎成细粉，过筛，备用；薄荷、荆芥穗、白芷、川芎、当归、菊花、连翘蒸馏提取挥发油，蒸馏后的水溶液另器收集备用；药渣与栀子等九味加水煎煮二次，每次 1.5 小时，合并煎液，滤过，滤液与上述蒸馏后的水溶液合并，浓缩至相对密度为 1.32～1.36（55℃）的稠膏，加入大黄粉，在 80℃ 以下干燥，粉碎成细粉，过筛，用配研法加入人工牛黄、冰片，挥发油用乙醇溶解喷入，混匀，过筛，装入胶囊，制成 1000 粒硬胶囊，即得。

【功能与主治】　清热泻火，散风止痛。用于热毒内盛，风火上攻所致的头痛眩晕，目赤耳鸣，咽喉肿痛，口舌生疮，牙龈肿痛，大便燥结。

【用法与用量】　口服。一次 3 粒，一日 2 次。

【处方工艺分析】　方中人工牛黄为贵重药，大黄粉性强，冰片具有挥发性，故分别粉碎成细粉；薄荷、荆芥穗、白芷、川芎、当归、菊花、连翘含有挥发性和非挥发性两种成分，因此采用双提法；蒸馏液中含有对热不稳定的成分，故加热温度不宜太高；人工牛黄、冰片用量小，宜用配研法；挥发油量少、液体难以分散，则用乙醇溶解喷入。

【制备过程注意事项】　在制备过程中注意生产环境应满足硬胶囊需要的温度、湿度；含挥发性成分的药物须先用蒸馏法提取，药渣不宜丢弃；浓缩、干燥的温度不宜太高，低于 80℃；药物混合要均匀，采用配研法。

安神胶囊

【处方】　酸枣仁（炒）40g　川芎 47g　知母 112g　麦冬 92g　制何首乌 32g　五味

子 97g　丹参 130g　茯苓 97g

【制法】 以上八味,酸枣仁、五味子粉碎成细粉;其余川芎等六味,加水煎煮二次,第一次 3 小时,第二次 2 小时,合并煎液,滤过,滤液浓缩成膏,低温干燥,粉碎,与上述粉末混匀,制成颗粒,装入胶囊,制成 1000 粒,即得。

【功能与主治】 补血滋阴,养心安神。用于阴血不足,失眠多梦,心悸不宁,五心烦热,盗汗耳鸣。

【用法与用量】 口服。一次 3 粒,一日 3 次。

【处方工艺分析】 方中酸枣仁、五味子在煎煮时易形成糊状,有效成分易散失,而且水提难以将五味子醇及酸枣仁苷等成分提取,故应粉碎;川芎、知母、麦冬、制何首乌、丹参、茯苓六味药有效成分含量较低、溶于水中,故用水煎煮两次,而中药浸膏不易干燥,因此采用低温干燥,避免焦化,有利于粉碎;药粉与浸膏粉混合后流动性、均匀度差,故需制成颗粒,保证剂量准确。

【制备过程注意事项】 在制备过程中注意生产环境应满足硬胶囊需要的温度、湿度;浸膏难以干燥,应采用减压干燥,还可结合喷雾干燥;而浸膏与药物原粉难以混合均匀、流动性差,因此先制成颗粒再装胶囊。

藿香正气软胶囊

【处方】 苍术 195g　陈皮 195g　厚朴(姜制)195g　白芷 293g　茯苓 293g　大腹皮 293g　生半夏 195g　甘草浸膏 24.4g　广藿香油 1.95ml　紫苏叶油 0.98ml

【制法】 以上十味,苍术、陈皮、厚朴、白芷用乙醇提取两次,合并醇提取液,浓缩成清膏;茯苓、大腹皮加水煎煮两次,煎液滤过,合并煎液;生半夏用冷水浸泡,每 8 小时换水一次,泡至透心后,另加干姜 16.5g,加水煎煮两次,滤过,滤液合并;合并两次滤液,浓缩后醇沉,取上清液浓缩成清膏;甘草浸膏打碎后水煮化开,醇沉,取上清液浓缩制成清膏;将上述各清膏合并,加入广藿香油、紫苏叶油与适量辅料,混匀,压制成软胶囊 1000 粒,即得。

【功能与主治】 解表化湿,理气和中。用于外感风寒,内伤湿滞或夏伤暑湿所致的感冒,症见头痛昏重,胸膈痞闷、脘腹胀痛,呕吐泄泻;胃肠型感冒见上述证候者。

【用法与用量】 口服。每次 2~4 粒,每日 2 次。

【处方工艺分析】 处方中苍术、陈皮、厚朴、白芷的主要成分为脂溶性成分,需用醇提;生半夏毒性强,用冷水浸泡至透心后煎煮,为降低毒性,加入干姜同煎;水提液须醇沉,为减少醇的用量,醇沉之前需浓缩;广藿香油、紫苏叶油对热不稳定、量少,故清膏制好后加入。

【制备过程注意事项】 在制备过程中注意生产环境应满足硬胶囊需要的温度、湿度;醇提时不宜直火加热;水提液醇沉前必须浓缩;注意广藿香油、紫苏叶油的加入方式。

目 标 检 测

一、选择题

(一) 单项选择题

1. 1% 的甘油在胶囊壳中是作为(　　)

A. 脱膜剂　　B. 填充剂　　C. 成膜材料　　D. 增塑剂　　E. 保湿剂

2. 下列方法中,可用来制备软胶囊的是(　　)

A. 泛制法　　　　　B. 微粒结晶法　　　　C. 塑制法

D. 凝聚法　　　　　E. 滴制法

3. 下列药物中,可以制成胶囊剂的是(　　)

A. 颠茄流浸膏　　　　B. 土荆芥油　　　　C. 橙皮酊

D. 水合氯醛　　　　　E. 水煎液

4. 对硬胶囊论述正确的是(　　)

A. 硬胶囊充填时不必考虑药料性质

B. 充填的药物一定是颗粒

C. 胶囊壳可防止易风化药物不被风化

D. 充填好的硬胶囊不用除粉或打光

E. 囊材中含有明胶、甘油、二氧化钛、食用色素等

5. 胶囊剂中液体填充物的 pH 应控制在(　　)

A. 4.5 ~ 7.5　　　　B. 4.5 ~ 8.5　　　　C. 5 ~ 7

D. 3.5 ~ 7.5　　　　E. 7 ~ 8

6. 胶囊壳的规格由大到小有几种型号(　　)

A. 5 种　　B. 6 种　　C. 7 种　　D. 8 种　　E. 10 种

7. 下列空心胶囊中,容积最大的是(　　)

A. 0 号　　B. 1 号　　C. 2 号　　D. 3 号　　E. 00 号

8. 制备不透光的空心胶囊,需加入(　　)

A. 着色剂　　B. 白及胶　　C. 甘油　　D. 滑石粉　　E. 二氧化钛

9. 含油量高的药物适宜制成的剂型是(　　)

A. 软胶囊剂　　　　B. 硬胶囊剂　　　　C. 片剂

D. 散剂　　　　　　E. 混悬液

10. 软胶囊囊材中明胶、甘油和水的重量比应为(　　)

A. 1 : 0.4 : 1　　　B. 1 : (0.4 ~ 0.6) : 1　　C. 1 : 0.6 : 1

D. 1 : 0.5 : 1　　　E. 1 : 1 : 1

11. 目前常用的空心胶囊壳是(　　)

A. 0 ~ 4 号胶囊　　　B. 1 ~ 3 号胶囊　　　C. 0 ~ 3 号胶囊

D. 0 ~ 5 号胶囊　　　E. 00 ~ 3 号胶囊

12. 下列有关硬胶囊壳的叙述,不正确的是(　　)

A. 常用的型号为 1 ~ 5 号

B. 可用明胶作用胶囊壳的囊材

C. 可通过试装来确定囊壳装量

D. 在囊壳中加入着色剂可便于识别

E. 胶囊壳不宜装入药物的水溶液或稀醇溶液

13. 流动性差的药粉或浸膏粉填充胶囊时宜(　　)

A. 粉碎成粉末充填　　B. 制成软胶囊　　　C. 可制成颗粒后充填

D. 制成肠溶胶囊　　　E. 制成硬胶囊

14. 可用作胶囊剂的空胶囊壳的着色剂的是（　　）

    A. 食用色素　　　　　　B. 苯甲酸　　　　　　C. 二氧化钛

    D. 甘油　　　　　　　　E. 海藻酸钠

15. 在酸性环境中不稳定的药物宜制成（　　）

    A. 微型胶囊　　　　　　B. 硬胶囊　　　　　　C. 软胶囊

    D. 肠溶胶囊　　　　　　E. 以上均不宜

（二）多项选择题

1. 下列关于胶囊剂特点的叙述,正确的是（　　）

    A. 婴、幼儿和昏厥病人可吞服胶囊剂

    B. 可增强对湿热不稳定的药物的稳定性

    C. 有特殊气味的药物可制成胶囊剂掩盖其气味

    D. 易风化与潮解的药物不宜制成胶囊剂

    E. 吸湿性药物制成胶囊剂可防止遇湿潮解

2. 胶囊剂内填充的药物的形式有（　　）

    A. 颗粒　　　B. 微丸　　　C. 混悬液　　　D. 粉末　　　E. 液体

3. 关于硬胶囊剂,错误的论述是（　　）

    A. 硬胶囊剂的装量:0 号比 1 号多

    B. 药物稳定性增加

    C. 胶囊剂的囊材中可以加甘油、色素等附加剂

    D. 药物释放速度与方式是不能调整的

    E. 固体药物均可以装硬胶囊剂

4. 滴制法制备软胶囊剂的影响因素有（　　）

    A. 胶液的组成

    B. 胶液的黏度

    C. 冷却箱温度

    D. 滴制工艺

    E. 药物、明胶及冷却剂三者之间的密度差

5. 下列有关胶囊剂特点的叙述,正确的是（　　）

    A. 能提高药物的稳定性

    B. 能制成不同释药速度的制剂

    C. 可掩盖药物的不良气味

    D. 与丸剂、片剂比,在胃内释药速度快

    E. 胶囊壳可防止容易风化的药物不被风化

6. 硬胶囊剂中药物处理方法得当的是（　　）

    A. 毒剧药应稀释后充填

    B. 量大的药物可直接粉碎充填

    C. 纤维性强的药材粉碎成细粉后充填

    D. 挥发性成分包合后充填

    E. 流动性差的粉末可制成颗粒后充填

7. 下列不宜制成胶囊剂的是（　　）

A. 药物的水溶液　　　　B. 药物的稀乙醇溶液　　　C. 鱼肝油

D. O/W 型乳剂　　　　　E. W/O 型乳剂

8. 下列关于软胶囊剂的叙述正确的是(　　)

A. 可以充填固体粉末状药物　　　　B. 可以充填 W/O 型乳剂

C. 可以充填液体药物　　　　　　　D. 结合药物的性质选择增塑剂

E. 干燥后明胶与增塑剂的比例不变

9. 胶囊剂的囊材通常加入的辅料可能有(　)

A. 食用色素　　　　　B. 防腐剂　　　　　　C. 遮光剂

D. 增塑剂　　　　　　E. 润湿剂

10. 胶囊剂一般质量检查的项目有(　　)

A. 外观　　　　　　　B. 崩解时限　　　　　C. 水分

D. 装量差异限度　　　E. 微生物限度

二、简答题

1. 硬胶囊填充的药物应如何处理?

2. 简述软胶囊的生产工艺流程。

3. 写出硬胶囊的生产工艺流程。

三、实例分析

分析某胶囊壳组成成分的作用。

【组成材料】　明胶　　甘油　　苯甲酸　　二氧化钛　　靛蓝

实训五　胶囊剂的制备技术与质量评定

【实训目的】

1. 熟练硬胶囊的制备技术及其胶囊剂填充药物的方法。

2. 通过运用机械制备硬胶囊剂,使学生能独立进行填充、内外包装、清场操作;掌握硬胶囊剂的制备工艺流程及各岗位的操作要点;学会自动胶囊充填机和胶囊抛光机的使用、清洁、维修和保养。

3. 了解硬胶囊剂的质量检查方法。

【实训条件】

1. 实训设备　胶囊分装器、自动胶囊充填机、胶囊抛光机。

2. 实训器具　台秤、电子天平、盛器和用具等。

3. 实训材料　75% 乙醇、洁净的纱布、液体石蜡、穿心莲叶、板蓝根颗粒和空心胶囊等。

【实训内容和步骤】

(一) 板装法制备穿心莲胶囊

1. 处方　穿心莲叶 50g　制成 100 粒

2. 制法　先取穿心莲叶洗净,晒干,粉碎成细粉,经干热灭菌处理得穿心莲粉末;再将胶囊壳的囊身插入胶囊板中,将药粉倒在胶囊板上,用棕刷轻轻刷入囊身中,使囊身装满药粉,再将多余的药粉刷落,使药粉与胶囊板面平,轻轻敲动胶囊板,使药粉稍压实,再重复以上操作,至全部胶囊壳中都装满药粉后,套上胶囊壳的囊帽。将套好的胶囊倒入沾有少许液体石蜡的干净纱布内打光,即得成品。

(二) 自动胶囊充填机充填制备板蓝根胶囊

1. 处方　同实训四项下板蓝根处方。

2. 制法　利用颗粒剂剂实训中制备的板蓝根颗粒,选择适当规格的空胶囊,进行硬胶囊的填充、抛光。

操作步骤:

(1) 生产前准备

1) 按《人员出入洁净区标准操作规程》进入 D 级洁净区,工装穿戴符合洁净区个人卫生和工艺要求。

2) 对生产区进行生产前清场复查,无与本批无关的文件及物料,并作检查记录。

3) 检查设备是否具有"完好"标牌及"已清洁"标识,设备是否正常运行;台秤、电子天平清洁完好,有"检验合格证",且在规定有效期内,容器具须清洁完好。对与药粉直接接触部位的设备及容器具用 75% 消毒酒精擦拭消毒并晾干。

4) 检查所需物料检验报告单、合格证是否齐全,核对原辅料名称、数量与生产指令是否一致。

5) 按照生产指令、产品生产工艺规程认真核对投料量,准备好生产所需的相关技术文件和生产记录。

(2) 配料:按生产指令称量,并按工艺规程要求进行预处理。

(3) 充填操作

1) 自动胶囊充填机操作准备:转动手柄调节粉冲杆计量器,将粉冲杆支架放置于运动最低处;调节五组粉冲杆的高度与料传感器高度,测试计量,直至计量达到标准后,关好四扇防护门。操作人员戴上清洁完好的医用乳胶手套,对上述与颗粒直接接触的设备部件用 75% 乙醇擦拭消毒,并晾干。再次对空心胶和颗粒进行复核检查后,分别加入各自料斗中,将下料选择开关置于手动位置,按住下料控制钮,使药粉下入药盆,接触开关指示灯亮。停止送料,转动下料选择开关至自动位置。启动机器,1~2 分钟后打开下囊开关,使回转盘旋转一周。在电子天平中测定每粒胶囊重量。根据所称胶囊的重量大小再次进行装量调节,主要是调节五组粉冲杆中的任意一组直至调试的装量结果符合工艺要求范围。

2) 胶囊的充填:充填胶囊的重量稳定后的充填初始阶段,随时检查胶囊剂的外观质量,检查装量情况;确认装量差异稳定后,每隔约 5 分钟抽查一次,要求 10 粒中不得有 2 粒超过内控标准;确认 30 分钟内装量差异都稳定后,再隔每约 30 分钟抽查一次,并做好装量检查记录;充填接近结束,按充填初始阶段抽查频次进行装量检查。

注:装量检查方法　随机抽样 10 粒,测定每粒胶囊内容物的重量,与工艺要求装量比较装量差异(内容物重量减去工艺要求装量)。

充填过程中随时收集机面药粉,过筛后装入双层塑料袋内,附上标签,扎紧袋口,在生产结束前投入料斗内一并充填。

（4）抛光：充填好的硬胶囊及时落入胶囊抛光机中抛光，使胶囊表面整洁、光亮、无杂色点，抛光完毕取出符合要求的抛光胶囊剂，装入待检容器中，贴上标签，转入待包装胶囊中间站，码放整齐，挂上物料标识卡，做好记录。

（5）尾料处理：充填结束后，分别将机面尾粉（无须再充填的）及真空收料尾粉过筛后倒入洁净容器内，贴上标签，注明其品名、批号、数量等，然后转入不合格品放在待处理品暂存间并办理物料交接手续。重量差异及其他原因不合格的胶囊剂及时返工，作机面尾粉处理。

（6）生产后的清场：生产完毕后，按《清场管理规程》对生产现场及时彻底清场。清场完毕，及时做好记录，并由质量检查员检查确认，合格后做好记录。

（三）硬胶囊剂质量检查

1. 外观检查　胶囊剂应整洁，不得有黏结、变形或破裂现象，并应无异臭。

2. 装量差异限度　胶囊剂的装量差异，应符合药典规定。

检查方法：除另有规定外，取胶囊20粒，分别精密称定重量，倾出内容物（不得损失囊壳），硬胶囊用小刷刷净，再称定空胶囊重量，求出每粒的装量与平均装量。每粒的装量与平均装量相比较，超出装量差异限度的胶囊不得多于2粒，并不得有一粒超出限度的1倍。

3. 崩解时限　除另有规定外，取胶囊6粒，照片剂崩解时限项下的方法检查，各粒均应在30分钟内全部崩解并通过筛网（囊壳碎片除外）。如有1粒不能全部通过筛网，应另取6粒复试。

【实训提示】

1. 根据药物使用的剂量合理地选择空胶囊壳。

2. 手工装填胶囊时，应注意清洁卫生，操作前必须将胶囊分装器干燥、灭菌，操作人员洗手并戴上手套或指套。

3. 为避免药粉洒落，操作时胶囊分装器应放入干净消毒的不锈钢方盘中。

4. 在填充药物时需根据药物的性质采用不同的方式处理，药粉（颗粒）的质量应符合规定。每粒硬胶囊药物的装量应符合硬胶囊剂的规定。

5. 生产过程中非本批的物料不得进入操作室，避免投错料；计算结果及配料必须有操作人、复核人，并双方签字。

6. 生产前须检查线路及设备的完好性，生产过程中应注意安全，生产结束后设备注意维护和保养。

【实训结果与结论】

品种	穿心莲胶囊	板蓝根胶囊
外观性状		
装量差异或装量检查		
崩解时限		
结论		

【实训考核表】

班级：　　　　　姓名：　　　　　学号：

考核内容	实训考核点	分值	实得分
实训前准备 （分值5%）	着装及个人卫生符合规定	2	
	检查确认实训仪器和设备性能良好	3	
制备操作 （分值40%）	按处方要求正确称量，双人复核	5	
	胶囊充填机操作准备规范	10	
	填充操作规范	10	
	打光、尾料处理操作规范	5	
	正确进行外观检查	5	
	正确进行装量差异以及崩解时限检查	5	
实训结果评价 （分值30%）	外观性状符合要求	10	
	装量差异符合要求	10	
	崩解时限在规定范围内	10	
实训记录 （分值10%）	实训记录填写准确完整	10	
实训结束清场 （分值10%）	实训场地、仪器和设备清洁	5	
	实训清场记录填写准确完整	5	
其他（分值5%）	正确回答考核人员提出的问题	5	
合　计		100	

考核教师：　　　　　　　考核时间：　　年　月　日

（罗红梅）

第十二章　片剂生产技术

第一节　知识准备

一、片剂的含义与特点

（一）含义

中药片剂系指提取物、提取物加饮片细粉或饮片细粉与适宜辅料混匀压制或用其他适宜方法制成的圆片状或异形片状的制剂。常见的异型片有三角形、菱形、椭圆形等。片剂是目前临床应用最广泛的剂型之一，主要供内服，也有外用。

片剂以口服普通片为主，另有含片、咀嚼片、泡腾片、阴道片、阴道泡腾片和肠溶片等。

 知 识 链 接

片剂的发展史

片剂始创于19世纪40年代，到19世纪末随着压片机械的出现和不断改进，片剂的生产和应用得到了迅速的发展。近十几年来，片剂生产技术与机械设备方面也有较大的发展，如沸腾制粒、全粉末直接压片、半薄膜包衣、新辅料、新工艺以及生产联动化等。目前片剂已成为品种多、产量大、用途广，使用和贮运方便，质量稳定的剂型之一，片剂在中国以及其他许多国家的药典所收载的制剂中，均占1/3以上，可见应用之广。

（二）特点

片剂主要具有如下优点：

1. 剂量准确，因片剂药物分散均匀、含量差异小，有的药片上还可压上凹纹，便于分剂量。

2. 质量稳定，因系固体剂型，必要时还可借助包衣或包合技术加以保护，减少水分、空气、光线等外界因素的影响。

3. 携带、运输和服用方便，因片剂为固体制剂，体积小。

4. 生产机械化、自动化程度高、产量大、成本较低。

5. 品种丰富，可通过各种制剂技术制成各种类型的片剂，如包衣片、分散片、泡腾片、多层片等，达到速效、长效、控释、肠溶等目的，以满足治疗与预防用药的多种要求。

但中药片剂也有如下缺点：

1. 婴、幼儿和昏迷病人不宜吞服。

2. 某些中药片剂易引湿受潮；含挥发性成分的片剂，久贮含量会有所下降。

3. 因片剂要加入辅料并且经压缩成型，故当辅料选用不当、制粒不当、压力不当、包衣不当或贮存不当，常出现崩解度、溶出度和生物利用度等方面问题。

二、片剂的分类

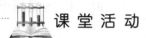

课堂活动

关于片剂类型及要求

请同学们思考生活中片剂有几种给药途径？并讨论普通口服片、咀嚼片、含片、泡腾片、口腔贴片在辅料、片重、硬度、崩解时限、口感、制备工艺要求等方面有何异同？

片剂现在一般采用压片机压制而成。压制片按给药途径结合制备方法，主要分为以下几种类型：

（一）口服片剂

指口服通过胃肠道吸收而发挥作用，是应用最广泛的一类片剂。常用的有以下几种。

1. 普通片（素片）　药物与适宜辅料均匀混合后压制成的普通片剂。重量一般为 0.1~0.5g。如安胃片、葛根芩连片等。

2. 包衣片　系指在片芯（压制片）外包有衣膜的片剂。根据包衣物料不同可分为：糖衣片、薄膜衣片、半薄膜衣片、肠溶衣片等。如盐酸小檗碱片、元胡止痛片、三七伤药片等。

3. 咀嚼片　系指在口腔中咀嚼后吞服的片剂。咀嚼后便于吞服，并有利于药物溶出、吸收。多用于胃部疾患，适用于小孩服用。如龙牡壮骨咀嚼片、干酵母片、保和咀嚼片等。

4. 分散片　系指在水中能迅速崩解并均匀分散的片剂。分散片中的药物应是难溶性的。分散片可加水后口服，也可将分散片含于口中吮吸或吞服。如银黄分散片、银杏叶分散片、独一味分散片等。

5. 泡腾片　系指含有碳酸氢钠和有机酸，遇水可产生气体而呈泡腾状的片剂。供阴道使用的称阴道泡腾片。该类制剂崩解迅速，药物奏效快，生物利用度高。特别适用于儿童、老年人和不能吞服固体制剂的患者。如大山楂泡腾片、板蓝根泡腾片等。

6. 多层片　系指由两层或多层组成的片剂。既有上下结构，也可为内外层结构。各层含不同种类和不同量的药物和辅料。制成多层片的目的是：①避免复方制剂中不同药物之间的配伍变化；②制成长效片剂，一层为速效颗粒，另一层为缓释颗粒。如维 C 银翘片、雷公藤双层片、复方氨茶碱片；③改善片剂的外观。

7. 缓释片或控释片　系指在水中或规定的释放介质中缓慢地释放药物的片剂。缓释片中药物以非恒速的速度释放，而控释片中的药物以恒速或接近恒速的速度释放。如正清风痛宁缓释片。

（二）口腔用片剂

1. 含片 系指含于口腔中缓慢溶化产生局部或全身作用的片剂。一般片大而硬，味道适口，起局部解毒、消炎作用，多用于口腔及咽喉疾患，如复方草珊瑚含片、桂林西瓜霜含片等。

2. 舌下片 系指置于舌下使用的片剂。本类片剂药物由舌下黏膜直接吸收而呈现全身治疗作用。如硝酸甘油片等。

3. 口腔贴片 系指具有足够黏着力，贴于口腔黏膜，长时间释放药物的片剂。片中辅料要求既具有较强的黏着力，又能控制药物的溶出，维持药效时间长，尤适用于肝脏首过效应作用较强的药物。如甲硝唑口腔贴片。

 知 识 链 接

口腔崩解片研究进展

口腔崩解片是近年来发展起来的新型速释固体制剂，在服用时无须用水，也无须咀嚼，借助口腔内少量的唾液即能迅速崩解并释放药物，为老年人、儿童以及吞咽困难、取水不便的患者服药提供了方便，提高病人的用药顺应性，药物通过口腔黏膜和胃黏膜或肠黏膜吸收，具有起效快、生物利用度高、适宜特殊病人服用等特点。口腔崩解片除要求具备普通片剂的硬度外，还要求在口腔内迅速分散以及良好的口感，因此，该剂型对于矫味剂和崩解剂的要求较高，用量大。这就要求活性药物的剂量不能过大，否则口崩片片重太大。目前开发的中药口崩片还很少，中药复方中的一些热敏性有效成分或有效部位提取物可通过直接压片法制成口腔崩解片，既能起到速崩、速效的效果，还能保证疗效。目前报道的中药口崩片主要有银杏叶口腔崩解片和杜仲叶口腔崩解片等，均在体外评价中达到了要求。

（三）外用片剂

1. 阴道片 系指置于阴道内应用的片剂。主要起局部消炎、杀菌、杀精子及收敛等作用。如妇炎消泡腾片等。

2. 溶液片 系指临用前加适量水或缓冲溶液溶解制成溶液而供使用的片剂。其组成均应具有可溶性，为便于识别，多着色或制成异形片。常作消毒、洗涤及漱口用。如复方硼砂漱口片、安乃近溶液片（供滴鼻用）等。

3. 其他 片剂尚有植入片、注射用片、微囊片等。

（四）中药片剂

按照原料特性可分为下述四种类型，即提纯片、全粉片、浸膏片和半浸膏片。

1. 提纯片 系指将处方中药材经过提取，得到单体或有效部位，以此提纯细粉作为原料，加适宜的辅料制成的片剂。如北豆根片、银黄片等。

2. 全粉片 系指将处方中全部药材粉碎成细粉作为原料，加适宜的辅料制成的片剂。如参茸片、安胃片等。

3. 浸膏片 系指将药材用适宜的溶剂和方法提取制得浸膏，以全量浸膏制成的片剂。如穿心莲片、通塞脉片等。

4. 半浸膏片 系指将部分药材细粉与稠浸膏混合制成的片剂。如藿香正气片、银翘解毒片等。此类型片剂在中药片剂中占的比例最大。

请同学从《中国药典》2010 年版一部找出属于提纯片、全粉片、浸膏片和半浸膏片品种各 5 个。并分析各类中药片剂在辅料种类和用量方面有何区别。

三、片剂的辅料

片剂辅料系指片剂中除主药以外的一切附加物的总称,亦称赋形剂。加辅料的目的在于确保压片物料的流动性、可压性及崩解性等。辅料品种选用不当或用量不适宜,不但可能影响压片过程,而且对片剂的质量、稳定性及疗效的发挥有一定甚至重要影响。片剂辅料必须具有较高的物理和化学稳定性,不与主药及辅料相互反应,不影响主药的溶出、吸收和含量测定,对人体无害,且价廉易得。

(一) 填充剂

填充剂包括稀释剂和吸收剂。稀释剂适用于主药剂量小于 0.1g,或含浸膏量多,或浸膏黏性太大而制片成型困难者。稀释剂的加入不仅可以保证片剂一定的体积大小,而且能减少主药成分的剂量偏差,改善药物的压缩成型等。吸收剂适用于原料药中含有较多挥发油、脂肪油或液体药物等。常用有以下品种,有的兼有黏合剂和崩解剂的作用。

1. 淀粉 为白色细腻粉末,无臭、无味、不溶于水,在水中加热到 $62 \sim 72℃$ 可糊化;遇水膨胀,能迅速吸收空气中的水分,通常含水量在 $10\% \sim 14\%$ 范围。本品价廉易得,是片剂最常用的稀释剂、吸收剂和崩解剂。而以玉米淀粉最为常用。

淀粉具有性质稳定、能与大多数药物配伍以及外观色泽好等优点。但其黏附性、流动性与可压性较差,使用过量药片易松散,因此常与可压性较好的糖粉、糊精合用。中药天花粉、怀山药、浙贝母等淀粉较多,粉碎成细粉加入,兼有稀释剂、吸收剂和崩解剂的作用。

2. 糊精 为淀粉不完全水解的产物,因水解程度不同而有不同的规格。本品为白色或微黄色细腻粉末;微溶于水,极易溶于热水成胶体溶液。糊精黏结性较强,使用不当会使片面出现麻点、水印,以致造成片剂崩解或溶出迟缓,常与淀粉配合用作填充剂,兼有黏合作用。应注意糊精对某些药物的含量测定有干扰,也不宜用作速溶片的填充剂。

3. 糖粉 为蔗糖经低温干燥、粉碎而成的白色粉末,味甜,易溶于水。本品黏合力强,可用来增加片剂的硬度,多用于口含片、咀嚼片以及纤维性或质地疏松的中药片剂。糖粉吸湿性较强,久贮会使片剂的硬度增加或崩解、溶出迟缓,常与淀粉、糊精配合使用;本品也不宜与酸性或强碱性药物配伍使用,以免促使蔗糖转化,增加其引湿性;治疗糖尿病或其他糖代谢不良症的药物制剂中不宜加入。

4. 可压性淀粉 又称预胶化淀粉,为白色或类白色粉末,微溶于冷水(20%),不溶于有机溶剂,有良好的可压性、流动性,制成的片剂硬度、崩解性均良好,尤适于粉末直接压片,但应控制硬脂酸镁的用量在 0.5% 以内,以免发生软化作用。

5. 乳糖　为白色结晶性粉末,自动物乳中提取制得,由等分子葡萄糖及半乳糖组成。略带甜味,易溶于水,无引湿性;具有良好的流动性、可压性,性质稳定,可与大多数药物配伍。制成的片剂光洁、美观,硬度适宜,不影响药物的溶出,对主药的含量测定影响较小,是一种优良的片剂稀释剂。由于乳糖久贮不延长片剂的崩解时间,尤适用于引湿性药物。但国内本品量少价高,因此,在片剂生产中应用不多,现多用淀粉:糊精:糖粉(7:1:1)混合物替代。喷雾干燥法制得的非结晶性、球形乳糖,可作粉末直接压片辅料。

6. 硫酸钙　为白色粉末,不溶于水,无引湿性,性质稳定,可与大多数药物配伍。对油类药物有较强的吸收能力,并能降低药物的引湿性,常作为稀释剂和挥发油的吸收剂。

7. 磷酸氢钙　为白色细微粉末或晶体,呈微碱性,具有良好的稳定性和流动性。磷酸钙与其性状相似,二者均为中药浸出物、油类及含油浸膏的良好吸收剂,并有轻微药物引湿性的作用。压成的片剂较坚硬。

8. 其他　氧化镁、碳酸镁、碳酸钙和氢氧化铝以及活性炭等,都可作为片剂的吸收剂,用来吸收挥发油和脂肪油。其用量应视药料中含油量而定,一般为10%。通常应将吸收剂与油类药物混匀后,才与其他药物混合。

(二) 润湿剂和黏合剂

使用这两类辅料的目的,是为了将药物细粉润湿、黏合制成颗粒以便于压片。前者本身没有黏性,但能诱发待制粒药粉间的黏合作用,适用于具有一定黏性的药料;而后者本身具有黏性,能增加药粉间的黏合作用,适用于没有黏性或黏性不足的药料。黏合剂有固体和液体型两类,一般液体型的黏合作用较大,固体型往往兼有稀释剂的作用。常用的润湿剂和黏合剂有以下品种:

1. 水　为润湿剂。凡药物本身具有一定黏性(如中药半浸膏粉),用水润湿即能黏结制粒。但用水作润湿剂时,因干燥温度较高,故对不耐热、遇水易变质或易溶于水的药物不宜应用。由于水制成的颗粒松紧不匀,而影响片剂的质量。因此很少单独使用,往往采用低浓度的淀粉浆或不同浓度的乙醇代替。

2. 乙醇　为润湿剂。凡药物具有黏性,但遇水后黏性过强而制粒困难,或遇水受热易水解变质,或药物易溶于水难以制粒,或干燥后颗粒过硬而影响片剂质量者,均可选用不同浓度的乙醇作为润湿剂制粒。中药浸膏粉、半浸膏粉等制粒,常采乙醇作润湿剂;用大量淀粉、糊精或糖粉作赋形剂者亦常用乙醇作润湿剂。

3. 淀粉浆(糊)　为最常用黏合剂。系由淀粉加水在70℃左右糊化而成稠厚胶体,放冷后呈胶冻状。因为胶冻中包含大量水分,遇粉料后水逐渐扩散到粉料中,分布均匀润湿一致。淀粉浆本身有一定的黏合作用,制出的片剂崩解性能好,对药物溶出的不良影响小。本品适用于对湿热较稳定的药物,而药物本身又不太松散的品种,尤其适用于可溶性药物较多的处方。使用浓度一般为8%～15%,并可根据原辅料的性质以及颗粒的松紧要求来选择淀粉浆的浓度。

淀粉浆的制法有煮浆法和冲浆法两种。煮浆法系将淀粉加全量冷水搅匀,置夹层容器内加热搅拌使糊化制成;冲浆法系取淀粉加少量冷水混悬后,冲入一定量沸水(蒸气),并不断搅拌使糊化而成。前者因淀粉粒糊化完全,故黏性较后者强。

4. 糖浆　为蔗糖的水溶液,其黏合力强,适用于纤维性强、弹性大以及质地疏松的药物。一般使用浓度多为50%~70%,常与淀粉浆或胶浆混合使用。不宜用于酸、碱性较强的药物,以免产生转化糖而增加引湿性,不利于压片。

液状葡萄糖、饴糖、炼蜜都具有较强的黏性,适用的药物范围与糖浆类似,但均具一定引湿性,应控制用量。

5. 明胶浆 为明胶溶于水形成的胶浆,具有强黏合性,适用于可压性差的松散性药物或作为硬度要求大的口含片的黏合剂。使用浓度一般为2%~10%。制粒时胶液应保持较高的温度,以免胶凝。同时应注意浓度和用量,若浓度过高、用量过大会影响片剂的崩解和药物的溶出。阿拉伯胶浆适用性与明胶浆相同。

6. 聚维酮(PVP) 根据其分子量大小分为不同规格,最常用的型号是K30(分子量约6万)。既溶于水,又溶于乙醇,吸湿性较强。其水溶液适用作咀嚼片的黏合剂;其干粉为直接压片的干燥黏合剂,能增加疏水性药物的亲水性,有利于片剂崩解;其无水乙醇溶液可用于泡腾片的酸、碱粉末混合制粒,不会发生酸、碱反应;其乙醇溶液适用于对湿热敏感的药物制粒;而5%~10%PVP水溶液是喷雾干燥制粒时的良好黏合剂。

7. 纤维素衍生物 甲基纤维素(MC)、乙基纤维素(EC)、羧甲基纤维素钠(CMC-Na)、低取代羟丙基纤维素(L-HPC)、羟丙基纤维素(HPC)、羟丙基甲基纤维素(HPMC)等均可用作黏合剂,且兼有崩解作用。EC、HPMC等目前还常用作缓释制剂的包衣材料。纤维素类衍生物的聚合度和取代度不同,其黏度等性质亦不同,应恰当选择。

此外,具高度多孔性的微晶纤维素具有良好的混合性、吸附性、流动性和改善粉体压缩成型性,可用作黏合剂、崩解剂、助流剂和稀释剂,也可用于粉末直接压片。因其具吸湿性,不适用于包衣片及某些对水敏感的药物。海藻酸钠、硅酸镁铝、聚乙二醇-4000、中药稠膏等也可选作黏合剂,而改良淀粉、聚乙二醇-6000、乳糖、糊精等还可作为干燥黏合剂。

(三) 崩解剂

崩解剂系指能促使片剂在胃肠液中迅速崩解成小粒子,而更有利于药物溶出的辅料。崩解剂的主要作用是消除因黏合剂和高度压缩而产生的结合力。除口含片、舌下片外,一般片剂均需要加崩解剂。

 知 识 链 接

片剂的崩解机理

片剂的崩解机理与所用崩解剂及所含药物的性质有关。主要有毛细管作用、膨胀作用、产气作用等。毛细管作用是指崩解剂在片中形成许多易于被水润湿的毛细管通道,当片剂与胃肠液接触后,水从通道进入片剂内部,使片剂润湿而崩解。如淀粉、纤维素衍生物等。膨胀作用指崩解剂吸水后充分膨胀,自身体积显著增大,促使片剂瓦解而崩解,如羧甲基淀粉钠、低取代羟丙基纤维素等。也有的药物因溶解时产热而使片剂内部残存的空气膨胀,促进片剂的崩解。产气作用是指片剂中含有泡腾崩解剂,遇水产生大量CO_2气体,借助气体的膨胀而使片剂崩解。除了以上崩解机理外,还可通过加入表面活性剂以改善颗粒的润湿性或加入相应的酶以利于崩解。

1. 干燥淀粉 淀粉是葡萄糖的聚合物,是约20%的直链淀粉和80%的支链淀粉组成的混合物。干燥淀粉为最常用的传统崩解剂,其吸水膨胀率为186%左右。本品较适用于不溶性或微溶性药物的片剂,对于易溶性药物的崩解作用较差。用前应100℃干燥1小时,使含水量低于8%,用量一般为干颗粒的5%~20%。淀粉用作片剂崩解剂的缺点有两个方面,一是可压性不好,用量多会影响片剂的硬度;二是流动性不好,外加淀粉过多会影响颗粒的流动性。

2. 羧甲基淀粉钠(CMS-Na) 本品为优良的崩解剂,为白色粉末。具有较强的吸水性和膨胀性,能吸收其干燥体积30倍的水,充分膨胀后体积可增大200~300倍。本品可用作不溶性药物及可溶性药物片剂的崩解剂,崩解性能好,流动性好,可直接压片。用量少,不影响片剂的可压性。研究及生产实践表明,全浸膏片用3%,疏水性半浸膏片用1.5%能明显缩短崩解时限,并增加素片硬度。

3. 低取代羟丙基纤维素(L-HPC) 本品为白色或类白色结晶性粉末,在水中不易溶解,但有很好的吸水性,吸水性强且速度快,吸水膨胀率达500%~700%,崩解作用好。因其与药料粉粒间有较大的镶嵌作用,故同时具有一定的黏结性,有利于成型和提高片剂的硬度。

4. 交联聚乙烯基吡咯烷酮(PVPP) 本品为白色或近白色粉末,具有吸湿性强、易流动的特点,是由乙烯基吡咯烷酮单体在特定条件下聚合而成。具有很强的溶胀性能和与多类物质的络合能力。遇水后吸水膨胀,在片剂内造成很高的压力,使药剂迅速崩解,效果良好。除了作为片剂崩解剂外,不同交联程度的PPVP在其他药剂中作为分散剂、增稠剂和絮凝剂等应用。

以上崩解剂的加入方法如下:①内加法:崩解剂与处方粉料混合在一起制成颗粒,崩解作用起自颗粒内部,使颗粒全部崩解。但由于崩解剂包于颗粒中,与水接触迟缓,且淀粉等在制粒过程中已接触湿和热,因此,崩解作用较弱。②外加法:崩解剂与已干燥的颗粒混合后压片。但其崩解作用主要发生在颗粒与颗粒之间,崩解后往往呈颗粒状态而不呈细粉状。③内外加法:崩解剂一部分与处方粉料混合在一起制成颗粒,一部分加在已干燥的颗粒中,混匀压片。该种方法可克服上述两种方法的缺点。至于在制粒时和压片时崩解剂的用量,可按具体品种根据试验结果而定,一般加入比例为内加3份,外加1份。

课堂活动

比较三种加入方法对片剂崩解时限及溶出速度的影响?

5. 泡腾崩解剂 为一种遇水能产生二氧化碳气体达到崩解作用的酸碱系统。最常用的为碳酸氢钠和枸橼酸或酒石酸。本品可用于溶液片,外用避孕药片等。该类片剂在生产和贮存过程中要严格控制水分。

6. 表面活性剂 为崩解辅助剂。通过增加药物的润湿性,促进水分向片剂内部渗透,从而加速疏水性或不溶性药物片剂崩解。常用的品种有聚山梨酯-80、月桂醇硫酸钠等,宜与淀粉等联合使用。表面活性剂的加入方法一般是制成醇溶液喷于干颗粒上,密闭渗透;也可溶于黏合剂内制粒,或与崩解剂混匀后加于干颗粒中。

（四）润滑剂

压片时为了能顺利加料和出片,防止粘冲,降低颗粒(或粉末)之间、药片与模孔壁之间的摩擦力,使片剂光滑美观,在压片前一般均需加入具有润滑作用的辅料统称为润滑剂。据其主要作用,润滑剂可分为三类:①助流剂:主要用于增加颗粒流动性,降低颗粒间摩擦力,改善颗粒的填充状态,对于保证片重差异符合要求很重要。②抗黏(附)剂:主要用于减轻物料对冲模表面的黏附性,确保压片操作顺利以及片面光洁。③润滑剂(狭义):主要用于降低压片或出片时药片与冲模壁间的摩擦力,改善力的传递和分布,使易于出片,防止裂片等。常用的润滑剂有:

1. 硬脂酸镁　为白色细腻粉末,有良好的附着性,润滑性强,为广泛应用的润滑剂。由于为疏水性润滑剂,用量大会影响片剂的崩解,或产生裂片。用量一般为干颗粒的0.25%～1%。另外,硬脂酸镁呈弱碱性,某些维生素及有机碱盐等遇碱不稳定的药物不宜使用。此外,硬脂酸、硬脂酸锌和硬脂酸钙也可用作润滑剂,其中硬脂酸锌多用于粉末直接压片。

2. 滑石粉　为白色结晶粉末,其成分为含水硅酸镁,有较好的润滑性、助流性和抗黏着性,但附着性较差。本品不溶于水,但有亲水性,对片剂崩解作用影响不大。与大多数药物合用不会发生反应,且价廉易得。但其缺点有两方面,一是对胃肠道有一定刺激性,用量不宜太大;二是本品比重大,附着力较差,压片过程中可因振动而与颗粒分离并沉在颗粒底部,出现粘冲现象以及色泽不均匀、含量差异大等问题,多与硬脂酸镁等联合应用,用量一般为2%～3%。

3. 聚乙二醇(PEG)　本品为水溶性,与其他润滑剂相比粉粒较小,50μm以下的颗粒压片时可达到良好的润滑效果,常用PEG-4000或PEG-6000。适用于溶液片或泡腾片,用量一般为1%～4%。

4. 月桂醇硫酸镁(钠)　本品为水溶性表面活性剂,具有良好的润滑作用。本品能增强片剂的机械强度,并能促进片剂的崩解和药物的溶出作用。用量约为1%～3%。

5. 微粉硅胶　本品为轻质白色无定形粉末,不溶于水,具强亲水性。化学性质稳定,与绝大多数药物不发生反应。微粉硅胶的比表面积大,可达100～350m²/g,特别适宜于油类和浸膏类等药物。由于有良好的流动性、可压性、附着性,是粉末直接压片优良的辅料。用量一般为0.15%～3%。

 知 识 链 接

片剂辅料的作用

片剂中的辅料往往兼有几种作用,例如药用淀粉可作为稀释剂或吸收剂,同时也是良好的崩解剂。淀粉加水加热糊化后可用为黏合剂;糊精可用为稀释剂,也是良好的黏合剂。微晶纤维素既可作稀释剂,也是粉末直接压片的常用辅料,起崩解剂、干燥黏合剂以及润滑剂的作用。中药片剂的原料药物,既起到治疗作用,有时也兼有辅料的作用。例如含淀粉较多的药物细粉可作为稀释剂和崩解剂,药物稠膏也可作为黏合剂。因此,必须掌握各类辅料和原料药物的特点,在设计处方灵活运用,达到既节省辅料,又提高片剂质量的目的。

点 滴 积 累

1. 片剂按照给药途径结合制备方法可分为口服片、口腔片和外用片,口服片又可分为普通片、包衣片、咀嚼片、分散片、泡腾片、缓释片等。中药片剂按原料特性可分为提纯片、全粉末片、全浸膏片和半浸膏片。

2. 中药片剂的辅料有填充剂、润湿剂、黏合剂、崩解剂、润滑剂,填充剂既可外加,也可直接用中药饮片打粉。

第二节　片剂的压片技术

　　欲制备满意的片剂,必须要有合适处方、设备、制备方法和制备工艺。片剂的处方筛选、制备方法、制备工艺的选择要根据药物性质、所用设备来确定,同时要考虑能生产出合格的片剂。通常片剂的制备技术有粉末直接压片法和制粒压片法;制粒压片法又分为湿法制粒压片法、干法制粒压片法,其中湿法制粒压片应用最广泛。制粒压片目的如下:①改善物料的流动性、可压性,避免片重差异超限、松片、含量不均匀等现象;②减少细粉吸附和容存的空气,避免松片、顶裂等现象;③避免粉末分层,避免产生含量不准确或不均一;④避免细粉飞扬。

一、片剂生产工艺流程

　　中药片剂生产工艺流程如图 12-1 所示。

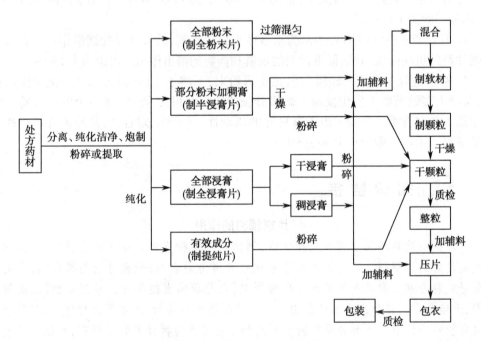

图 12-1　中药片剂生产工艺流程

二、湿法制粒压片

（一）原料处理

中药片剂的原料根据药材及其有效成分的性质制成粉末、提取浸膏（干、稠）、有效部位（成分），备用。中药原料处理的目的在于去除无效物质，缩小体积，减少服用量，提高有效成分含量以利于制剂的成型。而化学药原料采用过筛或粉碎过筛再与辅料混匀即可。原料处理的一般原则如下：

1. 用量少的贵重药、毒性药（如牛黄、麝香、雄黄等），某些含挥发性成分的药材（冰片、砂仁等），受热有效成分易破坏的药材以及某些矿物药（如石膏等），一般粉碎成100目左右的细粉。含淀粉较多的药材也可以粉碎后直接入药，可以起到稀释剂和崩解剂的作用。

2. 水溶性有效成分或含纤维性较多、黏性较大、质地松泡或坚硬的药材，用水煎煮浓缩成稠膏。必要时采用乙醇沉淀等纯化方法除去杂质，再制成稠膏或干浸膏。

3. 脂溶性有效成分的药材，可用适宜浓度的乙醇或其他溶剂以适当的方法提取，再浓缩成稠膏。

4. 含挥发性成分较多的药材宜先提取挥发性成分，备用。药渣再与其他药材加水煎煮，并与蒸馏后的药液混合，浓缩制成稠膏或干浸膏粉。

5. 有效成分明确的药材，采用特定的溶剂和方法提取、精制后成结晶或粉末。

6. 化学药采用过筛或粉碎过筛后与辅料进行等量递加混匀即可。

（二）制粒技术

1. 制粒方法：见第十章颗粒剂生产技术。

课堂活动

制粒的方法有哪些？请说明各方法所适用的物料有什么不同？哪种方法又称一步制粒法，一步是指在同一设备中可以同时完成哪些操作？

2. 不同类型中药原料的制粒

（1）全粉片的制粒：此类型实际应用很少，仅适用于剂量小的贵重细料药、毒性药以及几乎不具有纤维性药材的处方。可将处方全部药料细粉混匀后，加适量润湿剂或黏合剂制成适宜软材，挤压过筛制粒。也可以采用一步制粒法。但必须注意药材全粉的灭菌，使片剂符合卫生标准。黏合剂和润湿剂需根据药粉性质选择，如药粉中含有较多矿物药、纤维性及疏水性成分，应选用糖浆、炼蜜等黏合力强的黏合剂；若处方中含有较多黏性成分，则可选用水、醇等润湿剂即可。本法具有简便、快速而经济的优点。

（2）半浸膏片的制粒：将处方中部分药材粉碎成细粉，其余药材提取成稠膏，将膏、粉混合，若黏性适中可直接制软材制颗粒；若黏性不足，可加适量黏合剂制粒；若黏性过大，可将膏、粉混合物干燥，粉碎成细粉，加润湿剂，制软材，制颗粒，或将干燥物直接粉碎成40目左右的粉粒。此类片剂制粒的关键在于：应根据药材性质、出膏率结合膏的黏度以及片剂的崩解性能和"药辅合一"原则确定膏、粉比例。目前多半以处方的10%~30%药材磨粉，其余制稠浸膏。此法应用较广，适用于大多数片剂颗粒的制备。此法最大优点是稠浸膏与药材细粉除具有治疗作用外，稠浸膏起黏合剂作用，而药材细粉大部分具有崩解作用,也起到稀释剂或吸收剂的作用,与全粉末制粒法以及全浸膏制粒法相比,节省了辅料,操作也简便。

(3) 浸膏片的制粒:将全部药材提取制成干浸膏后,可采用两种方法制粒,一是将干浸膏直接粉碎成颗粒,若干浸膏黏性适中,吸湿性不强,可直接粉碎成通过二至三号筛(40目左右)的颗粒。二是将干浸膏先粉碎成细粉,加润湿剂,制软材,制颗粒。此法适用于干浸膏直接粉碎成颗粒而颗粒太硬,改用通过五至六号筛的细粉,用乙醇润湿制粒,所用乙醇浓度应视浸膏粉黏性而定,黏性越强所用乙醇的浓度愈高。药厂采用包衣锅,边转动边将润湿剂喷雾加入而制粒。浸膏粉制粒质量较好,压出的片剂外观光滑,色泽均匀一致,硬度也易控制,但工序复杂,费工时。

近年来,有将中药水煎液浓缩至相对密度约为1.1~1.2后,用喷雾干燥法制得浸膏颗粒,或得到浸膏细粉进而采用包衣锅制粒,这些方法大大提高生产率,防止杂菌污染,提高片剂质量。

(4) 提纯片的制粒:将提纯物细粉(有效成分或有效部位)与适量稀释剂、崩解剂等混匀后,加入黏合剂或润湿剂,制软材,制颗粒。如盐酸小檗碱片等。

3. 湿颗粒的干燥 采用挤出制粒法制备的是湿颗粒,应及时干燥,以免结块或受压变形。干燥温度由原料性质而定,一般为60~80℃。含挥发油或遇热不稳定的中药颗粒应控制在60℃以下干燥。颗粒干燥的程度一般凭经验掌握,含水量以3%~5%为宜。含水量过高会产生粘冲现象,含水量过低易出现顶裂现象。

4. 干颗粒的质量要求 颗粒除具有适宜的流动性和可压性外,尚须符合以下要求:①主药含量:按该片剂含量测定项下方法测定,有效(指标)成分含量应符合规定;②含水量:中药片剂颗粒含水量一般为3%~5%,品种不同,要求不同。如鸡血藤浸膏片含水量为4%~6%,而舒筋活血片则为2%~4%。一般化学药品片剂干颗粒的含水量通常为1%~3%,个别品种例外。水分测定多采用红外线快速水分测定仪或隧道式水分测定仪测定;③松紧度:干颗粒的松紧直接影响片剂的物理外观,硬颗粒在压片时易产生麻面,松颗粒易产生松片现象。一般经验认为,以颗粒用手捻能粉碎成有粗糙感的细粉为宜;④粒度:颗粒粒度应根据片重及药片直径而选择,大片可用较大的颗粒或较小的颗粒压片,但小片必须用较小颗粒,否则会造成较大的片重差异。中药片一般选用通过20目或更细的颗粒。压片颗粒应由粗细不同层次组成。一般干颗粒中20~30目的粉粒以20%~40%为宜,且无通过100目筛的细粉。若细粉过多,压片时易产生裂片、松片、边角毛缺及粘冲等现象,若粗颗粒过多则导致压成的片剂重量差异大。

(三) 压片前准备

1. 整粒 系指将干颗粒再次通过筛网,使湿颗粒在干燥过程中形成的条、块状物分散成均匀干颗粒的操作。整粒所用的筛网孔径一般与制湿颗粒时相同。若颗粒较疏松,宜选用摇摆式制粒机及孔径较大的筛网整粒;若颗粒较粗硬,应选用旋转式制粒机及孔径较小的筛网整粒。常用筛网一般为二号筛。

2. 加挥发性药物 某些片剂处方中含有的或提取得到的挥发油,如薄荷油、八角茴香油,可加入到从干颗粒筛出的部分细粉中,两者混匀后再与其他干粒混匀。薄荷脑、冰片等挥发性固体药物,可用少量乙醇溶解后与其他成分研磨共熔后喷雾在颗粒上混匀。以上方法最后均应放置于密闭容器内贮放数小时,使挥发性成分在颗粒中渗透均匀,否则由于挥发油吸附于颗粒表面,压片时易产生裂片等现象。若挥发油含量过多,可采用吸收剂吸收后,再混匀压片。也可以将挥发油微囊化或制成 β-环糊精包合物再加入,既便于压片又可以减少挥发性成分的损失。

3. 加润滑剂和崩解剂　润滑剂常在整粒后用细筛筛入干颗粒中混匀,需要外加崩解剂,则需将崩解剂先干燥过筛,在整粒时加入到干颗粒中,充分混匀,且压片前应密闭防潮。抽样检验合格后压片。

以上操作也称总混。

(四) 压片

1. 片重计算

(1) 处方规定了每批药料应制得片数和每片重量时,则所得的干颗粒重应恰等于片数乘片重之积,当干颗粒总重量小于片数乘片重时,应加淀粉或其他赋形剂使两者相等。

(2) 若药料的片数与片重未定时,可先称出颗粒总重量相当于若干单服重量,再根据单服重量的颗粒重来决定每次服用的片数,求得每片重量。

$$单服颗粒重(g) = \frac{干颗粒总重量(g)}{单服次数}$$

$$片重(g) = \frac{单服颗粒重(g)}{单服次数}$$

(3) 民间单方、验方开发成片剂时,由于无单服剂量,可以根据药物成分性质通过药理及临床试验后再确定剂量和片重。

(4) 若每片已知主药含量,可通过测定颗粒中主药含量再确定片重。

$$片重(g) = \frac{每片含主药量(g)}{干颗粒测得的主药百分含量}$$

(5) 半浸膏片的片重可由下式求得。

$$片重(g) = \frac{干颗粒重(g) + 压片前加入的辅料重量(g)}{理论片数}$$

$$= \frac{(成膏固体重 + 原粉重) + 压片前加入的辅料重量}{原药材总重量/每片含原药材量}$$

$$= \frac{(药材重量 \times 收膏\% \times 膏中含总固体\% + 原粉重) + 压片前加入的辅料重量}{原药材总重量/每片含原药材量}$$

实例1:某片剂1000片需药材4000g药材,采用双提法得到挥发油5ml(约5g),浸膏粉200g,挥发油用45g β-CD进行包合,内加崩解剂羧甲基淀粉钠30g,压片前加硬脂酸镁10g。问该片剂的片重为多重? 若该片剂规格为0.3g/片,问在不影响片剂质量的情况下,可加入多少羧甲基淀粉钠?

解析:片重$= \frac{200+45+5+30+10}{1000} = 0.29g/片$

需加入羧甲基淀粉钠的量$= 0.3 \times 1000 - (200+45+5+30+10) = 10g$

实例2:生产穿心莲片10 000片,需药材10kg,其中3kg粉碎成细粉,7kg采用85%乙醇热浸提取二次,提出收膏率为15%,膏中固体量为70%,将浸提浸膏与药材细粉混合,制粒,干燥,压片前加0.03kg硬脂酸镁。请问该片的片重应为多重?

解析:该片剂为半浸膏片,每片含原药材量为1g,根据以上公式计算片重为:

$$片重 = \frac{7000 \times 15\% \times 70\% + 3000 + 30}{10\,000/1} = 0.376g$$

2. 压片操作步骤　按规定要求上好冲模,将设备防护罩安装好,颗粒加到料斗中。用手转动压片机飞轮试压,先调节填充量(片重),后调节压力(硬度),交替进行,至片重、硬度合格。进行压片,用料桶接片,连续压片。筛去混入片子中的颗粒和细粉,检查片子有无飞边、毛边现象,检查冲头冲模有无缺损、破裂等,及时消除故障。压完后应将压制好的半成品素片放在清洁干燥的容器中,并附上标签,写明品名、规格、批号、重量、操作者和日期,送至中间站,填写验收单。

三、干法制粒压片

干法制粒压片系指不用润湿剂或液态黏合剂而制成颗粒进行压片的方法。该法对于物料的质地、黏性、颗粒大小及晶型有特定要求。与湿法制粒压片相比,其优点如下:①物料未经湿、热处理,能提高对湿、热敏感药物产品的质量;②无须进行湿颗粒的干燥,可缩短工时;③不用或仅用少量干燥黏合剂,辅料用量大大减少,节省辅料和成本。干法制粒压片的具体操作方法有滚压法和重压法两种,具体操作见本章第二节内容。

 知 识 链 接

泡腾片的处方与制备

泡腾片处方中酸碱辅料比例是由反应后 pH 来确定的,pH 接近中性,反应基本安全,二氧化碳全部释放出来。而其用量是根据片重大小、崩解时限以及发泡量(阴道泡腾片)来确定。一般酸与碳酸氢钠的比例是 0.6~0.8~1。泡腾片在生产过程中必须严格防止水分的吸收,颗粒与压片车间要控制空气的湿度与温度。控制的场所愈小愈好,相对湿度一般控制在 20%~25%,温度 15~25℃。泡腾片的制粒方法如下:一是根据处方组成将酸碱分别制粒,整粒干燥后混合压片;二是采用非水制粒,如采用无水乙醇制粒,或以聚乙烯吡咯烷酮乙醇溶液作黏合剂;三是加入干燥黏合剂进行干法制粒压片;四是采用沸腾床制粒,即将各种原料细粉置于沸腾床的热风中悬浮,向沸腾床中喷入适量水雾,使泡腾粉末发生轻微反应并使颗粒稍稍膨胀为 10~30 目粒子,然后收集彻底干燥的颗粒备用。

四、粉末直接压片

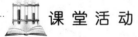 **课 堂 活 动**

粉末直接压片法、干法制粒压片和湿法制粒压片的辅料有何不同?并从崩解时间、处方组成、生产工艺等方面对分散片和泡腾片进行比较。

该法是药物粉末与适宜的辅料混匀后,不经制颗粒而直接压片的方法。粉末直接压片对粉末的流动性和可压性有较高的要求,是片剂制备的新工艺。该技术在国内的发展相对滞后。国外已有40%的片剂品种采用了这种工艺。粉末直接压片的优点是避免了制粒、干燥等过程,节能、省时、节省厂房和设备;适合于湿热不稳定的药物,提高了药物的稳定性;片剂崩解后成为药物原始粒子,比表面积大,有利于药物的溶出等。其缺点是辅料价格昂贵;生产粉尘较多;片剂外观稍差;当各成分的粒径或密度差异较大时,加工过程中易分层。

粉末直接压片的关键是压片物料应具有良好的流动性和可压性,可通过改善压片物料和压片机的性能来解决,具体的方法介绍如下:

（一）改善压片物料的性能

具体方法有:①通过适当的手段,如用喷雾干燥来改变粉末粒子大小及其分布或改变形态等来改善其流动性和可压性;②通过加入具有良好流动性和可压性的赋形剂来改善压片物料的流动性和可压性。同时该类赋形剂还需要有较大的药品容纳量(即在赋形剂中加入较多的药品而不致对其流动性和可压性产生显著的不良影响)。

 知 识 链 接

常用粉末直接压片的赋形剂

随着优良药用辅料和高效旋转式压片机在生产上的运用,促进了粉末直接压片技术的发展。可用于粉末直接压片的优良辅料按其作用有:①稀释剂,如微晶纤维素、可压性淀粉、喷雾干燥乳糖、甘露醇等;②干燥黏合剂,如微晶纤维素、聚乙二醇-4000或聚乙二醇-6000;③助流剂,如微粉硅胶、氢氧化铝凝胶;④崩解剂,如羧甲基淀粉钠、微晶纤维素、低取代羟丙基纤维素。

（二）压片机的改进

传统的压片机不适合粉末直接压片,需对压片机进行改进,具体的措施如下:①改善加料斗装置,压片时粉体由于密度不同在加料斗内可能分层,压片机的加料斗应加强振荡装置,即利用上冲转动时产生的动能来撞击物料,实施强制加料,使粉末能均匀流入模孔;②改进设备增加预压过程(分次加压的压片机),减慢车速,有利于排出粉末中的空气,减少裂片;③改进除尘设施,需有吸粉捕尘装置。

 技 能 赛 点

片剂的生产

1. 学会掌握进入车间的更衣程序以及退出洁净区程序。
2. 能进行压片前准备。
3. 熟练进行压片机的安装。
4. 熟练进行压片操作。
5. 能进行清场操作,填写生产记录。
6. 正确进行片重差异检查并判断是否符合规定。

五、压片过程中可能出现的问题及解决办法

课堂活动

提供压片过程中产生的不合格品样本,请同学对其进行描述,并分组讨论其产生的原因。

在压片过程中由于原辅料性质、生产环境、压片机及其运转状态等原因,可能造成发生松片、粘冲、崩解迟缓、裂片、片重差异超限和微生物超限等质量问题,这些问题归纳起来主要从三个方面去查找原因,一是颗粒是否过硬、过松、过湿、过干、大小悬殊、细粉过多等;二是空气中的湿度是否太高;三是压片机是否不正常,如压力大小、车速过快和冲模是否有磨损等。压片过程中常见问题产生原因以及解决办法见表 12-1。

表 12-1 压片过程中可能出现的问题、产生原因与处理办法

问题	产生原因	解决办法
松片	1. 润湿剂或黏合剂品种不当或用量不足,或物料中含纤维、动物角质类、矿物类药量较多,黏性差,弹性强,或颗粒疏松、流动性差致填充量不足	1. 加入干燥黏合剂,或另选黏性较强的黏合剂及适当增加用量重新制粒
	2. 颗粒含水量不当	2. 控制颗粒水分在最适宜的范围
	3. 药料中含挥发油、脂肪油等成分较多	3. 加适当吸收剂吸收,或制成微囊、包合物等
	4. 润滑剂、黏合剂不当;浸膏部分碳化、浸膏粉粉碎细度不够等导致黏性减小	4. 除针对原因解决外,稠膏、黏合剂趁热与粉料混合,并充分混合均匀以增加软材、颗粒的黏性,增加片剂的硬度
	5. 冲头长短不齐,片剂所受压力不同	5. 更换冲头
	6. 压力不够或车速过快受压时间太短	6. 适当增加压力,减慢车速增加受压时间
	7. 下冲下降不灵活致模孔中颗粒填充不足	7. 更换冲头
	8. 置空气中过久,片剂吸水膨胀	8. 避免置于空气过久
粘冲	1. 颗粒太潮	1. 重新干燥
	2. 润滑剂用量不足或分布不均匀	2. 增加用量,并充分混匀
	3. 冲模表面粗糙或刻字太深	3. 调换冲头,或用凡尔沙擦亮使之光滑
	4. 室内温度、湿度太高	4. 保持车间恒温、恒湿,保持干燥
裂片	1. 细粉过多,或颗粒过粗过细	1. 在不影响含量的情况下筛去细粉
	2. 黏合剂或润湿剂选择不当,或用量不足	2. 加入干燥黏合剂等混匀后再压片

问题	产生原因	解决办法
	3. 颗粒过干或药物失去结晶水过多	3. 喷洒适量稀乙醇润湿,也可加入含水量较多的颗粒,或在地上洒水使颗粒从空气中吸收适当水分
	4. 颗粒中油类成分或纤维性成分较多	4. 加入吸收剂或糖粉来克服
	5. 压力过大或车速过快,空气来不及逸出	5. 调整压力、减慢车速克服
	6. 冲模不合要求,如模圈中间径大于口径,冲头向内卷边,或上冲与模圈不吻合等	6. 调换冲模来解决
崩解迟缓	1. 崩解剂的品种、用量和加入方法不当,或干燥不够	1. 调整崩解剂品种或用量,并改进加入方法,如改内加法为内外加法等
	2. 黏合剂黏性太强或用量过多;或疏水性润滑剂用量过大	2. 选用适宜的黏合剂或润滑剂,并调整其用量,或适当增加崩解剂用量
	3. 颗粒粗硬,或压力过大致使片剂坚硬	3. 颗粒适当破碎或适当减少压力
	4. 含胶、糖或浸膏的片子高温贮存或吸潮	4. 注意贮存条件
片重差异超限	1. 颗粒粗细悬殊,压片时颗粒的流速不一,致使填入模孔的颗粒量不均匀	1. 筛去过多的细粉,或重新制颗粒以克服
	2. 加料器不平衡或堵塞;或下冲下降不灵活;或黏性和引湿性强的颗粒流动不畅	2. 应停车检查,克服后再压片
变色或表面斑点	1. 颗粒过硬,有色颗粒松紧不匀,或润滑剂不匀等	1. 换用乙醇为润湿剂制粒或将原料、辅料充分混匀,并改进制粒方法
	2. 挥发油分散不匀出现油斑	2. 增加密闭闷吸时间,或改进加入方法
	3. 上冲油垢过多,落入颗粒产生油点	3. 经常擦拭机器,可在上冲装一橡皮圈防止油垢滴入颗粒
引湿受潮	浸膏中含有容易引湿的成分,如糖、树胶、蛋白质、鞣质等	1. 在干浸膏中加入适量辅料,如磷酸氢钙等或加入中药细粉
		2. 提取时加乙醇沉淀除去部分水溶性杂质
		3. 用5%~15%的玉米朊乙醇溶液、聚乙烯醇溶液喷雾或混匀于浸膏颗粒中,待干后进行压片
		4. 将片剂进行包衣,或改进包装,在包装容器中加放干燥剂
叠片	粘冲或上冲卷边等原因;或者由于下冲上升的位置太低,压好的片不能顺利出片	调换冲头调节机器
微生物超限	中药细粉压制的片剂,原料未经处理或经过处理在生产过程中又重新被细菌等污染	抓住易污染的环节,能灭菌的尽可能灭菌,在生产过程中应尽量注意环境卫生及个人卫生,以保证片剂质量和用药安全

点滴积累

1. 中药片剂的压片技术包括制粒压片、粉末直接压片,制粒压片又可分为湿法制粒压片和干法制粒压片。压片方法不同,对辅料和设备的要求也不同。目前生产上多采用湿法制粒压片,其工艺流程可概括为:物料准备→混匀→湿颗粒制备→湿颗粒干燥→整粒→总混→压片→质量检查→包装。

2. 压片过程中由于物料性质、生产环境、压片机运转状态等原因可导致松片、裂片、粘冲、崩解迟缓、片重差异超限等不合格品,应结合具体情况采用适当的解决办法。

第三节 片剂包衣技术

一、包衣的目的、种类和要求

片剂包衣是指在片剂表面包裹上适宜材料的衣层的操作。被包的压制片称"片芯",包衣的材料称"衣料",包成的片剂称"包衣片"。

(一) 片剂包衣的目的

片剂的包衣不仅增加成本和工艺的烦琐性,而且服用后又不易崩解,因此一般不主张包衣,但由于以下原因可以考虑包衣。

1. 为了增加药物的稳定性。由于与空气中的氧气、湿气等长期接触,以及在有光线照射时有些药物容易发生变化;中药浸膏片在空气中极易吸潮,包衣后可防潮、避光,隔绝空气,增加了药物的稳定性。

2. 为了掩盖药物的不良气味,增加患者的顺应性。如胎盘片有腥气,吞服时易引起恶心、呕吐;盐酸小檗碱片味极苦,服药时口中长时间感到不适。

3. 为了控制药物的释放部位和速度。如包肠溶衣,避免药物对胃的刺激作用,防止胃酸或胃酶对药物的破坏;又如为了达到控释或防止药物有配伍禁忌,利用包衣技术制成缓释或控释片剂,减少服药次数。

4. 为了避免药物配伍禁忌,把不同药物分别制粒包衣压片。也可以把需在肠内起作用的成分制成片芯,在胃内起作用的成分作为衣层包于片芯外面,制成多层片,口服后,外面一层先在胃内崩解,片芯则到达肠内后崩解。

5. 为了改善片剂的外观、便于识别。中药片剂包一定颜色的衣层后,不仅使片剂美观,患者乐于服用,而且便于识别片剂的种类。

(二) 片剂包衣的种类和对片芯、衣层的质量要求

1. 片剂包衣的种类 糖衣、薄膜衣、半薄膜衣、肠溶衣四种。

2. 片芯的质量要求 除符合一般片剂质量要求外,应为片面呈弧形而棱角小的双凸片,以利于包衣完整严密;硬度较大、脆性较小,保证包衣过程反复滚转不破碎。

3. 衣层的质量要求 应均匀牢固;与片芯药物不起作用;崩解度符合规定;在有效期限内保持光亮美观,颜色一致,无裂片、脱壳现象,不影响药物的溶出和吸收。

二、片剂包衣的方法

片剂包衣方法主要有滚转包衣法、流化包衣法和干压包衣法。

（一）滚转包衣法

也称锅包衣法，系将片芯置于包衣锅中，在锅不断转动的条件下，逐渐包裹上各种适宜包衣材料的包衣方法。有普通滚转包衣法和埋管式包衣法等不同，可用于包糖衣、薄膜衣和肠溶衣。

（二）流化包衣法

也称悬浮包衣法，系借助急速上升的空气流，使片剂悬浮于包衣室中且上下翻转，同时将包衣材料溶液均匀喷入，因溶媒迅速挥发而包上衣料的方法。该法操作全过程仅需 1～2 小时，多用于片重较轻、硬度较大的片剂包衣，尤其适合于包薄膜衣。

 知 识 链 接

流化技术中的喷雾方式

流化技术在制剂中可用于制粒、包衣等。运用流化技术的悬浮包衣设备有制粒包衣机、离心包衣机等。根据喷嘴的位置，包衣喷液方式可分为顶喷、底喷和切向喷三种类型。顶喷方式喷嘴位于室顶部，包衣材料喷液方向和被包衣物料及空气流呈逆向，可能发生包衣材料喷雾干燥，导致包衣效率和质量较差，一般用于制粒，少用于包衣。底喷方式喷嘴安装在容器底部，位于包衣区中央，喷液方向与物料运动方向一致，包衣液与待包衣物料距离短，干燥时间短，能获得较佳的包衣均匀度和效率，是包衣中常用的方式。切向喷的喷嘴从容器侧引入，具有可调速的旋转圆盘，用于制粒，能均匀混合物料，得到粒度好、结实的颗粒，用于包衣，也能得到较好的包衣质量，需包衣的颗粒选择切线喷雾，可使制粒、包衣在同一设备中进行。

（三）干压包衣法

也称压制包衣法，系利用干压包衣机将包衣材料制成的干颗粒压在片芯外层而成的包衣方法。适用于包糖衣、肠溶衣或药物衣，可用于长效多层片的制备，或有配伍禁忌药物的包衣。该法生产流程短，劳动保护好，但对机械设备精密度和自动化要求高。

（四）包衣操作步骤

①按工艺规程及包衣设备标准操作，根据不同产品的不同性质，加入适量的物料包成合格的片子；②每 20 分钟取样检查合格包衣片质量和包衣片增重量；③操作完毕将包衣后的药片装入洁净的盛装容器内，容器内、外贴上标签，注明物料品名、规格、批号、数量、日期和操作者的姓名，及时交中间站或下一工序，填写请验单请验；④将生产所剩的尾料收集，标明状态，交中间站，并填写好记录；⑤有异常情况，应及时报告技术人员，并协商解决。

三、包糖衣操作

糖衣片是指衣层以蔗糖为主的包衣片，也是应用最早、最广泛的包衣片类型。

（一）糖衣衣料

有糖浆、有色糖浆、胶浆、滑石粉、白蜡等。液态物料应新鲜配制以防止污染或变质。

1. 糖浆 采用干燥粒状蔗糖制成，浓度为 65%～75%（g/g），用于粉衣层和糖衣层。因其浓度高,衣层很快析出蔗糖的结晶而黏附在片剂表面。本品宜新鲜配制,保温使用。

2. 有色糖浆 为可溶性食用色素的糖浆,用于有色糖衣层。常用色素有苋菜红、姜黄、柠檬黄、胭脂红等,用量一般为 0.03% 左右。配制时先配成浓有色糖浆,用时以糖浆稀释至所需浓度。二氧化钛作遮光剂。

3. 胶浆 多用于包隔离层,可增加黏性和可塑性,提高衣层牢固性,并对片芯起保护作用,常用品种有 10% ~ 15% 明胶浆、35% 阿拉伯胶浆等,聚乙烯醇、聚乙烯吡咯烷酮、胃溶丙烯酸树脂、玉米朊、苯二甲酸醋酸纤维素(CAP)等溶液也可选用。

4. 滑石粉 作为粉料,宜选用白色粉末,用前过 100 目筛。有时为了增加片剂的洁白度和对油类的吸收,可在滑石粉中加入 10% ~ 20% 的碳酸钙、碳酸镁(酸性药物不能用)或适量淀粉。

5. 白蜡 又名虫蜡,作为打光剂,能增加片衣的亮度,也能防止吸湿。用前应预处理,即加热至 80 ~ 100℃ 熔化后过 100 目筛,去除悬浮杂质,并兑加 2% 硅油混匀,冷却后制成 80 目细粉备用,有时也可选用蜂蜡等作为打光剂。

(二) 包糖衣工序

包糖衣的工序从内向外依次为:隔离层→粉衣层→糖衣层→有色糖衣层→打光。根据品种的要求,有的工序可省略。

1. 隔离层 系指包在片芯外起隔离作用的胶状物衣层。其目的是使片芯与糖衣层隔开,以防止在包衣时糖浆的水分被片芯吸收引起片剂膨胀而使片衣裂开或使糖衣变色,同时还有增加片剂硬度的作用。一般包 3 ~ 5 层。常用的隔离层有 10% ~ 15% 明胶浆或 30% ~ 35% 阿拉伯胶浆、10% CAP(或丙烯酸树脂Ⅱ、Ⅲ号)等。一般片剂无须包隔离层,但含引湿性、易溶性或酸性药物的片剂应包隔离层。

操作时,将片芯置包衣锅中滚动,加入胶浆或胶糖浆,使之均匀黏附于片芯上,重复操作,一般即刻加入适量滑石粉,吹热风(30 ~ 50℃),使衣层充分干燥。

2. 粉衣层 又称粉底层。包粉衣层的目的是为了迅速增加衣层的厚度以消除原有的棱角。一般需包 15 ~ 18 层。物料为糖浆和滑石粉,不需包隔离层的片剂可直接包粉衣层。

操作时药片在包衣锅中滚转,加入适量温热糖浆使表面均匀润湿后,撒入滑石粉适量,使之均匀黏着在片剂表面,继续滚转加热并吹风干燥,重复操作至片芯的棱角全部消失,片面圆整、平滑为止。

3. 糖衣层 是由糖浆缓缓干燥形成的蔗糖结晶体连接而成的衣层。其目的是增加衣层的牢固性和甜味,使片面坚实、平滑。包衣材料只用糖浆而不用滑石粉,糖浆浓度为 65% ~ 75%,一般包 10 ~ 15 层。操作与包粉衣层基本相同,应注意每次加入糖浆后,待片面略干后再加热吹风。

4. 有色糖衣层 亦称色衣或色层。包衣物料是有色糖浆。其目的是使片衣有一定的颜色,增加美观、便于识别或起遮光作用。含遇光易分解破坏药物的片剂、含挥发油的片剂,片芯颜色深的片剂以及容易使糖衣变色的片剂均应包色衣层。先用浅有色糖浆,按包糖衣层操作。颜色由浅渐深使色泽均匀。一般包 8 ~ 15 层。

5. 打光 在包衣片表面打上薄薄一层虫蜡(每 1 万片不超过 3 ~ 5g),使片剂表面光亮美观,且兼有防潮作用。

打光时,片剂含水量应适中,不宜过干或过湿。在加完最后一次有色糖浆接近干燥时,锅体停止转动,锅口加盖并定时转动数次,使剩余水分慢慢散去而析出结晶。转动锅体,同时撒入2/3量蜡粉,转动摩擦至有光泽时,再撒入剩余蜡粉,继续转动锅体直至片面极为光亮。将片子移入石灰干燥橱或硅胶干燥器内,吸湿干燥10小时左右,即可包装。

（三）包糖衣操作要点

包糖衣操作要点主要有以下几点:①必须层层干燥;②浆粉量要适当。如包粉衣层时,糖浆和滑石粉的用量,开始逐层增加,片芯基本包平后,糖浆量相对稳定,滑石粉逐层减少;③干燥温度控制适当,温度变化符合各工序要求。温度过低或过高均可能影响后续操作及衣层质量,以致热敏性成分破坏。如包粉衣层温度一般控制在35~55℃,且应逐渐升高,片芯基本包平时温度升至最高,以后开始下降。而包糖衣层,锅温一般控制在40℃左右,以免糖浆中水分蒸发过快使片面粗糙,且每次加入糖浆后,应待片面略干后再吹风(35℃)至干。包有色糖衣层,温度应逐渐下降至室温,以免温度过高水分蒸发过快,致使片面粗糙,产生花斑且不易打光;④隔离层可视具体情况,可以不包。若仅为防潮或增加片剂硬度,可先包4~5层粉衣后再包隔离层,而酸性药物必须从第一层开始包隔离层;⑤控制浆、粉加入时间,如包粉衣层前3层时,加入胶浆或糖浆拌匀后应立即加入滑石粉,以免水分渗入片芯,随层数增加,滑石粉加入时间可适当推迟。

（四）包糖衣过程中可能出现的问题与处理办法

包糖衣操作技术要求较高,容易出现质量问题。应根据具体情况,分析查找原因,采取相应措施及时解决。(表12-2)

表12-2　包糖衣过程中可能出现的问题、产生原因与处理办法

问题	产生原因	解决办法
色泽不匀或花斑	1. 有色糖浆用量过少或未混匀 2. 包衣时干燥温度过高,糖晶析出过快致片面粗糙不平 3. 衣层未干即打光 4. 中药片受潮变色	采取多搅拌、少量多次的方法加厚衣层或加深颜色,并注意控制温度。必要时先用适当溶剂洗去部分或全部片衣,干燥后重新包衣
脱壳	1. 片芯本身不干 2. 包衣时未及时充分干燥,水分进入片芯 3. 衣层与片芯膨胀系数不同	1. 保证片芯干燥 2. 包衣时严格控制胶浆和糖浆用量以及滑石粉加入的速度 3. 注意层层干燥以及干燥温度和程度;发现轻微脱壳,洗除衣层重新包衣
片面裂纹	1. 糖浆与滑石粉用量不当,尤其是粉衣层过渡到糖衣层过程中滑石粉用量减得太快 2. 温度太高干燥过快,析出糖结晶使片面留有裂纹	包衣时控制糖浆与滑石粉用量、干燥温度和干燥程度,使用不含碳酸盐的滑石粉,并注意贮藏温度

问题	产生原因	解决办法
	3. 酸性药物与滑石粉中的碳酸盐反应生成二氧化碳	
	4. 糖衣片过分干燥	
露边和高低不平	1. 包衣物料用量不当,温度过高或吹风过早	1. 调整用量,糖浆以均匀润湿片面为度,粉料以能在片面均匀黏附一层为宜
	2. 片芯形状不好,边缘太厚	2. 在片剂表面不见水分和产生光亮时再吹风,以免干燥过快,甚至产生皱皮现象
	3. 包衣锅角度太小,片子在锅内下降速度太快,碰撞滚动使棱角部分糖浆、滑石粉分布少	3. 调整衣锅至最佳角度
糖浆不粘锅	1. 锅壁上蜡未除尽	1. 洗净锅壁蜡粉,或锅上再涂一层热糖浆,撒一层滑石粉
	2. 包衣锅角度太小	2. 适当调试包衣锅角度
糖浆粘锅	加糖浆过多,黏性大,搅拌不均匀	糖浆的含量应恒定,一次用量不宜过多,锅温不宜过低
打不光擦不亮	1. 片面糖晶大而粗糙	控制好包衣条件,调整衣片干湿度和蜡粉用量
	2. 打光的片剂过干或太湿	
	3. 蜡粉受潮、用量过多	

四、包薄膜衣操作

薄膜衣片系指衣层以高分子聚合物为主的包衣片。与糖衣相比,薄膜衣具有以下优点和不足。优点是衣层增重少(仅增重 2% ~ 4%)、生产周期短、效率高、对片剂的崩解影响小,包衣过程可实行自动化。缺点是有机溶剂耗量大,美观作用差,不能完全掩盖片剂原有色泽等。为弥补不足,生产上将片芯先包上几层粉衣层,待其棱角消失和色泽均匀后再包薄膜衣,称为半薄膜衣,实际上是糖衣工艺和薄膜衣工艺的结合。

(一) 薄膜衣物料

一般为高分子材料,分为胃溶型和肠溶型两类。作为薄膜衣物料应具有以下特点:①可塑性好,能形成牢固的薄膜;②能溶解或均匀分散于乙醇、丙酮等有机溶剂中,易于包衣操作;③无毒、无不良气味;④对光、热、湿性质稳定;⑤在消化道中能迅速溶解或崩解。为增加薄膜衣料的可塑性,使衣层保持较好的柔韧性,减少裂纹,常加用增塑剂。为掩盖片芯色泽,便于识别或增加避光稳定性,常加用着色剂与掩蔽剂,如二氧化钛等,但应严格控制用量。

1. **成膜材料** 主要有纤维素类及丙烯酸树脂类。常用胃溶型品种有:①羟丙基甲基纤维素(HPMC):是应用很广泛的薄膜包衣材料。本品能溶解于任何 pH 的胃肠液内,具有极优良的成膜性能,膜透明坚韧,包衣时没有黏结现象,对片剂崩解度影响小。本品有多种黏度规格,其 2% 水溶液常用于薄膜包衣。欧巴代即属含有 HPMC 的包衣材料。如遇片芯硬度差或耐磨性不够或对水特别敏感的品种,可先包一层保护膜,然后再包 HPMC 溶液。②羟丙基纤维素(HPC):可溶于胃肠液中,其溶解性能与羟丙基甲基纤维素相似,多用 2% 水溶液包衣,黏性较大,不易控制,多与其他薄膜衣料混合使用,可加入少量滑石粉改善之。乙基纤维素(EC)、甲基羟乙基纤维素(MHEC)等也可选作薄膜衣物料。③丙烯酸树脂类:用作薄膜包衣材料虽较纤维素类衍生物晚,此类产品的商品名称为"Eudragit",有多种型号,其溶解性能各不相同,有胃溶型、肠溶型和不溶型等。国内研制的Ⅳ号丙烯酸树脂,其成膜性、防水性优良;无须加增塑剂、不易粘连。与适量玉米朊合用可提高抗湿性,与羟丙基甲基纤维素合用改进外观并降低成本。是目前较理想的胃溶型薄膜材料。

 知 识 链 接

水性包衣技术

常用薄膜衣材料两大类:一类是有机溶剂溶解的 CAP、EC、丙烯酸树脂等;另一类是水溶性材料,如 HPMC、MC 等。它们分别以适宜的溶剂溶解后以溶液形式通过适宜的工艺对固体制剂进行包衣。采用有机溶剂包衣最大的问题是其挥发性、易燃性、毒性等,采用水作为包衣溶剂可以避免有机溶剂的上述缺点,但能溶解在水中的聚合物品种不多,适用性太窄。而有机溶剂和水溶液包衣的共同限制是包衣液中聚合物含量偏低,包衣过程费时耗能。采用水分散体包衣技术,简称水性包衣技术。该技术是以水为分散剂,聚合物以直径约 50nm ~ 1.2μm 的胶状颗粒悬浮的具有良好物理稳定性的非均相系统,其外观呈不透明的乳白色,也称胶乳,以此作为包衣材料,其优点是固体含量可高达 30%,黏度低,易操作,成膜快,包衣时间短。同时适用于所有薄膜包衣工艺及设备,也适合各种固体制剂的包衣。美国《国家处方集》(NF)19 版已收载 CAP、EC、丙烯酸共聚物等的水分散体。

2. **溶剂**　溶解、分散薄膜材料的溶剂常用乙醇、丙酮等有机溶剂,溶液黏度低,展性好,且易挥发除去。但由于使用量大,有一定的毒性和易燃等缺点,近年来国内外在以水为溶剂的薄膜包衣的配方、工艺、设备等方面积极进行研究开发,并取得了一些成果。由于水分在包衣过程中蒸发较慢,所以包衣操作和包衣设备均应有利于水分蒸发操作。为此要控制经喷枪口喷出的包衣浆雾滴大小,喷雾面积要适当大些,提高进风温度。喷料期间包衣锅的转动速度应减慢,然后当包衣片干燥期间,转速又可适当提高。这样既能保证包衣浆喷撒均匀,又能使水分挥散较快。

3. **增塑剂**　系指能增加成膜材料可塑性,使衣层在室温保持较好柔韧性的材料。增塑剂与薄膜衣料应有相溶性,且不向片芯渗透。常用水溶性增塑剂有甘油、聚乙二醇、丙二醇等;非水溶性增塑剂有蓖麻油、甘油三醋酸酯、乙酰化甘油酸酯及邻苯二甲酸酯等。

4. **释放速度调节剂**　又称致孔剂或释放促进剂,在水不溶性薄膜衣材料中加入一些水溶性物质,如蔗糖、氯化钠、HPMC、表面活性剂、PEG 等,遇水后,这些物质迅速溶解,使薄膜衣膜成为微孔薄膜。可根据薄膜材料性能选择不同致孔剂,如乙基纤维素薄膜衣可选用吐温类、司盘类、MC 等,丙烯酸树脂类薄膜衣可选用黄原胶等致孔剂。

5. **固体粉料**　包衣过程中有些薄膜衣材料黏度过大,易出现粘连,可加入适当的固体粉料以防止颗粒或片剂粘连。常用固体粉料有滑石粉、硬脂酸镁等。

6. **着色剂和掩蔽剂**　包薄膜衣时,还需加入着色剂和掩蔽剂。其目的除了易于识别不同类型的片剂及改善产品外观外,还可掩盖某些有色斑的片芯和不同批号的片芯色调差异,特别是对于有色药物片芯及中药片剂。目前常用的着色剂和掩蔽剂有水溶性色素、水不溶性色素和色淀三类,当着色剂的遮盖能力不强时,可添加一些不溶性的着色剂和色淀。为了提高遮盖作用,还可加适量二氧化钛以提高片芯内药物对光的稳定性。但着色剂、色淀以及二氧化钛遮光剂也能对衣膜性能引起一些不良影响,如增加水蒸气的透过性。色淀的加入有时可降低薄膜的拉伸强度,减弱薄膜柔韧性。

📚 课 堂 活 动

请同学分析中药宫灵肠溶片辅料的作用

片芯处方:　　　　　　　肠溶衣处方:

中药提取物有　　　　　Ⅱ号丙烯酸树脂

淀粉　　　　　　　　　85% 乙醇

干淀粉　　　　　　　　苯二甲酸二乙酯

10% 淀粉浆　　　　　　蓖麻油

硬脂酸镁　　　　　　　聚山梨酯-80

　　　　　　　　　　　滑石粉

（二）薄膜衣的包衣操作

薄膜包衣可采用滚转包衣法和流化包衣法。滚转包衣时,包衣液可成细流加入滚动的片剂中,但最好用喷雾的方法将包衣材料均匀喷洒在滚动的片芯表面,当包衣锅受热后,有机溶剂挥发,包衣材料便在片芯表面形成薄膜层,如此反复操作。直至形成不透湿、不透气的薄膜衣。流化包衣是将片芯置于包衣室中,热空气流直接通入包衣室后,把片芯向上吹起呈悬浮状态,然后用雾化系统将包衣液喷洒在片芯上,片芯在一段时间内要保持悬浮状态,当片剂到达气流的顶峰时,就已经接近干燥了,此时包衣室底部的片剂不断进入主气流又被悬浮包衣,已包过衣的片剂则从顶部沿着包衣室壁降落下来,再次进行包衣,这种包衣操作是连续的。

（三）包薄膜衣操作要点

包薄膜衣过程中,包衣液雾化喷入后,通过接触、铺展、聚结、溶剂蒸发而成膜。操作条件如雾化过程、操作温度、包衣锅转速或流化床内气流速度等,是影响包衣产品外观及质量的重要因素。

1. **雾化过程**　在包薄膜衣过程中,要求雾滴粒径小、粒度分布窄、并具有较大的动量和动能。一般认为,适当降低溶液浓度,增加雾化气压,降低喷枪片床间的距离,可增加雾滴动量和动能,提高雾滴在片剂表面的铺展性和聚结力,有利于提高衣膜表面的光滑度。

2. 操作温度　操作温度与溶剂蒸发、衣膜干燥过程有关,应高于聚合物的最低成膜温度。包衣液处方不同,操作所需温度也不同,适当的温度,可以保证操作的顺利进行,并形成连续均匀的衣膜。温度过低,溶剂蒸发慢,会造成包衣物料过湿,出现粘连,也可能出现药物向衣膜迁移的问题;温度过高导致水分蒸发快,导致皱皮现象。

3. 包衣锅转速或气流速度　使用滚转包衣法,包衣锅的转速与溶剂或分散介质的蒸发、包衣质量有关。包衣过程中锅的转速以片芯能在锅内保持翻转为准,转速快则物料翻动好、包衣均匀、干燥快、无粘连,但对硬度偏低、耐磨性差的药片,包衣初期宜采用较慢的转速,随着薄膜衣层在片面的不断形成,再逐步加快速度。

对于悬浮包衣,气流速度和气流会影响到片剂流化状态。因此保持适宜的流化状态,可使包衣液与片剂充分接触,有利于形成均匀完整的衣膜。但流化程度过高,则摩擦增加,影响衣膜质量,还可出现制剂黏附在包衣室壁的情况。

(四) 包薄膜衣过程中可能出现的问题与处理办法

薄膜包衣过程中有时因包衣浆配方不当、包衣操作控制不严等各种原因,造成以下各种外观缺陷。表 12-3 简要介绍一些常见的原因和解决方案。

表 12-3　包薄膜衣过程中可能出现的问题、产生原因与处理办法

问题	产生原因	解决办法
色差	1. 包衣量不足	1. 增加包衣量
	2. 包衣过程中片芯混合不均匀	2. 提高包衣锅的转速或改善包衣的混合效率
	3. 包衣材料的遮盖力不佳	3. 加入着色剂或选用遮盖力强的配方,对于有色片芯和中药片芯可以进行预包衣
	4. 包衣液固体含量过高	4. 适当降低包衣液的固体含量
	5. 包衣机喷枪数量不足	5. 增加喷枪
	6. 喷枪雾化覆盖不足	6. 调整喷枪位置使其具有更大的喷射范围、更好的雾化效果
	7. 包衣锅转速较低	7. 提高包衣锅的转速
剥离	1. 衣膜的机械强度太低	1. 选用具有良好机械强度的包衣材料
	2. 薄膜与片面间的黏附力太差	2. 重新选择包衣材料,提高衣膜的黏附性
	3. 片剂处方中使用了过量的润滑剂	3. 选用具有良好润滑特性的赋形剂
橘皮样粗糙	1. 包衣液黏度太高	1. 降低包衣液的黏度
	2. 包衣液雾化效果差	2. 增加雾化压力
粘连	1. 喷液速度太快	1. 降低喷液速度
	2. 包衣锅干燥效率不高	2. 提高包衣锅的干燥效率
	3. 包衣锅转速太慢	3. 增加包衣锅转速
	4. 喷枪雾化效果差	4. 提高雾化压力
	5. 包衣液雾化覆盖小	5. 选择附着力优良的配方
孪生片	1. 喷液速度太快	1. 降低喷液速度,提高雾化效率

问题	产生原因	解决办法
	2. 包衣锅转速太慢	2. 增加包衣锅转速
	3. 片形不适当	3. 选择适当的片形,尽可能减小侧面在包衣过程中接触的机会
	4. 配方黏性太大	4. 改进包衣液处方或降低包衣液中的固体含量
	5. 喷枪与片面的距离太近	5. 适当增加喷枪与片面间的距离
桥接	1. 衣膜的附着力差	1. 选用附着力强的配方
	2. 片芯表面疏水性太强	2. 改进片芯配方,如增加亲水成分
	3. 片面有不恰当的标识,如刻痕太细或太复杂	3. 选择刻痕合适的宽度和深度
	4. 包衣材料增塑性不足,衣膜内力太大	4. 降低喷液流量,提高干燥效率
刻痕模糊	1. 标识太复杂或刻痕太细	1. 选择刻痕合适的宽度和深度
	2. 片面磨损致使刻痕不清晰	2. 提高片芯质量
	3. 发生桥接现象	3. 见桥接的解决方法
	4. 刻痕内填充喷雾干燥的产物	4. 减少喷雾干燥的发生;增加喷量、降低雾化压力,降低进风温度和进风量,缩小喷枪与片面的距离
片面磨损	1. 片芯太松或脆碎度高	1. 通过增加压力或改进片芯的机械强度
	2. 包衣锅转速太快	2. 降低转速
	3. 喷量太低	3. 增加喷量
	4. 喷液固体含量太低	4. 选用高固体含量的包衣粉
其他	1. 喷霜:热风温度过高、喷程过长、雾化效果差	1. 适当降低温度,缩短喷程,提高雾化效果
	2. 药品间色差:喷液不均匀或包衣液固体含量过度或包衣机转速慢	2. 调节好喷枪角度,降低包衣液固体含量,适当提高包衣机的转速
	3. 衣膜表面有针孔:包衣液配制时卷入过多的空气	3. 避免配液时卷入过多的空气

五、包肠溶衣操作

肠溶衣系指在 37℃ 的人工胃液中 2 小时内保持完整,而在人工肠液中 1 小时内崩解或溶解,并释放出药物的包衣片。凡药物易被胃液(酶)破坏或对胃有刺激性,或要求在肠道吸收发挥特定疗效者,如驱虫药、肠道消毒药以及治疗结肠部位疾病的药物,均宜包肠溶衣,以使片剂安全通过胃而到达肠中崩解或溶解而发挥药效。

(一) 肠溶衣物料

具有在不同 pH 条件下溶解度不同的特性,在酸性胃液(pH 约 2~3)中不溶,而在中性偏碱性的小肠液（最高 pH 约为 7.4）中能迅速溶解。常用肠溶衣物料主要有以下品种：

1. 丙烯酸树脂类Ⅱ、Ⅲ号　系甲基丙烯酸-甲基丙烯酸甲酯的共聚物，但两者的聚合组成比例不同。均溶于乙醇、甲醇，不溶于水和酸，Ⅱ号在 pH 6 以上，Ⅲ号在 pH 7 以上成盐溶解。Ⅱ号树脂在人体肠液中的溶解时间比较容易控制，Ⅲ号树脂成膜性能较好，外观细腻，光泽较Ⅱ号树脂为优。因此，生产上常用Ⅱ号和Ⅲ号混合液包衣，二者可起到互补作用。调整两者用量比例，可得到不同溶解性能的衣料。本品成膜致密有韧性，具有耐酶性，渗透性低，在肠中溶解速度快于醋酸纤维素酞酸酯。很多中药片剂以Ⅱ、Ⅲ号树脂混合包肠溶衣，得到了较满意的效果。国外产品称为 Eudragit L 型、Eudragit S 型肠溶衣材料。

2. 醋酸纤维素酞酸酯（CAP）　本品为白色粉末，不溶于水和乙醇，可溶于丙酮或乙醇与丙酮的混合液。包衣时一般用 8%～12% 的乙醇丙酮混合液。成膜性好，性质稳定，是一种较好的肠溶衣料和防水隔离层衣料。该衣膜在 pH≥6 时溶解。应注意 CAP 具有吸湿性，在贮藏期内衣膜的网状结构孔隙能让少量水分渗入，使崩解剂吸水失去崩解作用。加适量虫胶、邻苯二甲酸二乙酯可增加衣层的韧性和抗透湿性。

3. 虫胶　是昆虫分泌的一种天然树脂，其成分因来源不同而有差异。虫胶不溶于胃液，但在 pH 6.4 以上的溶液能迅速溶解。市售虫胶一般为棕色薄片，使用时用无水乙醇溶解，并加适量蓖麻油或硬脂酸等以增加其可塑性。虫胶衣的缺点是有时在胃中能崩解，包衣需厚薄恰当，太薄不能抵抗胃酸的作用，太厚片剂经肠道以原形排出。虫胶在 20 世纪 30 年代曾被广泛用于包肠溶衣，但因其包衣厚度不易控制而影响产品质量以及新的肠溶衣材料的发展，现在已少用。

此外，羟丙基甲基纤维素酞酸酯（HPMCP）也是良好的肠溶衣料，其衣膜在 pH 5～6（十二指肠上端）即能溶解，性质稳定，贮藏期不会游离出醋酸而引起变质。其他可选用的还有聚乙烯醇酞酸酯（PVAP）、醋酸纤维素苯三酸酯（CAT）、丙烯酸树脂 EuS100、Eul100 等。

（二）肠溶衣的包衣操作

包肠溶衣可用流化包衣法、滚转包衣法和压制包衣法。滚转包衣法包肠溶衣，片芯先包粉衣层到无棱角时，加入肠溶衣液包肠溶衣到适宜厚度，最后再包数层粉衣层及糖衣层，也可在片芯上直接包肠溶性全薄膜衣。流化包衣法系将肠溶衣液喷于悬浮的片剂表面，包衣速度快。压制包衣法系利用压制包衣机将肠溶衣料的干颗粒压在片芯外而成干燥衣层。

（三）包肠溶衣操作要点

肠溶衣是薄膜衣的一种，包衣时包衣液最好采用喷雾的方式加入，其操作要点与薄膜衣相同。

（四）包肠溶衣过程中可能出现的问题与处理办法

包薄膜衣出现的问题在包肠溶衣中也会出现，其产生的原因和解决的方法同表12-3。而在包肠溶衣过程中还会出现肠溶衣不能安全通过胃液，或在肠液中不崩解现象，其产生的原因是由于衣料选择不当或衣层厚薄不当引起的，可通过重新选择衣料或改变包衣液处方，调整工艺来解决。

点　滴　积　累

1. 中药包衣片的类型有:糖衣片、薄膜衣片、半薄膜衣片、肠溶衣片。糖衣的物料有蔗糖、滑石粉,薄膜衣和肠溶衣的物料以高分子聚合物为主。包糖衣的工序从内向外依次为:隔离层→粉衣层→糖衣层→有色糖衣层→打光。与糖衣片相比,薄膜衣衣层增重小,生产粉尘低、生产效率高,而糖衣片外观则更美观。半薄膜衣是从内向外,依次是隔离层、粉衣层、薄膜衣层,吸收了糖衣片和薄膜衣片的优点。

2. 包衣的方法有滚转包衣法、流化包衣法和干压包衣法。

第四节　片剂常用生产设备与使用

一、压片机

常用的主要有单冲撞击式和多冲旋转式两种类型。前者仅用于实验室小量生产或新产品试制,后者用于工业化大生产。

(一)单冲压片机

1. 结构　单冲压片机的主要结构示意图如图 12-2 所示,其主要部件如下:①加料器,包括加料斗和饲粉器;②压缩部件,包括一副上、下冲和模圈;③各种调节器,包括片重调节器、推片调节器和压力调节器。片重调节器连在下冲杆上,通过调节下冲在模内下降的深度,以调节模孔的容积,从而控制片重;推片调节器连在下冲杆上,用以调节下冲推片时抬起的高度,使刚好与模圈的上缘相平,被下冲推上的片剂由饲料器推开;压

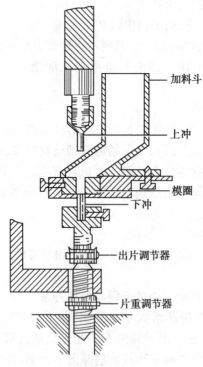

图 12-2　单冲压片机构造示意图

加料斗

上冲

模圈

下冲

出片调节器

片重调节器

力调节器连在上冲杆上,用以调节上冲下降的高度,实际调节上下冲间的距离,上下冲间距离越近,压力越大,反之则小。

知 识 链 接

压片机的冲和模

冲和模是压片机的重要工作部件,需用优质钢材制成,有足够的机械强度和耐磨性能;冲与模孔径差不大于0.06mm,冲头长度差不大于0.1mm。一般均为圆形,端部具有不同的弧度,如深弧度的一般用于压制包糖衣片的芯片。此外,还有压制异形片的冲模,如三角形、椭圆形、长胶囊形、卵形、球形等。

2. 压片过程　由图12-3所示的几个步骤组成:①上冲抬起来,饲粒器移动到模孔上;②下冲下降到适宜的深度(根据片重调节,使可容纳的颗粒重恰等于片重),饲粒器在模孔上面摆动,颗粒填满模孔;③饲粒器由模孔上移开,使模孔中的颗粒与模孔的上缘相平;④上冲下降并将颗粒压缩成片;⑤上冲抬起,下冲随之上升到与模孔上缘相平时,饲粒器再移到模孔之上,将压成的药片推开,并进行第二次饲粒,如此反复进行。单冲压片机的产量一般为每分钟80片,压片时是由单侧(上冲)加压,压力分布不够均匀,易出现裂片,噪音较大。

(二) 多冲旋转式压片机

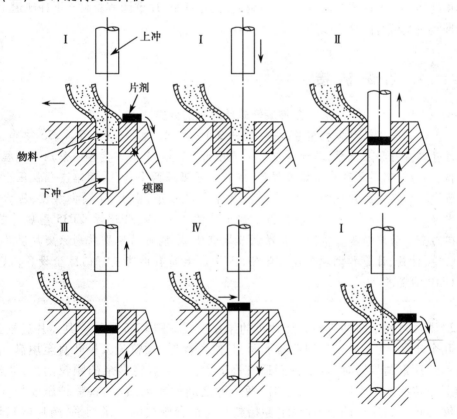

图12-3　单冲压片机的压片过程

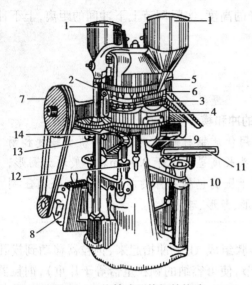

图 12-4　旋转式压片机的构造
1. 加料斗　2. 上冲　3. 中横盘　4. 下冲
5. 饲粒管　6. 刮粒器　7. 皮带轮　8. 电动
机　9. 片重调节器　10. 安全装置　11. 置
盘架　12. 压力调节器　13. 开关　14. 下
滚轮

1. 结构　如图 12-4 所示,主要由动力部分、传动部分和工作部分组成。工作部分中有绕轴而旋转的机台,机台分为三层,机台的上层装着上冲,中层装模圈,下层装下冲;另有固定不动的上下压力盘、片重调节器、压力调节器、饲粒器、刮粒器、出片调节器以及吸尘器和防护装置等。机台装于机器的中轴上并绕轴而转动,机台上、下层的上、下冲随机台而转动并沿着固定的轨道有规律地上下运动。在上冲上面及下冲下面适当位置装着上、下压力盘,当上、下冲经过各自压力盘时,被压力盘推动使上冲向下、下冲向上并加压;机台中层之上有一固定位置不动的刮粒器、饲粒器,饲粒器出口对准刮粒器,颗粒不断进入刮粒器中,由此流入模孔;压力调节器用于调节下压力盘的高度,压缩时下压力盘越高下冲抬起得越高,上、下冲间距离越近,压力越大,反之越小;片重调节器装于下冲轨道上,调节下冲经过刮板时的高度以调节模孔的容积。

 知 识 链 接

多冲旋转式压片机的分类

旋转式压片机有多种型号,按冲数分有 16 冲、27 冲、33 冲、35 冲、75 冲等,按流程有单流程和双流程,单流程仅有一套压力盘(上、下压力盘各一个);双流程有两套压力盘、饲料器和片重调节器等,旋转一圈可压两个药片,而单流程仅压出一个药片。旋转式压片机加料方式合理,片重差异较小,由上、下两侧加压,压力分布均匀,生产效率高。较适合中药片剂生产的为 ZP19、ZP33 和 ZP35 型压片机。现在的全自动旋转压片机除能自动调节片重外,还能自动鉴别并剔除废片以及自动取样、计数、计量和记录功能。此外,压片机上尚有性能良好的除尘设备,以满足 GMP 的要求。

2. 压片过程　多冲旋转式压片机的压片过程如图 12-5 所示。其压片过程分为以下几个步骤:①下冲转到饲粒器下面,其位置较低,颗粒流入模孔直至填满;②下冲转动到片重调节器时,再上升到适宜高度,经刮粒器将多余的颗粒刮去;③当上冲和下冲转动到两个压力盘之间时,两个冲之间的距离最小,将颗粒压成片;④当下冲继续转动到片重调节器时,下冲抬起并与机台中层的上缘相平,药片被刮粒器推开。

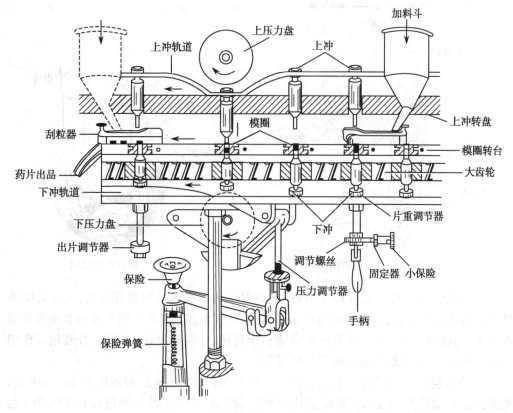

上压力盘　上冲　加料斗

上冲轨道

模圈

上冲转盘

刮粒器

模圈转台

药片出品

大齿轮

下冲轨道

片重调节器

下压力盘

出片调节器

调节螺丝

固定器　小保险

保险

压力调节器

手柄

保险弹簧

下冲

图 12-5　旋转式压片机压片过程示意图

二、包衣设备

（一）包衣机

该设备用于滚转包衣法,是目前生产中最常用的方法,其主要设备为包衣锅,亦称为锅包衣法,常用的包衣设备有以下三种:

1. 普通包衣机　包括包衣锅、动力部分、加热器及鼓风设备,如图 12-6 所示。包衣锅是由紫铜或不锈钢等金属制成。有球形(荸荠形)和莲蓬形两种,球形锅容量大,荸荠形锅滚动快,相互摩擦更多。包衣锅转轴一般与水平成 30°~50°角,这样在转动时能使锅内片剂得到最大幅度的上下前后翻动。包衣锅的转速是根据锅的大小和包衣物性质而定,转速一般控制在每分钟 30~32 转,调节转速的目的在于使片剂在锅内能被带至高处,成弧线运动而落下,作均匀而有效的翻转进行包衣。

包衣机的加热是在包衣锅下面装一电炉,操作时注意粉尘落在电热丝上引起燃烧,故需经常清理,并防止触电事故。包衣机的鼓风装置既可以吹冷风,也可以吹热风。冷热风可加速衣层的干燥,温度与风量视需要调节。

在包衣过程中,特别是在包粉衣层的时候,粉尘很大,所以一般都装有除尘设备,即在包衣锅上方安装一除尘罩,上接排风管道,把粉尘吸走。现有很多企业,把包衣锅安装在小房间内,工人在小房间外操作,通过玻璃小窗进行加料、搅拌,这样能更好地保持车间的劳动卫生,保证工人的身体健康。

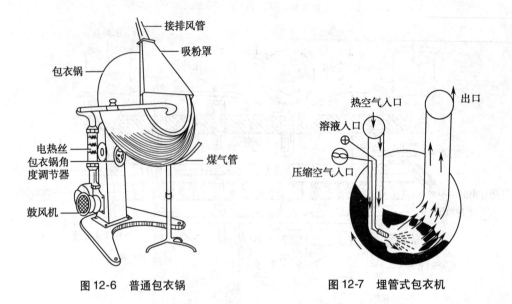

图 12-6 普通包衣锅   图 12-7 埋管式包衣机

2. 埋管式包衣机 如图 12-7 所示,是在普通包衣锅内采用埋管装置,气流式喷头装在埋管内,插入包衣锅中翻动的片床内,压缩空气与包衣液通过喷头将包衣液直接喷在片剂上,同时干热空气从埋管吹出穿透整个片床,干燥速度快,克服了普通包衣机的气路不密封,有机溶剂污染环境等不利因素。

3. 高效包衣机 高效包衣机由主机包衣滚筒(包衣锅)、热风柜、排风机、电脑控制系统、喷雾装置、控温装置、自动清洗装置、进出料装置等组成。可以程序控制包衣全过程,用于包糖衣及有机溶剂包衣、水性包衣等薄膜包衣操作。其结构及工作示意图如图 12-8 所示。

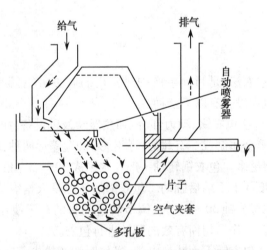

图 12-8 高效包衣机结构及工作示意图

高效包衣机的特点:①包衣过程在同一密闭容器内连续进行,可完成喷雾、干燥、排风等全部包衣工序,包衣效率高,完成薄膜衣、肠溶衣的包衣只需 1~2 小时,包糖衣只需 5~7 小时;②包衣过程与外界完全隔离,避免了药物的污染,符合 GMP 要求;③出料和进料可自动完成,通过设定工艺参数可控制包衣过程,使操作安全,自动化程度高,产品稳定;④包衣过程密闭操作,无粉尘飞扬和浆液飞溅,改善了作业环境。

知 识 链 接

高效包衣机的工作原理

高效包衣机的原理和普通包衣机完全不同。片芯在包衣机洁净密闭的旋转滚筒内不停地做复杂轨迹运动,包衣液经喷枪以雾状均匀地喷到片芯表面,由热风柜供给的洁净热风穿过片床从风门排出,包衣液中片芯表面快速干燥,形成薄膜,整个过程在程序控制下自动完成。高效包衣机的锅形结构可以大致分为网孔式、间隔网孔式、无孔式三种。无孔式高效包衣机可进行片剂包衣外,还可进行颗粒药物的包衣。

(二) 悬浮包衣装置

本装置进行包衣的方法又称流化包衣法,其原理与流化喷雾制粒相似,系指借助急速上升的空气气流使片剂悬浮于空气中,上下翻动,同时将包衣液输入流化床并雾化,使片芯的表面黏附一层包衣材料,继续通入热空气使干燥,如上法包若干层至达到规定要求,悬浮包衣装置如图12-9所示。

操作时,称取待包衣的片芯,置于包衣室,鼓风,借急速上升的热空气流使全部片芯悬浮在空气中,上下翻动呈良好的沸腾状态,同时包衣溶液由喷嘴喷出,形成雾状而喷射于片芯上,至需要厚度后,片芯继续沸腾数分钟干燥即成,全过程需时间约 1 ~ 2 小时。

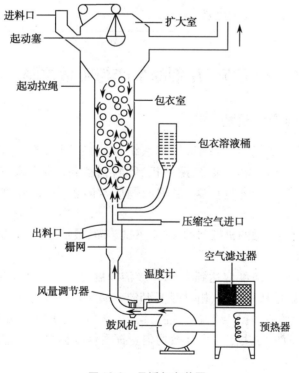

图 12-9　悬浮包衣装置

（三）压制包衣设备

压制包衣设备有两种类型：一是压片与包衣在不同机器中进行；另一种是二者在同一机器中进行（联合式干压包衣机），由一台压片机与一台包衣机联合组成，压片机压出的片芯自模孔抛出时立即送至包衣机包衣。压制包衣过程如图12-10所示。

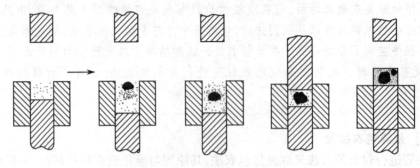

图12-10 压制包衣示意图

点 滴 积 累

1. 压片机有单冲压片机和多冲旋转式压片机，多冲压片机具有产量高、颗粒受力均匀、压片机震动小、片重准确、差异小等优点。

2. 常用的包衣设备有三种：包衣机、悬浮包衣装置、压制包衣设备。包衣机又有普通包衣机、埋管式包衣机和高效包衣机。该类设备用于滚转包衣法，是目前生产中最常用的方法。悬浮包衣装置又称流化包衣法，其原理与流化喷雾制粒相似。压制包衣是在片芯表面上压制包上适宜的衣层。

第五节 片剂的生产与质量控制

一、生产过程质量控制

1. 对生产设施（空气净化系统、供热系统、电力照明系统、消防系统、给排水系统等）和生产设备（计量器具、混合搅拌机、颗粒摇摆机、沸腾床或干燥室、压片机、糖衣锅等）运转正常与否进行检查，发现问题应及时解决，不允许在生产中再检修设备。

2. 凡与药品直接接触的机械部件，均应擦拭洁净，最后用75%乙醇再擦拭一遍，以达到洁净度的要求。

3. 片剂生产车间洁净度应达到大于D级洁净度要求。压片岗位操作室要求室内压大于室外压力、温度18～26℃、相对湿度45%～65%。

4. 用于制片的药粉（膏）与辅料应混合均匀，含药量小的或含毒性药的片剂，应根据药物的性质用适宜的方法使药物分散均匀。挥发性或遇热不稳定的药物，在制片过程中应避免受热损失。

5. 压片前的颗粒应控制水分以适应制片工艺的需要。

6. 压片过程中的质量控制点一般有：①外观：应完整光洁、色泽均匀；②片重差异；

一般生产企业应有高于国家标准的内控标准,应符合生产企业的规定;③硬度和脆碎度:根据各生产单位的内控标准进行检查;④崩解度测定:一般采用升降式崩解仪,应符合《中国药典》2010 年版一部规定的要求。

另外,需要做溶出度、含量均匀度的片剂,按规定方法检查,应符合规定。

二、片剂的质量评定

片剂质量直接影响其药效和用药的安全性。因此,在片剂的生产过程中,除要对生产处方、原辅料的选用、生产工艺的制订、包装和贮存条件的确定等方面采取适宜的技术措施外,还必须按有关质量标准的规定进行检查,经检查合格后方可供临床使用。片剂的质量评定项目有以下几个方面:

1. 外观 片剂的外观应完整光洁,边缘整齐,片形一致,色泽均匀,字迹清晰;包衣片中畸形不得超过 0.3%,并在规定的有效期内保持不变。

2. 重量差异 片剂的重量差异又叫片重差异,重量差异大意味着每片的主药含量不一,因此必须把各种片剂的重量差异控制在规定的限度内。《中国药典》2010 年版一部规定的片剂重量差异限度见表 12-4。

检查方法:取供试品 20 片,精密称定总重量,求的平均片重后,再分别精密称定每片的重量,每片重量与标示片重相比较(无标示片重的片剂,与平均片重比较),按表中的规定,超出重量差异限度的不得多于 2 片,并不得有 1 片超出限度1 倍。

在生产过程中为了保证产品符合规定,避免产生不合格产品,在压片时每隔一定的时间抽样检查一次,检查抽取片数的总重量是否在规定限度内。不同重量片剂抽取的片数和误差限度规定见表 12-5。

表 12-4 片剂的重量差异限度

平均片重量	重量差异限度/%
0.3g 以下	±7.5
0.3g 或 0.3g 以上	±5.0

表 12-5 不同重量片剂抽取片数与误差限度

片重(g)	抽取片数	误差限度值(mg)
0.1 以下	40	±60
0.1~0.29	20	±40
0.3~0.49	10	±50
0.5 以上	10	±100

3. 崩解时限 系指内服固体制剂在规定条件下,在规定介质中崩解或溶散成颗粒或粉末,并全部通过直径 2mm 筛孔的时间(除不溶性包衣材料或破碎的胶囊壳外)。《中国药典》2010 年版一部崩解时限检查法(附录Ⅻ A)规定了崩解仪器的结构、试验方法和标准。凡规定检查溶出度、释放度的片剂,以及某些特殊的片剂(如咀嚼片、缓释片、控释片等),可不进行崩解时限检查,一般口服片剂均需做此项检查。其崩解时限规定要求见表 12-6。

表 12-6 片剂崩解时限

片剂种类	崩解时限/min
药材原粉片	30
浸膏片(半浸膏片)	60
糖衣片	60
胃溶薄膜衣片	60
泡腾片	5
肠溶衣片	人工胃液[盐酸溶液(9→1000)]中 2 小时不得有裂缝、崩解或软化现象,洗涤后换人工肠液[磷酸盐缓冲液(pH 6.8)],加挡板 1 小时全部崩解并通过筛网

课 堂 活 动

请同学们查阅《中国药典》2010 年版二部附录,回答化学药普通片剂、薄膜衣片、糖衣片、肠溶衣片、含片、舌下片、可溶片、泡腾片、结肠定位肠溶片的崩解时限规定是多长时间? 并与中药相应类型片剂崩解时限进行比较。

4. 硬度和脆碎度　片剂应有足够的硬度和较小的脆碎度,以免在包装、运输等过程中破碎或被磨损,以保证剂量准确。硬度和脆碎度是片剂的重要质量指标,各药厂都有内控标准。实际生产中硬度常用经验方法来检查,即将片剂置于中指与食指之间,以拇指轻压,根据片剂的抗压能力,判断它的硬度。下面介绍硬度和脆碎度的检查仪器。

(1) 孟山都硬度测定仪:如图 12-11 所示,系将药片立于两个压板之间,沿片剂直径的方向慢慢加压,直到破碎,并读取所需之力。一般认为孟山都硬度测定仪测定的片剂硬度以不低于 4kg 为理想。

(2) 转鼓式 Roche 脆碎度测定仪:称磨损度试验仪。如图 12-12 所示,将片剂(至少 20 片)刷去表面吸附的细粉,称重后放入脆碎度测定仪转鼓内,以 25r/min 的转动速度转动 100 转或 4 分钟后,观察有无碎片、缺角、磨毛、松片等现象,并精密称定,将损失重量与原重量相比,以损失的百分比作为片子的脆碎度。一般认为,损失重量不得超过 1%,且不能检出断裂、龟裂及粉碎的药片。如减失的重量超过 1%,复检两次,三次的平均减失重量不得超过 1%。

目前,国产片剂四用仪可测定片剂的硬度、脆碎度、崩解度和溶出度四个参数。

5. 溶出度　系指在规定介质中药物从片剂、丸剂、胶囊剂等固体制剂中溶出的速度和程度。凡检查溶出度的片剂,不再做崩解时限的检查。检查时,按《中国药典》2010 年版二部溶出度测定法(附录X C)(转篮法、浆法和小杯法)测定,应同时测定 6 片,按标示含量计算,结果应符合规定。

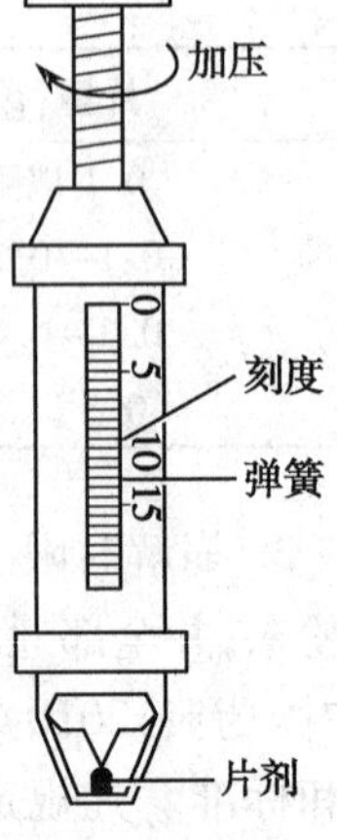

图 12-11　孟山都硬度测定仪

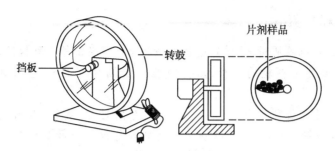

图 12-12　脆碎度测定仪

知 识 链 接

关于溶出度和药物疗效间的关系

溶出度检查是测定固体制剂中有效成分溶出的一种体外的理化测定方法,溶出度的测定首先须建立有效成分的测定方法。固体制剂服用后,有效成分为胃肠道所吸收,才能达到治疗疾病的目的。其疗效虽然可以通过临床观察,或测定体内血药浓度、尿内药物及其代谢物浓度来评定,但以此作为产品的质量控制是有实际困难的。特别是对于中药复方制剂,由于成分复杂、有效成分含量低以及体内物质的干扰,很难建立一个能测定体内血药浓度、尿内药物及其代谢物浓度的方法。一般来说,固体制剂的崩解快,溶出就快,药物起效也快,因此,可以通过体外测定崩解度和溶出度在一定程度上反映制剂的临床治疗效果,但由于体内外情况的不一致性,不是所有制剂的体外崩解度和溶出度与临床疗效都具有良好的正相关性。药典规定以下四种情况需测定溶出度以控制和评定制剂的质量:①含有在消化液中难溶的药物;②与其他成分容易相互作用的药物;③在久贮后易变为难溶性的药物;④剂量小,药效强,副作用大的药物。

6. 含量均匀度　系指小剂量片剂中每片含量偏离标示量的程度。主药含量较小的片剂因加入的辅料相对较多,药物与辅料不易混匀,而含量测定结果是测定若干片的平均含量,易掩盖小剂量片剂由于原、辅料混合不均匀而造成的含量差异。检查时,取测试片 10 片,按《中国药典》2010 年版二部含量均匀度检查法(附录 X E)检查,应符合规定。

7. 微生物限度　按《中国药典》2010 年版一部微生物限度检查法(附录ⅩⅢ C)检查,应符合规定。

8. 定性鉴别　对处方中的药材,特别是君药、臣药、贵重药、毒性药等,以薄层色谱法、化学反应鉴别法、显微法等确定制剂中各药物的存在。

9. 含量测定　建立灵敏度高、专属性强的高效液相色谱法、气相色谱法、紫外分光光度法等,测定制剂中的药材特别是君药、臣药、贵重药、毒性药有效成分或指标性成分的含量以控制制剂的质量。

点 滴 积 累

1. 为了保证片剂的质量,要做好生产设施和生产设备的检查和检修,控制生产环境的洁净度,压片前测定颗粒的水分,压片过程中检测片剂的外观、片重差异、崩解时限等。

2. 片剂的质量检查项目有:外观、重量差异、崩解时限、硬度和脆碎度、溶出度、含量均匀度等。普通压制片和包衣片、糖衣片和薄膜衣片以及全浸膏片与其他中药片剂的崩解时限规定不一样。已做溶出度的片剂不再做崩解时限的检查;已做含量均匀度的片剂不再做片重差异的检查。

第六节 典型品种举例

当归浸膏片

【处方】 当归浸膏 262g 淀粉 40g 轻质氧化镁 60g 滑石粉 80g 硬脂酸镁 7g

【制法】 取浸膏加热(不用直火)至 60~70℃,搅拌使熔化,将轻质氧化镁、滑石粉(60g)及淀粉依次加入混匀,于 60℃以下干燥至含水量 3% 以下,然后将干燥的片(块)状物粉碎成 14 目以下的颗粒,最后加入硬脂酸镁、滑石粉(20g)混匀,过 12 目筛整粒,压片、包糖衣。

【功能与主治】 补血活血,调经止痛。用于血虚引起的面色萎黄,眩晕心悸,月经不调,经闭腹痛,肠燥便秘。

【用法与用量】 口服。每次 4~6 片,每日 3 次。

【处方工艺分析】 本制剂为全浸膏片,当归浸膏是由生药粗粉用 70% 乙醇作溶媒渗漉提取制得的。淀粉作为稀释剂,轻质氧化镁和部分滑石粉作为吸收剂,其他滑石粉和硬脂酸镁作为润滑剂。

【制备过程注意事项】 当归浸膏含有较多糖类物质和挥发油成分,具有吸湿性强,物料易造成粘冲,采用轻质氧化镁吸收挥发油成分,加入适量滑石粉(60g)克服其吸湿性,加入适量滑石粉(20g)克服其粘冲问题,并控制在相对湿度 70% 以下压片。

银翘解毒片

【处方】 金银花 1000g 连翘 1000g 板蓝根 600g 豆豉 500g 荆芥 400g 淡竹叶 400g 甘草 500g 桔梗 600g 薄荷脑 100g

【制法】 将甘草、桔梗二味药粉碎成细粉,过六号筛,备用。另将金银花等六味药混合粉碎,得粗粉,用 60% 乙醇浸渍两次,每次 24 小时,浸渍液滤过,60℃以下减压浓缩成液状浸膏,液状浸膏与甘草等药物细粉在 80℃以下一步制粒,颗粒温度降至 60℃以下,加入薄荷脑细粉,混匀,整粒,压片,包衣,检验,包装。

【功能与主治】 疏风解表,清热解毒。用于风热感冒,症见发热头痛、咳嗽口干、咽喉疼痛。

【用法与用量】 口服。一次 4 片,一日 2~3 次。

【处方工艺分析】 本制剂为半浸膏片。方中甘草、桔梗粉性强,故粉碎成细粉,细粉量占总药材量约为21%;金银花等六味药含有挥发油、绿原酸、靛玉红等,以60%乙醇浸渍提取;薄荷脑具挥发性,颗粒制成后加入。制粒采用一步制粒法。这种制粒法不仅减少了制粒工序,降低成本,减少环境污染,而且是采用低温制粒(低于80℃),受热时间较短(一般3小时),另外,颗粒是在沸腾中形成,能得到疏松、呈多孔状颗粒,压片后硬度大、崩解快。

【制备过程注意事项】 本制剂以液状浸膏为黏合剂,一步制粒中雾滴大小对颗粒生成速度有非常明显的影响,影响雾滴大小的主要因素有:黏合剂的黏度、喷压、流量以及进风和出风温度等。

穿心莲内酯片

【处方】 穿心莲内酯50g 微晶纤维素12.5g 淀粉3.0g 微粉硅2.0g 滑石粉1.5g 硬脂酸镁1.0g

【制法】 将主、辅药混合,过五号筛,混匀,压片,每片含穿心莲内酯50mg。

【功能与主治】 清热解毒,抗菌消炎。用于上呼吸道感染,细菌性痢疾。

【用法与用量】 口服。一次2~3片,一日3~4次。

【处方工艺分析】 本制剂为提纯片。采用全粉末直接压片法,可缩短工序,提高有效成分的稳定性。处方中微晶纤维素作为干燥黏合剂,有良好的附着性、流动性,同时因其亲水性强,促使片剂崩解得很细,有利于穿心莲内酯的吸收。微粉硅胶作为助流剂。

【制备过程注意事项】 由于穿心莲内酯难溶于水,致使有些厂家生产的片剂溶出度较慢。可采用固体分散技术,即以PEG-6000为载体,将穿心莲内酯制成固体分散体,具体做法是称取一定量穿心莲内酯(过五号筛)和PEG-6000(过四号筛),按1:5比例混合,置金属板上,于油浴上加热至全部熔化,摊成薄片,迅速移至冰上冷却,然后再放冰箱冷却3小时,移于硅胶干燥器中干燥24小时以上,最后将上述共熔物粉碎过二号筛,并以微晶纤维素适量混匀,压制成片。

大山楂泡腾片

【处方】 山楂 麦芽 六神曲 碳酸氢钠 柠檬酸 富马酸 甜蜜素 聚乙二醇 乳糖

【制法】 取山楂、麦芽、神曲加水提取两次,合并提取液,浓缩成稠膏,加入软材,干燥,粉碎成细粉a;聚乙二醇加乙醇溶解,加入碳酸氢钠,得碳酸氢钠、聚乙二醇、乙醇混合液b;将b经喷雾器喷雾于盛装a的旋转包衣锅内,最后过二号筛整粒成c;将柠檬酸、甜蜜素(过二号筛)、颗粒c以及富马酸(过七号筛)一起混匀,压片,每片重1g。

【功能与主治】 开胃消食。用于食欲不振,消化不良,脘腹胀满。

【用法与用量】 温开水冲服。一次1~2片,一日2~3次。

【处方工艺分析】 本制剂为全浸膏中药泡腾片。与传统工艺相比最大的不同点是用聚乙二醇通过微囊包裹技术将碳酸氢钠包裹起来,避免与酸直接接触,增加了稳定性,也简化了工艺,同时解决了粘冲问题。制得的泡腾片每片发泡时间10分钟,发泡容量18ml,室温三个月棕色瓶内贮存,无潮解,其他指标无显著性改变。处方中选用富马酸是考虑既可起发泡剂的作用,又能起水溶性润滑剂的作用。

【制备过程注意事项】 泡腾片易潮解、易粘冲,除采用微囊包裹技术包裹碳酸氢钠外,用乳糖和甜蜜素填充代替传统的蔗糖,可降低其吸湿性;此外,在压片时填料口处要用红外线照射,以控制颗粒适宜温度,增加颗粒的流动性,进一步克服粘冲。

痢速宁肠溶片

【处方】　片芯:痢速宁双凸片,为岩白菜经加工制成的片剂

包衣溶液:Ⅱ号丙烯酸树脂乙醇溶液(6%)20L　Ⅲ号丙烯酸树脂乙醇溶液(2%)5L　聚山梨酯-80 0.4kg　苯二甲酸二乙酯0.4kg　蓖麻油0.5kg　滑石粉0.7kg

【制法】　(1)片芯的制备:取岩白菜粉300g粉碎成细粉,过筛,制成颗粒,干燥,压片。

(2)包衣溶液配制:将Ⅱ、Ⅲ号丙烯酸树脂按处方量准确称取,置适当容器内,加入乙醇,润湿后浸泡过夜,待完全溶解后将其他辅料加入,搅匀,过六号筛备用。

(3)包衣操作:取经筛选处理表面洁净的痢速宁片芯,投入预热好的糖衣锅中,待片温达30℃时,向片芯喷雾丙烯酸树脂液,根据加热干燥速度确定喷雾速度,连续喷送至衣层厚度符合崩解要求为止,一般喷5小时左右即可。

【功能与主治】　抑菌止泻。用于急慢性痢疾及肠炎。

【用法与用量】　饭后口服。一次7片,一日4次,儿童酌减。

【处方工艺分析】　本品为肠溶薄膜衣。Ⅱ、Ⅲ号丙烯酸树脂为肠溶衣料,聚山梨酯-80为致孔剂,苯二甲酸二乙酯和蓖麻油为增塑剂,滑石粉为固体粉料。

【制备过程注意事项】　肠溶薄膜包衣对片芯硬度要求较高,一般在4.5kg压力以上;崩解不宜太快。为了防止喷液中水分渗入片芯,启喷前药片先预热。包衣液每隔10分钟搅拌一次,以防发生沉淀,喷雾开始量可稍大些,使片芯全部润湿,刚好形成一层膜,吹热风干燥后,继续喷,可掌握在片面手感有湿润有不粘手为宜。喷液结束后热风干燥5分钟,不能太长,以免碰撞时间长而使膜损坏。中药肠溶衣片包衣时间长达16～20小时,且体积大,吸湿性强,消耗材料多。研究结果表明,肠溶全薄膜包衣严密,衣层坚实,外观较好,抗热、抗湿、脆碎度以及崩解等指标结果均良好,完全适合于中药片剂。

目 标 检 测

一、选择题

(一)单项选择题

1. 某片剂平均片重为0.5克,其重量差异限度为(　　)
　　A. ±1%　　　B. ±2.5%　　　C. ±4%　　　D. ±7.5%　　　E. ±5.0%

2. 为增加片剂的体积和重量,应加入哪种赋形剂(　　)
　　A. 稀释剂　　B. 崩解剂　　C. 黏合剂　　D. 润滑剂　　E. 基质

3. 下列辅料中,既可以作为片剂稀释剂,又可以作为干燥黏合剂的是(　　)
　　A. 硫酸钙　　　　　B. 糖粉　　　　　C. 微晶纤维素
　　D. 硬脂酸镁　　　　E. 羧甲基淀粉钠

4.《中国药典》2010年版一部规定,中药半浸膏片的崩解时限为(　　)
　　A. 15分钟　　B. 30分钟　　C. 60分钟　　D. 120分钟　　E. 因品种而异

5. 片剂包糖衣的工序中,不需要加糖浆的是( )
   A. 有色糖衣层　　　B. 打光　　　C. 粉衣层
   D. 糖衣层　　　E. 以上答案都不对

6. 不会在压片前(总混)加的物料是( )
   A. 崩解剂　　　B. 润滑剂　　　C. 挥发油
   D. 黏合剂　　　E. 以上答案都不对

7. 适用于物料液态的制粒方法是( )
   A. 挤压制粒　　　B. 沸腾制粒　　　C. 冷冻制粒
   D. 搅拌制粒　　　E. 喷雾制粒

8. 单冲压片机调节药片硬度时应调节( )
   A. 上冲头下降的位置　　B. 下冲头下降的深度　　C. 上下冲头同时调节
   D. 上下压力盘的位置　　E. 调节上下冲都可以

9. 在片剂制备时作为崩解剂的是( )
   A. 甘露醇　　　B. 低取代羟丙基纤维素　　C. 淀粉
   D. 糖粉　　　E. 硬脂酸镁

10. 湿法制粒压片的工艺流程是( )
    A. 制软材→制粒→粉碎→过筛→整粒→混合→压片
    B. 粉碎→制软材→干燥→整粒→混合→压片
    C. 混合→过筛→制软材→制粒→整粒→压片
    D. 粉碎→过筛→混合→制软材→制粒→干燥→整粒→压片
    E. 粉碎→制粒→整粒→干燥→压片

11. 不属于片剂赋形剂的是( )
    A. 黏合剂　　　B. 崩解剂　　　C. 润滑剂
    D. 稀释剂　　　E. 增溶剂

12. 一步制粒可完成的工序是( )
    A. 粉碎→混合→制粒→干燥　　B. 混合→制粒→干燥
    C. 过筛→混合→制粒→干燥　　D. 制粒→混合→干燥
    E. 粉碎→制粒→干燥→整粒

13. 不宜以细粉直接加入压片的是( )
    A. 含淀粉较多的药材　　B. 贵重药　　　C. 剧毒药
    D. 含纤维较多的药材　　E. 以上均不可以

14. 流化制粒也称"一步制粒法",是指多项操作在同一设备中完成,但不包括( )
    A. 药材提取　　　B. 物料混合　　　C. 制粒
    D. 干燥　　　E. 以上答案都不对

15. 压片前进行总混操作,但不包括( )
    A. 加入润滑剂　　　　　B. 加入外加崩解剂
    C. 加入中药粉末　　　　D. 加入挥发油及挥发性药物
    E. 以上答案都不对

(二)多项选择题

1. 需检查崩解度的片剂是( )

  A. 咀嚼片   B. 肠溶衣片   C. 糖衣片

  D. 口含片   E. 缓释片

2. 制粒压片的目的有（　　）

  A. 有利于片剂的崩解溶散   B. 避免粉末分层

  C. 减少松片裂片   D. 避免粉尘飞扬

  E. 增加压片物料的流动性

3. 采用湿法制粒压片时，在压片前要做的是（　　）

  A. 粉碎   B. 整粒   C. 加挥发油

  D. 加崩解剂   E. 加黏合剂

4. 中药半浸膏片制备时，处方中适宜粉碎成细粉的药材有（　　）

  A. 含淀粉较多的药材   B. 含纤维性强、质地松泡的药材

  C. 黏性较大及质地坚硬的药材   D. 用量极少的贵重药、毒剧药

  E. 含少量挥发性成分的药材

5. 湿法制粒压片时，挥发油的加入方法有（　　）

  A. 制粒时加入

  B. 湿粒制成后加入

  C. 从干颗粒中筛出细粉吸收后再加入干颗粒中

  D. 先用吸收剂吸收后再混入干颗粒中

  E. 制成 β-环糊精包合物后再混入干颗粒中

6. 压片过程中，引起粘冲的原因有（　　）

  A. 颗粒中含水量过多   B. 压片物料含纤维成分较多

  C. 润滑剂选用不当或用量不足   D. 冲模表面粗糙或有缺损

  E. 室内湿度太大

7. 下列可以作为片剂润滑剂的有（　　）

  A. 微粉硅胶   B. 滑石粉   C. 硬脂酸镁

  D. 糊精   E. 糖粉

8. 可以避免肝脏首过效应的片剂类型有（　　）

  A. 舌下片   B. 分散片   C. 口含片

  D. 植入片   E. 肠溶衣片

9. 根据原料及其制法特征，中药片剂可分为哪些类型（　　）

  A. 全粉末片   B. 提纯片   C. 浸膏片

  D. 半浸膏片   E. 口含片

10. 肠溶衣片可选用的包衣物料有（　　）

  A. 羟丙基甲基纤维素   B. 羟丙基纤维素

  C. 醋酸纤维素酞酸酯（CAP）   D. 虫胶

  E. 丙烯酸树脂Ⅱ号、Ⅲ号

11. 薄膜包衣具有以下优点（　　）

  A. 片重增加小

  B. 衣层厚，外表美观

  C. 包衣过程无须干燥，适用于热敏感药物

D. 生产效率高

E. 生产粉尘低

12. 属于中药片剂生产岗位的有(　　)

    A. 中药提取　　　　　　B. 制粒　　　　　　　　C. 压片

    D. 粉碎　　E. 包装

13. 压片岗位清场需要做的工作有(　　)

    A. 清洗压片机

    B. 清洁冲头和模圈

    C. 清洁加料器和吸尘器

    D. 撤掉运行标志,挂清场合格标志

    E. 检查设备是否具有"完好"标志卡,并验证设备是否运行正常

14. 制粒的方法有(　　)

    A. 挤压制粒　　　　　　B. 干燥制粒　　　　　　C. 喷雾制粒

    D. 冷冻制粒　　　　　　E. 流化制粒

15. 压片前应试压,一般要检查(　　)

    A. 片重　　　　　　　　B. 硬度　　　　　　　　C. 卫生学检查

    D. 崩解度　　　　　　　E. 外观

二、简答题

1. 多冲旋转式压片机与单冲压片机比较,有什么区别?

2. 简述湿法制粒压片的生产工艺流程。

3. 制颗粒有哪些方法? 请说明各种制粒方法所用物料有何区别。

4. 片剂的质量检查项目有哪些?

5. 请比较糖衣片和薄膜衣片的优缺点。

三、实例分析

1. 分析下面处方中辅料的作用,并简述其粉末直接压片的制备过程。

【处方】　穿心莲内酯 50g　微晶纤维素 12.5g　淀粉 3g　微粉硅胶 2g　滑石粉 1.5g　硬脂酸镁 1.0g

2. 请根据下面处方药味特征,设计其中药材提取或粉碎的方法,并解释其原因。

【处方】　人工牛黄 5g　雄黄 50g　石膏 200g　大黄 200g　黄芩 150g　桔梗 100g 冰片 25g　甘草 50g

实训六　片剂的制备技术与质量评定

【实训目的】

1. 掌握中药片剂的生产工艺流程及各岗位操作要点。

2. 掌握湿法制粒制备中药片剂的方法,学会多冲旋转式压片机、高效制粒机、自动泡罩包装机等设备的使用、清洁、维修和保养。

3. 通过中药片剂制备实训,使学生能独立进行压片、内外包装、清场、生产文件记录

操作等操作。

4. 了解中药片剂的质量检查方法。

【实训条件】

1. 实训设备　GHL 系列高效湿法制粒机、FLP 流化造粒包衣干燥机、ZP198 系列旋转压片机、DBP-140 自动泡罩包装机。

2. 实训器具　SY-2D 四用测定仪、台秤、电子天平、盛器和用具等。

3. 实训材料　75% 乙醇、刺五加浸膏、碳酸钙等。

【实训内容和步骤】

刺五加片的制备

处方:刺五加水浸膏 3000g　碳酸钙 200g　硬脂酸镁适量,

共制成 10 000 片

实训步骤:

(一) 物料的前处理

(1) 生产前准备

1) 按一般生产区人员进入标准程序进行更衣,进入操作间。

2) 检查工作场所、工具、容器清场合格标志,核对有效期。

3) 检查设备是否具有"完好"标识卡及"已清洁"标识,并验证设备是否运行正常。

4) 将原辅料在除尘室用吸尘器除去外包装的灰尘,在物料净化间脱去外包装,用洁净容器盛装,由气闸室进入洁净区,存放于物料存放间。

5) 校准称量器具,核对原辅料名称、数量与配制指令单是否一致。

6) 挂本次运行标志。

(2) 原料准备

1) 本品为刺五加经加工制成的浸膏。用水提取者为水浸膏,用醇提取者为醇浸膏。取刺五加粉碎成粗粉,加水煎者两次,每次 3 小时,合并煎液,滤过,滤液浓缩成浸膏;或加 75% 乙醇,回流提取 12 小时,滤过,滤液回收乙醇,浓缩成浸膏,即得。

2) 将浓缩好的药液装入洁净的容器内,容器外贴上标签和待检牌,标签上注明物料品名、规格、批号、数量、日期和操作者姓名,填写请验单请验,合格后摘待检牌挂合格牌。

(3) 清场

1) 生产结束后,取下工作状态标识牌,挂清场标识牌。

2) 各工序剩余物料、中间产品按规定进中间站,已包装产品入库。

3) 未用完的原辅料、包装材料办理退库。

4) 清理作业场地,清除生产废弃物。

5) 按不同区域清场要求和程序清理工作现场、设备、工具、容器、管道等。

6) 清场完毕,填写清场记录。经 QA 监督员检查合格,挂清场合格证。

7) 撤掉运行标识,挂清场合格标识。

(4) 结束

1) 整理、汇总批生产记录等相关记录。

2) 关闭水、电、气、阀门开关,关好门窗,按进入程序的相反程序退出离开作业现场。

（二）刺五加片的制备

1. 制粒岗位操作

（1）生产前准备

1）按人员进入 D 级洁净生产区更衣程序和净化要求进入操作间。

2）按批生产指令从仓库领取原辅料、提取物等物料，按物料进入 D 级洁净生产区程序和净化要求，将药材、原辅料等物料传运进入生产区，存放于物料存放间。

3）检查工作现场、工具、容器清场合格标志，核对有效期。

4）检查设备是否具有"完好"标识卡及"已清洁"标识，设备是否运行正常。

5）校准称量器具，检查所需物料检验报告单、合格证是否齐全，核对原辅料、药材、中间产品名称、数量与生产指令是否一致。

6）生产操作开始前，操作人员按照生产指令、产品生产工艺规程认真核对投料计算情况，准备好生产所需的相关技术文件和生产记录。

7）挂本次运行标识。

（2）制粒操作

1）依据领料单核对原辅料名称、规格、批号。并检查质量检验报告单。同时依据处方计算物料量，并称量。对投料进行复核，操作者和复核者均应在记录表上签名。将配好的物料盛放在洁净的容器里，容器内，外面贴上标签，并注明物料名称、规格、批号、数量、日期和操作者的姓名。

2）启动高效湿法制粒机，让设备空转运行，听转动声音是否正常；按《制粒机标准操作规程》进行操作，根据刺五加片的工艺要求，取刺五加水浸膏 3000g 与碳酸钙 200g 混合均匀，用适当浓度的乙醇，制成软材，于高效湿法制粒机中制粒，一个批号分几次制粒时，颗粒的大小、松紧要一致。

3）按《FLP 流化造粒包衣干燥机标准操作规程》进行操作，将制好的湿颗粒制成符合规定要求的干燥颗粒，所用的空气应经净化除尘，排出的气体要防止交叉污染，操作中要注意流化室温度、颗粒流动情况，检查有无结块。检查干燥后的物料质量，水分含量在 3% ~5%，松紧度以手用力捻成细粉为度，细粉含量控制在 30% 以内。

4）干燥后颗粒用快速整粒机进行整粒，整粒采用 14 ~22 目筛或更细的药筛，细粉含量不可过多，然后加入润滑剂、外加崩解剂用于混合机中进行总混。

5）总混后颗粒盛装于洁净的容器中密封，交中间站，并称量贴签、填写请验单，由化验室检验，每件容器均应附有物料状态标识，注明品名、批号、数量、日期、操作人等及时送中转站。

（3）清场

1）按 D 级洁净生产区清场、消毒程序和要求清理工作现场、设备、工具、容器、管道等。

2）其他清场工作参照前处理工序。

（4）结束：参照前处理工序结束工作。

2. 压片岗位操作

（1）生产前准备：参照制粒岗位做好准备工作。

（2）压片操作

1）按《压片设备标准操作规程》依次装好中模、下冲、上冲、刮粉器、饲料斗、流片槽、抽风管等设备部件，并进行设备消毒。异形压片模具的安装方法是：装上冲模，用上冲模定位装中模，并且模具按编号对号入位。其他程序同普通压片，并将其他生产用器具准备好。

2）试压：当岗位温度和相对湿度达到工艺规定要求时戴好手套，用手转动手轮，使转台转动1~2圈，确认无异常后，关闭玻璃门，将适量合格颗粒送入料斗，手动试压，调节片重、压力，测片重及片重差异，崩解时限，硬度，取大约100片样品给中间控制试验室以进行开车试验。从中间控制人员获得认可以后即可开始压片。

3）试压合格，加入颗粒，开机正常压片。压片过程每隔15分钟测一次片重，确保片重差异在规定范围内，随时观察片剂外观，并做好记录。

4）料斗内所剩颗粒较少时，应降低车速，及时调整充填装置，以保证压出合格的片剂；料斗内接近无颗粒时，把变频电位器调至零位，然后关闭主机。

5）压好的药片从流片槽流入洁净中转桶中，装量通常不超过桶体积的2/3，填好盛装单，称量贴签，加盖封好后，交中间站。填写请验单，交由化验室检测。

6）运行过程中用听、看等办法判断设备性能是否正常，一般故障自己排除。自己不能排除的通知维修人员维修正常后方可使用。

（3）清场

1）压片机清洁：当继续生产的下一批是同样的产品时，在下批开始生产前地去除机器上上批残留颗粒和片子。重新生产新产品需彻底地清洁压片机。从机器上拆除冲头、模圈和加料器。用清洁剂湿润的一次性使用的抹布擦洗，并用70%乙醇或其他消毒剂消毒。

2）冲头和模圈清洁：用被清洁剂湿润的一次性使用的抹布擦干净冲头和模圈，擦亮和产品接触的顶头和模圈内部。用70%乙醇湿润一次性使用的抹布来消毒冲头和模圈。用清洁的一次性使用的抹布来擦干冲头和模圈。检查冲头和模圈有没有达到所需的光洁度的要求，有无任何损坏。损坏的冲头和模圈一定要更换。定期检查冲头的长度，要在规定的允许范围内。将冲头和模圈保存在专用的盒子里。

3）加料器和吸尘器清洁：拆除装置用冷（热）水冲洗部件，用冷（热）水和清洁剂来刷净用一次性使用的抹布来擦干，也可以放在烘房中干燥。用肉眼检查各部件已洁净、干燥并且没有任何残留物。移动设备到专门贮藏清洁设备的室内，最后用纯化水淋洗一遍。

4）其他清场工作参照制粒岗位。

（4）结束：参照制粒岗位结束工作。

（三）包装

1. 内包装

（1）生产前准备

1）按人员进入D级洁净生产区更衣程序和净化要求进入操作间。

2）按批包装指令从车间中间站领取上工序合格待包装产品及包装材料。

3）按批包装指令领取检验合格的半成品、包装材料，核对半成品、包装材料的名称、规格、数量是否相符。

4）其他准备工作参照制粒岗位。

（2）生产操作

1）检查模具、核对产品批号、有效期与生产指令是否一致，并升高温度，上好铝箔和 PVC 待温度达到要求时试机观察设备是否正常，若有一般故障则自己排除，自己不能排除则通知维修人员。

2）车间温度 18～26℃、相对湿度 45%～65% 时，泡型正常之后，即可装料。戴好手套，上料开始包装，将料（素片）加入料斗中，由节料门控制下料速度，并严格按铝塑泡罩包装机操作规程进行。

3）开启"刷轮"按钮，用调节旋钮控制前后刷轮的转速，使之处于合适状态。进行包装每板 6 片，使包装完毕，将残次板剔除干净，装于待检容器中挂待检牌，标示签上注明物料品名、规格、批号、数量、日期和操作者姓名。

4）包装完毕后将包好的药板装好，注意不要过分挤压，以免刺破铝箔。填写请验单请验，合格后摘待检牌挂合格牌。

5）在铝塑包装过程中要注意冲切位置要正确，产品批号、有效期要清晰，压合要严密，密封纹络清晰，质量监督员要随时抽查，控制质量。

6）在生产中有异常情况则应由班长报告车间技术人员，并协商解决。

7）关机：断开吸泡加热、热合加热、打字加热三个开关；断开三个温控表的输入电源。

（3）清场：参照制粒岗位做好清场工作。

（4）结束：参照制粒岗位结束工作。

2. 外包装

（1）生产前准备

1）按人员进入一般生产区更衣程序和净化要求进入操作间。

2）按批包装指令从车间中间站领取上工序合格待包装产品及包装材料。

3）按批包装指令领取检验合格的半成品、包装材料，核对半成品、包装材料的名称、规格、数量是否相符。

4）其他准备工作参照前处理岗位。

（2）生产操作

1）将小盒打印产品批号、生产日期、有效期。说明书按规定折叠，每盒二板药物，说明书一张，装入小盒内。

2）将大盒打印产品批号、生产日期、有效期。底部封口后，将包装好的小盒按规定量装入大箱，填写装箱单放入箱内。

3）送封塑间，将每 8 小盒封装收缩，封箱，打包。

4）将包装好的成品送成品待检库内，填写成品请验单请验。

5）待下达合格通知单后，由 QA 监督员填写发放合格证，贴在箱上三期处。凭检验合格报告单或入库证办理入库手续。

（3）清场：参照前处理岗位做好清场工作。

（4）结束：参照前处理岗位结束工作。

（四）片剂质量检查

1. 外观检查　取刺五加片观察，应完整光洁，色泽均匀。

2. 硬度检查　片剂应有适宜的硬度，以免在包装贮运过程中发生碎片。随机取 5

粒片剂,将药片纵向夹在 SY-2D 型片剂四用测定仪硬度仪压板中,传动加压,片子碎裂时指示的千克数值,即为此片子的硬度。测 5 片取平均值。

3. 脆碎度检查　随机取 20 粒片剂,刷去表面细粉,称重后置于四用测定仪脆碎仪转鼓内,以每分钟 25 转的转速旋转,至 100 转时,观察有无碎片、缺角、松片等现象,并精密称定,将损失重量与原重量比较,以损失的百分比作为片剂的脆碎度。

4. 片重差异检查　根据《中国药典》2010 年版规定:抽取药片 20 片,精密称定总重量,求得平均片重后,再分别精密称定各片的重量。每片重量与平均片重相比较(凡有标示片重的片剂,每片重量应与标示片重相比较),超出重量差异限度的药片不得多于 2 片,并不得有 1 片超出限度的一倍。

5. 崩解时限检查　照《中国药典》2010 年版一部崩解时限检查法(附录Ⅻ B)的装置与方法。取 6 片,分别置四用测定仪崩解仪的吊篮玻璃管中,每管各加 1 片,加挡板,浸入 1000ml 烧杯中,烧杯内盛有温度为 37℃±1℃ 的水,调节水位高度使吊篮下降时筛网距烧杯底部 25mm,吊篮上升时筛网在水面下 25mm 处,支架移动的距离为 55mm±2mm,往复频率为每分钟 30~32 次,应在 60 分钟内全部崩解通过筛网。如有 1 片不能完全崩解,应另取 6 片复试,均应在规定的时间内全部通过筛网。

【实训提示】

(一) 制粒生产工艺操作要点

1. 使用的容器、设备和工具应洁净,无异物。

2. 制粒时,必须按规定将原辅料混合均匀,加入黏合剂,对主药含量小或有毒性药的品种应按药物的性质用适宜的方法使药物均匀度符合规定,一个批号分几次制粒时,颗粒的松紧要一致。

3. 采用高速湿法混合颗粒机制粒时,按工艺要求设定干混、湿混时间,搅拌桨和制粒刀的速度及加入黏合剂的量。当混合制粒结束时,彻底将混合器的内壁、搅拌桨和盖子上的物料擦刮干净,以减少损失,消除交叉污染的风险。

4. 对黏合剂的品种、温度、浓度、数量、流化喷雾法制粒的喷雾、颗粒翻腾状态以及干压制粒的压力等技术条件,必须按品种特点制定必要的技术参数,严格控制操作。

(二) 压片生产工艺管理要点

1. 压片操作室按 D 级洁净度要求。压片室与外室保持相对负压,温度 18~26℃,相对湿度 45%~65%,粉尘由吸尘装置排除。

2. 压片工段应设冲模室,由专人负责冲模的核对、检测、维修、保管和发放。建立冲模使用档案和冲模清洁保养管理制度,保证冲模质量,提高冲模使用率。

3. 冲模使用前后均应检查品名、规格、光洁度,检查有无凹槽、卷皮、缺角、爆冲和磨损,发现问题应追查原因并及时更换。为防止片重和厚度差异,必须控制冲头长度。

4. 宜采用刻字冲头,使用前必须核对品名、规格,冲头应字迹清晰、表面光洁。

5. 压片前应试压,并检查片重、硬度、厚度、崩解度、脆碎度和外观,必要时可根据品种要求,增测含量、溶出度或均匀度。符合要求后才能开车,开车后应定时(最长不超过 30 转)抽样检查平均片重。

6. 压片机的加料宜采用密闭加料装置,减少粉尘飞扬。压片机应有吸尘装置,除去粉尘。压片机不得用水洗,以免发生短路。

7. 压制好的半成品放在清洁干燥的容器中,容器内、外都应有标签,写明品名、规格、批号、重量、操作者和日期,然后送中间站。

8. 压片过程中取出供测试或其他目的之药片不应放回成品中。压片过程经常观察片剂外观,定时测片重。

9. 生产过程所有物料均应有标识,防止发生混药、混批。

（三）包装生产工艺操作要点

1. 包装操作室必须保持干燥,室内呈正压。

2. 包装设备可用清洁抹布擦拭,必要时与药品及包装材料接触的部分用75%乙醇擦拭消毒。

3. 包装过程随时注意设备声音。

4. 生产过程所有物料均应有标识,防止发生混药、混批。

【实训结果与结论】

表1　片重差异检查记录

总片重(g)	平均片重(g)	符合标准的装量波动范围(g)	每片重量(g)				
结果判断							

表2　崩解时限检查记录

检查项目	每片崩解时限(min)					
	1 号	2 号	3 号	4 号	5 号	6 号
中药片剂						
结果判断						

表3　片剂的检查结果

检查项目	检查结果
外观	
松片	
裂片	
硬度及脆碎度	
片重差异	
崩解时限	
结论	

【实训考核表】

班级：　　　　　　姓名：　　　　　　学号：

考核内容	实训考核点	分值	实得分
实训前准备 （分值5%）	着装及个人卫生符合规定	2	
	检查确认实训仪器和设备性能良好	3	
制备操作 （分值40%）	按处方要求正确称量，双人复核	5	
	制粒机、压片机操作准备规范	10	
	制粒、压片操作规范	10	
	尾料处理操作规范	5	
	正确进行外观、片重差异、硬度、脆碎度崩解时限检查	10	
实训结果评价 （分值30%）	外观性状符合要求	10	
	装量差异或装量符合要求	10	
	崩解时限在规定范围内	10	
实训记录 （分值10%）	实训记录填写准确完整	10	
实训结束清场 （分值10%）	实训场地、仪器和设备清洁	5	
	实训清场记录填写准确完整	5	
其他 （分值5%）	正确回答考核人员提出的问题	5	
合　计		100	

考核教师：　　　　　　　　考核时间：　　年　月　日

（汪小根）

第十三章　丸剂生产技术

第一节　知识准备

一、丸剂的含义与特点

（一）含义

丸剂系指饮片细粉或饮片提取物加适宜的黏合剂或其他辅料制成的球形或类球形制剂。主要供内服。

 知 识 链 接

丸剂的发展史

　　丸剂是中药传统剂型之一。我国最早的医方《五十二病方》中已有对丸剂的记述，《伤寒杂病论》《金匮要略》中有用蜂蜜、糖、淀粉糊、动物药汁作丸剂黏合剂的记载，金元时代开始有丸剂包衣。20世纪80年代以来，随着科技的进步和制药机械工业的发展，中药丸剂逐步摆脱了手工作坊式制作，发展成为工厂化、机械化生产。目前丸剂仍是中成药的主要剂型之一，据统计其品种数约占临床所用中成药的1/5，尤其是浓缩丸、滴丸、微丸等新型丸剂，由于制法简便，服用剂量小，疗效好，而受到人们的重视。

（二）特点

1. 作用持久。与汤剂、散剂等比较，传统的水丸、蜜丸、糊丸、蜡丸内服后在胃肠道中溶散缓慢，逐渐释放药物，吸收显效迟缓，作用持久。

2. 可缓和某些药物的毒性和不良反应。对某些毒性、刺激性药物，可通过选用适宜赋形剂，制成如糊丸、蜡丸等，延缓其在胃肠的吸收。

3. 能容纳多种形态的药物。丸剂制备时能容纳固体、半固体的药物，还能容纳黏稠性的液体药物。可分层制备避免药物相互作用，亦可利用包衣来掩盖药物的不良臭味。对芳香挥发性药物或有特殊不良气味的药物，可通过制丸工艺，使其在丸剂中心层，减缓其挥散。

4. 某些新型丸剂可用于急救。如苏冰滴丸、复方丹参滴丸等，是用饮片提取的有效成分与水溶性基质制成，溶化迅速，奏效快。

5. 部分丸剂服用剂量较大，小儿服用困难；中药原料多以原粉入药，微生物超标问题尚未完全解决;水丸溶散时限较难控制。

二、丸剂的分类

1. 根据赋形剂分类 可分为水丸、蜜丸、水蜜丸、浓缩丸、糊丸、蜡丸。
2. 根据制法分类 可分为泛制丸、塑制丸、滴制丸。

此外,在《中国药典》2010 年版中收载有微丸。微丸系指直径小于 2.5mm 的各类球形或类球形的丸剂。中药制剂中早就有微丸制剂,如六神丸、喉症丸、牛黄消炎丸等制剂均具有微丸的基本特征。微丸具有外形美观,流动性好;含药量大,服用剂量小;释药稳定、可靠、均匀,比表面积大,溶出快,生物利用度高等特点。随着对微丸工艺和专用设备的研究,微丸在缓释、控释制剂方面的运用越来越多,如"新康泰克"等都是将微丸装入胶囊开发成的新制剂,一些普通制剂如"伤风感冒胶囊"等也开始采用微丸制剂技术。

点 滴 积 累

1. 丸剂系指饮片细粉或饮片提取物加适宜的黏合剂或其他辅料制成的球形或类球形制剂。
2. 丸剂可根据赋形剂或制法进行分类。

第二节 丸剂生产技术

一、泛制法制丸技术

泛制法系指在转动的适宜容器或机械中,将饮片细粉与赋形剂交替加入,不断翻滚,使粉粒逐渐增大的一种制丸方法。泛制法多用于水丸的制备,其制丸的工艺流程为:原辅料的准备→起模→成型→盖面→干燥→选丸→质量检查→包装。

（一）水丸的含义

水丸系指饮片细粉以水(或根据制法用黄酒、醋、稀药汁、糖液等)为赋形剂制成的丸剂。水丸主要用泛制法制备,目前亦有制药企业用塑制法制备。

（二）水丸的特点

1. 以水或水性液体为赋形剂,服用后在体内易溶散、吸收,起效比蜜丸、糊丸、蜡丸快。
2. 制备时药物可分层泛入,因此可将一些易挥发、有刺激气味、性质不稳定的药物泛入内层。也可将速释药物泛于外层,缓释药物泛入内层起长效作用。
3. 水丸丸粒小,表面致密光滑,既便于吞服又不易吸潮,利于保管贮存。
4. 制备时间长,易污染,对主药含量及溶散时限较难控制。

（三）水丸的赋形剂

制备水丸时可采用不同的赋形剂,以润湿药物细粉,诱导其黏性,使之利于成型。有的赋形剂如酒、醋、药汁等,还可利用其本身的性质以起到协同和改变药物性能的作用。水丸常用以下几种赋形剂:

1. 水　是应用广泛的一种润湿剂，一般用纯化水。水本身虽无黏性，但能润湿或溶解饮片中的某些成分如黏液质、糖、胶类等而产生黏性。凡临床治疗上无特殊要求，处方中未明确赋形剂的种类，药物遇水不变质而药粉本身又含一定量黏性物质时，均可用水作润湿剂制丸。制备水丸需注意，成丸后应立即干燥，以免微生物生长繁殖，导致生霉变质，或细菌数和真菌数超过规定的限度标准。

2. 酒　常用黄酒（含醇量为 12% ~ 15%），有时也用白酒（含醇量 50% ~ 70%），常根据地区习惯和处方药物的性质不同而选用。酒润湿药粉所产生的黏性一般没有水强，含醇量越高的酒润湿药粉所产生的黏性越弱，故酒常在用水为润湿剂致药粉黏合力太强时使用。此外，因酒有活血通经、引药上行及降低药物寒性的作用，故舒筋活血类药丸常用酒作赋形剂。酒易于挥发，成丸后容易干燥。

3. 醋　常用米醋（含乙酸 3% ~ 5%）。醋既能润湿药粉产生黏性，又能使饮片中生物碱等成分有变成盐类的可能，有助于碱性成分的溶出而提高疗效。醋具有引药入肝、散瘀血、消肿痛等作用，故散瘀止痛类药物常以醋作赋形剂制丸。

4. 药汁　利用处方中某些药物的水煎液（或鲜汁）作润湿剂，既有利于保存药性，又有一定的黏性便于制丸。含纤维较多的饮片如大腹皮、千年健等可用煎汁制丸；含有新鲜的饮片如生姜等可压汁制丸；其他如牛胆汁、熊胆、竹沥等，因具有一定的生理活性，应根据处方需要选择使用。

（四）水丸的制备

泛制法制备水丸，我国传统方法是用泛丸匾（又称打盘）手工泛丸，其劳动强度大、产量低、易被微生物污染，故仅小量生产或特殊品种制备时才用此法。目前大生产中已基本用机器泛丸。

1. 原辅料的准备　处方中适宜打粉的饮片应经净选、炮制合格后粉碎。在制备水丸工艺中，各环节对药粉的要求不尽相同，对药粉的黏性也应适当选择。用于起模的药粉，通常过六号筛，黏性应适中。供加大丸体和成型用的药粉，除另有规定外，应用细粉（过六号筛）或最细粉（过七号筛）。盖面时，应用最细粉，或根据处方规定选用方中特定饮片的最细粉。药粉过细影响溶散时限，过粗则丸粒表面粗糙，有花斑和纤维毛，甚至会导致其外观质量不合格。某些含纤维较多的饮片或黏性过强的药物（如大腹皮、丝瓜络、灯心草、生姜、红枣、桂圆、动物胶、树脂类等），不易粉碎或不适泛丸时，可先将其加水煎煮，用提取的煎汁作润湿剂，以供泛丸应用。某些黏性强、刺激性大的药物如蟾酥等，也须用酒溶化后加入泛丸。同时泛丸用的工具应充分清洁、干燥。

2. 起模　系指制备丸粒基本母核的操作，模子是利用水的润湿作用诱导出药粉的黏性，使药粉之间相互黏结成细小的颗粒，并在此基础上层层增大而成的丸模。起模是泛丸成型的基础，是制备水丸的关键。模子形状直接影响着成品的圆整度，模子的大小和数目，也影响加大过程中筛选的次数和丸粒的规格以及药物含量的均匀性。起模应选用方中黏性适中的药物细粉，黏性太大的药粉，加入液体时，由于分布不均匀，先被湿润的部分产生的黏性较强，易相互黏合成团；无黏性的药粉亦不宜于起模。起模的方法有三种：

（1）药粉加水起模：先将起模用粉的一部分置泛丸锅（图 12-6）中，开动机器，药粉随机器转动，用喷雾器喷水于药粉上，借机器转动和人工搓揉使药粉分散，全部均匀地受水湿润，继续转动片刻，部分药粉成为细粒状，再撒布少许干粉，搅拌均匀，使药粉黏附于细粒表面,再喷水湿润。如此反复操作至模粉用完,取出过筛分等即得丸模。

（2）喷水加粉起模:取起模用的水将锅壁湿润均匀,然后撒入少量药粉,使其均匀地粘于锅壁上,然后用塑料刷在锅内沿转动相反方向刷下,使它成为细小的颗粒,泛丸锅继续转动再喷入水,加入药粉,在加水加粉后搅拌、搓揉,使黏粒分开。如此反复操作,直至模粉全部用完,达到规定标准,过筛分等即得丸模。

（3）湿粉制粒起模:将起模用的药粉放入泛丸锅内喷水,开动机器滚动或搓揉,使粉末均匀润湿,达"手握成团,触之即散"的软材状,用8~10目筛制成颗粒。将此颗粒再放入泛丸锅内,略加少许干粉,充分搅匀,继续使颗粒在锅内旋转摩擦,撞去棱角成为圆形,取出过筛分等即得。

起模用粉量:因处方药物的性质和丸粒的规格有所不同,目前,从成批生产的实践经验中得出下列计算公式: $C:0.625=D:X$

$$X=\frac{0.625\times D}{C}$$

式中,C 为成品水丸 100 粒干重（g）;D 为药粉总量（kg）;X 为一般起模用粉量（kg）;0.625 为标准模子 100 粒重量（g）。

3. 成型　系指将已经筛选均匀的丸模,逐渐加大至接近成品的操作。将模子置泛丸锅中,加水使模子湿润后,加入药粉旋转,使药粉均匀黏附于丸模上,再加水加粉,如此反复操作,直至制成所需大小的丸粒。每次加水加粉量应逐渐增加。在加大过程中要注意质量,保持丸粒的硬度和圆整度。加水加粉,应分布均匀,且用量适中。丸粒加大过程中应注意以下问题:

（1）加水加粉要分布均匀,用量适中,并不断用手在锅口搓碎粉块、叠丸;并由里向外翻拌,使丸粒均匀增大。由于机器的转动使大粒集中于锅口,小粒集中于锅底,所以每次加药粉时应加在锅底附近,使小丸充分黏附药粉,较快增大。

（2）对质地特别黏的品种,要随时注意丸粒的圆整度,并防止打滑、结饼。

（3）丸粒在锅内转动时间要适当。过短则丸粒松散,在贮存过程中易破碎,易吸潮发霉;过长则丸粒太紧实,服后难于溶散。

（4）含朱砂、硫黄以及含酸性成分的丸剂,不能用铜制泛丸锅制丸,避免因化学变化而导致丸药表面变色或产生对人体有害成分。此类品种可用不锈钢制的泛丸锅制丸。

4. 盖面　将已经增大、筛选均匀的丸粒用余粉或其他物料等加至丸粒表面,使其色泽一致、光亮的操作过程,是泛丸成型的最后一个环节。常用的盖面方法有:

（1）干粉盖面:操作时只用干粉,丸粒干燥后,丸面色泽较其他盖面浅,接近于干粉本色。干粉盖面,应在加大前先用 120 目筛,从药粉中筛取最细粉供盖面用,或根据处方规定,选用方中特定的药物细粉盖面。在撒粉前,丸粒湿润要充分,然后滚动至丸面光滑,再均匀地将盖面用粉撒于丸面,快速转动至药粉全部黏附于丸面,迅速取出。

（2）清水盖面:方法与干粉盖面相同,但最后不需留有干粉,而以水充分润湿打光,并迅速取出,立即干燥,否则成丸干燥后色泽不一。

（3）清浆盖面:"清浆"是指用药粉或废丸粒加水制成的药液。本法与清水盖面相同,唯在盖面时将水改为上述清浆,丸粒表面充分润湿后迅速取出,否则会出现"花面"。

5. 干燥　泛制丸含水量大,易发霉,应及时干燥。《中国药典》2010 年版一部规定水丸的含水量不得超过 9.0%。水丸干燥温度一般应在 80℃ 以下,含麝香等挥发性成分的水丸,可用吸湿干燥法干燥。传统多采用烘房、烘箱干燥。若采用沸腾干燥,床内温度一般控制在 75 ~ 80℃,其优点是干燥速度快,节约能源。目前制药企业大生产时常采用隧道式微波干燥,其特点是干燥温度低、速度快、内外干湿度均匀,药物中有效成分的损失小,节约能源。

6. 选丸　为保证丸粒圆整,大小均匀,剂量准确,丸粒干燥后,可用滚筒筛、检丸器或连续成丸机组等筛选分离。

二、塑制法制丸技术

塑制法是目前丸剂制备的常用方法,系指饮片细粉加适宜的黏合剂,混合均匀,制成软硬适宜、可塑性较大的丸块,再依次制丸条、分粒、搓圆而成丸粒的一种制丸方法。塑制法多用于蜜丸、水蜜丸、浓缩丸、糊丸、蜡丸的制备,其制丸的工艺流程为:原辅料准备→制丸块→制丸条→分粒→搓圆→干燥→整丸→质量检查→包装。

(一) 蜜丸

蜜丸系指饮片细粉以蜂蜜为黏合剂制成的丸剂。临床上多用于镇咳祛痰、补中益气类药物。

1. 特点与规格　蜂蜜是蜜丸的主要赋形剂,其主要成分是葡萄糖和果糖,另含有少量有机酸、维生素、酶类、无机盐等成分。蜂蜜在蜜丸中除作为黏合剂外,其本身还具有补中、润燥、止痛、解毒等作用。蜜丸的规格:传统上蜜丸分为大蜜丸与小蜜丸,其中每丸重量在 0.5g(含 0.5g)以上的称大蜜丸,每丸重量在 0.5g 以下的称小蜜丸。

2. 蜂蜜的选择　选择合适的蜂蜜对保证蜜丸的质量至关重要。我国幅员辽阔,植物种类繁多,所产的蜂蜜因蜜源植物不同,其外观形态和各种成分含量也不相同,结合《中国药典》2010 年版指标与生产实践,用于制备蜜丸的蜂蜜应选用半透明、带光泽、浓稠的液体,白色至淡黄色或橘黄色至黄褐色,25℃ 时相对密度应在 1.349 以上,还原糖不得少于 64.0%。有香气,味道甜而不酸、不涩,清洁而无杂质。用碘试液检查,应无淀粉、糊精。目前有生产企业用果葡糖浆代替蜂蜜生产蜜丸,果葡糖浆又称人造蜂蜜,是由蔗糖水解或淀粉酶解而成,其外观指标与蜂蜜基本相似。

3. 蜂蜜的炼制　炼蜜是指将蜂蜜加热熬炼至一定程度的操作。欲制得柔软、光滑、滋润的蜜丸,除选择好蜂蜜外,还应炼制好蜂蜜。炼制蜂蜜的目的是为了除去杂质、降低水分含量、破坏酶类、杀死微生物、增加黏性等。具体方法是:将蜂蜜放于锅中,加入适量水加热煮沸,捞去浮沫,用三号或四号筛滤过,除去死蜂等杂质,再复入锅中继续加热炼制至规定程度。根据处方中饮片性质,常将蜂蜜炼制至不同程度:

(1) 嫩蜜:蜂蜜加热至 105 ~ 115℃,含水量为 17% ~ 20%,相对密度为 1.35 左右,色泽无明显变化,稍有黏性。嫩蜜适合于含较多油脂、黏液质、胶质、糖、淀粉、动物组织等黏性较强的药物制丸。

(2) 中蜜:又称炼蜜,是将嫩蜜继续加热,温度达到 116 ~ 118℃,含水量为 14% ~ 16%,相对密度为 1.37 左右,用手捻有黏性,当两手指分开时有白丝出现。中蜜适合于黏性中等的药物制丸。

(3) 老蜜:将中蜜继续加热,温度达到 119 ~ 122℃,含水量在 10% 以下,相对密度为1.40左右,出现红棕色具光泽较大气泡,手捻之甚黏,当两手指分开时出现长白丝,滴入水中成珠状(滴水成珠)。老蜜黏合力很强,适合于黏性差的矿物性和纤维性药物制丸。

确定蜂蜜炼制的程度,不仅与组成丸剂的饮片性质有关,而且与其药粉含水量、制丸季节气温亦有关系,在其他条件相同情况下,一般冬季多用稍嫩蜜,夏季多用稍老蜜。

4. 蜜丸的制备　蜜丸用塑制法制备。

(1) 原辅料的准备:首先按照处方将所需的饮片挑选清洁,炮制合格,称量配齐,再干燥、粉碎、过筛、混合使成均匀细粉。如方中有毒、剧、贵重饮片时,宜单独粉碎后再用等量递增法与其他药物细粉混合均匀。根据处方中饮片性质,将蜂蜜加水稀释,滤过,炼制成所需规格。所用制丸设备,应清洁干净。为了防止药物与设备粘连,并使丸粒表面光滑,在制丸过程中还应用适量的润滑剂。蜜丸所用的润滑剂是蜂蜡与麻油的融合物(油蜡配比一般为7:3),冬、夏天或南、北方,油蜡用量宜适当调整。

(2) 制丸块:制丸块又称和药、合坨,这是塑制法制丸的关键工序。丸块的软硬程度直接影响丸粒成型和在贮存中是否变形。优良的丸块应混合均匀、色泽一致、滋润柔软,具可塑性,软硬适度。将已混合均匀的饮片细粉加入适量的炼蜜,反复搅拌混合,制成软硬适宜,具有一定可塑性的丸块。

影响丸块质量的因素有以下几个方面:①炼蜜程度:应根据处方中饮片的性质、粉末的粗细、含水量的高低、当时的气温及湿度,决定炼制蜂蜜的程度。蜜过嫩则粉末黏合不好,丸粒搓不光滑;蜜过老则丸块发硬,难以搓丸。②和药蜜温:一般处方用热蜜和药。如处方中含有多量树脂、胶质、糖、油脂类的饮片,黏性较强且遇热易熔化,则炼蜜温度应以60~80℃为宜。若处方中含有冰片、麝香等芳香挥发性药物,也应采用温蜜。若处方中含有大量的叶、茎、全草或矿物性饮片,粉末黏性很小,则须用老蜜,且趁热加入。③用蜜量:药粉与炼蜜的比例也是影响丸块质量的重要因素。一般是1:1~1:1.5,但也有低于1:1或高于1:1.5的,这主要决定于饮片的性质:含糖类、胶质等黏性强的药粉用蜜量宜少;含纤维较多、质地轻松、黏性极差的药粉,用蜜量宜多,可高达1:2以上。夏季用蜜量应稍少,冬季用蜜量宜稍多。手工和药,用蜜量多;机械和药,用蜜量稍少。

(3) 制丸条、分粒与搓圆:目前大生产中多采用全自动中药制丸机,该机可制备蜜丸、水蜜丸、浓缩丸、水丸等,实现一机多用。

(4) 干燥:大蜜丸成丸后一般应立即分装,以保证丸药的滋润状态。为防止蜜丸霉变,成丸也常进行干燥,采用微波干燥、远红外辐射干燥,可达到干燥和灭菌的双重效果。

(二) 水蜜丸

水蜜丸系指饮片细粉以蜂蜜和水为黏合剂制成的丸剂。在南方应用较普遍。

1. 特点　丸粒小,光滑圆整,易于吞服。以蜜水为黏合剂,同蜜丸相比,可节省蜂蜜,降低成本,并利于贮存。

2. 制备　水蜜丸主要采用塑制法制备,亦可采用泛制法制备。

(1) 采用塑制法制备时,需要注意药粉的性质与蜜水的比例、用量。一般饮片细粉黏性中等,每100g细粉用炼蜜40g左右,炼蜜与水的比例为1:2.5~1:3.0。蜜水的制法为:将炼蜜加水,搅匀,煮沸,滤过,即可。如含糖、淀粉、黏液质、胶质类较多的饮片细粉,需用低浓度的蜜水为黏合剂,每 100g 药粉用炼蜜 10 ~ 15g;如含纤维和矿物质较多的饮片细粉,则每 100g 药粉须用炼蜜 50g 左右。

（2）采用泛制法制备时,应注意起模时须用水,以免黏结。加大成型时为使水蜜丸的丸粒光滑圆整,蜜水加入的方式应按:低浓度、高浓度、低浓度的顺序依次加入,即先用浓度低的蜜水加大丸粒,待逐步成型时,用浓度稍高的蜜水,已成型后,再改用浓度低的蜜水撞光。由于水蜜丸中含水量高,成丸后应及时干燥,防止发霉变质。

（三）浓缩丸

浓缩丸系指饮片或部分饮片提取浓缩后,与适宜的辅料或其余饮片细粉,以水、蜂蜜或蜂蜜和水为黏合剂制成的丸剂。根据所用黏合剂的不同,分为浓缩水丸,浓缩蜜丸和浓缩水蜜丸。

1. 特点　浓缩丸又称药膏丸、浸膏丸,是目前丸剂中较常用的一种剂型,其特点是体积缩小,易于服用和吸收,发挥药效好;同时利于保存,不易霉变。但是,浓缩丸的饮片在煎煮,特别是在浓缩过程中由于受热时间较长,有些成分可能会受到影响,使药效降低。

2. 饮片处理的原则　根据饮片性质,确定提取制膏的饮片和粉碎制粉的饮片。通常情况是质地坚硬、黏性大、体积大、富含纤维的饮片,宜提取制膏。贵重饮片,体积小、淀粉量多的饮片,宜粉碎制成细粉。提取饮片与制粉饮片的比例,必须通过预试验,综合分析确定,从而使服用剂量控制在一个合理可行的范围内。

3. 制备　目前大生产中浓缩丸的制备方法主要用塑制法,少数采用泛制法。

（1）采用塑制法制备时,取处方中部分饮片提取浓缩成膏（蜜丸型浓缩丸须加入适量炼蜜）,做黏合剂,其余饮片粉碎成细粉,混合均匀,再制丸条、分粒、搓圆即得。具体操作同蜜丸。

（2）采用泛制法制备时,取处方中部分饮片提取浓缩成浓缩液,做黏合剂,其余饮片粉碎成细粉用于泛丸。或用稠膏与细粉混合成块状物,干燥后粉碎成细粉,再以水或不同浓度的乙醇为润湿剂泛制成丸。具体操作同水丸。处方中膏少粉多时,常用前法;膏多粉少时,常用后法。

（四）糊丸

糊丸系指饮片细粉以米糊或面糊等为黏合剂制成的丸剂。

1. 特点　糊丸以米糊、面糊为黏合剂,干燥后较坚硬,在胃内溶散迟缓,释药缓慢,故可延长药效。同时能减少药物对胃肠道的刺激,故适宜于含有毒性或刺激性较强的药物制丸。需注意,如果黏合剂稠度太大,会出现丸剂溶散时间超限的问题。

2. 制糊方法　冲糊法:将糊粉加少量温水调匀成浆,冲入沸水,不断搅拌成半透明糊状。煮糊法:将糊粉加适量水混合均匀制成块状,置沸水中煮熟,呈半透明状。蒸糊法:将糊粉加适量水混合均匀制成块状,置蒸笼中蒸熟后使用。这三种方法以冲糊法应用最多,方便快捷。

3. 制备　糊丸主要用塑制法制备。其制法与小蜜丸相似,以糊代替炼蜜。制备时先制好需用的糊,稍凉倾入饮片细粉中,充分搅拌,揉搓成丸块,再制成丸条、分粒、搓圆即成。糊丸也可用泛制法制备。糊丸制备时需注意以下几点:

（1）保持丸块处于润湿状态,并尽量缩短制丸时间。

（2）糊粉的用量,塑制法一般以糊粉为药粉总量的 30% ~ 35% 较适宜。

（五）蜡丸

蜡丸系指饮片细粉以蜂蜡为黏合剂制成的丸剂。

1. 特点　蜂蜡极性小,不溶于水,制成丸剂后在体内释放药物极慢,可延长药效,并能防止药物中毒或防止对胃肠道的强烈刺激。现代许多药物以蜂蜡为骨架制成各种缓释、控释制剂,是在古代用药经验基础上的一次质的飞跃和发展。目前蜡丸品种不多,主要原因是无法控制其释放药物的速率。

2. 制备　蜡丸常采用塑制法制备。将精制的蜂蜡,加热熔化,凉至60℃左右,待蜡液开始凝固,表面有结膜时,加入药粉,迅速搅拌至混合均匀,趁热制丸条、分粒、搓圆。蜡丸制备时需注意下列问题:

(1) 蜂蜡要精制。

(2) 制备时应控制温度。

(3) 控制蜂蜡用量,通常情况,药粉与蜂蜡比例为1:0.5~1:1。

三、滴制法制丸技术

滴制法系指药物与适宜基质制成溶液或混悬液,滴入另一种互不混溶的液体冷凝剂中,使之冷凝成丸粒的一种制丸方法。滴制法用于滴丸的制备,其制丸的工艺流程为:饮片提取→药液配制→滴制成丸→洗涤干燥→质量检查→包装。

(一) 含义

滴丸系指饮片提取物与基质用适宜方法混匀后,用滴制法制成的丸剂。中药滴丸剂主要有两类,一类是将油性成分分散在基质中,用滴制法制备;另一类是将不溶于水,溶出速度慢,吸收不好的中药成分或有效部位采用固体分散技术制备滴丸,这一类一直是目前研究的热点。

滴制法制丸早在1933年就已提出,1956年有用聚乙二醇-4000为基质,用植物油为冷却剂制备苯巴比妥钠滴丸的报道,1958年我国有人用滴制法制备酒石酸锑钾滴丸。中药滴丸的研制始于20世纪70年代末,如上海医药工业研究院等单位对苏合香丸进行研究,最后改制成苏冰滴丸。此后复方丹参滴丸、香连滴丸、柴胡滴丸等相继研制成功,其中复方丹参滴丸为《中国药典》2010年版收载品种之一。

 难 点 释 疑

滴丸与软胶囊剂的区别

滴丸系指饮片提取物与基质用适宜方法混匀后,用滴制法制成的丸剂。软胶囊剂是将药物密封在软质胶囊壳中而制成的胶囊剂,以球形、椭球形较为多见,可用压制法或滴制法制备。滴丸中药物与基质是混匀的,而且常温下为固体实心球形制剂,表面无缝。软胶囊剂药物封闭在囊壳中,囊壳富有弹性,药物可以是油类、油溶液或油的混悬液,也可以是固体、半固体,常温下常具有一定弹性,压制法制备者表面有缝,滴制法制备者表面无缝。

(二) 特点

1. 起效迅速,生物利用度高。这是因为药物在基质中呈高度分散状态,同时水溶性基质还可增加或改善药物的溶解性能,加快药物的溶出速度和吸收速度,从而提高药物的生物利用度。

2. 生产设备简单,工序少,周期短,自动化程度高,生产效率高,成本相对较低。

3. 滴丸可使液体药物固体化,如芸香油滴丸、牡荆油滴丸、大蒜油滴丸等,有利于服用、贮存和运输。

4. 滴丸用药部位多,可口服、腔道用和外用,还可起到长效作用。

5. 滴丸载药量小,相应含药量低,服药剂量较大。此外,可供滴丸选用的基质和冷凝液较少,使滴丸品种受到限制。

(三) 滴丸的基质

滴丸中主药以外的附加剂称为基质。作为滴丸基质应具备以下条件:性质稳定,不与主药发生反应,不影响主药的疗效与检测。熔点较低或在 60 ~ 100℃ 时能熔化成液体,而遇骤冷又能凝结成固体,在室温下保持固体状态,同时在与主药混合后仍能保持以上物理状态。

滴丸的基质可分为水溶性及非水溶性两大类。水溶性基质有:聚乙二醇类、聚氧乙烯单硬脂酸酯、硬脂酸钠、甘油明胶等。非水溶性基质有:硬脂酸、单硬脂酸甘油酯、虫蜡、氢化植物油、十八醇(硬脂醇)、十六醇(鲸蜡醇)等。选用时应根据主药性质,相应选择适宜基质。生产上还常选用混合基质,以便制得较好的滴丸。

(四) 滴丸的冷凝液

用于冷却滴出的液滴,使之冷凝成固体丸粒的液体称为冷凝液。在实际应用中,常根据基质的性质选择冷凝液。冷凝液选择的条件:应安全无害,与主药和基质不相混溶,不起化学反应。有适宜的相对密度和黏度(略高或略低于滴丸的相对密度),能使滴丸(液滴)在冷凝液中缓缓下沉或上浮而充分凝固。此外还要有适宜的表面张力,使液滴在冷凝过程中能顺利形成滴丸。

冷凝液可分为两类:一是水溶性冷凝液,常用的有水、不同浓度的乙醇等,适用于非水溶性基质的滴丸;二是油溶性冷凝液,常用的有液状石蜡、二甲基硅油、植物油等,适用于水溶性基质的滴丸。

 知 识 链 接

微丸的制备

微丸有许多制备方法,其实质都是将药物与适宜辅料混合均匀,制成完整、圆滑、大小均一的小丸。①滚动成丸法:此法是较传统的制备微丸方法,常用泛丸锅。将饮片与辅料细粉混合均匀后,加入黏合剂制成软材,制粒,放于泛丸锅中滚制成微丸。②沸腾制粒包衣法:将饮片与辅料细粉置于流化床中,鼓入气流,使两者混合均匀,再喷入黏合剂,使之成为颗粒,当颗粒大小满足要求时停止喷雾,所得颗粒可直接在沸腾床内干燥。对颗粒的包敷是制微丸的关键,包敷是指对经过筛选的颗粒进行包衣(包粉末)形成微丸产品的过程。在整个过程中,微丸始终处于流化状态,可有效防止微丸在制备过程中发生粘连。③挤压-滚圆成丸法:将药物与辅料细粉加入黏合剂混合均匀,制成可塑性湿物料,放入挤压机械中挤压成高密度条状物,再在滚圆机中打碎成颗粒,并逐渐滚制成大小均匀的圆球形微丸。④其他制备微丸方法:有喷雾干燥法制微丸、熔和法制微丸、微囊包囊技术制微丸等。

（五）滴丸的制备

1. 饮片提取　根据处方中饮片性质选择适宜方法进行提取、精制后,得到提取物。

2. 药液配制　将选择好的基质加热熔化,将饮片提取物溶解、混悬或乳化在已熔融的基质中,混匀制成药液。药液保持恒定的温度(80~90℃),便于滴制。

3. 滴制成丸　滴制前选择适当的冷凝液并调节好冷凝的温度,滴制时要调节好药液的温度、滴头的速度,将药液滴入冷凝液中,凝固形成的丸粒徐徐沉于底部,或浮于冷凝液的表面。

4. 洗涤干燥　从冷凝液中捞出的丸粒,拣去废丸,先用纱布擦去冷凝液,然后用适宜的溶液搓洗除去冷凝液,用冷风吹干后,在室温下晾4小时即可。

5. 包装　制成的滴丸经质量检查合格后进行包装,包装时要注意温度的影响,包装要严密,并贮存于阴凉处。

📖 **课 堂 活 动**

　　学生分组,给每组准备各种类型丸剂数种,让学生观察讨论,要求说出每种丸剂所属类型,所用赋形剂及制备工艺。

四、丸剂包衣技术

在丸剂的表面上包裹一层物质,使之与外界隔绝的操作称为包衣。包衣后的丸剂称为包衣丸剂。

（一）包衣的目的

1. 根据医疗的需要,将处方中一部分药物作为包衣材料包于丸剂的表面,在服用后首先发挥药效。

2. 掩盖恶臭、异味,使丸面平滑、美观,便于吞服。

3. 防止主药氧化、变质或挥发,防止吸潮及虫蛀。

4. 包肠溶衣后,可使丸剂顺利通过胃,转运至肠内再溶散吸收而起作用。

（二）包衣的类型

1. 药物衣　包衣材料是丸剂处方组成部分,有明显的药理作用,用于包衣既可首先发挥药效,又可保护丸粒、增加美观。中药丸剂包衣多属此类。

（1）朱砂衣:朱砂有镇静安神的作用,凡镇静、安神、补心类丸剂皆可用此包衣,如朱砂安神丸、天王补心丸等。朱砂衣应用较为广泛,是中成药丸剂最常用的一类包衣。

（2）黄柏衣:黄柏有清热燥湿的作用,可用于利湿渗水、清下焦湿热丸剂的包衣,如四妙丸等。

（3）雄黄衣:雄黄有解毒、杀虫的作用,可用于解毒、杀虫类丸剂的包衣,如化虫丸等。

（4）青黛衣:青黛有清热解毒、凉血的作用,可用于清热解毒类丸剂的包衣,如千金止带丸、当归龙荟丸等。

（5）百草霜衣:百草霜有清热作用,可用于清热解毒类丸剂的包衣,如六神丸、牛黄消炎丸等。此外,还有红曲衣(消食健脾),赭石衣(降气、止逆、平肝止血),礞石衣(降气、行滞、祛痰)等,可依处方选用。

2. 保护衣　选取处方以外,不具明显药理作用,且性质稳定的物质作为包衣材料,使主药与外界隔绝起保护作用。这一类包衣物料主要有:

(1) 糖衣:如木瓜丸、安神补心丸等。

(2) 薄膜衣:应用无毒的药用高分子材料包衣,如香附丸、补肾固齿丸等。

3. 肠溶衣　选用适宜的材料将丸剂包衣后使之在胃液中不溶散而在肠液中溶散,丸剂肠溶衣主要材料有虫胶、苯二甲酸醋酸纤维素(CAP)等。

(三) 丸剂包衣的方法

1. 包衣材料的准备　将所用包衣材料粉碎成极细粉,目的是使丸面光滑。因为丸粒在包衣过程中,需长时间碰撞摩擦,故除蜜丸外,用于包衣的丸粒应充分干燥,使之有一定的硬度,以免包衣时碎裂变形,或在包衣干燥时,衣层发生皱缩或脱壳。蜜丸无需干燥是因为其表面呈润湿状态时具有一定的黏性,撒布包衣药粉经碰撞滚转即能黏着于丸粒表面。其他丸粒包衣时尚需用适宜的黏合剂,常用的黏合剂有10%～20%的阿拉伯胶浆或桃胶浆、10%～20%的糯米粉糊、单糖浆及胶糖混合浆等。

2. 包衣方法

(1) 药物衣:如七味广枣丸,是以朱砂粉末包衣,操作如下:七味广枣丸(蜜丸)置于适宜的容器中,用力使容器往复摇动,逐步加入朱砂极细粉,使均匀撒布于丸剂表面,利用蜜丸表面的滋润性,将朱砂极细粉黏着而成衣。朱砂的用量一般为干丸重量的5%～17%,视丸粒的大小而不同,小蜜丸因其总表面积较大而用量比较多,但也不宜过多。若朱砂在处方中的含量超过包衣用量时,应将多余部分与其他组分掺和在丸块中。水丸包朱砂衣者最多。包衣时将干燥的丸置包衣锅(图12-6)中,加适量黏合剂进行转动、撞击等操作,当丸粒表面均匀润湿后,缓缓撒入朱砂极细粉。如此反复操作5～6次,将规定量的朱砂全部包于丸粒表面为止。取出药丸低温干燥(一般风干即可)。再放入包衣锅或溜袋(长约3m、宽30～40cm的布袋)内,并加入适量的虫蜡粉,转动包衣锅或牵拉溜袋,让丸粒互相撞击摩擦,使丸粒表面光亮,即可取出,分装。朱砂极细粉的用量一般为干丸重量的10%。水蜜丸、浓缩丸及糊丸的药物衣可参照上法包衣。

(2) 糖衣、薄膜衣、肠溶衣:其包衣方法与片剂相同。

点 滴 积 累

1. 丸剂的制法主要有泛制法、塑制法和滴制法,不同制法对物料有不同要求。根据所制成的丸剂品种由哪些物料组成,可分析出该品种适宜的制备方法,如处方中含具黏性的蜂蜜、米糊等辅料,则常用塑制法制备;含熔点较低或在60～100℃时能熔化成液体,而遇骤冷又能凝结成固体的基质,则用滴制法制备。三种制丸方法的制备工艺过程各不相同。

2. 各种制丸方法的关键技术不同,泛制法关键是起模、塑制法关键是制丸块、滴制法则是滴制时药液温度和滴速的调节。

第三节　丸剂常用生产设备与使用

一、捏合机

捏合机系由金属槽和两组强力的 S 形桨叶构成,金属槽多用夹层套式,槽底呈半圆形,两组桨叶以不同的转速和不同的方向旋转,如图 13-1 所示。由于桨叶的分割揉捏及桨叶与槽壁间的研磨等作用而使药料混合均匀。操作时将规定量的药粉与适宜黏合剂置捏合机中混合,直至成为均一的容易从桨叶及槽壁剥落的丸块为度,取出丸块须立即制条搓丸。

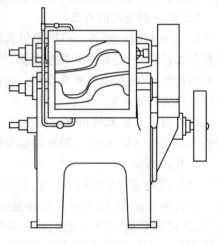

图 13-1　捏合机

二、全自动中药制丸机

生产上常用的有 YUJ-17A/B 型、YUJ-22A/22B 型全自动中药制丸机等。YUJ-17BL 型全自动中药制丸机如图 13-2 所示。该机由炼药仓、制条仓、搓丸机、输条机交流变频器、触摸屏、酒精桶、送条轮、刀轮等组成。其工作原理是先将药粉加黏合剂(蜜、水、提取液或膏)混合搅拌均匀后,在设备左边的炼药仓内将药物炼合成组织均匀、软硬相同、致密性一致的条状物料。然后再顺势送入右下方的制丸机的料仓中,经挤压成细条、切断成粒后高速搓制成丸。制丸过程包括开机前准备工作、开机、炼药、制丸、关机等。

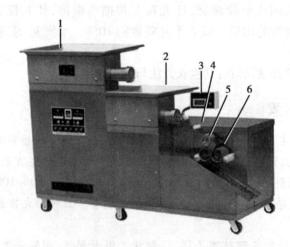

图 13-2　YUJ-17BL 型全自动中药制丸机
1. 炼药仓　2. 制条仓　3. 触摸屏　4. 送条轮　5. 输条机　6. 刀轮

三、滚筒筛

筛子为薄不锈钢卷成的圆筒,筒上布满筛孔,分三段,筛孔由小到大,如图 13-3 所示。使用滚筒筛的目的是使丸粒在随筛筒滚动时按大小分档。

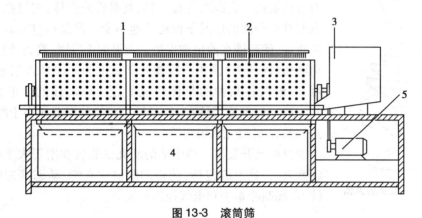

图 13-3　滚筒筛
1. 毛刷　2. 筛筒　3. 料斗　4. 装丸粒容器　5. 电动机

四、检丸器

分上下两层,每层装 3 块斜置玻璃板,且相隔一定距离。利用丸粒圆整度不同、滚动速度不同筛选,丸粒愈圆,滚动愈快,能越过全部间隙到达好粒容器,而畸形丸粒与之相反,不能越过间隙而漏于坏粒容器,如图 13-4 所示。该检丸器仅适用于体积小、质硬的丸剂。

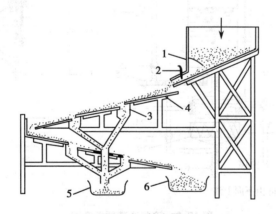

图 13-4　检丸器
1. 防止阻塞隔板　2. 闸门　3. 坏粒漏斗　4. 玻璃板　5. 盛坏粒容器　6. 盛好粒容器

五、立式检丸器

由薄的金属铁板制成,丸粒沿一螺旋形的斜面滚下,利用滚动时产生的离心力不同,将合格的与畸形的丸粒分开,如图 13-5 所示。从螺旋板的外侧收集合格的丸粒,从螺旋板的内侧收集畸形的丸粒。

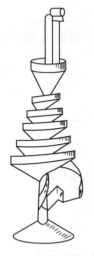

图 13-5　立式检丸器

六、滴丸设备

滴丸设备主要由滴瓶、冷却柱、恒温箱 3 个部分组成。实验室用的设备如图 13-6 所示。滴瓶有调节滴出速度的活塞，有保持液面一定高度的溢出口、虹吸管或浮球，它可在不断滴制与补充药液的情况下保持滴速不变。恒温箱包围滴瓶及贮液瓶等，使药液在滴出前保持一定温度不凝固，箱底开孔，药液由滴瓶口(滴头)滴出。冷却柱其高度和外围是否用水、冰冷凝，应根据各品种的具体情况而定。冷却柱的一般高度为 40～140cm，温度维持在 10～15℃，药液的密度如小于冷凝液，选用装置 a，反之选用装置 b。

目前已开发出可供中试的滴丸试验机和用于大生产的自动滴丸机，其组成包括：药物调配供应系统、动态滴制收集系统、循环制冷系统和电气控制系统等。

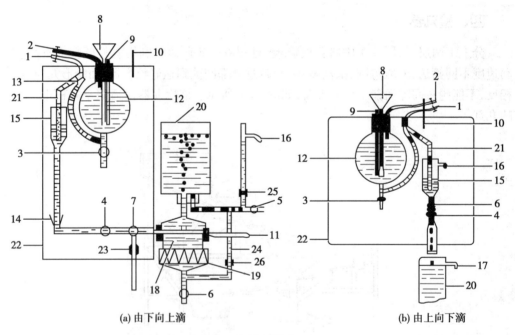

(a) 由下向上滴　　　　　　　　　　(b) 由上向下滴

图 13-6　滴制法装置示意图

1、2、3、4、5、6、7. 玻璃旋塞　8. 加料斗　9、10. 温度计　11. 导电温度计　12. 贮液瓶 13、14. 启口连接　15. 滴瓶　16、17. 溢出口　18. 保温瓶　19. 环形电炉　20. 冷却柱 21. 虹吸管　22. 恒温箱　23、24、25. 橡皮管连接　26. 橡皮管夹

点 滴 积 累

1. 泛制法制丸传统方法是用泛丸匾（又称打盘）手工泛丸,大生产中主要用泛丸锅（包衣锅）泛丸。

2. 目前制药企业一条完整的塑制法制丸生产线主要由下列设备组成:中药制丸机→自动撒粉机→垂直振动输送机→隧道式微波干燥灭菌机→垂直振动输送机→滚筒筛（或分离筛）→检丸器→包衣机（抛光或包衣）。其中关键设备是中药制丸机。

3. 滴制法制丸设备主要由滴瓶、冷却柱、恒温箱 3 个部分组成,目前国内已有用于大生产的自动滴丸机。

第四节　丸剂生产与质量控制

一、生产过程质量控制

1. 丸剂生产车间洁净度应达到大于 D 级洁净度要求。丸剂岗位操作室要求室内压大于室外压力、温度 18～26℃、相对湿度 45%～65%。

2. 在制丸过程中要求　15 分钟测一次丸重差异,并做好记录;并由 QA 检查员按规定的检验规程抽样检查。

3. 将制好的丸粒均匀摊放于容器内,容器内、外贴上标签,注明物料品名、规格、批号、数量、日期和操作者的姓名,按顺序放于晾丸间。

4. 及时将晾好的丸粒交中间站或下一工序。填写请验单请验。

二、丸剂的质量评定

按照《中国药典》2010 年版一部对丸剂和滴丸剂质量检查的有关规定,丸剂需要进行以下方面的质量检查。

1. 外观检查　丸剂外观应圆整均匀、色泽一致。大蜜丸和小蜜丸应细腻滋润,软硬适中。蜡丸表面应光滑无裂纹,丸内不得有蜡点和颗粒。滴丸应大小均匀,色泽一致,表面的冷凝液应除去。

2. 水分　除另有规定外,大蜜丸、小蜜丸、浓缩蜜丸中所含水分不得超过 15.0%;水蜜丸、浓缩水蜜丸不得超过 12.0%;水丸、糊丸和浓缩水丸不得超过 9.0%;微丸按其所属丸剂类型的规定判定。蜡丸不检查水分。

3. 重量差异　丸剂照《中国药典》2010 年版一部丸剂（附录Ⅰ A）项下重量差异检查法检查,滴丸照《中国药典》2010 年版一部滴丸剂（附录Ⅰ K）重量差异检查法检查。应符合规定。

丸剂检查法:以 10 丸为 1 份（丸重 1.5g 以上的以 1 丸为 1 份）,取供试品 10 份,分别称定重量,再与每份标示重量（每丸标示量×称取丸数）相比较（无标示重量的丸剂,与平均重量比较）,按表 13-1 的规定。超出重量差异限度的不得多于 2 份,并不得有 1 份超出限度 1 倍。

表 13-1 丸剂重量差异限度

标示重量（或平均重量）	重量差异限度	标示重量（或平均重量）	重量差异限度
0.05g 及 0.05g 以下	±12%	1.5g 以上至 3g	±8%
0.05g 以上至 0.1g	±11%	3g 以上至 6g	±7%
0.1g 以上至 0.3g	±10%	6g 以上至 9g	±6%
0.3g 以上至 1.5g	±9%	9g 以上	±5%

滴丸检查法：取供试品 20 丸，精密称定总重量，求得平均丸重后，再分别精密称定每丸的重量。每丸重量与平均丸重相比较，应符合表 13-2 的规定。超出限度的不得多于 2 丸，并不得有 1 丸超出限度 1 倍。

表 13-2 滴丸重量差异限度

平均丸重	重量差异限度	平均丸重	重量差异限度
0.03g 及 0.03g 以下	±15%	0.1g 以上至 0.3g	±10%
0.03g 以上至 0.1g	±12%	0.3g 以上	±7.5%

包糖衣的丸剂应检查丸芯的重量差异并符合规定，符合表 13-1、表 13-2 的规定后，方可包糖衣。包糖衣后不再检查重量差异。其他包衣丸剂应在包衣后检查重量差异并符合规定；凡进行装量差异检查的单剂量包装丸剂，不再检查重量差异。

4. 装量差异 单剂量分装的丸剂，装量差异限度应符合表 13-3 规定。

丸剂检查法：取供试品 10 袋（瓶），分别称定每袋（瓶）内容物的重量，每袋（瓶）装量与标示装量相比较，应符合表 13-3 的规定，超出装量差异限度的不得多于 2 袋（瓶），并不得有 1 袋（瓶）超出装量差异限度 1 倍。

多剂量分装的丸剂，照《中国药典》2010 年版一部最低装量检查法（附录 XII C）检查，应符合规定。以丸数标示的多剂量包装丸剂，不检查装量。

表 13-3 单剂量丸剂装量差异限度

标示总量	装量差异限度	标示总量	装量差异限度
0.5g 或 0.5g 以下	±12%	3g 以上至 6g	±6%
0.5g 以上至 1g	±11%	6g 以上至 9g	±5%
1g 以上至 2g	±10%	9g 以上	±4%
2g 以上至 3g	±8%		

滴丸检查法：取供试品 10 袋（瓶），分别称定每袋（瓶）内容物的重量，每袋（瓶）装量与标示装量相比较，按表 13-4 的规定，超出装量差异限度的不得多于 2 袋（瓶），并不得有 1 袋（瓶）超出限度 1 倍。

表 13-4 单剂量滴丸装量差异限度

标示装量	装量差异限度	标示装量	装量差异限度
0.5g 或 0.5g 以下	±12%	2g 以上至 3g	±8%
0.5g 以上至 1g	±11%	3g 以上至 6g	±6%
1g 以上至 2g	±10%		

5. 溶散时限　除另有规定外,取供试品 6 丸,选择适当孔径筛网的吊篮(丸剂直径在 2.5mm 以下的用孔径约 0.42mm 的筛网,在 2.5~3.5mm 之间的用孔径 1.0mm 的筛网,在 3.5mm 以上的用孔径约 2.0mm 的筛网),照《中国药典》2010 年版一部崩解时限检查法(附录Ⅻ B)片剂项下的方法加挡板进行检查。除另有规定外,小蜜丸、水蜜丸和水丸应在 1 小时内全部溶散;浓缩丸和糊丸应在 2 小时内全部溶散;微丸的溶散时限按所属丸剂类型的规定判定。滴丸应在 30 分钟内溶散,包衣滴丸应在 1 小时内溶散,以明胶为基质的滴丸可改在人工胃液中进行检查。如操作过程中供试品黏附挡板妨碍检查时,应另取供试品 6 丸,不加挡板进行检查。

上述检查应在规定时间内全部通过筛网。如有细小颗粒状物未通过筛网,但已软化无硬心者可作合格论。

蜡丸照《中国药典》2010 年版一部崩解时限检查法(附录Ⅻ B)项下的肠溶衣片检查法检查,应符合规定。

除另有规定外,大蜜丸及研碎后或用开水、黄酒等分散后服用的丸剂不检查溶散时限。

点滴积累

1. 丸剂生产车间洁净度应达到大于 D 级洁净度要求,在制丸过程中要求 15 分钟测一次丸重差异,并做好记录。
2. 丸剂质量检查项目有外观检查、水分、重量差异、装量差异、溶散时限等。

第五节　典型品种举例

逍 遥 丸

【处方】　柴胡 50g　当归 50g　白芍 50g　白术(炒)50g　茯苓 50g　甘草(蜜炙)40g　薄荷 10g

【制法】　以上 7 味,粉碎成细粉,过筛,混匀。另取生姜 50g,分次加水煎煮,滤过,用煎出液泛丸,干燥,即得。

【功能与主治】　疏肝健脾,养血调经。用于肝气不舒,胸胁胀痛,头晕目眩,食欲减退,月经不调。

【用法与用量】　口服。一次 6~9g,一日 1~2 次。

【处方工艺分析】　本制剂为水丸,处方中各药均为植物药,软硬度相似,故可用混合粉碎法粉碎,混合后的药粉黏性适中,可直接用混合均匀的药粉起模和加大成型。

【制备过程注意事项】　起模是制备水丸的关键,在制备逍遥丸时,应用水起模,丸模制成后再用生姜煎出液加大成型。因处方中含有挥发性成分的薄荷饮片,故干燥时温度应控制在 50~60℃。

牛黄解毒丸

【处方】　牛黄 2.5g　雄黄 25g　石膏 100g　大黄 100g　黄芩 75g　桔梗 50g　冰

片 12.5g　甘草 2.5g

【制法】　以上 8 味,除牛黄、冰片外,雄黄水飞成极细粉;其余石膏等 5 味粉碎成细粉;将牛黄、冰片研细,与上述细粉配研,过筛,混匀。每 100g 粉末加炼蜜 100～110g 制成大蜜丸,即得。

【功能与主治】　清热解毒。用于火热内盛,咽喉肿痛,牙龈肿痛,口舌生疮,目赤肿痛。

【用法与用量】　口服。一次 1 丸,一日 2～3 次。

【处方工艺分析】　本制剂为大蜜丸,方中牛黄、冰片、雄黄需单独粉碎成极细粉,再与其他细粉配研,混匀。混合药粉黏性适中,故用炼蜜(中蜜)以塑制法制丸。本品制成后应立即分装,以保证丸剂的滋润状态。

【制备过程注意事项】　处方中各药用量相差较大,制备时先将牛黄、冰片、雄黄混匀,再将其他 5 味混匀,最后两者配研混合均匀。因方中有冰片,故和药时炼蜜温度不宜太高。

安神补心丸

【处方】　丹参 150g　五味子(蒸)75g　石菖蒲 50g　安神膏 280g

【制法】　以上 4 味,安神膏系取合欢皮、菟丝子、墨旱莲各 3 份及女贞子(蒸)4 份、首乌藤 5 份、地黄 2 份、珍珠母 20 份,混合,加水煎煮两次,第一次 3 小时,第二次 1 小时,合并煎液,滤过,滤液浓缩至相对密度为 1.21(80～85℃)。将丹参、五味子、石菖蒲粉碎成细粉,按处方量与安神膏混合制丸,干燥,打光或包糖衣,即得。

【功能与主治】　养心安神。用于阴血不足引起的心悸失眠、头晕耳鸣。

【用法与用量】　口服。一次 15 丸(2g),一日 3 次。

【处方工艺分析】　本制剂为浓缩丸,取处方中部分药粉与部分饮片提取浓缩成的安神膏制丸,可减少服用剂量,同时可用塑制法制备,适合于大生产,提高生产效率。

【制备过程注意事项】　应注意安神膏的浓缩程度,使其与药粉混合后丸块黏度适中,适合用塑制法制丸,该丸制成后需及时干燥。

冠心苏合滴丸

【处方】　苏合香 10g　冰片 21g　乳香(制)21g　檀香 42g　青木香 42g

【制法】　以上 5 味,除苏合香、冰片外,其余乳香等 3 味提取挥发油,药渣用 80% 乙醇加热回流提取 2 次,每次 2 小时,滤过,滤液回收乙醇至无醇味,减压浓缩至相对密度为 1.25～1.30 的稠膏,干燥,粉碎成细粉,加入苏合香、冰片及聚乙二醇基质适量,加热至熔化,再加入上述乳香等挥发油,混匀,制成滴丸,即得。

【功能与主治】　理气宽胸,止痛。用于心绞痛,胸闷憋气。

【用法与用量】　含服或口服。一次 10～15 丸(每丸重 40mg),一日 3 次,或遵医嘱。

【处方工艺分析】　乳香、檀香、青木香富含挥发油,提取挥发油后,用 80% 乙醇提取药渣,能保证有效成分提取完全。另外,聚乙二醇为水溶性基质,制成固体分散体后,迅速发挥药效,可用于急救。

【制备过程注意事项】　本制剂为滴丸,所用基质聚乙二醇为水溶性,故应选用脂溶性冷凝液,如液状石蜡。为使滴丸重量差异在规定范围内,操作时应保持恒温,并控制好滴速和冷凝液温度。

葛根芩连微丸

【处方】 葛根 200g 黄芩 75g 黄连 75g 炙甘草 50g

【制法】 以上 4 味,取黄芩、黄连,照流浸膏剂与浸膏剂项下的渗漉法(《中国药典》2010 年版附录 I O)分别用 50% 乙醇作溶剂,浸渍 24 小时后进行渗漉,收集渗漉液,回收乙醇,并适当浓缩;葛根加水先煎 30 分钟,再加入黄芩、黄连药渣及甘草,继续煎煮 2 次,每次 1.5 小时,合并煎液,滤过,滤液适当浓缩,加入上述浓缩液,继续浓缩成稠膏,减压低温干燥,粉碎成最细粉,以乙醇为润湿剂,机制泛微丸,得 60g,过筛;于 60℃ 以下干燥,即得。

【功能与主治】 解肌清热,止泻止痢。用于泄泻痢疾,身热烦渴,下痢臭秽;菌痢,肠炎。

【用法与用量】 口服。一次 3g,小儿一次 1g,一日 3 次,或遵医嘱。

【处方工艺分析】 黄芩含黄芩苷、黄芩素,黄连含生物碱等有效成分,用 50% 乙醇提取,再用水煎煮,可保证有效成分提取完全。葛根主要含黄酮类化合物,水煎液具有明显的解热、抗菌消炎作用。本方制成微丸,有利于药物吸收,发挥药效。

【制备过程注意事项】 本制剂为微丸,药粉为饮片提取浓缩后减压低温干燥得到,具有较强黏性,因此如用泛制法制微丸,应以较高浓度乙醇为润湿剂,并快速制丸。如条件许可,亦可用挤压-滚圆成丸法制备。

目 标 检 测

一、选择题

(一) 单项选择题

1. 水丸的制备工艺流程为( )
   A. 原辅料的准备→起模→成型→盖面→干燥→选丸→质检→包装
   B. 原辅料的准备→起模→盖面→成型→干燥→选丸→质检→包装
   C. 原辅料的准备→起模→成型→盖面→选丸→干燥→质检→包装
   D. 原辅料的准备→起模→成型→选丸→盖面→干燥→质检→包装
   E. 原辅料的准备→选丸→起模→成型→盖面→干燥→质检→包装

2. 泛制法制丸最关键的环节是( )
   A. 起模　　B. 盖面　　　C. 筛选　　　D. 成型　　　E. 干燥

3. 下列关于水丸的叙述中,错误的是( )
   A. 质黏糖多的饮片细粉泛丸时常用酒作润湿剂
   B. 泛丸时酒作为润湿剂产生的黏性比水弱
   C. 疏肝理气止痛的处方多用醋作润湿剂
   D. 水丸"起模"应选用黏性强的极细粉
   E. 水丸比蜜丸崩解速度快

4. 丸剂处方中含有芳香挥发性或气味特殊的药物,最好处于丸粒的( )

　　A. 表面　　　　B. 底层　　　　C. 中层　　　　D. 包衣层　　　E. 各层均可以

5. 蜂蜜炼制目的叙述,错误的是(　　　)

　　A. 除去杂质　　　　　　　B. 杀死微生物　　　　　　C. 破坏酶类

　　D. 增加黏性　　　　　　　E. 促进蔗糖酶解为还原糖

6. 塑制法制备蜜丸的关键工序是(　　　)

　　A. 物料的准备　　B. 制丸块　　C. 制丸条　　D. 分粒　　　E. 搓圆

7. 下列关于水蜜丸的叙述中,错误的是(　　　)

　　A. 水蜜丸是饮片细粉以蜜水为黏合剂制成的

　　B. 它较蜜丸体积小,光滑圆整,易于服用

　　C. 可以采用塑制法和泛制法制备

　　D. 水蜜丸在成型时,蜜水的浓度应是高→低→高的顺序

　　E. 水蜜丸因含水量高,制成后必须立即干燥

8. 含有毒性及刺激性强的药物宜制成(　　　)

　　A. 水丸　　　　B. 蜜丸　　　　C. 水蜜丸　　D. 滴丸　　　E. 蜡丸

9. 关于滴丸特点叙述错误的是(　　　)

　　A. 滴丸载药量小

　　B. 滴丸可使液体药物固体化

　　C. 滴丸可供选择的基质与冷凝液种类多

　　D. 滴丸生物利用度高

　　E. 滴丸是用滴制法制成的

10. 镇静安神类丸剂一般包药物衣的原料为(　　　)

　　　A. 滑石粉　　　B. 朱砂　　　　C. 青黛　　　　D. 百草霜　　E. 雄黄衣

11. 对丸剂包衣目的陈述错误的是(　　　)

　　　A. 增加药物稳定性　　　B. 掩盖异味　　　　　　C. 减少药物用量

　　　D. 改善外观　　　　　　E. 防止吸湿及虫蛀

（二）多项选择题

1. 可以用做制备丸剂的辅料有(　　　)

　　A. 水　　　　　B. 酒　　　　　C. 蜂蜜　　　D. 药汁　　　E. 面糊

2. 水丸的制备中需要盖面,方法有以下几种(　　　)

　　A. 干粉盖面　　　　　　B. 清水盖面　　　　　　　C. 糖浆盖面

　　D. 清浆盖面　　　　　　E. 虫蜡盖面

3. 关于塑制法制备蜜丸叙述正确的是(　　　)

　　A. 含有糖、黏液质较多药粉宜热蜜和药

　　B. 富含纤维的药物宜用老蜜和药

　　C. 一般含糖类较多的饮片用蜜量宜多些

　　D. 夏季用蜜量宜少

　　E. 手工用蜜量宜多

4. 制丸块是塑制法制备浓缩丸的关键工序,优良的丸块应为(　　　)

　　A. 可塑性好,可以随意塑形　　　B. 表面润泽,不开裂

　　C. 丸块用手搓捏较为黏手　　　　D. 软硬适宜

　　E. 握之成团,按之即散

5. 关于微丸的叙述正确的是(   )
   A. 是直径小于 2.5mm 的各类球形小丸
   B. 胃肠道分布面积大,吸收完全,生物利用度高
   C. 可用于制成胶囊剂
   D. 我国古时就有微丸,如"六神丸""牛黄消炎丸"等
   E. 微丸可制成缓、控释制剂
6. 滴丸基质应具备的条件是(   )
   A. 熔点较低或加热(60~100℃)下能熔成液体,而遇骤冷又能凝固
   B. 在室温下保持固态
   C. 要有适当的黏度
   D. 对人体无毒副作用
   E. 不与主药发生作用,不影响主药的疗效
7. 丸剂的包衣类型有(   )
   A. 药物衣   B. 糖衣   C. 薄膜衣   D. 肠溶衣   E. 树脂衣

二、简答题

1. 简述机器泛丸起模的方法有哪些。
2. 制备蜜丸时,如何炼蜜? 如何判断嫩、中、老蜜的程度?
3. 简述塑制法的制备工艺流程。
4. 滴丸常用的基质与冷却剂有哪些?
5. 简述滴丸的制备工艺流程。
6. 简述丸剂的质量检查项目有哪些。

三、实例分析

将下列处方制成水丸,写出其制备工艺流程。

【处方】 广藿香 150g   紫苏 150g   白芷 50g   白术(炒)100g   茯苓 50g   桔梗 100g   大腹皮 50g   大枣 25g   生姜 15g   甘草 100g

实训七 丸剂的制备技术与质量评定

【实训目的】

1. 掌握塑制法制备蜜丸的工艺流程及岗位操作要点。
2. 掌握粉碎、过筛、混合、炼蜜、合药(坨)、制丸条、制丸、包装、清场等方面的操作技能。
3. 能按操作规程操作 SF-130C 型万能磨粉机、电磁簸动筛粉机、CH-100 型槽形混合机、螺旋式出条机或挤出式出条机、滚筒式制丸机等的操作、清洁及保养,各种生产文件的记录与汇总。
4. 能进行中药丸剂的质量检查方法,对制备过程中出现不合格丸剂进行判断,并能找出原因同时提出解决方法。
5. 能按清场规程进行清场工作。

【实训条件】

1. 实训场地 实验室、实训车间。

2. 实训器具 夹层锅、温度计、搓丸板、槽形混合机、螺旋式出条机或挤出式出条机、制丸机等。

3. 实训材料 山楂、六神曲、麦芽、蔗糖、蜂蜜、麻油、蜂蜡等。

【实训内容和步骤】

大山楂丸的制备技术与质量评定

处方:山楂4kg 六神曲(麸炒)0.6kg 麦芽(炒)0.6kg 蔗糖2.4kg 蜂蜜2.4kg

制备1200丸

实训步骤:

(一) 粉碎、过筛、混合

1. 生产前准备

(1) 按人员进入C级洁净生产区更衣程序和净化要求进入操作间。

(2) 按批生产指令从仓库领取原、辅料,按物料进入C级洁净生产区程序和净化要求,将药材等物料转运进入C级洁净生产区,存放于物料存放间。

(3) 检查工作现场、工具、容器清场合格标识,核对有效期。

(4) 检查设备是否具有"完好"标识卡及"已清洁"标识,设备是否运行正常。

(5) 校准称量器具,检查所需物料检验报告单、合格证是否齐全,核对原辅料、药材名称、数量与生产指令单是否一致。

(6) 生产操作开始前,操作人员按照生产指令、产品生产工艺规程认真核对投料计算情况,准备好生产所需的相关技术文件和生产记录。

(7) 挂本次运行标识。

2. 生产操作

(1) 粉碎

1) 开机,打开总电源钥匙、开关,使相关电器和机器设备处于供电状态。

2) 开启吸尘系统进入正常吸尘。

3) 阅读机械说明书,弄清机械性能和操作步骤。

4) 使用锤击式粉碎机或万能磨粉机需安装好80~100筛网,使粉末细度达到80~100目的要求。

5) 在出料口扎好粉末收集专用布袋,以收集合要求细度的粉末。

6) 检查原料药中有无异物,将山楂、六神曲、麦芽混匀,以备粉碎。

7) 开启粉碎机让其空转,待高速转动后,再调整进料板,使均匀而连续地加入适量药材饮片进行粉碎。

8) 粉碎完毕,立即停机。

(2) 过筛

1) 选用适宜的筛粉机,并安装80~100目筛网。

2) 开启筛粉机,并调整药筛的水平运动速度和振动速度,使之有利于药粉通过筛网。

3) 每次加入药筛容量的1/4~1/3的药粉,在密闭条件下进行过筛。

4）过筛完毕,立即停机。

5）检查药粉细度,精密称取过筛后的药粉 100g,置 80 目和 100 目标准筛中,加盖与接受器,转动、叩击并振动 30 分钟,待药粉不再通过筛时,将通过筛网的药粉取出,再精密称重。按下式计算百分比,看是否合要求。

$$细粉(\%) = \frac{通过筛网的粉末重量(g)}{测定用粉末的重量(g)} \times 100\%$$

能全部通过 5 号(80 目)筛,并含通过 6 号(100 目)筛不少于 95% 的粉末为合格。

6）无法继续粉碎的石细胞,纤维等药料头子,移交提取车间煎煮提取,滤去药渣,药液经适当浓缩后,置洁净容器内移交制丸工序备用。

（3）混合

1）选用适宜的混合方法和混合器械。

2）将待混合药粉加入混合机械的料斗内,盖好。

3）开启混合机械进行混合。

4）混合均匀度检查:取混合后的药粉适量,置光滑白纸上平铺 5cm^2,将其表面压平,在光亮处观察,若色泽均匀,无花纹、色斑为合格。必要时可以在药粉不同部位取样测定其代表成分的含量,与规定含量比较,应符合规定且均一。

5）混合完成后,立即停机。

6）将混匀的药粉装入洁净容器内,容器外贴上标签和待检牌,标签上注明物料品名、规格、批号、数量、日期、操作者姓名。填写请检单请检,合格后摘待检牌,挂合格牌,移交制丸工序。

3. 清场

（1）生产结束后,取下工作状态标识牌,挂清场标识牌。

（2）中间产品交下一道工序,剩余尾料办理入库。

（3）将粉碎、过筛、混合器械内外清理干净,其他操作工具、容器送清洁间先用饮用水冲洗两遍,再用纯化水冲洗至净;用丝光毛巾蘸 75% 乙醇擦拭设备进行消毒。

（4）场地、操作室按照 C 级清理作业级洁净区清洁消毒规程进行清洁消毒,清场完毕,填写清场记录。经 QA 监督员检查合格,发清场合格证。

（5）撤掉运行标识,挂清场合格标识。

4. 结束

（1）整理、汇总批生产记录等相关记录。

（2）关闭水、电、气、阀门开关,关好门窗,按进入程序的相反程序退出离开作业现场。

（二）炼蜜

1. 生产前准备　参照粉碎、过筛、混合生产前准备做好各项准备工作。

2. 操作

（1）将蜂蜜加入夹层锅(量少可用铝盆或烧杯),打开蒸气开关通入蒸气将蜂蜜加热至沸,纱布过滤后继续炼至 116℃,即为炼蜜。

（2）取蔗糖 4.8kg,加水 2160ml,搅拌使蔗糖溶解,煮沸过滤即为单糖浆。

（3）将炼蜜和单糖浆合并混匀,微火炼至相对密度约为 1.38(70℃ 测),滤过,即得。

（4）关闭蒸气开关,停止供热。

（5）将炼制好的蜜和单糖浆的混合液装入洁净容器,容器外贴上标签和待检牌,标签上注明物料名称、规格、批号、数量、日期、操作者姓名。填写请检单请检,合格后摘待检牌挂合格牌,并移交制丸工序。

（6）润滑剂制备:润滑剂由麻油与蜂蜡按100∶20~100∶30配比组成。此配比可因气温变化而改变,一般夏季气温高时用蜡量稍多,冬季气温低时用蜡量稍少。制备时将麻油加热至70~80℃后,加入蜂蜡并继续加热至蜂蜡熔化,慢慢降温并不断搅拌至冷,即为半固体油膏状润滑剂。装入洁净容器,贴上标签移交制丸工序。

3. 清场　参照粉碎、过筛、混合工序进行清场。

4. 结束　参照粉碎、过筛、混合工序结束工作。

（三）合坨(合药)

1. 生产前准备

（1）按人员进入C级洁净生产区更衣程序和净化要求进入操作间。按物料进入C级洁净生产区程序和净化要求,将药材、原辅料等物料转运进入C级洁净生产区,存放于物料存放间。

（2）按批生产指令从车间中间站领取上工序合格中间产品,从仓库领取辅料,按物料进入C级洁净生产区程序和净化要求,将中间产品、辅料等物料传运进入C级洁净生产区,存放于物料存放间。

（3）其他照粉碎、过筛、混合工序准备。

2. 生产操作

（1）按山楂、六神曲、麦芽三味药的处方总量称取其混匀的药粉,放入槽形混合机的混合槽内(量少,手工操作可在盆中进行合坨)。

（2）将处方量蜂蜜和蔗糖混合物趁热(80~90℃)加入药粉中。

（3）开启混合机,搅拌桨转动,反复搅拌捏合,直到药粉全部湿润,成为软硬适度,滋润柔软,色泽里外一致,涂布不见药粉本色,能随意塑型,不粘手,不黏附容器四壁的药坨,即软材。

（4）将制好的软材装入洁净容器内,加盖。容器外贴上标签和待检牌,标签上注明物料名称、规格、批号、数量、日期、操作者姓名。填写请检单请检,合格后摘待检牌挂合格牌。若合药、搓条、轧丸在同一车间进行,则软材经检验合格后立即搓条、制丸,待制丸工作完成后一并进行清场和结束工作。

（5）软材制完后立即停机。

3. 清场　参照粉碎、过筛、混合工序清场标准进行清场。

4. 结束　参照粉碎、过筛、混合工序结束工作。

（四）制丸

1. 生产前准备　参照合坨工序做好各项准备工作。

2. 生产操作

（1）制丸条

1）手工制丸条:在已清洁消毒的搓条板上涂少许润滑剂,按搓丸板上具有的丸粒数(沟槽数)和每丸重量称取一定重量(丸粒数×丸重)的丸块,置于搓条板平面上,手持搓条板,施加一定的压力将丸块搓成粗细均匀,表面光滑,内部充实,两端平整的丸条。先在已清洁消毒的搓丸板上下压板的半圆形沟槽内表面均匀地涂少许润滑剂,再将搓好的丸条横放在搓丸板的下压板上,使与沟槽垂直,用搓丸板的上压板顺沟槽方向用力来回滑动加压,直到上下压板的沟槽相遇,即将丸条切成若干小段,继续顺沟槽方向往返搓动数次,即搓成圆整、光滑的丸粒。

2）机器制丸条:①螺旋式出条机:根据丸重要求,更换丸条管出口或调节出口调节器,使挤出的丸条的粗细符合规定要求。开机,待机器运转正常后,将软材(药坨)加入加料斗中,制条时靠轴上叶片和螺旋输送器使丸块挤入丸条管,丸条由丸条管出口挤出。②挤压式出条机:根据所需丸条的粗细更换适宜的出条管。开机,待机器运转正常后,将软材放入加料筒中,利用机械能推出螺旋杆,使挤压活塞在加料筒中不断地向丸条出口方向推进,筒内丸块受活塞挤压而由出口挤出,形成粗细均匀的丸条。

（2）制丸粒

1）手工制丸粒:先在已清洁消毒的搓丸板上下压板的半圆形沟槽内表面均匀地涂少许润滑剂,再将搓好的丸条横放在搓丸板的下压板上,使与沟槽垂直,用搓丸板的上压板顺沟槽方向用力来回滑动加压,直到上下压板的沟槽相遇,即将丸条切成若干小段,继续顺沟槽方向往返搓动数次,即搓成圆整、光滑的丸粒。

2）机器制丸粒:①联合制丸机:大生产多用此机,本机由制条和制丸两部分组成。操作时,开机并用毛刷在托棍、切刀、槽滚、底滚等部件上均匀地涂少许润滑剂,然后将丸块填入制条器中,从出口处挤出丸条,其下有电加热器,使丸条光滑,接着丸条落于小托棍上,经切刀切成适当长度的丸条。经托条架将丸条翻到槽滚筒上,由于槽滚和底滚转速及转动方向不同,将丸条切成小段,随槽滚筒的转动,使丸粒光圆,经滑板落于接受器内。②滚筒制丸机:本机主要由加料斗、有槽滚筒、牙齿板、滚筒及搓板等组成。操作时,先开机并在有槽滚筒、牙齿板、滚筒、搓板等处均匀地涂少许润滑剂,将制好的丸块加于加料斗中,由于带有刮板的轴呈相对方向旋转,将丸块带下,填入有槽滚筒内,继由牙齿板将槽内的丸块剔出,使附于牙齿板的牙齿上,当牙齿板转下与圆形滚筒接触时,将牙齿上的丸块刮下,使落于圆形滚筒上,搓板作水平反复抖动,使丸块搓成圆形丸粒,经滑板落于接受器中,即完成了直接将丸块制成丸粒的过程。

3）将制好的丸粒装入洁净容器内,加盖。容器外贴上标签和待检牌,标签上注明物料名称、批号、数量、日期、操作者姓名。填写请检单请检,合格后摘待检牌挂合格牌,并移交下一道工序。

3. 清场　参照粉碎、过筛、混合工序清场标准进行清场。

4. 结束　参照粉碎、过筛、混合工序结束工作。

（五）内包

1. 生产前准备

（1）按批包装指令从车间中间站领取上工序合格待包装产品及包装材料。

（2）其他准备工作参照合坨工序。

2. 生产操作

（1）蜡盒包装:将丸粒用蜡纸包好后装入蜡纸盒中封严,在盒外贴上封口签,待封口签干后再蘸1~2次蜡封固。封口签上印有品名、功效主治、用法用量、生产批号、有效期等。

（2）塑料小圆盒包装:先将塑料小圆盒用75%乙醇消毒,然后将丸粒装入两个螺口相嵌的塑料小圆球内,外面蘸取一层蜡衣,将口封严。

（3）蜡壳包装

1）蜡壳制备:蜡壳由40%蜂蜡与60%石蜡组成。制备时将原料放夹层锅内,并打开蒸气开关通入蒸气加热熔化,控制温度在 65~74℃以保持蜡呈熔融状态,取用水浸湿的木球并擦干表面水分,然后插在铁签上立即浸入熔融的蜡液中 1~2 秒钟,取出使多余的蜡液滴净并冷却后,再同法浸入蜡液反复数次(一般 3~4 次),至蜡壳厚度适中,再浸入 18~25℃冷水中,待凝后取出铁签,自铁签上取下蜡球,用布擦去水珠,用刀将蜡皮割成两个相连的半球,取出木球,所得蜡壳置阴凉通风处干燥。

2)装入药丸:将两个半球形蜡壳掰开,装入药丸后使两个半球形蜡壳吻合,用封口钳将切口烫严,再插到铁签上浸一次蜡液,使切割处封固,从铁签上取下蜡丸,插铁签的小孔用封口钳或小烙铁烫严。在封口处的蜡壳较厚处印刻药丸名即可。

3)将完成内包的丸粒装入洁净容器内,加盖。容器外贴上标签和待检牌,标签上注明物料名称、批号、数量、日期、操作者姓名。填写请检单请检,合格后摘待检牌挂合格牌,并移交下一道工序。

3. 清场 参照粉碎、过筛、混合工序清场标准进行清场。

4. 结束 参照粉碎、过筛、混合工序结束工作。

(六)外包

1. 生产前准备

(1)按一般生产区人员进入标准程序进行更衣,进入操作间。

(2)按包装指令领取检验合格的内包半成品、包装材料、标签、说明书,核对半成品、包装材料、标签、说明书的名称、规格、数量是否相符。

(3)其他照粉碎、过筛、混合工序准备。

2. 生产操作

(1)将药丸 10 丸、说明书一张按规定折叠放入盒内,封口,在盒外正面贴上标签,标签上印有品名、处方、装量、功效主治、用法用量、注意事项、注册商标、批准文号、生产批号、有效期、厂址厂名等。

(2)将大盒子(箱)打印产品名称,生产批号,生产日期,有效期等。底部封口后,将包装好的小盒按规定量装入大箱,填写装箱单放入箱内。

(3)送封塑间封箱,打包。

(4)将包装好的产品送成品待验库内,填写成品请验单请验。

(5)待下达合格通知后,由 QA 监督员填写发放合格证,贴在箱上三期处。凭检验合格报告单或入库证办理入库手续。

3. 清场

(1)生产结束后,取下工作状态标识牌,挂清场标识牌。

(2)各工序剩余物料、中间产品按规定进中间站,已包装产品入库。

(3)未用完的原辅料、包装材料办理退库。

(4)清理作业场地,清除生产废弃物。

(5)按不同区域清场要求和程序清理工作现场、设备、工具、容器、管道等。

(6)清场完毕,填写清场记录。经 QA 监督员检查合格,挂清场合格证。

(7)撤掉运行标识,挂清场合格标识。

4. 结束

(1)整理、汇总批生产记录等相关记录。

(2)关闭水、电、汽、阀门开关,关好门窗,按进入程序的相反程序退出离开作业现场。

（七）质量检查

1. 外观检查 大山楂丸外观应圆整均匀,色泽一致,细腻滋润,软硬适中。

2. 重量差异 取大山楂丸 10 丸,分别称定重量,再与平均重量相比较,应符合表 13-1 的规定。超出重量差异限度的不得多于 2 丸,并不得有 1 丸超出限度 1 倍。

【实训提示】

（一）关键工序质量控制点

1. 前处理 原辅料应在规定的操作间除尘及去外包,按《中国药典》或中药炮制规范将药材炮制合格。

2. 配料 投料用原辅料的品名、规格、数量应符合规定。

3. 粉碎、过筛 药料要尽量粉碎利用,粉末细度应合规定要求,确实无法再粉碎的药料头子,应煎水并适当浓缩后在制软材时加入。

4. 蜂蜜应依药料黏性大小分别炼制成嫩、中、老蜜,并选择适当的下蜜温度,且药粉、辅料应充分混匀,软材(药坨)、丸条应合规定质量要求。

5. 药丸外观质量、内在质量、卫生标准、重量差异限度等均应合《中国药典》蜜丸项下的相关规定。

6. 包装应合规定,包装封口应严密,外包封口应垂直、等距打包。

（二）关键工序技术控制点

1. 所有原辅料及包装材料必须经质检部检验合格后方可领用。

2. 非本批物料不得进入操作室,避免错投料或混药。

3. 称料、投料及计算结果须经复核,并有操作者和复核者双方签名。

4. 使用蒸气设备时,须事先检查进气阀、压力表、安全阀是否完好畅通。

5. 使用电气设备时,应先检查开关、线路是否完好。

6. 带传动的设备,须每天检查一次传动、机械性能,并加足润滑油。

7. 使用粉碎、过筛混合、制丸等机器设备均须先开机试车,待机器运转正常后方可投料。

8. 软材质量要求软硬适度,滋润柔软,色泽里外一致,涂布不见药粉本色,能随意塑型,不粘手,不黏附容器四壁的药坨。

9. 蜂蜜的选择与炼制 蜂蜜的选择与炼制对蜜丸的质量影响很大,切勿选用有毒植物花酿的蜜。制备蜜丸的蜂蜜应选用半透明、带光泽、浓稠的液体,呈乳白色或淡黄色,25℃时相对密度应在 1.349 以上,还原糖不得少于 64%。用碘试液检查,应无淀粉、糊精。有香气,味甜而不酸、不涩,清洁无杂质。

用于制蜜丸的蜂蜜需经炼制,以除去杂质、降低水分含量、破坏酶类、杀灭微生物、增加黏性等。炼蜜程度应根据处方中药材的性质分别炼制成嫩蜜、中蜜、老蜜三种规格。

10. 和药温度与用蜜量 制软材时要注意和药蜜温,一般处方热蜜和药,含多量树脂、胶质、糖、油脂类的药材的处方以 60~80℃ 蜜温为宜,含冰片、麝香等芳香挥发性药材的处方蜜温还可适当低些,但含叶、茎、全草或矿物药较多的处方须用老蜜趁热和药。用蜜量要适宜,一般是药粉与炼蜜比例为 1:1~1:1.5,但药粉黏性强用蜜量宜少,反之宜多;夏季用蜜量宜少,冬季用蜜量宜多;手工和药用蜜量较多,机械和药用蜜量较少。

【实训结果与结论】

项目	大山楂丸
外观	
重量差异	
成品量(g)	
结论	

【实训考核表】

班级：　　　　姓名：　　　　学号：

考核内容	实训考核点	分值	实得分
实训前准备 (分值5%)	着装及个人卫生符合规定	2	
	开启设备之前能够检查设备,确认实训仪器和设备性能良好	3	
制备操作 (分值40%)	能够按照操作规程正确操作	20	
	能够正确表述塑制法操作的要点	5	
	能够正确说出塑制法操作后的后续工作	5	
	能够说出制备过程对环境的卫生要求	5	
	能够注意到制丸设备使用过程中的各项安全注意事项	5	
实训结果评价 (分值30%)	外观、重量差异符合要求	20	
	成品量在规定范围内	10	
实训记录 (分值10%)	实训记录填写准确完整	10	
实训结束清场 (分值10%)	实训场地、仪器和设备清洁	5	
	实训清场记录填写准确完整	5	
其他(分值5%)	正确回答考核人员提出的问题	5	
合　计		100	

考核教师：　　　　　考核时间：　年　月　日

实训八　滴丸的制备技术与质量评定

【实训目的】

1. 能用滴制法制备滴丸。
2. 能按操作规程操作滴丸试验机并进行清洁与维护。
3. 能对滴制过程中出现不合格滴丸进行判断,并能找出原因同时提出解决方法。
4. 能按清场规程进行清场工作。

【实训条件】

1. 实训场地　实验室、实训车间。

2. 实训仪器与设备　烧杯、水浴加热装置、石灰缸、电子天平、实验室用滴丸设备、DWJ-2000S 型滴丸试验机。

3. 实训材料　苏合香酯、冰片、聚乙二醇、液状石蜡。

【实训内容和步骤】

苏冰滴丸的制备技术与质量评定

1. 处方　苏合香酯 5g　冰片 10g　聚乙二醇-6000　35g

2. 制法

方法一:实验室用滴丸设备制备:将聚乙二醇-6000 置锅中,于水浴上加热至 90 ~ 100℃,待全部熔融后加入苏合香酯及冰片搅拌溶解,转移至实验用滴丸机贮液瓶中,密闭并保温在 80 ~ 90℃,调节滴液定量阀门,滴入 10 ~ 15℃的液状石蜡中,将成型的滴丸沥尽并擦去液状石蜡,置石灰缸内干燥,即得。

方法二:将处方用量扩大 10 倍,用 DWJ-2000S 型滴丸试验机制备:

(1) 关闭滴头开关。

(2) 打开电源开关,接通电源。

(3) 设置生产所需的制冷温度 10 ~ 15℃、油浴温度 80 ~ 90℃、药液温度 80 ~ 90℃和底盘温度 30 ~ 40℃,按下制冷开关,启动制冷系统,按下油泵开关,启动磁力泵,手动调节柜体左侧下部的液位调节旋钮,使其冷却剂液位平衡,冷却介质输入冷却室内,冷却介质液面控制在冷却室上口之下,达到稳定状态。

(4) 按下油浴开关,启动加热器为滴罐内的导热油进行加热。按下滴盘开关,启动加热盘为滴盘进行加热保温。注意:第一次加热时,应将两者温度显示仪先设置到 40℃,待两者温度升高到设置温度后,关闭油浴开关或滴盘开关,停留 10 分钟,使导热油或滴盘温度适当传导后,再将两者温度显示仪调到所需温度,直到温度达到要求。

(5) 启动空气压缩机,使其达到 0.7MPa 的压力。

(6) 当药液温度达到所设温度时,将滴头用开水加热浸泡 5 分钟后,装入滴罐下方。

(7) 将加热熔融好的滴制用滴液从滴罐上部加料口处加入,在加料时,可调节面板上的真空旋钮,让滴罐内形成真空,滴液能迅速进入滴罐。

(8) 加料完成后,盖好上料口盖。启动搅拌开关,调节调速按钮,控制在前 2 ~ 4 格内。

(9) 缓慢扭动打开滴罐上的滴头开关,需要时可调节面板上的气压或真空旋钮,使滴头下滴的滴液符合滴制工艺要求,药液稠时调气压旋钮,药液稀时调真空旋钮。

(10) 药液滴制完毕时,关闭滴头开关。关闭面板上的制冷、油泵开关,准备下一轮清洗工作。

3. 质量检查

(1) 外观检查:滴丸应大小均匀,色泽一致,表面的冷凝液应除去。

(2) 重量差异:取滴丸 20 丸,精密称定总重量,求得平均丸重后,再分别精密称定每丸的重量。每丸重量与平均丸重相比较,应符合表 13-4 的规定。超出限度的不得多于 2 丸,并不得有 1 丸超出限度 1 倍。

【实训提示】

1. 应注意按处方要求正确称量,确保成品质量。

2. 为使滴丸重量差异在规定范围内,操作时应保持恒温,并控制好滴速和冷凝液温度。

3. 操作中应注意清洁卫生,操作完毕应对操作环境进行清场。

【实训结果与结论】

项目	苏冰滴丸
外观	
重量差异	
成品量(g)	
结论	

【实训考核表】

班级:　　　　　　姓名:　　　　　　学号:

考核内容	实训考核点	分值	实得分
实训前准备 (分值5%)	着装及个人卫生符合规定	2	
	开启设备之前能够检查设备,确认实训仪器和设备性能良好	3	
制备操作 (分值40%)	能够按照操作规程正确操作	20	
	能够正确表述滴制操作的要点	5	
	能够正确说出滴制操作后的后续工作	5	
	能够说出滴制过程对环境的卫生要求	5	
	能够注意到滴制设备使用过程中的各项安全注意事项	5	
实训结果评价 (分值30%)	外观、重量差异符合要求	20	
	成品量在规定范围内	10	
实训记录 (分值10%)	实训记录填写准确完整	10	
实训结束清场 (分值10%)	实训场地、仪器和设备清洁	5	
	实训清场记录填写准确完整	5	
其他(分值5%)	正确回答考核人员提出的问题	5	
合　计		100	

考核教师:　　　　　　考核时间:　　年　月　日

(刘德军)

第四篇　液体制剂生产技术篇

第十四章　浸提制剂生产技术

第一节　知 识 准 备

一、浸提制剂的含义与特点

（一）含义

浸提制剂系指用适宜的提取溶媒和方法将饮片中的药用成分提出，直接制得或再经一定的加工处理制成的供内服或外用的一类中药制剂。本章重点介绍汤剂、合剂、流浸膏剂与浸膏剂、酒剂与酊剂、煎膏剂与糖浆剂的生产技术。而以饮片提取物为原料制备的颗粒剂、胶囊剂、片剂、注射剂、气雾剂、滴丸剂、膜剂、软膏剂等生产技术则另列专章叙述。

（二）特点

浸提制剂既保留了中药传统制备方式，又利用了现代去粗取精的浸提工艺，因此，浸提制剂既是中药各类剂型的基础，也是中药现代化的重要途径。浸提制剂具有如下特点：

1. 体现方药复合成分的综合疗效，符合中医药理论，适应中医辨证施治的需要。
2. 药效缓和、持久、副作用小。
3. 服用剂量较小，使用方便。
4. 部分浸出药剂可用作其他制剂的原料。

二、浸提制剂的分类

浸提制剂按提取溶媒和制备方法不同可分为以下几类：

1. 水浸提型制剂　水浸提型制剂系指以水为主要溶媒，在一定的加热条件下浸提饮片中的药用成分制成的含水浸提制剂，如汤剂、合剂等。

2. 醇浸提型制剂　醇浸提型制剂系指在一定条件下，用适宜浓度的乙醇或蒸馏酒为溶媒提取饮片中的药用成分制成的含醇浸提制剂，如酒剂、酊剂、流浸膏剂等。有少数流浸膏剂虽然采用水为溶媒提取饮片中的药用成分，但成品中仍需加适量乙醇。

3. 含糖型浸提制剂　浸提制剂一般指在水或含醇浸提型制剂的基础上,通过一定处理,加入适量蔗糖或蜂蜜制成,如煎膏剂、糖浆剂等。

4. 无菌型浸提制剂　系指采用适宜的浸出溶剂浸提饮片成分,然后将浸提液用适宜方法精制处理,最后制成无菌制剂,如中药注射剂等。

5. 其他浸提制剂　除上述各种浸提制剂外,还有用提取物为原料制备的颗粒剂、片剂、软膏剂、栓剂等。

点 滴 积 累

1. 浸提制剂包括汤剂、合剂、流浸膏剂与浸膏剂、酒剂与酊剂、煎膏剂与糖浆剂等。

2. 浸提制剂的主要特点是体现方药复合成分的综合疗效,符合中医药理论,适应中医辨证施治的需要。

第二节　汤剂与合剂生产技术

一、知识准备

(一) 含义与特点

1. 含义　汤剂系指饮片用水煎煮或用沸水浸泡,去渣取汁后制成的液体制剂,亦称"汤液",供内服或外用。合剂系指饮片用水或其他溶媒,采用适宜方法提取制成的口服液体制剂(单剂量灌装者也可称"口服液")。

2. 特点

(1) 汤剂:在中医临床上的应用比较广泛,它占整个中医处方数的50%左右,是多种剂型的起始操作,其特点如下:

优点:①适应中医辨证施治需要,可随证加减处方,灵活性大;②制法简单,能充分发挥处方中多种药用成分的综合疗效;③属液体制剂,吸收快,奏效迅速。

缺点:①使用不便,久置易发霉变质;携带不方便;②儿童及昏迷的患者难以服用;③药用成分提取不完全,特别是脂溶性和难溶性成分。主要是由于在汤剂的制备过程中,有些药用成分会被药渣再吸附,挥发性成分挥散,不耐热成分分解以及某些药用成分沉淀导致,这些问题应引起重视和深入研究。

(2) 合剂:是在汤剂的基础上改进和发展起来的新的中药剂型。其特点是:

优点:①能保证制剂的综合疗效,奏效快,易被吸收;②服用量比汤剂小,能大量生产,贮存时间长;③克服了汤剂不易携带,临时煎煮的缺点。

缺点:①不能随症加减,不能代替汤剂;②成品生产和贮存不当时易产生沉淀或霉变;③目前多数合剂尚缺乏科学的质量检测方法和标准,有待于进一步深入研究,积累经验,使合剂质量更加完善和提高。

(3) 口服液:是单剂量包装的合剂,也是近二十年来迅速发展起来的一种剂型。其优点为服用量小、剂量准确;吸收快、奏效迅速;质量稳定、携带方便;口感好,深受广大消费者的喜爱。但成本高,疗效不稳定。

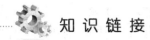

知 识 链 接

汤剂的发展史

汤剂是我国最早使用的有效剂型之一。晋代皇甫谧在《甲乙经》序中载有"伊芳尹以亚圣之才,撰用《神农本草》以为汤液",说明汤剂早在三千多年前的商汤时代就已应用。我国最早的医药方剂书《五十二病方》中已有"湮汲水三斗,以龙须一束并煮(煮)"的记载;《灵枢经》中载有半夏秫米汤,并叙述了制备方法。《汤液本草》对汤液的发展有精彩论述:"神农尝百草,立九候,以正阴阳之变化,以救性命之昏札,以为万世法,既简且要。殷之伊芳尹宗之,倍于神农,得立法之要,则不害为汤液。汉张仲景广之,又倍于伊芳尹,得立法之要,则不害为确论。金域洁古老人派之,又倍于仲景,而亦得尽法之要,则不害为奇注。"近年来,为克服汤剂剂型的不足,汤剂剂型改革已取得成效,生产上已有利用组合式汤剂、中药配方颗粒等的研究报道。

(二) 汤剂与合剂的质量要求

汤剂应无纤维残渣、无焦糊气、无酸败霉变,有一定的浓度。

合剂在生产与贮存期间应符合下列有关规定:

1. 饮片应按各品种项下规定的方法提取、纯化、浓缩至一定体积。除另有规定外,含有挥发性成分的饮片宜先提取挥发性成分,再与余药共同煎煮。

2. 可加入适宜的附加剂。如需加入防腐剂,山梨酸和苯甲酸的用量不得超过0.3%(其钾盐、钠盐的用量分别按酸计),对羟基苯甲酸酯类(尼泊金类)的用量不得超过0.05%,如需加入其他附加剂,其品种与用量应符合国家标准的有关规定,不影响成品的稳定性,并避免对检验产生干扰。

3. 合剂若加蔗糖作为附加剂,除另有规定外,含蔗糖量不应高于20%(g/ml)。

4. 除另有规定外,合剂应澄清。在贮存期间不得有发霉、酸败、异物、变色、产生气体或其他变质现象,允许有少量摇之易散的沉淀。

5. 一般应检查相对密度、pH 等。

6. 除另有规定外,合剂应密封,置阴凉处贮存。

课 堂 活 动

请同学们观察袋装汤剂和市售合剂有哪些异同(从特点、制法、附加剂等方面进行讨论)。

二、汤剂与合剂的生产技术

(一) 汤剂的生产技术

汤剂主要用煎煮法制备。对汤剂的制法和服药法,历代医药学家都非常重视,留下了许多宝贵的经验。李时珍在《本草纲目》中言"凡服汤药,虽品物专精,修治如法,而煎煮者,鲁莽造次,水火不良,火候失度,则药亦无功"。清代名医徐大椿在《医学源流注》

中言"煎药之法,最宜深讲,药之效不效,全在乎此。夫烹饪禽鱼羊豕,失其调度,尚能损人,况药专以之治病,而可不讲乎?"说明正确地掌握汤剂的生产技术,对中药临床疗效的发挥起着比较重要的作用。

汤剂制备工艺流程一般为:

备料──→饮片的浸润──→煎煮──→去渣取汁──→合并滤液

1. 原辅料的准备与处理

(1) 饮片的准备:根据处方要求,准确称取饮片,以保证煎煮质量,提高药效。

(2) 溶媒:小量生产选用饮用水,大量生产用纯化水。

(3) 煎器:传统采用砂锅或瓦罐。李时珍言"凡煎药并忌铜铁器,宜银器瓦罐"。根据现代实验研究证明,砂锅性质稳定,锅底厚,传热均匀和缓,保温性强,水分蒸发量小,对热不稳定的药用成分不易损失。用铁或铜器煎煮药物,可使金属与饮片中的化学成分发生反应。

2. 饮片的浸润 除特殊品种外,一般饮片在煎煮前应用冷水将其浸润,使药用成分能很好地提取出来。依据饮片性质,花、叶、草、茎等类饮片浸泡的时间为 20 ~ 30 分钟,根、根茎、种子、果实类饮片浸泡约 60 分钟左右即可。

3. 煎煮

(1) 煎药的用水量:煎药用水量的多少直接影响汤剂质量。剂多水少,会造成"煮不透、煎不尽,药味则不出",即药用成分浸出不完全;而剂少水多,虽能增加药用成分的提出率,但汤剂的成品量大,不宜患者服用,且煎耗药力。在实际生产中须根据饮片用量及质地而定。

传统经验是将饮片放入煎锅内,加水至超过药面 3 ~ 5cm 为度,第二煎可超过药面 1 ~ 2cm;或按第一煎加水 8 ~ 10 倍,第二煎加水 6 ~ 8 倍,第三煎加水 5 ~ 6 倍;也有按每克饮片加水约 10ml 计算,然后将计算的总用水量的 70% 加到第一煎药中,余下的 30% 留作第二煎用。

(2) 火候:煎煮时所用火力大小直接影响饮片煎煮的质量。对火候的掌握是先用武火加热至沸,文火保持微沸,目的是减慢水分的蒸发,利于药用成分的浸出。现在有采用砂浴炖法、高压蒸煮法、远红外煎煮法等。

(3) 煎煮时间:煎煮的时间应根据饮片性质、煎煮次数、剂量大小而定。解表药因多含挥发性成分煎煮时间宜短些,滋补药煎煮时间宜长。煎煮到规定时间后应趁热过滤,以防止煎液中的药用成分反渗到药渣中而影响成品质量。

(4) 煎煮次数:为保证药用成分既浸出完全,又节省时间,一般汤剂煎煮 2 ~ 3 次。若药用成分难于浸出或为滋补类药,可酌情增加煎煮次数,或延长煎煮时间。

(5) 需特殊处理的饮片:由于中药的性质、质地等不同,汤剂的制备方法也不相同。为保证汤剂疗效,在汤剂的制备过程中应针对具体情况对饮片进行特殊处理。

1) 先煎:将饮片先加热煎煮 30 分钟甚至更长时间,再加入其他药一同煎煮。先煎的饮片有:质地坚硬的矿石类(磁石、自然铜、青礞石、花蕊石)、贝壳类(海蛤壳、石决明、珍珠母、瓦楞子)、角甲类(龟甲、鳖甲、水牛角、穿山甲);有毒中药(生川乌、生附子、雪上一枝蒿、生南星);药用成分难溶于水的中药(天竺黄、石斛、藏青果、火麻仁)。

2) 后下:一般在其他药材煎煮好前 5 ~ 15 分钟,再加入后下药材一同煎煮。目的是减少挥发性成分的损失、避免药用成分分解破坏。后下的饮片有:气味芳香、含挥发油多的饮片如砂仁、豆蔻、沉香、降香、檀香、藿香、薄荷等,一般在其他药煎煮好前 5~10 分钟入煎即可;不耐久煎的饮片如钩藤、大黄、苦杏仁、番泻叶等一般在其他饮片煎煮好前 10~15 分钟入煎。

3) 另煎:是指将中药单独进行煎煮取汁另器保存,药渣与其他中药一同煎煮,两种煎液合并,混合服用。目的是防止与其他饮片共煎时被吸附于药渣或沉淀损失。另煎的药一般是贵重药如西洋参、鹿茸等。

4) 包煎:把饮片装入煎药袋内,扎紧袋口,与其他饮片共煎。目的是防止沉于锅底引起焦化、糊化,或浮于水面引起溢锅;也能防止绒毛进入汤液,避免服用时刺激咽喉引起咳嗽。需包煎的有:花粉类如蒲黄、松花粉;细小种子类如紫苏子;细粉如六一散,这些药表面积大,疏水性强,质轻易浮于水面,故需用纱布包好与其他饮片同煎;含黏液质较多的如车前子、知母等,煎煮时易沉于锅底引起焦糊,也需包煎;带有绒毛的如旋覆花、枇杷叶等,包煎可防止其绒毛脱落混于汤液中。

5) 冲服:将饮片粉碎成极细粉以汤液冲服或加入汤液中服用。目的是保证药效,降低损耗。需要冲服的主要是一些难溶于水的贵重药如牛黄、三七、麝香、朱砂、羚羊角等。

6) 烊化:将其加适量水加热溶化或直接投入煎好的汤液中加热溶化后服用。目的是避免因煎液稠度大而影响药用成分的煎出或其中的药用成分被药渣吸附而影响疗效。需要烊化的有胶类或糖类如阿胶、龟鹿二仙胶、蜂蜜、饴糖等。

7) 取汁兑服:为了保存某些具清热作用的药物的固有性能或药的新鲜,可将药物磨汁、压榨取汁或火烤沥汁后,兑入煎液中混匀服用。需要取汁兑服的饮片有鲜生地、生藕、梨、生韭菜、鲜姜、鲜白茅根等。

 课堂活动

展示旋覆代赭汤处方,请大家讨论处方,说出哪些需要先煎,先煎的目的是什么?哪些需要包煎?包煎的目的是什么?

【处方】　旋覆花9g　党参12g　代赭石15g　炙甘草5g　制半夏9g　生姜12g　大枣4枚

4. 去渣取汁　汤剂煎煮至规定时间后及时过滤,弃去药渣,合并煎液,静置,取上清液服用。一般头煎取200ml左右,二煎取100ml左右,儿童酌减。煎液分两次或三次服用。

5. 贮存　汤剂在室温条件下保存时间为一天。

知识链接

汤剂工艺改革探讨

由于携带和使用不方便,为保证汤剂灵活性大的优点,随着中医临床实践和中西医结合救治危急重症等研究工作的发展,近年来,汤剂的剂型改革研究也取得了一定的成效。如将小青龙汤、桂枝汤改成合剂;将五苓散改成颗粒剂;将四逆汤改成口服液等。

（二）合剂的生产技术

1. 合剂的生产工艺流程

备料——→浸提——→纯化——→浓缩——→分装——→灭菌

2. 制备方法　按处方称取炮制合格的饮片，依据各品种项下规定的方法进行提取，一般采用煎煮法煎煮两次，每次煎煮 1～2 小时，滤液静置沉降后过滤；若处方中含芳香挥发性成分饮片，可用"双提法"收集挥发性成分另器保存，备用；亦可根据药用成分的特性，选用不同浓度的乙醇或其他溶媒，用渗漉法、回流法等进行提取；所得滤液浓缩至规定的相对密度，必要时加入矫味剂、防腐剂或着色剂，分装于灭菌瓶中密闭，灭菌。在制备过程中，也可选用先煎、后下、另煎、包煎、烊化等特殊处理方法，以确保合剂质量。

三、汤剂与合剂的生产与质量控制

（一）生产过程质量控制

1. 操作室内压力应大于室外压力。操作室要求洁净度达 D 级；温度 18～26℃、相对湿度 45%～65%。

2. 在工艺员的指导下，依照生产指令准确称取处理好的饮片；投料时，按照饮片的质地、性质决定投料次序，一般质轻者先投，质重者后投。

3. 按工艺规程所规定的加水（醇）量、煎煮时间、煎煮温度、压力、煎煮次数进行操作。含芳香挥发性成分的饮片应用"双提法"提取挥发性成分，药渣必须同其他饮片一同煎煮。

4. 药液应进行适当浓缩，一般浓缩至 1:1～1:2；回收乙醇时应注意安全。

5. 生产过程中的物料应有标识。

6. 操作完毕应按 GMP 要求进行清场处理。

（二）合剂的质量评定

按照《中国药典》2010 年版一部对合剂质量检查的有关规定，合剂需要进行如下方面的质量检查：

1. 装量　单剂量灌装的合剂，照下述方法检查应符合规定。

检查法　取供试品 5 支，将内容物分别倒入经校正的干燥量筒内，在室温下检视，每支装量与标示装量相比较，少于标示装量的不得多于 1 支，并不得少于标示装量的 95%。

多剂量灌装的合剂，照《中国药典》2010 年版一部最低装量检查法（附录Ⅻ C）检查，应符合规定。

2. 微生物限度　照《中国药典》2010 年版一部微生物限度检查法（附录ⅩⅢ C）检查，应符合规定。

四、典型品种举例

旋覆代赭汤

【处方】　旋覆花（包煎）15g　党参 12g　代赭石（先煎）30g　甘草（炙）6g　制半夏 12g　生姜 9g　大枣 4 枚

【制法】　以上饮片，将代赭石打碎入煎器内，加水 700ml，煎煮 1 小时，旋覆花用布包好,与其他 5 味饮片用水浸泡后置煎器内共煎 30 分钟,滤取药液;药渣再加水 500ml,煎煮 20 分钟,滤取药液。合并两次煎出液,静置,过滤,即得。

【功能与主治】　降逆化痰,益气和胃。用于胃虚气逆、痰浊内阻所致的噫气频作,胃脘痞硬,反胃呕恶,口吐涎沫。

【用法与用量】　口服。分 3 次温服。

【处方工艺分析】　本制剂为传统汤剂,方中代赭石质地坚硬应先煎 1 小时后再与其他药物共同煎煮。旋覆花因含有绒毛应包煎。

【制备过程注意事项】　影响旋覆代赭汤的主要因素是加水量和火候控制,汤剂的贮存时间在室温条件下最多不超过一天。

清喉咽合剂

【处方】　地黄 180g　麦冬 160g　玄参 260g　连翘 315g　黄芩 315g

【制法】　以上 5 味,粉碎成粗粉,照流浸膏剂与浸膏剂项下的渗漉技术用 57% 乙醇作溶媒,浸渍 24 小时后,以每分钟约 1ml 的速度缓缓渗漉,收集漉液约 6000ml,减压回收乙醇并浓缩至约 1400ml,取出,加水 800ml,煮沸 30 分钟,静置 48 小时,滤过,滤渣用少量水洗涤,洗液并入滤液中,减压浓缩至约 1000ml,加苯甲酸钠 3g,搅匀,静置 24 小时,滤过,取滤液,加水使成 1000ml,搅匀,即得。

【功能与主治】　养阴清肺,利咽解毒。用于阴虚燥热、火毒内蕴所致的咽喉肿痛、咽干少津、咽部白腐有苔膜、喉核肿大;局限性的咽白喉,轻度中毒性白喉、急性扁桃体炎、咽峡炎见上述证候者。

【用法与用量】　口服。第一次 20ml,以后每次 10～15ml,一日 4 次;小儿酌减。

【处方工艺分析】　方中药用成分能溶于水和乙醇,故采用渗漉技术用 57% 乙醇先浸提醇溶性药用成分,再用煎煮技术浸提水溶性药用成分。苯甲酸钠在处方中主要起防腐作用。

【制备过程注意事项】　为减少药用成分的损失,滤渣应用少量水洗涤;浓缩时应注意火候控制,不能太大,以免引起焦糊。合剂制成后应用 100℃ 流通蒸气灭菌 30 分钟。

双黄连口服液

【处方】　金银花 375g　黄芩 375g　连翘 750g

【制法】　以上 3 味,黄芩加水煎煮三次,第一次 2 小时,第二、第三次各 1 小时,合并煎液,滤过,滤液浓缩并在 80℃ 时加入 2mol/L 盐酸溶液适量调节 pH 至 1.0～2.0,保温 1 小时,静置 12 小时,滤过,沉淀加 6～8 倍量水,用 40% 氢氧化钠溶液调节 pH 至 7.0,再加等量乙醇,搅拌使溶解,滤过,滤液用 2mol/L 盐酸溶液调节 pH 至 2.0,60℃ 保温 30 分钟,静置 12 小时,滤过,沉淀用乙醇洗至 pH 为 7.0,回收乙醇备用;金银花、连翘加水温浸 30 分钟后,煎煮两次,每次 1.5 小时,合并煎液,滤过,滤液浓缩至相对密度为 1.20～1.25(70～80℃)的清膏,冷至 40℃ 时缓缓加入乙醇,使含醇量达 75%,充分搅拌,静置 12 小时,滤取上清液,残渣加 75% 乙醇适量,搅匀,静置 12 小时,滤过,合并乙醇液,回收乙醇至无醇味,加入上述黄芩提取物,并加水适量,以 40% 氢氧化钠溶液调节 pH 至 7.0,搅匀,冷藏(4～8℃)72 小时,滤过,滤液加入蔗糖 300g,搅拌使溶解,再加入香精适量并调节 pH 至 7.0,加水制成 1000ml,搅匀,静置 12 小时,滤过,灌装,灭菌,即得。

【功能与主治】　疏风解表,清热解毒。用于外感风热所致的感冒,症见发热、咳嗽、咽痛。

【用法与用量】　口服。一次 20ml,一日 3 次;小儿酌减或遵医嘱。

【处方工艺分析】　本方为口服液剂型。为保证澄明度达到规定要求,处方中的药物分别进行提取精制;加蔗糖和香精的目的是矫臭矫味;灭菌采用流通蒸气或煮沸灭菌即可。

【制备过程注意事项】　注意药物的煎煮时间、pH 调节要求以及乙醇回收,应在 100℃ 30 分钟流通蒸气或煮沸灭菌。

─┤ 点 滴 积 累 ├─

1. 汤剂制备时应该根据具体情况对饮片进行特殊处理,如先煎、后下、另煎、包煎等操作。

2. 口服液为单剂量包装的合剂。

第三节　流浸膏剂与浸膏剂生产技术

一、知识准备

(一) 含义与特点

1. 含义　流浸膏剂、浸膏剂系指饮片用适宜的溶剂提取,蒸去部分或全部溶剂,调整至规定浓度而成的制剂。

2. 特点　流浸膏剂与浸膏剂只有少数品种可直接供临床应用,而绝大多数品种是作为配制其他制剂的原料,如甘草流浸膏剂用于调配杏仁止咳糖浆等。流浸膏剂一般用于配制合剂、酊剂、糖浆剂等液体制剂;浸膏剂一般多用于配制散剂、胶囊剂、颗粒剂、丸剂、片剂等。流浸膏剂为液体制剂,而浸膏剂为半固体或固体制剂,若浸膏剂的含水量在 15% ~20%,具有黏性呈膏状半固体时称为稠浸膏;若浸膏剂的含水量在 5%,呈干燥块或粉末状固体时则称为干浸膏。稠浸膏可用甘油、液状葡萄糖调整含量,而干浸膏可用淀粉、乳糖、蔗糖、氧化镁、磷酸钙、饮片细粉等调整含量。

(二) 流浸膏剂与浸膏剂的质量要求

流浸膏剂与浸膏剂在生产与贮藏期间应符合下列有关规定:

1. 除另有规定外,流浸膏剂每 1ml 相当于原饮片 1g,浸膏剂每 1g 相当于原饮片 2~5g。

2. 除另有规定外,流浸膏剂用渗漉法制备,也可用浸膏剂稀释制成;浸膏剂用煎煮法或渗漉法制备,全部煎煮液或漉液应低温浓缩至稠膏状,加稀释剂或继续浓缩至规定的量。

用渗漉法制备流浸膏剂的要点如下:

(1) 根据饮片的性质可选用圆柱形或圆锥形的渗漉器。

(2) 饮片须适当粉碎后,加规定的溶剂均匀湿润,密闭放置一定时间,再装入渗漉器内。

（3）饮片装入渗漉器内时应均匀,松紧一致,加入溶剂时应尽量排除饮片间隙中的空气,溶剂应高出饮片面,浸渍适当时间后进行渗漉。

（4）渗漉速度应符合各品种项下的规定。

（5）收集85%饮片量的初漉液另器保存、续漉液经低温浓缩后与初漉液合并,调整至规定量,静置,取上清液分装。

3. 流浸膏剂一般应检查乙醇量。久置若产生沉淀时,在乙醇和有效成分含量符合各品种项下规定的情况下,可滤过除去沉淀。

4. 除另有规定外,应置遮光容器内密封,流浸膏剂应置阴凉处贮存。

二、流浸膏剂与浸膏剂的生产技术

（一）流浸膏剂的生产技术

流浸膏剂的生产工艺流程为：

备料——→渗漉——→浓缩——→调整浓度——→质检——→包装

渗漉时应先收集饮片量的85%的初漉液另器保存,续漉液经低温浓缩后与初漉液合并,调整浓度至规定,静置,取上清液分装即得;若药用成分明确者,应作含量测定。若溶剂为水,且药用成分又耐热,可不必收集初漉液,将全部漉液常压或减压浓缩后,加适量乙醇作防腐剂。

流浸膏剂制备时所用的溶剂量一般为饮片量的4~8倍。富含油脂的饮片在制成流浸膏时应先脱脂后再提取。

流浸膏剂成品应置棕色遮光容器内密封,置阴凉处贮存。

（二）浸膏剂的生产技术

备料——→煎煮或渗漉——→浓缩——→调整浓度——→质检——→包装

浸膏剂用煎煮法或渗漉法制备,全部煎煮液或漉液应低温浓缩至稠膏,加稀释剂或继续浓缩至规定的量。制备干浸膏时,干燥操作往往比较费时且麻烦,生产中可将浸膏摊铺在涂油或撒布一层药粉或淀粉的烘盘内,在80℃以下抽真空干燥,制成薄片状物;也可在浸膏中掺入适量药粉或淀粉稀释后再干燥。若要直接将其制成干浸膏粉,达到既能缩短干燥时间,又能防止药用成分分解或失效,最好是采用喷雾干燥法。

三、流浸膏剂与浸膏剂的生产与质量控制

（一）生产过程质量控制

1. 操作室内压力应大于室外压力。操作室要求洁净度达 D 级;温度 18~26℃。

2. 在工艺员的指导下,依照生产指令准确称取净物料,并按生产工艺要求进行适当粉碎,分出粗细粉,分别放置备用。

3. 投料后,严格按工艺规程所规定的加醇量、醇流量、渗漉时间、渗漉温度（压力）、渗漉次数进行操作。

4. 药液浓缩时应注意控制好火力,防止焦糊。

5. 生产过程中的物料应有标识。

6. 操作完毕应按 GMP 要求进行清场处理。

（二）流浸膏剂与浸膏剂的质量评定

1. 流浸膏剂的质量评定

（1）外观：为棕色、棕褐色或红棕色液体。

（2）鉴别：应具备各饮片中药用成分或指标成分的特殊鉴别反应。

（3）含量测定：药用成分明确的，按规定测定含量，应符合规定。药用成分不明确的，测定指标成分或总固体量，应符合规定范围。

（4）乙醇量：流浸膏剂一般应检查乙醇量，检查方法照 2010 年版《中国药典》一部乙醇量测定法（附录Ⅸ M）测定，应符合各品种项下的规定。

（5）装量：照《中国药典》2010 年版一部最低装量检查法（附录Ⅻ C）检查，应符合规定。

（6）微生物限度：照《中国药典》2010 年版一部微生物限度检查法（附录ⅩⅢ C）检查，应符合规定。

2. 浸膏剂的质量评定　浸膏剂外观、鉴别、理化检查（如干燥失重、总灰分、水中不溶物等）按《中国药典》2010 年版附录测定，应符合各该品种项下的规定。含量测定应符合各该品种项下含药量规定。装量照《中国药典》2010 年版一部最低装量检查法（附录Ⅻ C）检查，应符合规定。微生物限度照《中国药典》2010 年版一部微生物限度检查法（附录ⅩⅢ C）检查，应符合规定。

四、典型品种举例

远志流浸膏

本品为远志经加工制成的流浸膏。

【制法】　取远志中粉，照流浸膏剂与浸膏剂项下的渗漉法（附录Ⅰ O），用 60% 乙醇作溶媒，浸渍 24 小时后，以每分钟 1～3ml 的速度缓缓渗漉，收集初漉液 850ml，另器保存，继续渗漉，待有效成分完全漉出，收集续漉液，在 60℃ 以下浓缩至稠膏状，加入初滤液，混合后滴加浓氨试液适量使微显碱性，并有氨臭，用 60% 乙醇稀释使成 1000ml，静置，待澄清，滤过，即得。

【处方工艺分析】　本制剂是以 60% 的乙醇为溶剂，利用渗漉法制成的流浸膏剂。因远志皂苷在 60% 乙醇溶液中溶解度较大，且该浓度醇溶液去杂质能力较强，通过慢漉，能保证远志中的药用成分尽可能被提取出来。远志皂苷在碱性条件下稳定性较好，故用浓氨试液适量使呈微显碱性，使皂苷元成盐而溶解，防止皂苷元沉淀析出。成品浓度为 1:1。

【制备过程注意事项】　乙醇浓度、粉碎度、装筒质量及渗漉速度均会影响到远志流浸膏的质量，同时还应注意浓缩的温度与加热的方式。

颠 茄 浸 膏

本品为颠茄草经加工制成的浸膏。

【制法】　取颠茄草粗粉 1000g，照流浸膏剂与浸膏剂项下的渗漉法（附录Ⅰ O），用 85% 乙醇作溶液，浸渍 48 小时后，以每分钟 1～3ml 的速度缓缓渗漉，收集初漉液约 3000ml，另器保存。继续渗漉，待生物碱完全漉出，续漉液作下次渗漉的溶媒用。将初漉液在60℃减压回收乙醇,放冷至室温,分离除去叶绿素,滤过,滤液在60~70℃蒸至稠膏状,加10倍量的乙醇,搅拌均匀,静置,待沉淀完全,吸取上清液,在60℃减压回收乙醇,浓缩至稠膏状,取约3g,测定生物碱的含量,加稀释剂适量,使生物碱的含量符合规定,低温干燥,研细,过四号筛,即得。

【处方工艺分析】　本制剂是以85%的乙醇为溶剂,利用渗漉法制成的浸膏剂。因颠茄生物碱在85%乙醇溶液中易溶解,通过慢漉,能保证颠茄中的生物碱提取完全。但高浓度乙醇也使叶绿素溶出量增多,故用冷藏法除去叶绿素。可用乳糖、葡萄糖或淀粉等作稀释剂调整浸膏剂的浓度,使生物碱含量符合规定。低温干燥,以保证成品质量。

【制备过程注意事项】　乙醇浓度、粉碎度、装筒质量及渗漉速度均会影响到颠茄浸膏的质量。操作中还应注意稠浸膏干燥的温度,不能太高,否则会影响浸膏剂的质量。干浸膏一般粉碎后通过四号筛即可。

点 滴 积 累

1. 流浸膏剂每1ml相当于原饮片1g,浸膏剂每1g相当于原饮片2~5g。

2. 流浸膏剂常用渗漉法制备,浸膏剂常用煎煮法制备。

3. 流浸膏剂常用于配制酊剂、合剂、糖浆剂,浸膏剂常用于配制散剂、片剂、胶囊剂、颗粒剂等。

第四节　酒剂与酊剂

一、知识准备

(一) 含义与特点

酒剂系指饮片用蒸馏酒提取制成的澄清液体制剂。又称药酒,可供内服、外用或内外兼用。

酊剂系指饮片用规定浓度的乙醇提取或溶解而制成的澄清液体制剂,也可用流浸膏稀释制成。供口服或外用。酊剂因服用量较小,故一般不加矫味剂和着色剂。

 知 识 链 接

酒剂的发展史

我国最早的医药典籍《黄帝内经素问·汤液醪醴论》中记有汤液醪醴的制法和作用:"自古圣人之作汤液醪醴者,以为备耳"及"经络不通,病生于不仁,治之以按摩醪药"。"醪醴"、"醪药"即为药酒。李时珍在《本草纲目》中对酒剂的制备有这样的叙述:"凡渍药酒,皆须细切,生绢袋盛,入酒密封,随寒暑日数漉出"及"别有酿酒者,或以药煮汁和饭,或以药袋安置酒中,或煮物和饭同酿,皆随方法。又有煮酒者,以生绢袋药入坛密封,置大锅中,水煮一日,埋土中七日,出火毒乃饮。"宋代以前酒剂用酿造法制备,宋代以后因蒸馏酒的出现则改用浸渍法制备,现在多用渗漉法制备。

　　酒中主要含乙醇,是一种良好的浸提溶剂,中药的多种药用成分皆易溶于酒中。酒性甘辛大热,能通血脉、御寒气、行药势、行血活络,因此酒剂通常用于风寒湿痹,具有祛风活血、止痛散瘀的功能。但儿童、孕妇、心脏病及高血压患者不宜服用。内服酒剂可加适量的矫味剂和着色剂。

　　由于乙醇对各成分的溶解性能有一定的选择性,利用不同浓度的乙醇浸提的药液内所含杂质较少,成分较为纯净,药用成分含量较高,所以用药剂量较小,服用方便。因乙醇具防腐作用,故不易生霉变质。但因乙醇本身有一定的药理作用,在应用时受到一定限制;酊剂用水稀释时因溶剂改变,可导致沉淀产生。

(二) 酒剂与酊剂的质量要求

　　1. 酒剂在生产与贮藏期间应符合下列有关规定。

　　(1) 生产酒剂所用的原料,一般应适当加工成片、段、块、丝或粗粉。

　　(2) 生产内服酒剂应以谷类酒为原料。

　　(3) 可用浸渍法、渗漉法或其他适宜的方法制备。蒸馏酒的浓度及用量、浸渍温度和时间、渗漉速度,均应符合各品种制法项下的要求。

　　(4) 可加入适量的糖或蜂蜜调味。

　　(5) 配制后的酒剂须澄清,滤过后分装于洁净的容器中。在贮存期间允许有少量摇之易散的沉淀。

　　(6) 酒剂应检查含醇量。

　　(7) 除另有规定外,酒剂应密封、置阴凉处贮存。

　　2. 酊剂在生产与贮藏期间应符合下列有关规定。

　　(1) 除另有规定外,含有毒性药的酊剂,每100ml 应相当于原饮片10g;其有效成分明确者,应根据其半成品的含量加以调整,使符合各酊剂项下的规定。其他酊剂,每100ml 相当于原饮片20g。

　　(2) 酊剂可用溶解法、稀释法、浸渍法或渗漉法制备。

　　(3) 酊剂应检查乙醇量。

　　(4) 酊剂久置产生沉淀时,在乙醇量和有效成分含量符合各品种项下规定的情况下,可滤过除去沉淀。

　　(5) 除另有规定外,酊剂应置遮光容器内密封,置阴凉处贮存。

二、酒剂与酊剂的生产技术

(一) 酒剂的生产技术

酒剂的生产工艺流程如下:

备料——→浸出——→静置、过滤——→质检——→包装

　　1. 备料

　　(1) 原料的处理:按处方要求将原料加工炮制合格,一般应适当加工成片、段、块、丝或粗粉。

　　(2) 酒的选用:酒剂用酒应符合《食品卫生国家标准》关于蒸馏酒质量标准的规定,生产内服酒应用谷类酒为原料。蒸馏酒的浓度和用量均应符合各品种制法项下的规定。一般祛风湿类酒剂所用的酒浓度可高些,而滋补类酒剂的酒浓度可低些。

　　(3) 矫味剂与着色剂:为了增加酒剂的色香味,掩盖其不良臭味,可在酒剂中加入

矫味剂与着色剂。常用的有：①矫味剂：用于酒剂的矫味剂有糖或蜂蜜。糖有冰糖、蔗糖、红糖等。用糖作酒剂的矫味剂成本低，澄明度好。蜂蜜具有矫味及治疗功能，多用于滋补类酒剂，但制成品的澄明度较差，一般使用炼蜜。②着色剂：酒剂多数为红棕色，可用选用焦糖调色或应用处方中的有色饮片如红花、栀子、姜黄、紫草、红曲等增色。

2. 浸出　酒剂的浸出方法可用浸渍法、渗漉法或其他适宜方法制备。

（1）浸渍法：分为冷浸法和热浸法两种。①冷浸法：即在常温条件下进行浸渍的方法。将饮片加工炮制合格后，置适宜的容器中，加入规定量的蒸馏酒，密闭浸渍，每日搅拌 1~2 次，一周后改为每周搅拌 1 次，除另有规定外，浸渍 30 天以上。取上清液，压榨药渣，榨出液与上清液合并。此法制得的成品澄明度较好，但浸渍时间较长。②温浸法：在 40~60℃的条件下进行浸渍的方法。适宜于耐热药物制备酒剂。将饮片加工炮制合格后，置适宜的容器中，加入规定量蒸馏酒，搅匀密闭，水浴或蒸气加热至微沸后立即取下，倾入另一有盖容器中，浸泡 30 天以上，每日搅拌 1~2 次，滤过，压榨药渣，榨出液与滤液合并。本法温度高，药用成分浸出完全，时间短，但澄明度较差，且酒与挥发性成分易挥发损失。

（2）渗漉法：以蒸馏酒为溶媒，按照渗漉法操作，收集漉液，若处方中需加矫味剂或着色剂时，可加至渗漉液完毕后的药液中。

（3）其他方法：可用回流法等方法进行浸出。

3. 静置、过滤　将上述方法制得的浸出液静置，待杂质充分沉淀后取上清液，滤过。需加矫味剂或着色剂的酒剂应在浸出完毕后加入，搅匀，密闭静置，澄清，滤过。

酒剂中加矫味剂或着色剂时，一般可用处方酒量 4/5 浸出饮片，制备浓浸液；将糖等加约等量的热酒溶解后加入浓浸液中混匀，必要时静置过滤。

制备酒剂时，药渣中吸收的酒浸液一般应压榨回收，静置、过滤后合并到浸出液中。

4. 包装与贮存　将检验合格的酒剂灌装于洁净的细口中性玻璃瓶内，密封，置阴凉处贮存。

（二）酊剂的生产技术

酊剂可用浸渍法、渗漉法、溶解法和稀释法制备。

1. 溶解法或稀释法　取浸膏或流浸膏，加规定浓度的乙醇适量，溶解或稀释，静置，必要时滤过，即得。如复方樟脑酊、远志酊等的制备。

2. 浸渍法　取炮制合格的原料，根据性质进行适当粉碎后置有盖容器中，加入适量乙醇，密盖，搅拌或振摇，浸渍 3~5 日或规定的时间，倾取上清液，再加入乙醇适量，依法浸渍至药用成分充分浸出，合并浸出液，加乙醇至规定量后，静置 24 小时，滤过，即得。如十滴水等。

3. 渗漉法　照 2010 年版《中国药典》流浸膏剂项下的方法（附录ⅠO），用适量乙醇渗漉，至漉液达到规定量后，静置，滤过，即得。如颠茄酊等。

酊剂久置产生沉淀时，在乙醇量和有效成分含量符合各品种项下规定的情况下，可滤过除去沉淀。除另有规定外，酊剂应置遮光容器内密封，置阴凉处贮存。

三、酒剂与酊剂的生产与质量控制

（一）生产过程质量控制

1. 操作室内压力应大于室外压力。操作室要求洁净度达 D 级；温度 18~26℃。

2. 在工艺员的指导下,依照生产指令准确称取净物料,并按生产工艺要求进行适当粉碎,分出粗细粉,分别放置备用。

3. 投料后,严格按工艺规程所规定的加醇量、醇流量、浸渍时间与浸渍温度、浸渍次数、渗漉时间与渗漉温度(压力)、渗漉次数进行操作。

4. 生产过程中的物料应有标识。

5. 注意生产过程的安全操作,严防明火。

6. 操作完毕应按 GMP 要求进行清场处理。

(二) 酒剂与酊剂的质量评定

1. 酒剂的质量评定

(1) 外观:酒剂应澄清,在贮存期间允许有少量摇之易散的沉淀。

(2) 乙醇量:照《中国药典》2010 年版一部乙醇量测定法(附录Ⅸ M)测定,应符合各品种项下的规定。

(3) 总固体:酒剂一般应做总固体检查。含糖、蜂蜜的酒剂照《中国药典》2010 年版一部酒剂(附录Ⅰ M)项下总固体测定第一法检查,不含糖、蜂蜜的酒剂照第二法检查。

知 识 链 接

总固体的检查

第一法　精密量取供试品上清液 50ml,置蒸发皿中,水浴上蒸至稠膏状,除另有规定外,加无水乙醇搅拌提取 4 次,每次 10ml,滤过,合并滤液,置已干燥至恒重的蒸发皿中,蒸至近干,精密加入硅藻土 1g(经 105℃干燥 3 小时、移置干燥器中冷却 30分钟),搅匀,在 105℃干燥 3 小时,移置干燥器中,冷却 30 分钟,迅速精密称定重量,扣除加入的硅藻土量,遗留残渣应符合各品种项下的有关规定。

第二法　精密量取供试品上清液 50ml,置已干燥至恒重的蒸发皿中,水浴上蒸干,在 105℃干燥 3 小时,移置干燥器中,冷却 30 分钟,迅速精密称定重量,遗留残渣应符合各品种项下的有关规定。

(4) 甲醇量:照《中国药典》2010 年版一部甲醇量检查法(附录Ⅸ T)检查,应符合规定。

(5) 装量:照《中国药典》2010 年版一部最低装量检查法(附录Ⅻ C)检查,应符合规定。

(6) 微生物限度:照《中国药典》2010 年版一部微生物限度检查法(附录ⅩⅢ C)检查,细菌数每 1ml 不得过 500cfu,霉菌和酵母菌数每 1ml 不得过 100cfu,大肠埃希菌每 1ml 不得检出。

2. 酊剂的质量评定

(1) 外观:酊剂应为澄清液体,久置产生沉淀时,在乙醇量和有效成分含量符合各品种项下规定的情况下,可滤过除去沉淀。

(2) 乙醇量:按《中国药典》2010 年版一部乙醇量测定法(附录Ⅸ M)测定,应符合规定。

（3）装量:照《中国药典》2010 年版一部最低装量检查法(附录Ⅻ C)检查,应符合规定。

（4）微生物限度:照《中国药典》2010 年版一部微生物限度检查法(附录ⅩⅢ C)检查,细菌数每 1ml 不得过 100cfu,霉菌和酵母菌数每 1ml 不得过 100cfu,大肠埃希菌每 1ml 不得检出。

四、典型品种举例

舒筋活络酒

【处方】 木瓜 45g 桑寄生 75g 玉竹 240g 续断 30g 川牛膝 90g 当归 45g 川芎 60g 红花 45g 独活 30g 羌活 30g 防风 60g 白术 90g 蚕沙 60g 红曲 180g 甘草 30g

【制法】 以上十五味,除红曲外,其余木瓜等十四味粉碎成粗粉,然后加入红曲;另取红糖 555g,溶解于白酒 11 100g 中,照流浸膏剂与浸膏剂项下的渗漉法(《中国药典》附录Ⅰ O),用红糖酒作溶媒,浸渍 48 小时后,以每分钟 1~3ml 的速度缓缓渗漉,收集漉液,静置,滤过,即得。

【处方工艺分析】 本制剂是通过渗漉法制成的酒剂。方中诸药具有祛风除湿、活血通络,养阴生津功能,利用白酒作溶剂,既能使药用成分易于溶出,又能起到助长药效的作用。红糖性温,具有活血化瘀作用。

【制备过程注意事项】 因方中红糖是溶于白酒中制成糖酒溶剂用于提取药用成分,故注意饮片的粉碎度不能过细,否则会影响渗漉效果;还应控制渗漉速度,以每分钟 1~3ml 的速度缓缓渗漉为宜。

正骨水

【处方】 九龙川 木香 海风藤 土鳖虫 豆豉姜 猪牙皂 香加皮 莪术 买麻藤 过江龙 香樟 徐长卿 降香 两面针 碎骨木 羊耳菊 虎杖 五味藤 千斤拔 朱砂根 横经席 穿壁风 鹰不扑草 乌薄荷脑 樟脑

【制法】 以上二十六味,除徐长卿、两面针、降香、薄荷脑、樟脑及部分五味藤(41.7g)外,其余九龙川等二十味及剩余的五味藤,置回流提取罐中,加入乙醇 1000ml 及水适量,密闭,加热回流提取 7 小时后,进行蒸馏,收集蒸馏液约 1200ml。取徐长卿、两面针、降香及五味藤等四味,分别粉碎成粗粉,加入上述蒸馏液中,搅匀,浸渍 48 小时。取浸渍液,加入薄荷脑、樟脑,搅拌使溶解,滤过,调整总量至 1000ml,即得。

【处方工艺分析】 本制剂是根据饮片性质用回流提取、浸渍提取及溶解法制成的酊剂。方中薄荷脑、樟脑为芳香性饮片,属细料药,故通过溶解法使其溶于乙醇中;徐长卿、两面针、降香及五味藤也含芳香性成分,但含纤维较重,故采用浸渍法提取药用成分;其他饮片用回流法提取,再将提取液进行蒸馏,目的是保证成品的澄明度达到规定要求。

【制备过程注意事项】 操作中注意回流提取的时间、蒸馏液的收集量、徐长卿等四味药的粉碎程度,调整总量至 1000ml。

点 滴 积 累

1. 酒剂的溶剂是蒸馏酒,酊剂的溶剂是规定浓度的乙醇。

2. 酒剂多按验方或秘方制成,没有一定的浓度规定,酊剂的浓度有一定的规定。含有毒性药物的酊剂,每100ml 应相当于原饮片10g,一般药物的酊剂,每100ml 相当于原饮片20g。

3. 酒剂可用浸渍法、渗漉法及回流法制备,酊剂除以上方法外,还可用稀释法和溶解法制备。

第五节　煎膏剂与糖浆剂

一、知识准备

(一) 含义与特点

煎膏剂系指饮片用水煎煮、取煎煮液浓缩,加炼蜜或糖(或转化糖)制成的半流体制剂。主要供内服。

煎膏剂俗称"膏滋",以滋补作用为主,兼有缓和的治疗作用,多用于慢性疾病或体质虚弱患者的治疗,也适于小儿用药。中医临床上常将止咳、活血通经、滋补性方剂制成煎膏剂应用。

糖浆剂系指含有饮片提取物的浓蔗糖水溶液。除另有规定外,糖浆剂的含糖量应不低于45%(g/ml)。蔗糖近饱和水溶液称为"单糖浆",含糖量为85%(g/ml)。糖浆剂的特点是能掩盖药物的苦、咸等不适气味,改善口感,利于服用,深受儿童患者欢迎。

制备糖浆剂的蔗糖应符合《中国药典》2010年版规定,蔗糖应是精制的无色或白色干燥的结晶,极易溶于水,水溶液较稳定,制备时应控制好加热的温度和时间,特别是在酸性条件下蔗糖易水解转化为葡萄糖和果糖(称作转化糖),其甜度比蔗糖高,具还原性,可以延缓易氧化药物的变质。

糖浆剂根据其组成和用途的不同可分为以下几类。

1. 单糖浆　系指蔗糖的近饱和水溶液,其含糖浓度为85%(g/ml)或64.72%(g/g)。不含任何药物,除供制备药用糖浆外,一般作为矫味剂及混悬液的助悬剂或片剂、丸剂等剂型的包衣黏合剂。

2. 药用糖浆　系指含药或饮片提取物的浓蔗糖水溶液,具有特定的治疗作用。如五味子糖浆、灵芝糖浆、急支糖浆等。

3. 芳香糖浆　系指含芳香性物质或果汁的浓蔗糖水溶液,主要用作液体药剂的矫味剂。

(二) 煎膏剂与糖浆剂的质量要求

1. 煎膏剂在生产与贮藏期间应符合下列有关规定:

(1) 饮片按各品种项下规定的方法煎煮,滤过,滤液浓缩至规定的相对密度,即得清膏。

（2）如需加入药粉，除另有规定外，一般应加入细粉。

（3）清膏按规定量加入炼蜜或糖（或转化糖）收膏；或需加饮片细粉，待冷却后加入，搅拌混匀。除另有规定外加炼蜜或糖（或转化糖）的量，一般不超过清膏量的 3 倍。

（4）煎膏剂应无焦臭、异味、无糖的结晶析出。

（5）除另有规定外，煎膏剂应密封，置阴凉处贮存。

2. 糖浆剂在生产与贮藏期间应符合下列有关规定：

（1）含蔗糖量应不低于 45%（g/ml）。

（2）饮片应按各品种项下规定的方法提取、纯化、浓缩至一定体积，或将药物用新煮沸过的水溶解，加入单糖浆；若直接加入蔗糖配制，则需煮沸，必要时滤过，并自滤器上添加适量新煮沸过的水至处方规定量。

（3）可加入适宜的附加剂。如需加入防腐剂，山梨酸和苯甲酸的用量不得超过 0.3%（其钾盐、钠盐的用量分别按酸计），对羟基苯甲酸酯类的用量不得超过 0.05%，如需加入其他附加剂，其品种与用量应符合国家标准的有关规定，不影响成品的稳定性，并应避免对检验产生干扰。必要时可加入适量的乙醇、甘油或其他多元醇。

（4）除另有规定外，糖浆剂应澄清。在贮存期间不得有发霉、酸败、产生气体或其他变质现象。允许有少量摇之易散的沉淀。

（5）一般应检查相对密度、pH 等。

（6）除另有规定外，糖浆剂应密封，置阴凉处贮存。

二、煎膏剂与糖浆剂的生产技术

（一）煎膏剂的生产技术

煎膏剂的生产工艺流程为：

备料──→煎煮浓缩──→加糖收膏──→质检──→包装

1. 备料

（1）饮片的处理：按处方要求将加工炮制合格的饮片准确称量配齐；若为新鲜果品类如桑椹、雪梨等应先去果核和腐烂部分，洗净后压榨取汁备用，果渣加水煎煮浓缩；胶类饮片如阿胶、鹿角胶等应采用烊化的方法制成胶液，在收膏时加入到清膏中；细料药粉碎成细粉，收膏后放冷加入到煎膏中搅匀。

（2）辅料：煎膏剂中常用蜂蜜、蔗糖、冰糖、红糖、饴糖作辅料。无论选用何种辅料，在加入清膏前均应炼制，其目的在于除去杂质及部分水分，杀死微生物及酶，防止返砂。

1）蜂蜜的炼制：详见第十三章丸剂生产技术。

2）糖的炼制：糖的炼制方法一般可按糖的种类及质量加适量水进行炼制。如蔗糖可加 30%～60% 的水，通过高压蒸气夹层加热或直火加热煮沸 30 分钟，加 0.1% 酒石酸，继续加热炼制，不断搅拌至糖液呈金黄色，透明，清亮，此时转化糖的转化率在 60% 以上，含水量约 22%。由于各种糖的水分含量不相同，故炼糖时应随实际情况掌握时间和温度。一般冰糖的含水量较少，炼制时间宜短，且应在开始炼制时加适量水，以免引起焦糊；饴糖含水量较多，炼制时可不加水，炼制时间较长；红糖含杂质较多，转化后一般加糖量 2 倍水稀释，静置适当时间，除去沉淀备用。

知识链接

各种糖的作用与应用

蜂蜜:具有滋补、祛痰镇咳或缓泻作用,常作滋补剂的辅料。

蔗糖:具有清解或寒凉作用,常作清解剂或寒凉剂的辅料。

冰糖:具有滋补剂作用,常用作润肺止咳剂的辅料。

红糖:具有祛风散寒、解肌发汗作用,常用作祛风散寒剂或解肌发汗剂的辅料。

饴糖:具有缓中、补虚、生津、润燥的作用,常用作虚弱病人之辅料。

2. 煎煮浓缩 根据原料性质进行煎煮,一般加水煎煮2~3次,每次1~3小时,随时补充沸水。煎液用适宜的滤器过滤。滤液置蒸发锅中,武火加热至沸腾,当药液变稠时改用文火,不断搅拌,继续浓缩至规定的相对密度,或取少许浓缩液滴于桑皮纸上以液滴周围不渗水为度,即得"清膏"。

3. 收膏 清膏中加规定量的炼糖或炼蜜。继续加热熬炼,不断搅拌并捞除液面上的泡沫至规定标准。除另有规定外,炼蜜或糖的用量,一般不超过清膏量的3倍。收膏时随着稠度增加,加热温度可相应降低。收膏稠度视各品种而定,一般是夏天宜老、冬天宜嫩。收膏的标准经验判定:夏天挂旗、冬天挂丝;手捻现筋丝;滴于冷水中不散但不成珠状;滴于桑皮纸上周围不现水迹即可。《中国药典》规定用相对密度控制煎膏剂的稠度。若需加饮片细粉,在煎膏冷却后加入,搅拌混匀。

4. 分装与贮存 收膏完毕放冷后,将煎膏分装于清洁、干燥、无菌的广口容器中,密封,置阴凉处贮存。

(二)糖浆剂的生产技术

糖浆剂的制备工艺流程为:

备料──→浸出──→净化──→浓缩──→配制──→滤过──→灌装──→质检──→包装

1. 备料

(1)饮片的准备:按处方要求将饮片炮制合格,准确称量配齐;根据浸出方法的不同,将饮片制成粗末或粗粉,备用。

(2)蔗糖的处理:若是未经提纯的蔗糖,应先精制后才能使用;若用糖浆进行配制,则应将蔗糖制成单糖浆(制法详见举例项下)。

2. 浸出、净化、浓缩 选取合适的提取、净化和浓缩方法,对饮片进行相应的处理,使之达到产品工艺要求。

3. 配制 糖浆剂的配制方法根据饮片性质的不同有下列几种:

(1)溶解法:系指在精制的浓缩液中直接加入蔗糖溶解制成糖浆剂的方法。分热溶法和冷溶法两种。

1)热溶法:将蔗糖加入沸纯化水或中药浓缩液中,加热使溶解,滤过,自滤器上补充蒸馏水至规定量即得。此法的特点是蔗糖溶解速度快,易于过滤澄清,且能借加热杀死微生物,成品易于保存;但加热时间过长或温度过高会导致转化糖含量增加,成品颜色加深。热溶法适用于单糖浆、不含挥发性成分的糖浆、受热较稳定的药物糖浆及有色糖浆的制备,不适于含有机酸糖浆剂的制备。

2）冷溶法：在室温条件下将蔗糖溶解于纯化水或冷浓缩液中，待完全溶解后，滤过，即得。此法的特点是所制糖浆的色泽较浅或呈无色，转化糖含量较少；但糖的溶解时间较长，生产过程中容易受微生物污染。本法适用于单糖浆和不宜用热溶法制备的糖浆剂，如含挥发油或挥发性饮片的糖浆。

（2）混合法：系将中药浓缩液与单糖浆混合制成糖浆剂的方法。操作时，通常是按规定方法提取、滤过，滤液浓缩至规定浓度。蔗糖按溶解法制成单糖浆。将浓缩液、单糖浆、其他药物以及需要加入的附加剂混合均匀，补充蒸馏水至全量，即得。

无论采用什么方法进行配制，均应在清洁避菌的环境中进行。若需加入挥发性物质，则应将糖浆剂凉至适当温度时方可加入。

4. 滤过　糖浆配制好后，按规定方法静置一定时间，先用筛网粗滤，再用微孔滤膜进行精滤。必要时应加入澄清剂加速沉降以利过滤。

糖浆剂在贮存一段时间后会产生沉淀，其原因是饮片提取液中或多或少存在高分子和小颗粒物质的缘故。《中国药典》2010 年版规定糖浆剂在贮存期间允许有少量摇之易散的沉淀。因此，对沉淀物应具体分析，若沉淀物为无效成分，则应加强净化手段予以除去；若沉淀物是工艺规定细粉，则可选用少量琼脂、明胶等作混悬剂或酌加适量稳定剂如甘油等；对提取液中的高分子物质和热溶冷沉物质，不能简单地将其视为"杂质"加以除去，而应加入适量表面活性剂，既能使某些难溶性物质溶解度增加，又可阻止高分子胶态粒子聚集。目前在生产中采用壳聚糖、101 果汁澄清剂、ZTC1+1 天然澄清剂等方法来精制糖浆，以防止在贮存过程中析出沉淀，保证糖浆剂的质量。

5. 灌装　过滤后的澄清糖浆应及时地灌装于灭菌的洁净干燥有刻度的玻璃瓶或塑料瓶中，立即将瓶盖塞紧盖严，贴上标签，原则上是当天配制的糖浆液要当天灌装完毕。若糖浆剂是趁热分装的，应将瓶倒立放置，冷却后再放正，贴上标签。

6. 包装贮存　除另有规定外，糖浆剂应密封，置阴凉处贮存。

三、煎膏剂与糖浆剂的生产与质量控制

（一）生产过程质量控制

1. 操作室内压力应大于室外压力；提取、浸渍、渗漉岗位操作室要求洁净度达 D 级；收膏岗位操作室要求洁净度达 D 级；灌封岗位操作室要求洁净度达 C 级或 D 级，温度 18～26℃。

2. 在工艺员的指导下，依照生产指令准确称取净物料，并按生产工艺要求进行适当粉碎，分出粗细粉，分别放置备用。

3. 投料后，严格按工艺规程所规定的加水量、煎煮时间与煎煮次数、渗漉时间与渗漉温度（压力）、渗漉次数进行操作。浓缩时应注意控制好火力大小，防止焦糊。

4. 精制操作应注意选择适宜的方法与设备。

5. 生产过程中的物料应有标识。

6. 操作完毕应按 GMP 要求进行清场处理。

（二）煎膏剂与糖浆剂的质量评定

1. 糖浆剂的质量评定

（1）外观性状：除另有规定外，糖浆剂应澄清。在贮存期间不得有发霉、酸败、产生气体或其他变质现象，允许有少量摇之易散的沉淀。

（2）蔗糖含量：除另有规定外,含蔗糖量应不低于45%（g/ml）。

（3）相对密度：照《中国药典》2010年版一部相对密度测定法（附录Ⅶ A）测定,应符合规定。

（4）pH：照《中国药典》2010年版一部pH测定法（附录Ⅶ G）测定,应符合规定。

（5）装量：单剂量灌装的糖浆剂,照下述方法检查应符合规定。

检查法：取供试品5支,将内容物分别倒入经校正的干燥量筒内,尽量倾净。在室温下检视,每支装量与标示装量相比较,少于标示装量的应不得多于1支,并不得少于标示装量的95%。

多剂量灌装的糖浆剂,照2010年版《中国药典》一部糖浆剂（附录Ⅰ H）项下装量检查法检查,应符合规定。

（6）微生物限度：照《中国药典》2010年版一部微生物限度检查法（附录ⅩⅢ C）检查,应符合规定。

2. 煎膏剂的质量评定

（1）外观：煎膏剂应无焦臭、无异味、无糖的结晶析出。

（2）相对密度：除另有规定外,取供试品适量,精密称定,加水约2倍,精密称定,混匀,作为供试品溶液。照2010年版《中国药典》一部相对密度测定法（附录Ⅶ A）测定,应符合规定。凡加细粉的煎膏剂,不检查相对密度。

（3）不溶物：取供试品5g,加热水200ml,搅拌使溶化,放置3分钟后观察,不得有焦屑等异物。

加细粉的煎膏剂,应在未加入药粉前检查,符合规定后方可加入药粉。加入药粉后不再检查不溶物。

（4）装量：照《中国药典》2010年版一部最低装量检查法（附录Ⅻ C）检查,应符合规定。

（5）微生物限度：照《中国药典》2010年版一部微生物限度检查法（附录ⅩⅢ C）检查,应符合规定。

四、典型品种举例

二　冬　膏

【处方】　天冬500g　麦冬500g

【制法】　以上二味,加水煎煮三次,第一次3小时,第二、三次各2小时,合并煎液,滤过,滤液浓缩成相对密度为1.21~1.25（80℃）的清膏。每100g清膏加炼蜜50g混匀,即得。

【处方工艺分析】　本制剂是用煎煮法提取加炼蜜制成的煎膏剂。天冬、麦冬均为甘寒养阴清润之品,都有生津增液润肺作用,蜂蜜在处方中作辅料并起协同作用。

【制备过程注意事项】　注意加水量及煎煮时间、煎煮次数;浓缩时注意火力大小的变化,开始用大火,浓缩至1:1后改用小火,直至相对密度为1.21~1.25（80℃）;收膏应用小火,防止焦糊。

单　糖　浆

本品为蔗糖的近饱和的水溶液。

【处方】　蔗糖850g　水适量　共制1000ml

【制法】　取水450ml,煮沸,加蔗糖,搅拌使溶解;继续加热至100℃,用脱脂棉滤过,自滤器上添加适量的热水,使其冷至室温时为1000ml,搅匀,即得。

【处方工艺分析】　本制剂是用溶解法制备得到的糖浆剂。蔗糖为主药,水为溶剂。既可用热溶法制备,也可用冷溶法制备。

【制备过程注意事项】　热溶法制得的成品因含较多转化糖,长期贮存后色泽变深。制备时注意控制加热时间,以免色泽加深。盛装本品的容器,在装瓶前瓶及瓶塞均应灭菌。蔗糖品质的优劣对糖浆的质量有很大影响,质量低劣的蔗糖因含有泥沙、黏液质及微生物等杂质,制成的糖浆剂不仅色泽深,澄明度差,而且易长霉,故所用蔗糖应符合药典标准。

点 滴 积 累

1. 糖浆剂和煎膏剂均为含糖型浸出制剂。煎膏剂为半流体制剂,主要以滋补作用为主,兼缓和治疗作用。糖浆剂为液体制剂,以治疗作用为主,滋补作用为辅。

2. 煎膏剂的生产工艺流程是:备料——煎煮浓缩——清膏——加糖收膏——质检——包装。糖浆剂可采用热溶法、冷溶法和混合法制备。

3. 单糖浆的含糖浓度是85%(g/ml)。

目 标 检 测

一、选择题

（一）单项选择题

1. 下列属于含糖浸出剂型的是(　　　)
   A. 浸膏剂　　　B. 流浸膏剂　　　C. 煎膏剂　　　D. 合剂　　　E. 颗粒剂

2. 下列关于糖浆剂的叙述,正确的是(　　　)
   A. 中药糖浆剂的含糖浓度不低于45%(g/g)
   B. 热溶法配制糖浆时,加热时间一般应在30分钟以上,以杀灭微生物
   C. 糖浆剂的制法有热溶法、冷溶法、混合法等
   D. 糖浆剂中含较多的糖,易染菌长霉发酵,故多采用热压灭菌
   E. 糖浆剂中不需要添加防腐剂

3. 下列关于煎膏剂的叙述,正确的是(　　　)
   A. 煎膏剂适用于热敏性药物
   B. 煎膏剂称为内服膏剂,常用于滋补性疾病的治疗
   C. 除另有规定外,加炼蜜或炼糖的量,一般不超过清膏量的5倍
   D. 制备煎膏剂时,所有饮片应采用煎煮法提取
   E. 煎膏剂中常加入适量乙醇

4. 除另有规定外,流浸膏剂每1ml相当于原饮片(　　　)
   A. 0.5~1g　　　B. 1g　　　C. 1~1.5g　　　D. 2~5g　　　E. 3g

5. 除另有规定外,浸膏剂每1g相当于原饮片(　　　)

A. 0.5~1g　　B. 1g　　　　C. 1~1.5g　　D. 2~5g　　E. 3g

6. 益母草膏属于(　　)

　　A. 混悬剂　　B. 煎膏剂　　C. 流浸膏剂　　D. 浸膏剂　　E. 糖浆剂

7. 中药糖浆剂含蔗糖量应不低于(　　)

　　A. 45%(g/ml)　　　　B. 64.7%(g/ml)　　　　C. 60%(g/ml)

　　D. 85%(g/ml)　　　　E. 65%(g/ml)

8. 下列可用热溶法配制的制剂是(　　)

　　A. 酒剂　　B. 酊剂　　C. 糖浆剂　　D. 合剂　　E. 汤剂

9. 制备汤剂时,质地坚实的矿物、贝壳类饮片应当(　　)

　　A. 后下　　B. 先煎　　C. 包煎　　D. 另煎　　E. 烊化

10. 下列叙述属于浸提制剂作用特点的是(　　)

　　A. 毒副作用大　　　　B. 药效缓和　　　　C. 药效单一

　　D. 属于固体制剂　　　E. 具有综合疗效

11. 下列药物在制备汤剂时,需要烊化的是(　　)

　　A. 矿物类　　B. 花粉类　　C. 胶类　　D. 挥发油类　　E. 细小种仁类

12. 煎膏剂炼糖时加入少量的枸橼酸或酒石酸的主要目的是(　　)

　　A. 促进蔗糖转化　　　B. 控制糖的转化率　　C. 抑制酶的活性

　　D. 调整 pH　　　　　E. 防止返砂

13. 用中药流浸膏剂作原料制备酊剂,应采用(　　)

　　A. 溶解法　　B. 回流法　　C. 稀释法　　D. 浸渍法　　E. 渗漉法

14. 制备汤剂时需要包煎的饮片是(　　)

　　A. 质地坚硬　　　　　B. 含芳香挥发性成分　　C. 鲜药类

　　D. 细小种子类　　　　E. 芳香饮片

15. 除另有规定外,含有毒性药的酊剂每 100ml 应相当于原饮片(　　)

　　A. 5g　　　B. 10g　　　C. 20g　　　D. 50g　　　E. 15g

(二) 多项选择题

1. 下列关于煎膏剂的叙述,正确的有(　　)

　　A. 煎膏剂含较多的糖或蜜,药物浓度高,稳定性较差

　　B. 煎膏剂的效用以滋补为主,多用于慢性疾病

　　C. 煎膏剂一般多采用煎煮法

　　D. 煎膏剂中加入糖或蜜的量一般不超过清膏量的 3 倍

　　E. 煎膏剂返砂的原因与煎膏剂中总糖量和转化糖量有关

2. 炼糖的目的是(　　)

　　A. 杀灭微生物　　B. 防止返砂　　C. 除去杂质　　D. 改变药性

　　E. 使蔗糖全部水解产生转化糖

3. 下列需测定含乙醇量的剂型是(　　)

　　A. 酒剂　　　B. 酊剂　　C. 合剂　　D. 浸膏剂　　E. 流浸膏剂

4. 下列关于流浸膏剂的叙述,正确的是(　　)

　　A. 流浸膏剂,除另有规定外,多用渗漉法制备

　　B. 渗漉法制备流浸膏的工艺为渗漉、浓缩、调整含量

　　C. 流浸膏剂渗漉时应先收集饮片量 85% 的初漉液,另器保存

D. 流浸膏剂制备时,若渗漉溶剂为水,且有效成分又耐热者,可不必收集初漉液

E. 流浸膏剂成品应测定含醇量

5. 下列以水作溶剂的浸提制剂是(　　)

　　A. 流浸膏剂　　B. 酒剂　　C. 合剂　　D. 煎膏剂　　E. 汤剂

6. 下列属于酒剂质量检查项目的是(　　)

　　A. 装量　　B. pH　　C. 含乙醇量　　D. 总固体　　E. 外观

7. 下列可用渗漉法制备的剂型有(　　)

　　A. 流浸膏剂　　B. 酊剂　　C. 合剂　　D. 浸膏剂　　E. 酒剂

8. 蔗糖的饱和水溶液称为单糖浆,在制剂中常用作(　　)

　　A. 填充剂　　B. 增溶剂　　C. 黏合剂　　D. 助悬剂　　E. 矫味剂

9. 在制备汤剂时,需要采用后下处理的有(　　)

　　A. 质地重实的饮片　　B. 细小的种子类饮片　　C. 含热敏成分的饮片

　　D. 久煎疗效下降的饮片　　E. 含挥发性成分的饮片

10. 为了避免酒剂和酊剂在贮藏过程出现沉淀,可采取的措施有(　　)

　　A. 添加适宜的稳定剂　　B. 严格选用辅料　　C. 选择优质包装材料

　　D. 冷置后滤过　　E. 选择适宜的提取方法

二、简答题

1. 浸提制剂的特点有哪些?

2. 简述煎膏剂的制备方法与工艺流程。

3. 简述煎膏剂收膏的方法。

4. 比较流浸膏剂与浸膏剂的异同。

5. 简述糖浆产生沉淀的原因及解决方法。

三、实例分析

1. 分析下列橙皮糖浆处方中各药物的作用,并简述其制备过程。

【处方】　橙皮酊 50ml　枸橼酸 5.0g　滑石粉 15.0g　蔗糖 820g　10%尼泊金醇溶液 5.0ml　蒸馏水加至 1000ml

2. 若制成品出现沉淀,试分析产生的原因有哪些? 应采取哪些相应措施?

实训九　浸出制剂的制备技术与质量评定

【实训目的】

1. 能熟练运用渗漉技术制备药酒及流浸膏;熟练运用煎煮技术制备煎膏剂以及对收膏标准进行准确判断。

2. 学会运用稀释技术制备酊剂,用溶解技术制备糖浆剂;学会对流浸膏剂、药酒及酊剂的质量作出评价。

3. 会对酒剂、酊剂、流浸膏剂含醇量进行测定;会安装蒸馏装置。

4. 能按清场规程进行清场工作。

【实训条件】

1. 实训场地　实验室、实训车间。

2. 实训仪器与设备 渗漉筒(500ml)、磨塞广口瓶(500ml)、木槌、接收瓶(500ml)、蒸馏瓶(250ml)、量杯(500ml)、球形冷凝管(25cm)、铁架台、酒精温度计、电炉、不锈钢锅、120目筛网、不锈钢盆、量筒、台秤、普通天平、玻璃瓶或塑料瓶、脱脂棉、滤纸、胶塞、手持糖量计、蒸发皿、水浴锅、分析天平、干燥器等。

3. 实训材料 95%乙醇、纯化水、干姜(粗粉)、当归、炙黄芪、牛膝、防风、橙皮酊、枸橼酸、滑石粉、蔗糖、蜂蜜、旱莲草、女贞子(炙)、硅胶、10%尼泊金醇溶液、蒸馏水等。

【实训内容和步骤】

(一) 姜流浸膏的制备

1. 处方 干姜(最粗粉)100g 乙醇(90%)适量

2. 制法 取干姜粗粉,按渗漉技术,用乙醇(90%)作溶剂,浸渍24小时(实训时可视情况而定)后,以每分钟1~3ml的速度缓缓渗漉,收集最初的漉液85ml另器保存,继续渗漉至漉液几近无色,且无姜的香气和辣味,停止渗漉,将后续得到的全部后漉液蒸馏回收乙醇后,在60℃以下时搅拌蒸发至稠膏状,加入最初收集的85ml渗液,混合后,滤过,加乙醇稀释至100ml,静置,澄明后,滤过,即得。

3. 质量检查

(1) 外观:为淡黄色液体,有姜的香气、味辣。

(2) 乙醇量:检查方法照《中国药典》2010年版乙醇量测定法(附录Ⅸ M)测定,取供试品,调节温度至20℃。精密量取25ml,置150~200ml蒸馏瓶中,加水约50ml,加玻璃珠数粒,连接冷凝管,直接加热,缓缓蒸馏,速度以馏出液一滴接一滴为准。馏出液导入50ml量瓶中,待馏出液约达48ml时,停止蒸馏。调节馏出液温度至20℃,加20℃的水至刻度,摇匀,在20℃时按《中国药典》2010年版相对密度(附录Ⅶ A)项下的方法测定相对密度。在乙醇相对密度表内查出乙醇的含量(%)(ml/ml)与2相乘,即得。含醇量应为72%~80%。

(二) 姜酊的制备

1. 处方 姜流浸膏20ml 90%乙醇适量

2. 制法 取姜流浸膏20ml,加90%乙醇使成100ml,混匀,静置,滤过,即得。

3. 质量检查

(1) 外观:为淡黄色液体,有姜的香气、味辣。

(2) 乙醇量:同姜流浸膏方法测定,应为80%~88%。

(三) 三两半药酒

1. 处方 当归20g 炙黄芪20g 牛膝20g 防风10g

2. 制法 以上四味,粉碎成粗粉,照流浸膏剂与浸膏剂(《中国药典》附录)项下的渗漉法,用白酒480ml与黄酒1600ml混合液作溶剂,浸渍48小时(可视实验情况决定浸渍时间)后,缓缓渗漉,在漉液中加入蔗糖168g搅拌溶解后,静置,滤过,即得。

3. 质量检查

(1) 外观:为黄棕色的澄清液体,气香,味微甜、微辛。

(2) 乙醇量:同姜流浸膏方法测定,应为20%~25%。

（3）总固体:酒剂一般应做总固体检查。本品按含糖的酒剂照下法检查。

精密量取供试品上清液 50ml,置蒸发皿中,水浴上蒸至稠膏状,除另有规定外,加无水乙醇搅拌提取 4 次,每次 10ml,滤过,合并滤液,置已干燥至恒重的蒸发皿中,蒸至近干,精密加入硅藻土 1g(经 105℃ 干燥 3 小时、移置干燥器中冷却 30 分钟),搅匀,在 105℃ 干燥 3 小时,移置干燥器中,冷却 30 分钟,迅速精密称定重量,扣除加入的硅藻土量,遗留残渣应符合各品种项下的有关规定。

（四）橙皮糖浆的制备

1. 处方　橙皮酊 10ml　枸橼酸 1g　滑石粉 3g　蔗糖 165g　10% 尼泊金醇溶液 1ml　蒸馏水加至 200ml

2. 制法　取橙皮酊置研钵中,加入滑石粉充分搅拌混悬,将枸橼酸加入混悬液中搅拌后加蒸馏水约 80ml 研磨混匀,用滤纸反复过滤至滤液澄清为止。研钵与滤纸用蒸馏水洗净,洗液与滤液合并,使成约 90ml,加蔗糖于滤液中,搅拌溶解后(不能加热)用脱脂棉滤过,自滤器上添加蒸馏水适量,使成 200ml,摇匀即得。

注:①滑石粉在本处方中作分散剂使用,兼有助滤剂作用,为保证成品质量应使用精制品。②枸橼酸作矫味剂兼有防止果胶质在贮存期间析出沉淀作用。③因本品含 2%~5%(ml/ml)乙醇,故蔗糖的浓度最高只能达 82%(g/ml)。④在制备橙皮糖浆时还可用橙皮酊与计算量的单糖浆直接混合制得。⑤若本品在贮存期间出现松节油臭时不宜再使用,因为橙皮油中萜二烯易氧化成具松节油臭的双戊烯,说明成品已变质。

3. 质量检查

（1）外观:为淡黄色的浓厚液体;有橙皮的香气,味甜。

（2）含糖量测定

1）原理:根据不同浓度的含糖溶液具有不同的折射率这一原理而设计制成。为了测定糖溶液时的方便,读数标尺上只标出溶液折光率相当于蔗糖浓度的百分率,而无折光率的标度,用于快速检验糖浆剂的浓度。

2）操作:掀开照明棱镜盖板,用柔软的绒布或镜头纸仔细地将折光棱镜擦净,注意勿划伤镜面。滴测定液数滴于折光棱镜的镜面上,合上盖板,使溶液遍布于棱镜表面。将仪器进光窗对向光源或明亮处,调节目视镜度圈,使视场中所见明暗分界线相应之读数,即为测定液浓度(含糖%)。

当被测糖浆的浓度低于 50% 时,将旋钮转动,使得在目镜半圆视场中的浓度标尺为 0~50%;若含糖浓度高于 50%,则转动旋钮使所示刻线范围为 50%~80%。

（五）二至膏的制备

1. 处方　墨旱莲 100g　女贞子(炙)100g　蜂蜜 200g

2. 制法

（1）煎煮:将墨旱莲称量后用清水洗净,加入已称量的炙女贞,入适宜容器内,加 8~10 倍水浸泡 15 分钟以上,武火至沸,文火保持微沸 40 分钟,滤过,药渣再加 6~8 倍水再煮 40 分钟,滤过,残渣压榨,滤液与压榨液合并,静置澄清。

（2）浓缩:取上清液浓缩至 100ml(1ml 相当于原生药 2g)。

（3）炼蜜:取蜂蜜置适宜容器内加热至沸,用 100 目筛网过滤,复入容器内加热炼至 119～122℃。

（4）收膏：炼蜜冷至 100℃左右，加入到药液中，用微火加热，不断搅拌，炼至夏天"挂旗"（用竹片挑起呈薄片落下），冬天"挂丝"（用竹片挑起呈细流状落下）即可。

（5）包装：将制好的煎膏放冷后装于清洁已灭菌干燥的包装材料中，密闭，置阴凉处贮存。

3. 功能与主治　补益肝肾，滋阴止血。用于肝肾阴虚，眩晕耳鸣，咽干鼻燥，腰膝酸痛，月经量多。

4. 用法与用量　口服。一次 5～10g，一日 10～20g。

5. 质量检查

（1）外观：本品为红棕色稠厚的半液体制剂，味甜略带苦味。

（2）相对密度：取二至膏适量，精密称定，加水约 2 倍，精密称定，混匀，作为供试品溶液。照《中国药典》2010 年版（相对密度测定法）测定，应不低于 1.38。

（3）不溶物：取二至膏 5g，加热水 200ml，搅拌使溶化，放置 3 分钟后观察，不得有焦屑等异物（微量细小纤维、颗粒不在此限）。

【实训提示】

1. 应注意按处方要求正确称量，确保成品质量。

2. 渗漉法制备流浸膏时要控制好流速及初漉液的收集量。乙醇要应用蒸馏法进行回收，并在 60℃ 以下蒸发至稠膏状。

3. 制备酊剂时注意乙醇浓度，否则在贮存时会出现沉淀。

4. 因橙皮酊具有一定的挥发性，故采用冷溶法制备橙皮糖浆。滑石粉与橙皮酊混悬液应用滤纸反复滤至澄清后才能将加蔗糖溶解。

5. 煎煮操作中应注意火候的控制，并注意安全。掌握好收膏的标准，可用经验法（如手捻现筋丝、滴于水中不散，但不成珠状及滴于桑皮纸上不现水迹）综合评定。

6. 操作中应注意清洁卫生，操作完毕应对操作环境进行清场。

【实训结果与结论】

品种	流浸膏剂		酊剂		药酒		糖浆剂		煎膏剂	
外观										
成品量（理论）										
质量检查	乙醇含量		乙醇含量		乙醇含量		含糖量		相对密度	
					总固体				不溶物	
成品量（实际）										
结论										

【实训考核表】

班级：　　　　　姓名：　　　　　学号：

考核内容		实训考核点	分值	实得分
实训前准备（分值5%）		着装及个人卫生符合规定	2	
		检查确认实训仪器和设备性能良好	3	
制备操作（分值40%）	流浸膏剂	正确安装渗漉装置	4	
		初漉液与续漉液收集正确	4	
	酊剂	溶媒浓度配制符合规定	4	
		稀释操作正确	4	
	酒剂	渗漉筒装填正确	4	
		蔗糖加入方法正确	4	
	糖浆剂	滑石粉混悬操作正确	4	
		蔗糖溶解操作正确	4	
	煎膏剂	煎煮操作正确	4	
		收膏火候控制正确	4	
实训结果评价（分值30%）	流浸膏剂	外观、乙醇含量符合要求	3	
		成品量在98～102ml	3	
	酊剂	外观、乙醇含量符合要求	3	
		成品量在98～102ml	3	
	酒剂	外观、乙醇含量、总固体符合要求	3	
		成品量在1950～2050ml	3	
	糖浆剂	外观、含糖量符合要求	3	
		成品量在190～210ml	3	
	煎膏剂	外观、相对密度、不溶物符合要求	3	
		成品量在250～300ml	3	
实训记录（分值10%）		实训记录填写准确完整	10	
实训结束清场（分值10%）		实训场地、仪器和设备清洁	5	
		实训清场记录填写准确完整	5	
其他（分值5%）		正确回答考核人员提出的问题	5	
合　计			100	

考核教师：　　　　　　考核时间：　　年　月　日

（冀小君）

第十五章 液体制剂生产技术

第一节 知 识 准 备

一、液体制剂的含义与特点

（一）含义

液体制剂系指药物在一定条件下，以不同的分散方式（溶解、胶溶、乳化、混悬等）和不同的分散程度（离子、分子、胶粒、液滴、微粒或其混合形式等）分散于分散介质中所形成的液体分散体系。液体制剂可供内服或外用。

液体制剂的含义有广义与狭义之分，广义的液体制剂是指所有以液态形式使用的药物制剂；狭义的液体制剂是指除了浸出制剂和无菌制剂以外的其他液态制剂。本章所阐述的有关内容为狭义的液体制剂。

不同给药途径与方法的液体制剂在质量要求上有很大差别，从而对生产工艺的要求上也存在极大的差异。例如注射用的液体必需采用无菌操作才能保证产品质量，但外用的洗剂如果也要求无菌操作，将造成生产成本的剧增，影响产品的质量。因此通常将需要无菌操作生产或工艺中需要灭菌的液体制剂划分为无菌制剂，应遵循无菌制剂的工艺要求进行生产，如注射剂、滴眼剂等；将以中药材为原料需要经过提取工艺制备的液体划分为浸出制剂，如酊剂或酒剂等，按中药浸出制剂的工艺进行生产。

（二）特点

1. 应用特点　与固体制剂相比，液体制剂有以下主要特点：①分散度大、吸收快、作用迅速；②易控制药物浓度，可减少固体药物口服后由于局部浓度过高而引起的胃肠道刺激性；③便于分剂量和服用，尤其适用于儿童和老年患者；④稳定性较差，贮藏、运输不方便。

不同类型的液体制剂作用特点并不完全相同。一般情况下，真溶液分散度大，吸收快而奏效迅速，混悬液则作用比较慢。但混悬液中的分散溶媒挥发后，混悬液中的固体微粒可以附着于用药局部形成"药膜"，在局部留存时间较长延长疗效；乳浊液也属于不均匀分散系统，分散相的微粒较粗，但乳浊液生产时需要添加乳化剂，可能改变机体"生物膜"的通透性，且分散相为液滴，故药物吸收量增加而吸收速度加快。

2. 生产特点　与固体制剂相比，一般情况下液体制剂生产环境的洁净度相对较高；而且由于不同类型的液体制剂分散度不同，故生产工艺不尽相同。特别是配液环节的技术要求较高，是液体制剂生产的关键工序，直接影响产品的稳定性。为改善液体制剂的质量而添加的各种附加剂由于处于同一分散系统，它们之间可能也会发生配伍变化，而使液体制剂的稳定性变得更为复杂,在设计液体制剂处方时需考虑这方面的问题。

二、液体制剂的分类

(一) 按分散系统分类

将整个液体制剂作为一个分散体系,根据分散相粒子的大小不同,液体制剂可分为真溶液型、胶体溶液型、混悬液型和乳浊液型四类,各类特点见表15-1。

表15-1 液体制剂的类型与特点

分散体系类型	分散相	特 征
真溶液	<1nm	无界面;热力学稳定体系;扩散快,能透过滤纸,能透析。显微镜及超显微镜下均不可见
胶体溶液	1~500nm	高分子溶液无界面;热力学稳定体系;扩散慢,能透过滤纸,不能透析。显微镜下不可见。超显微镜下可见 溶胶有界面;热力学不稳定体系;扩散慢,能透过滤纸,不能透析。显微镜下不可见。超显微镜下可见
乳浊液	>100nm	有界面;热力学稳定体系;扩散很慢或不扩散,不能透过滤纸,不能透析。显微镜下可见
混悬液	>500nm	有界面;热力学和动力学不稳定体系;扩散很慢或不扩散,不能透过滤纸,不能透析。显微镜下可见

(二) 按给药途径和应用方法分类

1. 内服液体制剂 如芳香水剂、醑剂、部分溶液剂、乳剂、混悬剂等。

2. 外用液体制剂 ①皮肤用:如洗剂、搽剂等;②五官科用:如洗耳剂、滴鼻剂、含漱剂、滴牙剂等;③直肠、阴道、尿道用:如灌肠剂、灌洗剂等。

三、常用溶媒

液体分散系统的类型取决于分散相与分散溶媒性质的相似性。根据"相似相溶"的原理,如果分散相与分散溶媒的极性"相似",两者间是溶解的关系,形成的是均相的溶液型分散系统,分散溶媒称为溶媒或溶剂;但如果两者的极性"不相似",分散相只能以"微粒"或"液滴"形式分散于分散溶媒中,则形成的是多相的粗分散体系,分散溶媒称为分散介质。

(一) 极性溶剂

1. 水 是最常用溶剂,本身无药理作用,能与乙醇、甘油、丙二醇等溶剂以任意比例混合,能溶解大多数的无机盐类和极性大的有机药物,能溶解药材中的生物碱盐类、苷类、糖类、树胶、黏液质、鞣质、蛋白质、酸类及色素等。但有些药物在水中不稳定,容易产生霉变,故不宜长久储存。配制水性液体制剂时应使用蒸馏水或纯化水。

2. 乙醇 是常用溶剂,没有特殊说明时,乙醇指95%(V/V)乙醇,可与水、甘油、丙二醇等溶剂任意比例混合,能溶解大部分有机药物和药材中的有效成分,如生物碱及其盐类、挥发油、树脂、鞣质、有机酸和色素等。20%以上的乙醇即有防腐作用。但乙醇有一定的生理活性,有易挥发、易燃烧等缺点。

3. 甘油 甘油为无色黏稠澄明液体,有甜味,毒性小,能与水、乙醇、丙二醇等以任意比例混合,对硼酸、苯酚和鞣质的溶解度比水大。含甘油30%以上有防腐作用,可供内服或外用,其中外用制剂应用较多,对皮肤具有保湿,滋润,延长局部药效的作用。

4. 丙二醇(PG)　性质与甘油相近,但黏度较甘油为小,可作为内服及肌内注射剂溶剂。丙二醇毒性小、无刺激性,能溶解许多有机药物,一定比例的丙二醇和水的混合溶剂能延缓许多药物的水解,增加稳定性,但口服有辛辣感。丙二醇对药物在皮肤和黏膜的吸收有一定的促进作用。

5. 聚乙二醇(PEG)　液体制剂中常用分子量为300~600的聚乙二醇,为无色澄明液体、理化性质稳定,能与水、乙醇、丙二醇、甘油等溶剂任意混合。聚乙二醇不同浓度的水溶液是良好溶剂,能溶解许多水溶性无机盐和水不溶性的有机药物。本品对一些易水解的药物有一定的稳定作用。在洗剂中,能增加皮肤的柔韧性,具有一定的保湿作用。

6. 二甲基亚砜(DMSO)　为无色澄明液体,具大蒜臭味,有较强的吸湿性,能与水、乙醇、甘油、丙二醇等溶剂以任意比例混合。本品溶解范围广,亦有万能溶剂之称。能促进药物透过皮肤和黏膜的吸收作用,但对皮肤有轻度刺激。

(二)非极性溶剂

1. 脂肪油　为常用非极性溶剂,如麻油、豆油、花生油、橄榄油等植物油。植物油不溶于水,而能与非极性溶剂混合。脂肪油能溶解油溶性药物,如激素、挥发油、游离生物碱和许多芳香族药物。脂肪油容易酸败,也易受碱性药物的影响而发生皂化反应,影响制剂的质量。脂肪油多为外用制剂的溶剂,如洗剂、搽剂、滴鼻剂等。

2. 液状石蜡　是从石油产品中分离得到的液状烃的混合物,分为轻质和重质两种。为无色澄明油状液体,无色无臭,化学性质稳定。本品能与非极性溶剂混合,能溶解生物碱、挥发油及一些非极性药物等。本品在肠道中不分解也不吸收,能使粪便变软,有润肠通便作用。

3. 油酸乙酯　淡黄色或无色油状液,本品是甾类化合物及其他油溶性药物的常用溶剂,在空气中容易氧化、变色,需加入抗氧剂。

四、增加药物溶解度的方法

常用的增加药物溶解度的方法有选择适宜的混合溶剂、将药物制成盐、选择助溶剂助溶和选择表面活性剂增溶等。

课堂活动

碘在水中的溶解度是1:2950,而作为甲状腺功能亢进辅助治疗药物的复方碘口服液的浓度要求达到4.5%~5.5%,大家讨论一下采用什么措施可以将碘制成口服液?

(一)增溶

增溶是指表面活性剂形成胶团后增加某些难溶物质在溶剂中的溶解度并形成澄明溶液的过程。具有增溶能力的表面活性剂称增溶剂,被增溶的物质称为增溶质。如果以水为溶剂,常用作增溶剂的表面活性剂一般HLB值为15~18。

1. 外用液体制剂常用的增溶剂 外用液体制剂的增溶剂可以选择一价金属皂如硬脂酸钠、油酸钠、油酸钾等。这类增溶剂一般是植物油与氢氧化钠或氢氧化钾制成,有一定的毒性与刺激性。

2. 内服液体制剂常用的增溶剂 内服液体制剂的增溶剂常用吐温类,这是一系列不同分子量的聚氧乙烯基失水山梨醇脂肪酸酯的总称。为黄色油状黏稠液体,温度较低时呈半凝胶状,有特臭。可溶于乙醇、醋酸乙酯,不溶于液体石蜡及脂肪油。本品性质较稳定,但如果溶液中有重金属离子、过氧化物以及在高温和光照下,其水溶液的自氧化加速,同时可发生水解。

 知 识 链 接

影响增溶的因素

1. 增溶剂的性质 增溶剂的种类不同可以影响增溶量的多少,同系物增溶剂的碳链越长,其增溶量越多。

2. 被增溶物质的性质 在同系物中,被增溶物质的分子量愈大,被增溶量愈小。

(二) 助溶

助溶系指难溶性药物由于第三种物质的加入而使其溶解度增加的现象,称为助溶。加入的第三种物质称为助溶剂。

1. 助溶机理 主要是药物与加入的助溶剂在溶剂中形成溶解度较大的络合物、复盐或缔合物等,以增加药物在溶剂中溶解度的过程。例如,碘在水中的溶解度为1:2950,而在10%碘化钾溶液中可制成含碘5%的水溶液,碘化钾为助溶剂;茶碱在水中溶解度为1:120,用乙二胺为助溶剂形成氨茶碱,其溶解度为1:5;咖啡因的溶解度为1:50,用苯甲酸钠作助溶剂,形成苯甲酸钠咖啡因(安钠咖),溶解度为1:1.2。

2. 常用的助溶剂 一是一些有机酸及其钠盐,如苯甲酸钠、水杨酸钠、对氨基苯甲酸等;二是酰胺类化合物,如乌拉坦、尿素、烟酰胺、乙酰胺等;三是一些水溶性高分子,如聚乙二醇、羧甲基纤维素钠等。

(三) 制成盐类

一些难溶性弱酸、弱碱,可制成盐而增加其溶解度。

含羧基、磺酰胺基、亚胺基等酸性基团的药物可用碱(氢氧化钠、碳酸氢钠、氢氧化钾、氨水、乙二胺、二乙胺、二乙醇胺等)与其作用生成溶解度较大的盐。

天然的及合成的有机碱一般都用盐酸、硫酸、硝酸、氢溴酸、枸橼酸、水杨酸、马来酸、酒石酸或醋酸等制成盐类来提高溶解度。

选用的盐类除考虑到溶解度满足临床要求外,还需考虑到溶液的 pH、稳定性、吸湿性、毒性及刺激性等因素。

(四) 应用混合溶剂

为了增加难溶性药物的溶解度,常常应用混合溶剂。混合溶剂是指能与水以任意比例混合,与水分子能形成氢键结合并改变它们的介电常数,能增加难溶性药物溶解度的溶剂,如乙醇、甘油、丙二醇、聚乙二醇等与水组成的混合溶剂。甲硝唑在水中溶解度为 10%(W/V),如果采用水-乙醇混合溶剂,则溶解度提高 5 倍。当混合溶剂中各溶剂在某一比例时,药物的溶解度与在各单纯溶剂中的溶解度相比,出现极大值,这种现象称为潜溶。两种溶剂以一定比例混合使用,形成比单一溶剂更易溶解药物的混合溶剂,称为潜溶剂。常用于组成潜溶剂的有乙醇、山梨醇、甘油、聚乙二醇与水等。

(五) 改变部分化学结构

某些难溶性药物常在其分子结构中引入亲水性基团,增加它在水中的溶解度。但要注意,有些药物引入亲水性基团后,水溶性增大,其药理作用也有可能改变,例如穿心莲内酯难溶于水,通过与亚硫酸氢钠加成,生成溶解度较大的亚硫酸氢钠穿心莲内酯。

五、常用附加剂

液体制剂中常用的附加剂主要有增溶剂、助溶剂、潜溶剂等增加溶解度的附加剂以及防腐剂、矫味剂、着色剂等。

(一) 增加溶解度的附加剂

见增加药物溶解度的方法。

(二) 防腐剂

液体制剂特别是以水为溶剂的液体制剂,易被微生物污染而发霉变质,尤其是含有糖类、蛋白质等营养物质的液体制剂,更容易引起微生物的滋长和繁殖。常用防腐剂有对羟基苯甲酸酯类、苯甲酸及其盐、山梨酸等。

(三) 矫味剂

矫味剂是一种能改变味觉的物质,药剂中用来掩盖药物的不良气味,改进药剂的味道,有些矫味剂也同时具有矫臭作用。矫味剂可分为:①甜味剂:如蔗糖、糖精钠、甘露醇等;②芳香剂:如柠檬、薄荷挥发油、香精等;③胶浆剂:胶浆剂具有黏稠缓和的性质,可以干扰味蕾的味觉而能矫味,如阿拉伯胶、羧甲基纤维素钠、琼脂、明胶;④泡腾剂:将有机酸与碳酸氢钠一起,遇水后由于产生大量二氧化碳,二氧化碳能麻痹味蕾起矫味作用。

(四) 着色剂

有些药物制剂本身无色,但为了治疗上的心理需要或某些目的,有时需加入到制剂中进行调色的物质称着色剂。着色剂能改善制剂的外观颜色,可用来识别制剂的浓度、区分应用方法和减少病人对服药的厌恶感。尤其是选用的颜色与矫味剂能够配合协调,更易为病人所接受。常用的有天然色素和合成色素。

(五) 其他附加剂

在液体制剂中为了增加稳定性,有时需要加入抗氧剂、pH 调节剂、金属离子络合剂等。

点 滴 积 累

1. 液体制剂可分为真溶液、胶体溶液、混悬液和乳浊液。

2. 常用的增加药物溶解度的方法有选择适宜的混合溶剂、将药物制成盐、选择助溶剂助溶和选择表面活性剂增溶等。

第二节 真溶液型液体制剂生产技术

一、知识准备

（一）含义与特点

1. 含义　真溶液型制剂是指药物以分子或离子（直径在 1nm 以下）状态分散在液体分散媒中,制成供内服或外用的溶液型制剂,属于均匀分散系。

2. 特点　①药物在分散媒中分散度最大,分散最均匀;②澄明,可通过半透膜;③吸收迅速,奏效快;④分剂量准确。

（二）分类

属于真溶液的剂型有溶液剂、芳香水剂与药露、甘油剂、醑剂等。

1. 芳香水剂　指挥发油或其他芳香性或挥发性物质的澄明饱和或近饱和水溶液。由于挥发油及其他挥发性物质在水中的溶解度很小,故芳香水剂的浓度较低,一般只作芳香剂使用。常见的如薄荷水、浓薄荷水、氯仿水等。

2. 溶液剂　系指化学药物的内服或外用澄明水溶液,呈分子或离子状态分散,溶质一般为不挥发性药物,溶媒多用水、乙醇或非极性溶剂。溶液剂浓度一般根据临床需要进行设计。取用时以量取代替称取,故剂量比较准确,特别是对剂量小的药物更有意义。

3. 甘油剂　指含有不低于 50%（W/W）甘油的溶液或药液。多数甘油剂非常黏稠,某些制剂有类似凝胶的性质。由于甘油具有黏稠性、防腐性、高渗透性和吸湿性,对皮肤和黏膜有柔润安抚作用,易附着于皮肤、黏膜,能吸收患处的分泌液,保护患处,使细菌细胞脱水而阻止其生长。甘油也可使药物滞留于喉部并有滋润作用,能辅助治疗咽喉炎、扁桃体炎等。与水溶液相比,甘油剂还有长效作用。

4. 醑剂　有时称为香油,系挥发性物质的乙醇或乙醇-水溶液。可内服或外用,亦可用作矫味剂,外用的醑剂对破损皮肤有收敛作用。醑剂中乙醇含量一般为 60% ~ 90%,因乙醇的作用,醑剂中挥发性物质的浓度比芳香水剂中大得多。

二、真溶液型液体制剂生产技术

（一）溶解法

主要用于溶液剂、芳香水剂、甘油剂、醑剂等的制备。

真溶液型液体制剂制备主要是用溶解法,一般可分为:称量、溶解、滤过、质量检查、包装等几个步骤。其操作要点及注意事项如下:

1. 取处方总量 1/2 ~ 3/4 的溶剂,加入药物,搅拌溶解。

2. 处方中如有附加剂或溶解度较小的药物,宜先溶解后再加其他药物。

3. 根据药物性质,可将固体药物先行粉碎或加热助溶;不耐热的药物,宜在冷却后加入;某些难溶药物,可加适当的助溶剂。

4. 真溶液型液体制剂一般应滤过。常用的滤器有普通漏斗、垂熔玻璃滤球（或滤棒）及微孔滤膜滤器等。滤毕后自滤器上添加溶剂至所需量。

5. 如处方中含有糖浆、甘油等黏稠液体时,用量杯量取后,应加少量水稀释,搅匀后再倾出。

6. 溶剂如为油、液状石蜡时,容器与用具等所用器材均应干燥,以免制品中混入水而浑浊。

7. 必要时可加分散剂溶解,有利于溶液澄清,有助于过滤。

(二) 稀释法

将高浓度溶液或易溶性药物的浓贮备液加溶剂稀释到治疗浓度范围内的方法。本法适用于浓溶液或易溶性药物的浓贮备液等原料。

用稀释法制备时,应搞清原料浓度和所需稀释溶液的浓度,计算时应细心,还应注意浓度单位等。对有较大挥发性和腐蚀性的浓溶液如浓氨水,稀释操作要迅速,操作完毕应立即密塞,以免过多挥散损失,影响浓度的准确性。此外,还应注意量取操作的准确性。

(三) 化学反应法

利用化学反应制备溶液的方法。本法适用于原料药物缺乏或不符合医疗要求的情况,如氢氧化钙溶液可用其化学纯品溶解于水制备,也可用氧化钙与水经化学反应制得。

(四) 水蒸气蒸馏法

取一定量含挥发性成分的中药材,适当粉碎后,置蒸馏器中,加适量的蒸馏水浸泡一定时间后通入水蒸气蒸馏,至蒸馏液达到规定量。一般约为药材重的 6 ~ 10 倍,除去过量未溶解的挥发油,必要时滤过澄清,使成澄明溶液。

三、典型品种举例

复方硼砂溶液

【处方】　硼砂 2g　甘油 3.5ml　碳酸氢钠 1.5g　液化苯酚 0.3ml　蒸馏水加至 100ml

【制法】　取硼砂加入约 50ml 热蒸馏水中,溶解,放冷,加入碳酸氢钠溶解。另取液化苯酚加甘油搅匀,缓缓加入上述溶液中,随加随搅拌,待气泡消失后,加蒸馏水至 100ml,必要时过滤,即得。

【功能与主治】　杀菌防腐。为含漱剂,用于口腔炎,咽喉炎及扁桃体炎等。

【用法与用量】　加 5 倍温水稀释后漱口,慎勿咽下,一日数次。

【处方工艺分析】　本品系采用化学反应法制备。硼砂遇甘油后,生成一部分甘油硼酸呈酸性遇碳酸氢钠反应生成甘油硼酸钠、二氧化碳和水。其化学反应如下:

$$Na_2B_4O_7 \cdot 10H_2O + 4C_3H_5(OH) \longrightarrow 2C_3H_5(OH)NaBO_3 + 2C_3H_5(OH)HBO_3 + 5H_2O + 8H^+$$

$$2C_3H_5(OH) \cdot HBO_3 + 2NaHCO_3 \longrightarrow 2C_3H_5(OH)NaBO_3 + 2CO_2 \uparrow + 2H_2O$$

本品反应生成物甘油硼酸钠具有杀菌防腐作用。因甘油硼酸钠呈碱性,有除去酸性分泌物作用。苯酚有轻微局部麻醉作用和抑菌作用。

【制备过程注意事项】　硼砂在水中溶解度为 1:20,沸水中为 1:1,甘油中易溶。故制备时,宜用热水加速硼砂溶解。溶解后必须放冷,再溶解碳酸氢钠,否则碳酸氢钠遇热未参加化学反应就被分解;本品制备过程中会产生二氧化碳气体,配制时,须待不发生气泡后,再进行过滤。因有气泡产生,说明化学反应尚未完全。

点 滴 积 累

1. 属于真溶液的剂型有溶液剂、芳香水剂与药露、甘油剂、醑剂等。
2. 真溶液型液体制剂的制备方法有:溶解法、稀释法、化学反应法、水蒸气蒸馏法。

第三节　胶体溶液型液体制剂生产技术

一、知识准备

(一) 含义

胶体溶液型液体制剂系指具有胶体微粒的固体药物或高分子化合物分散在溶剂中的液体制剂。

胶体溶液外观与溶液相似,全部能通过滤纸,分散相比真溶液中的溶质(分子或离子)大,其直径在1~500nm之间,可用电子显微镜观察到。其中分散相质点以多分子聚合体(胶体微粒或胶团)形式分散的胶体溶液,称为溶胶,也称疏水胶体,属于非均匀分散体系;高分子化合物则为以单分子形式分散形成胶体溶液,也称亲水胶体,属于均匀分散体系。

(二) 胶体溶液的分类

胶体按胶粒与溶剂之间的亲和力不同,分为亲液胶体与疏液胶体。因水为最常用的溶剂,所以一般又称亲水胶体与疏水胶体。

1. 亲水胶体　多为高分子化合物,其结构中含有亲水基团,如—COOH、—NH₂及—OH基等,能与水分子形成氢键,形成水化物,故易溶于水。

 知 识 链 接

其他类型的胶体

1. 保护胶体　疏水胶体不能形成水化层,当向疏水胶体溶液中加入一定量亲水胶体溶液时,胶粒表面吸附了亲水胶体,产生了亲水性,能阻碍胶粒间相互接触,从而增加了原疏水胶体的稳定性。所加的亲水胶体(高分子化合物)称为保护胶体。

2. 凝胶　有些亲水胶体溶液如明胶水溶液、琼脂水溶液等,在温热条件下为黏稠性液体(溶胶)。当温度降低时,因是链状分散的高分子化合物形成网状结构,作为溶剂的水被包含在网状结构之中,形成了不流动的半固体状物,称为凝胶。凝胶再失去网状结构内的水分,即变为干胶。

3. 触变胶　有些胶体溶液如硬脂酸铝分散于植物油中形成的胶体溶液,在一定温度下静置时,逐渐变为凝胶,当搅拌或振摇时,又复变为溶胶(即可流动的胶体溶液),胶体溶液的这种可逆的变化性质称为触变性,具有触变性的胶体称为触变胶。

2. 疏水胶体　是由多分子聚合而成的微粒,与水亲和力小,不能形成水化层,属于多相不均匀分散体系,故不稳定。

(三) 胶体溶液的性质

1. 高分子溶液(亲水胶体)的性质

(1) 带电性:高分子溶液常因其某些基团的解离而带有电荷。由于高分子溶液带有电荷,因而具有电泳现象。同时,胶体溶液的带电性有利于维持其稳定性。

(2) 渗透压:亲水性高分子溶液与溶胶不同,有较高的渗透压,渗透压的大小与高分子溶液的浓度有关。

(3) 黏性:高分子溶液是黏稠性流体,其黏度与分子量有关,黏性用黏度来表示,测定其黏度可以确定其分子量。

(4) 可滤过性:胶体溶液的分散相能通过滤纸,而不能透过半透膜,这一特性与真溶液不同,与粗分散体系也不相同。因此,提纯胶体即除去胶体溶液中夹杂的盐类杂质,可用透析与电渗析法。

2. 溶胶(疏水胶体)的性质

(1) 光学性质:当强光线通过溶胶剂时从侧面可见到圆锥形光束称为丁铎尔效应。这是由于胶粒粒度小于自然光波长引起光散射所产生的。

(2) 动力学性质:溶胶剂中的胶粒在分散介质中有不规则的运动,这种运动称为布朗运动。这种运动是由于胶粒受溶剂水分子不规则地撞击产生的。溶胶粒子的扩散速度、沉降速度及分散介质的黏度等都与溶胶的动力学性质有关。

(3) 电学性质:溶胶剂中固体微粒由于本身的解离或吸附溶液中某种离子而带有电荷,带电的微粒表面必然吸引带相反电荷的离子,称为反离子,吸附的带电离子和反离子构成了吸附层。少部分反离子扩散到溶液中,形成扩散层。吸附层和扩散层分别是带相反电荷的带电层称为双电层,也称扩散双电层。

溶胶剂由于双电层结构而荷电,可以荷正电,也可以荷负电。在电场的作用下胶粒或分散介质产生移动,在移动过程中产生电位差,这种现象称为界面动电现象。溶胶的电泳现象就是界面动电现象所引起的。

(四) 胶体溶液的稳定性

1. 亲水胶体因其分子中含亲水基团,水在胶粒的周围能形成水化层,阻碍胶粒合并与聚结。水化层愈厚,稳定性愈大。凡能破坏胶粒水化层的因素,均能使亲水胶体溶液不稳定。如向亲水胶体溶液中加入大量脱水剂(如乙醇、丙酮等)后,可使胶粒失去水化层而沉淀。

2. 同一胶体带有相同的电荷,因同电相斥,故在某种程度上可抵消胶粒的表面能,使胶体溶液稳定。当向亲水胶体溶液中加入大量电解质(如盐类及其浓溶液)时,不仅能中和胶粒的电荷,而且也能脱去胶粒周围的水化层,使胶粒凝聚与沉淀,这种现象称为盐析。

带相反电荷的两种亲水胶体溶液混合时,因电荷中和也能发生胶体的凝结、沉淀。

3. 亲水胶体溶液久置也能因陈化现象而聚结、沉淀。或因其他因素如光、热、空气、pH、射线等影响,使胶体微粒凝结成大颗粒,继而沉淀(称为絮凝现象)。

4. 溶胶剂属热力学不稳定系统,主要表现为有聚结不稳定性和动力不稳定性。但由于胶粒表面电荷产生静电斥力,以及胶粒荷电所形成的水化膜,都增加了溶胶剂的聚结稳定性。由于重力作用胶粒产生沉降,但由于胶粒的布朗运动又使其沉降速度变得极慢,增加了动力稳定性。

二、胶体溶液型液体制剂生产技术

(一) 亲水胶体溶液的制备

亲水胶体一般多为高分子化合物,与水亲和力较大,不需特殊处理在水中即能自动溶解,或搅拌、加热溶解。与低分子化合物不同,制备高分子化合物胶体溶液,要经过溶胀过程。即水分子渗入到亲水胶体分子间的空隙中去,与其亲水基团发生水化作用而使体积胀大,这个过程称有限溶胀。由于胶体空隙里充满了水分子,降低了胶体分子间的作用力,使之不断溶胀,最后胶体分子完全分散在水中,形成亲水胶体溶液(此过程称无限溶胀)。无限溶胀过程,往往需借助搅拌或加热方能完成。

1. 粉末状原料 取所需水量的 1/2 ~ 3/4,置于大口盛器内,将原料撒在水面上,令其充分吸水膨胀,最后略加振摇即可均匀溶解。也可将原料置于干燥的盛器内,先加少量乙醇或甘油使其均匀润湿,然后加大量水振摇使溶。

2. 片状、块状原料 先使成细粒,加少量水放置,令其充分吸水膨胀,然后加足热水,并加热使溶(如明胶、琼脂等)。

(二) 疏水胶体溶液(溶胶)的制备

1. 分散法

(1) 机械分散法:常采用胶体磨进行制备。分散药物、分散介质以及稳定剂从加料口处加入胶体磨中,胶体磨 10 000r/min 转速高速旋转将药物粉碎成胶体粒子范围。可以制成质量很好的溶胶剂。

(2) 胶溶法:亦称解胶法,它不是使脆的粗粒分散成溶液,而是使刚刚聚集起来的分散相又重新分散的方法。

(3) 超声分散法:用 20kHz 以上超声波所产生的能量使分散粒子分散成溶胶剂的方法。

2. 凝聚法

(1) 物理凝聚法:改变分散介质的性质使溶解的药物凝聚成为溶胶。

(2) 化学凝聚法:借助于氧化、还原、水解、复分解等化学反应制备溶胶的方法。

三、典型品种举例

甲 紫 溶 液

【处方】 甲紫 1g 乙醇 10ml 蒸馏水加至 100ml

【制法】 取甲紫 1g 置于小量杯中,加入乙醇 10ml 搅拌溶解,取蒸馏水约 60ml,缓缓加入甲紫的乙醇溶液,边加边搅拌,用余下的蒸馏水分次冲洗小量杯,洗液并入甲紫液中,添加蒸馏水至 100ml,即得。

【功能与主治】 外用消毒防腐。用于防治皮肤、黏膜化脓性感染及治疗口腔、阴道真菌感染。

【用法与用量】 外用。适量涂于患处。

【处方工艺分析】 甲紫的分子量并不大,但在水中能形成缔合分子,大小达到胶粒范围,属于胶体溶液;甲紫在水中为1∶40～1∶30,不但溶解缓慢,且易结块,而在乙醇中为1∶10,故制备时,可先用乙醇润湿或溶解。

【制备过程注意事项】 配制时不宜剧烈搅拌,否则会结块而长时间不易溶解。

氢氧化铁胶体

【处方】 10%三氯化铁溶液5ml 蒸馏水95ml

【制法】 取蒸馏水置于250ml烧杯中,加热至沸腾,慢慢滴加入5ml 10%三氯化铁溶液,并不断搅拌,加完后继续沸腾直至水解生成红棕色的氢氧化铁溶胶。

【制备过程注意事项】 制备过程中要注意加热的温度和时间。

点 滴 积 累

1. 胶体按胶粒与溶剂之间的亲和力不同,分为亲水胶体与疏水胶体。

2. 亲水胶体是以单分子形式分散形成胶体溶液,属于均匀分散体系。往往采用溶解法制备。疏水胶以多分子聚合体(胶体微粒或胶团)形式分散属于非均匀分散体系,可采用分散法和凝聚法制备。

第四节　混悬型液体制剂生产技术

一、知识准备

(一) 含义与特点

1. **含义** 混悬是指难溶性固体药物分散于液体分散媒中的过程。混悬型液体制剂系指难溶性固体药物以微粒状态分散于液体介质中而形成的非均匀液体制剂,简称混悬液。

凡难溶性药物需制成液体剂型应用,药物的剂量超过了溶解度而不能制成溶液,两种溶液混合时药物的溶解度降低产生难溶性的化合物,欲使药物达到长效作用等,都可考虑制成混悬型液体制剂。但为安全起见,毒性药物不应制成混悬液。

2. **特点** 混悬液在医疗上有许多特点:①对局部有保护和覆盖创面作用;②能延长药物作用时间;③但混悬液中的分散相由于颗粒较大,受重力作用易沉降,影响了剂量的准确性;④由于不能完全防止沉降,所以毒性药不得制成混悬液,以确保用药安全;⑤为了维持其分散体系的均匀性,保证在分取剂量时准确,投药时必须加贴"用前摇匀"或"服前摇匀"标签。

(二) 混悬液的稳定性

混悬液的稳定性主要与下列因素有关:①混悬微粒的沉降;②混悬微粒的电荷与ζ电位;③混悬微粒的润湿与水化;④其他,如药物的晶型、分散相的浓度、温度等。

知 识 链 接

胶粒与混悬微粒的双电层结构及ζ电位

胶粒与混悬微粒表面均可因游离基团的存在,或因吸附介质中的离子而带电。因同电相斥,能阻止胶粒或微粒的合并。

胶粒或微粒表面的电荷称为吸附层,介质中的相反离子称为扩散层,吸附层与扩散层之间可构成双电层,产生ζ电位。因微粒表面带电,水分子在胶粒或微粒周围定向排列形成水化层,也能增加溶胶或混悬液的稳定性。但这种水化作用随着双电层的厚薄而改变。

加入电解质能使双电层变薄,ζ电位降低。当加入适量电解质致使溶胶或混悬液开始絮凝时,此时的ζ电位称为临界ζ电位,每种药物都有其一定的临界ζ电位值,在此范围内,胶粒或微粒呈絮状凝聚而不结块。因此,在制备溶胶或混悬液时,可用加电解质调节ζ电位的方法调节絮凝程度,以制备分散好、不结块、易倾倒的优良溶胶或混悬液。

1. 混悬微粒的沉降　混悬剂中的微粒受重力作用产生沉降,其沉降速度一般可按斯托克定律(Stokes)计算。即:

$$v = \frac{2r^2(d_1 - d_2)g}{9\eta}$$

式中,v为混悬微粒的沉降速度;r为混悬微粒的半径;d_1为混悬微粒的密度;d_2为分散媒的密度;η为分散媒的黏度。

斯托克定律系表示混悬微粒在理想体系中沉降的速度。即在混悬微粒为均匀的球体粒子间无电效应干扰,沉降时不发生湍流,也各不相扰,且不受器壁影响等条件下的沉降速度。但大部分混悬液还不能完全符合上述条件,因而该定律仅能供参考。

2. 混悬粒子的荷电与水化　混悬剂中的粒子在分散过程中,由于表面分子的解离或吸附液体介质中的离子而带电,形成如胶体一样的双电层结构,具有ζ电位。粒子带电产生排斥力,阻止粒子间的聚集。另外,带电离子有强烈的水化作用,使水分子能够在粒子周围形成水化膜,进一步阻止了粒子间的聚集,增加了混悬剂的稳定性。

3. 微粒的结晶长大与晶型的转变　由于微粒大小不一,在结晶和溶解的动态平衡中,致使小的更小,大的更大,影响混悬液的稳定性。因此,在处方设计中,应尽量使混悬液微粒均匀一致,并选取稳定性结晶制备,还可添加亲水性高分子材料表面活性剂延缓晶型转变及微粒成长。

4. 絮凝与反絮凝　混悬剂的粒子分散度愈大,其总表面积愈大,系统的表面自由能也愈大,因而这种处于高能状态的粒子就有降低表面自由能的趋势。因此,加入适当的电解质,使ζ电位降低,微粒间产生一定的聚集性,形成疏松的絮凝状聚集体,混悬剂就可以处于稳定状态。混悬微粒形成絮凝状聚集体的过程称为絮凝,加入的电解质称为絮凝剂。

混悬剂中的粒子发生絮凝时,加入适宜的电解质,使絮凝状态变为非絮凝状态,这一过程称为反絮凝。加入的电解质称为反絮凝剂。絮凝剂与反絮凝剂所用的电解质可以相同,只是由于用量不同而产生不同的作用。

5. 分散相的浓度和温度　在同一分散介质中分散相的浓度增加,混悬剂的稳定性降低。温度对混悬剂的影响更大,温度变化不仅改变药物的溶解度和溶解速度,还能改变微粒的沉降速度、絮凝速度、沉降容积,从而改变混悬剂的稳定性。

(三) 混悬液常用的稳定剂

为增加混悬液稳定性,可加入适当的稳定剂。常用的稳定剂有:助悬剂、润湿剂、絮凝剂与反絮凝剂。

1. 助悬剂　助悬剂的作用是增加混悬剂中分散介质的黏度,从而降低药物微粒的沉降速度,它又能被药物微粒表面吸附形成机械性或电性的保护膜,从而防止微粒间互相聚集或结晶的转型,或者使混悬剂具有触变性,这些均能使混悬剂稳定性增加。通常可根据混悬剂中药物微粒的性质与含量,选择不同的助悬剂。目前常用的助悬剂有:

(1) 低分子助悬剂:如甘油、糖浆等。

(2) 高分子助悬剂:有天然的与合成的两类。天然高分子助悬剂常用的有阿拉伯胶、西黄蓍胶、白及胶等。合成类高分子助悬剂用的有:甲基纤维素、羧甲基纤维素钠、羟乙基纤维素、羟丙基甲基纤维素等。

(3) 硅酸类:如胶体二氧化硅、硅酸铝、硅藻土等。

(4) 触变胶:触变胶具有触变性,如2%硬脂酸铝在植物油中可形成触变胶。

2. 润湿剂　润湿剂的作用主要是降低药物微粒与液体分散介质之间的界面张力,增加疏水性药物的亲水性,使其易被润湿与分散。常用的润湿剂多为表面活性剂,口服混悬剂常用聚山梨酯类、磷脂类、泊洛沙姆等作为润湿剂。

3. 絮凝剂与反絮凝剂　若在混悬剂中加入适当电解质,使混悬剂中微粒相互接近但又保持一定距离,微粒间不发生合并而形成疏松的网状团块结构的现象称为微粒的絮凝,加入的电解质称为絮凝剂;如果加入的电解质使微粒间的斥力过小而引力过大,微粒间可发生合并、结块等现象,则混悬剂的分散体系可能遭到破坏,即使振摇也难以恢复;如果加入的电解质使微粒间的斥力加大,则微粒间距离加大,微粒以单一的粒子分散,这种现象称为反絮凝,加入的电解质称为反絮凝剂。

常用的絮凝剂和反絮凝剂有枸橼酸盐、酒石酸盐、酸性酒石酸盐、磷酸盐、氯化铝等,絮凝剂与反絮凝剂可以是同一物质,也可以是不同的物质。

二、混悬型液体制剂生产技术

(一) 分散法

系指将粗颗粒的药物粉碎成符合混悬微粒分散度要求的方法。凡不溶性药物或虽能溶解但其用量超过溶解度的药物,制备混悬液时应采用分散法。其流程为:

固体药物──→粉碎──→润湿──→分散──→助悬、絮凝──→质量检查──→分装

具体工艺过程可根据固体药物和液体分散介质的特性而不同。口服混悬剂的分散介质一般用水,因而制备工艺和药物的亲水性关系密切。

1. 亲水性药物,如氧化锌、炉甘石等,一般应先将药物粉碎到一定细度,再加处方中的液体适量,研磨到适宜的分散度,最后加入处方中的剩余液体至全量。

2. 疏水性药物不易被水润湿,必须先加一定量的润湿剂与药物研匀后再加液体研

磨混匀。小量制备可用乳钵,大量生产可用乳匀机、胶体磨等机械。

3. 质重、硬度大的药物制备混悬剂时,可用中药制剂中常用的"水飞法"。

(二)凝聚法

是指利用化学反应或改变药物溶解度条件,使分子或离子状态的药物凝集成不溶性药物微粒以制备混悬剂的方法。属于凝聚法制备混悬液的情况有:由于溶剂性质改变而形成的混悬液和由两种药物溶液经化学反应生成不溶性药物而形成的混悬液。

1. 物理凝聚法 也称微粒结晶法。系将药物制成热饱和溶液,在急速搅拌下加至另一种不同性质的冷液体中,使药物快速结晶的方法。可制成 10μm 以下的微粒,再将微粒分散于适宜介质中制成混悬液。

2. 化学凝聚法 一般是将两种药物的稀溶液,在尽量低的温度下相互混合,使之发生化学反应生成细微的沉淀,这样制得的混悬液分散比较均匀。如果溶液浓度较高,混合时温度又较高则生成的颗粒较大,产品质量较差。

三、典型品种举例

复方硫黄洗剂

【处方】 硫酸锌 30g 沉降硫 30g 樟脑醑 250ml 甘油 100ml 羧甲基纤维素钠 5g 蒸馏水适量 共制 1000ml

【制法】 取羧甲基纤维素钠,加适量蒸馏水,使成胶浆状;另取沉降硫分次加入甘油研磨细腻后,与前者混合。再取硫酸锌溶于 200ml 蒸馏水中,滤过,将滤液缓缓加入上述混合液中,然后再缓缓加入樟脑醑,随加随研,最后加蒸馏水至 1000ml,搅匀,即得。

【功能与主治】 具有抑制皮脂溢出、杀菌、收敛等作用。用于皮脂溢出、痤疮及酒渣鼻。

【用法与用量】 外用。用前摇匀,涂布于患处。

【处方工艺分析】 硫黄因加工方法不同,分为升华硫、沉降硫、精制硫三种。其中以沉降硫的颗粒为最细,故本处方选用沉降硫为佳;硫黄颗粒表面易吸附空气而形成气膜,聚集浮于液面上。所加入羧甲基纤维素钠可增加分散媒的黏度,并能吸附在微粒周围形成保护膜,而使本品处于稳定。

【制备过程注意事项】 加入樟脑醑时,应以细流缓缓加入水中并不断搅拌,以防止析出樟脑结晶;硫黄为强疏水性药物,不被水湿润但能被甘油所湿润,故应先加入甘油充分湿润研磨,再与其他药物混悬均匀;本品禁用软肥皂,因它可与硫酸锌生成不溶性的二价皂。

点 滴 积 累

1. 剂量超过了溶解度的难溶性药物可考虑制成混悬型液体制剂。但毒性药物不应制成混悬液。

2. 混悬型液体制剂中常用的稳定剂有:助悬剂、润湿剂、絮凝剂与反絮凝剂。

3. 絮凝剂与反絮凝剂可以是同一物质,也可以是不同的物质。

第五节　乳浊液型液体制剂生产技术

一、知识准备

(一) 含义与特点

1. 含义　乳浊液型液体制剂简称乳浊液,又称乳剂,系指两种(或两种以上)互不相溶的液体,其中一种液体以液滴状态分散于另一液体中形成非均匀分散体系的液体制剂。形成液滴的液体称为分散相、内相或非连续相,容纳分散相的另一液体则称为分散介质、外相或连续相。

2. 特点

(1) 乳剂中液滴的分散度很大,药物吸收和药效的发挥快,生物利用度高。

(2) 油类与水不能混合,因此分剂量不准确,制成乳浊液后可克服此缺点,且应用也较方便。

(3) 水包油型乳剂可掩盖药物的不良臭味,并可加入矫味剂。

(4) 外用乳剂能改善对皮肤、黏膜的渗透性,减少刺激性。

(5) 静脉注射乳剂注射后分布较快、药效高、有靶向性。

(6) 静脉营养乳剂,是高能营养输液的重要组成部分。

(二) 分类

药用乳浊液中两种互不相溶的液体,通常一相是水或水溶液,称为水相,另一相是油或与水不相溶的其他有机液体,称为油相。根据其分散相不同可分为两种类型:

1. 水包油型乳浊液　常简写为油/水型或 O/W 型,其中油为分散相,水为分散媒。

2. 油包水型乳浊液　常简写为水/油型或 W/O 型,其中水为分散相,油为分散媒。

(三) 乳浊液的组成

1. 水相　通常为水及水溶性药液。

2. 油相　通常为植物油、液状石蜡、挥发油等。

3. 乳化剂　常用乳化剂,根据其性质不同可分为三类:

(1) 表面活性剂:其主要特点是乳化能力强,性质稳定,混合使用或与油溶性极性化合物(如高分子固态醇、甘油-酸酯)联合使用,可形成复合凝聚膜,增加乳剂的稳定性。常用的有:

1) 阴离子型表面活性剂:如肥皂、十二烷基硫酸钠等。多用作外用乳浊液的乳化剂。

2) 阳离子型表面活性剂:许多含有高分子烃链或稠合环的有机胺和季铵化合物均是有效的表面活性剂,与鲸蜡醇合用可作为有效乳化剂,同时还有防腐作用。

3) 非离子型表面活性剂:如聚氧乙烯脱水山梨醇脂肪酸酯类、脱水山梨醇脂肪酸酯类,这类物质在水溶液中不解离,不易受电解质和溶液 pH 的影响,能与大多数药物配伍。其品种不同,HLB 值亦不同,而 HLB 值可决定乳剂的类型:HLB 值为 8~16 者,可形成 O/W 型乳剂,HLB 值 3~8 者,可形成 W/O 型乳剂。

（2）天然或合成乳化剂（亲水性高分子物质）：这类乳化剂种类较多，来自植物、动物及纤维素的衍生物等。其主要特点是亲水性强，能形成 O/W 型乳剂，多数有较大的黏度，能增加乳剂的稳定性。常用的有：

1）阿拉伯胶：阿拉伯胶主要含阿拉伯酸的钾、钙、镁盐。在 O/W 界面形成多分子膜，具有黏弹性质。因阿拉伯胶的氨基解离，使膜带负电，可形成物理障碍和静电斥力而阻止聚集。阿拉伯胶所含阿拉伯酸本身极易溶于水，可作为有效乳化剂，在 pH 2～10 均稳定。

2）明胶：明胶是蛋白质类，形成的界面膜可随 pH 不同而带正电或负电，在等电点时所得的乳剂最不稳定。用量为油的 1%～2% 时，可形成 O/W 型乳剂。若与阿拉伯胶合用，当 pH 在明胶的等电点以下时可产生聚集而影响乳化作用。

3）磷脂：大豆卵磷脂或蛋黄卵磷脂能显著降低液相间的界面张力，乳化作用较强，可形成 O/W 型乳剂，一般用量为 1%～3%，可供内服或外用，纯品可用作注射剂用。

4）胆固醇：胆固醇系由羊毛脂皂化分离而得，主要含有羊毛醇，具吸水性，能形成 W/O 型乳剂。

5）西黄蓍胶：其水溶液的黏度较高。西黄蓍胶乳化力较差，通常与阿拉伯胶合用以增加乳剂的黏度。

其他如白及胶、果胶、琼脂、海藻酸盐及甲基纤维素等均属高分子乳化剂。

（3）固体粉末：不溶性的固体粉末可用作乳化剂。由于这类固体粉末能被油水两相润湿到一定程度，因而聚集在两相间形成膜，防止分散相液滴彼此接触合并，且不受电解质的影响。氢氧化镁、氢氧化铝、二氧化硅、硅藻土、白陶土等亲水性固体粉末，乳化时可形成 O/W 型乳剂；而氢氧化钙、氢氧化锌、硬脂酸镁、炭黑等为亲油性固体粉末，乳化时可形成 W/O 型乳剂。

（四）乳浊液的稳定性

1. 乳浊液的不稳定现象

（1）转相：系指乳浊液由一种类型（如油/水型）转变为另一种类型（水/油型）的现象。转相主要是由于乳化剂的性质改变而引起的。如油酸钠是 O/W 型乳化剂，遇氯化钙后生成油酸钙，变为 W/O 型乳化剂，乳剂则由 O/W 型变为 W/O 型。向乳剂中加入相反类型的乳化剂也可使乳剂转相，特别是两种乳化剂的量接近相等时，更容易转相。转相时两种乳化剂的量比称为转相临界点。在转相临界点上乳剂不属于任何类型，处于不稳定状态，可随时向某种类型乳剂转变。

（2）分层：又称乳析现象。系指乳剂长时间静置后出现乳滴上浮或下沉的现象。分层主要原因是由于分散相和分散介质之间的密度差造成的。O/W 型乳剂中水相含电解质较多而密度很大时，一般出现油滴上浮而分层的现象。两相的密度差愈小、乳滴的粒子愈小，外相的黏度愈大，乳剂分层的速度越慢。乳剂分层也与分散相的相体积有关，一般相体积低于 25% 乳剂很快分层，达 50% 时就能明显减小分层速度。分层的乳剂乳滴仍保持完整，经振摇后仍能恢复均匀的乳剂，乳滴大小也不变。

（3）絮凝：絮凝系指乳剂中的乳滴发生聚集，形成疏松团块的现象。它是乳滴合并的前奏。但由于乳滴乳化膜尚未破坏，阻止了絮凝时乳滴的合并。絮凝是可逆的，经充分振摇,乳剂仍能恢复使用,但大的乳滴可能增多。发生絮凝的原因是:乳滴的电荷减少时,使ζ电位降低,乳滴产生聚集而絮凝。乳剂中的电解质和离子型乳化剂的存在是产生絮凝的主要原因,同时絮凝与乳剂的黏度、相体积比以及流变性有密切关系。絮凝状态进一步变化就会引起乳滴的合并。

(4) 破裂:亦称分裂作用。即分散相经乳析后又逐渐合并与分散媒分离成为明显的两层,而破坏了原来油与水的乳化状态。乳浊液一经破裂,则虽经振摇亦不能恢复。

通常乳浊液破裂的原因有:①温度过高可引起乳化剂水解、凝聚、黏度下降以促进分层;过低可引起乳化剂失去水化作用,使乳浊液破坏;②加入相反类型的乳化剂;③添加油水两相均能溶解的溶剂(如丙酮);④添加电解质;⑤离心力的作用;⑥微生物的增殖、油的酸败等均可引起乳浊液破裂。

(5) 酸败:系指受光、热、空气、微生物等影响,使乳浊液组成成分发生水解、氧化,引起乳浊液酸败、发霉、变质的现象,可通过添加适当的稳定剂(如抗氧剂等)、防腐剂等,以及采用适宜的包装及贮存方法,即能防止乳浊液的酸败。

2. 影响乳浊液稳定性的主要因素　乳浊液属于粗分散体系,其分散相有趋于合并而使体系不稳定的性质。影响乳浊液稳定性的因素有:

(1) 乳化剂性质与用量:主要是对两相间界面张力降低的程度及在界面上形成吸附膜的坚韧程度,一般用量越多越稳定,但用量过多,易致黏稠。通常用量为0.2%~10%。

(2) 内外相的相对密度差距。

(3) 分散相的浓度及其液滴大小:当分散相浓度达到74%以上时,容易转相或破裂。一般最稳定的的乳浊液分散相浓度为50%左右,而浓度在25%以下或74%以上时均不稳定。同时,乳滴越小,越稳定。

(4) 分散媒的黏度。

(5) 温度(过热、过冷)。

(6) 外加物质的影响:如电解质、反型乳化剂、pH、脱水剂等。此外,离心力、微生物污染等,也能影响乳浊液的稳定性。

二、乳浊液型液体制剂生产技术

乳浊液型液体制剂的制法:

1. 手工法

(1) 干胶法:又称油中乳化剂法,其流程为:油+乳化剂——研匀——加水——成初乳——加水至全量。

具体制备工艺是先将乳化剂和油置于干燥的乳钵中,研匀,按比例一次性加入纯化水,迅速向同一方向用力研磨,直到出现噼啪声,即成稠厚的初乳,然后边研磨边加水至全量,混匀即得。

本法的特点是先制备初乳,在初乳中油、水、胶的比例是:植物油比例为4:2:1;挥发油比例为2:2:1;液状石蜡比例为3:2:1。本法适用于阿拉伯胶,或阿拉伯胶与西黄蓍胶的混合胶为乳化剂的乳剂。若用其他胶作乳化剂则其比例应有所改变。

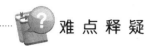 **难 点 释 疑**

干胶法制备初乳注意事项

在制初乳时若添加的水量不足或加水过慢,极易形成 W/O 型初乳,使在其后的加水研磨稀释中,不但难以转变为 O/W 型,而且极易破裂。倘在初乳中添加水量过多,则因外相水液的黏度降低过甚,以致不能把油很好地分散成球粒。一般胶油混合液加水后研磨不到 1 分钟就能形成良好的初乳。此时在研磨过程中能听到在黏稠液中油相被撕裂成油球而乳化的劈裂声。初乳至少需研磨 1 分钟以上,以完成乳化剂的乳化与稳定的作用。

(2)湿胶法:又称水中乳化剂法,其流程为:水+乳化剂——研匀——加油——成初乳——加水至全量。

具体制备工艺是先将乳化剂分散于水中,再将油加入,用力搅拌使成初乳,然后加水将初乳稀释至全量,混匀即得。本法也需制备初乳,初乳油、水、胶的比例与上法相同。

在进行干胶法或湿胶法操作时须注意:①量取油的容器不得沾有水分,量取水的容器也不得带油腻,以保证乳化顺利进行;②两相的混合次序应严格遵守。

(3)新生皂法:所谓新生皂法是将植物油与含有碱如氢氧化钠或氢氧化钙等的水相分别加热至一定温度后,混合搅拌使发生皂化反应,生成的新生皂乳化剂随即进行乳化而得到稳定的乳剂。

新生皂法所制得的乳剂要比用肥皂直接乳化的制品品质优良。此法按新生皂性质可制得 O/W 型或 W/O 型的乳剂。一般说,氢氧化钾、氢氧化钠或三乙醇胺等生成一价皂而得 O/W 型乳剂,氢氧化钙等生成二价皂或三价皂得 W/O 型的乳剂。在配制时,一般原则是以内相加入外相中,但在生产中即使是 O/W 型乳剂也往往将水相加入油相,以免因油相黏度较大,不易倒净而造成较大损失,再则 O/W 型乳剂由于具电屏障的作用而比W/O 型乳剂稳定。因此即使将水相加入油相中也不致影响 O/W 型乳剂的形成与稳定。

(4)两相交替加入法:本法是向乳化剂中每次少量交替地加入水或油,边加边搅拌,即可形成乳剂。天然高分子类乳化剂、固体粉末乳化剂等可用于本法制备乳剂。当乳化剂用量较多时,本法是一个很好的方法。本法应注意每次需少量加入油相和水相。

2. 机械法 将油相、水相、乳化剂混合后用乳化机械制成乳剂。机械法制备乳剂可以不考虑混合顺序,借助于机械提供的强大能量,很容易制成乳剂。乳化机械主要有以下几种:

(1)搅拌乳化装置:分为低速搅拌乳化装置和高速搅拌乳化装置。低速搅拌制得的普通乳粒径范围较宽;高速搅拌器在一定范围内,转速愈高,搅拌时间愈长,乳滴愈小。组织捣碎机属于高速搅拌乳化装置。

(2)高压乳匀机:借强大推动力将两相液体通过乳匀机的细孔而形成乳剂。制备时先用其他方法初步乳化,再用乳匀机乳化,效果较好。

(3)胶体磨:利用高速旋转的转子和定子之间的缝隙产生强大剪切力使液体乳化。制备出乳剂的质量不如高压乳匀机或超声波乳化机好,可用于制备比较黏的乳剂。

(4)超声波乳化装置:用 10 ~ 15kHz 高频振动制备乳剂。乳化时间短,液滴细而匀,因能量大可引起某些药物分解。可制备 O/W 和 W/O 型乳剂,但黏度大的乳剂不宜用本法制备。

3. 乳浊液中加入药物的方法

（1）水溶性药物,先制成水溶液,在初乳制成后加入。

（2）油溶性药物,先溶于油,乳化时尚需适当补充乳化剂用量。

（3）在油、水中均不溶解的药物,研成细粉后加入乳浊液中。

（4）大量生产时,药物能溶于油的先溶于油,可溶于水的先溶于水,然后将油、水两相混合进行乳化。

三、典型品种举例

鱼 肝 油 乳

【处方】 鱼肝油 50.0ml 阿拉伯胶(细粉)12.5g 西黄耆胶(细粉)0.4g 挥发杏仁油 0.1ml 糖精钠 0.01g 三氯甲烷 0.2ml 蒸馏水加至 100ml

【制法】

1. 干胶法 取鱼肝油和阿拉伯胶粉于干燥乳钵中,研匀后,一次加入蒸馏水 25ml,迅速向同一方向研磨,直至形成稠厚的初乳,再加糖精钠水溶液、挥发杏仁油、三氯甲烷、西黄耆胶浆与适量蒸馏水使成 100ml,搅匀即得。

2. 湿胶法 先将阿拉伯胶粉与水混合成胶浆,再将油相分次小量加入,在乳钵中研磨乳化使成初乳(所用的油、水、胶比例亦为 4∶2∶1),再添加其余成分至足量。

【工艺分析】 阿拉伯胶为乳化剂,西黄耆胶为辅助乳化剂,可增加分散媒的黏度,提高乳剂的稳定性。挥发杏仁油、糖精钠作矫味剂。三氯甲烷作防腐剂。

【功能与主治】 维生素类药,主要用于维生素 A、D 缺乏症。用于治疗夜盲症、骨软化症、佝偻病。

【用法与用量】 口服。一日 3 次,一次 10～30ml。

【制备过程注意事项】 制备时容器应洁净、干燥,油、水、胶的比例应准确,研磨时向同一方向;干胶法应将比例量的水一次性加入并迅速研磨至成初乳;湿胶法应将油相分次小量加入,边加边研磨至成初乳。

点 滴 积 累

1. 乳浊型液体制剂须由水相、油相、乳化剂构成,其他的附加剂有:防腐剂、矫味剂、抗氧剂等。

2. 乳浊型液体制剂可分为 O/W 型、W/O 型和复乳。

3. 乳剂的不稳定性主要表现有絮凝、分层、破裂、转相或败坏等现象。

第六节 液体制剂的生产与质量控制

一、生产过程质量控制

1. 液体制剂生产岗位操作室要求室内压力大于室外压力,温度 18～26℃、相对湿度 45%～65%。

2. 液体制剂生产的暴露工序区域及其直接接触药品的包装材料最终处理的暴露工序区域应按照 D 级洁净区的要求设置。

3. 对生产设备和生产用容器严格按照标准操作规程进行操作、清洗、清洁,依据清场管理的标准操作规程清场。

4. 液体制剂常用的溶剂水应为纯化水。

二、液体制剂的质量评定

按照《中国药典》2010 年版口服溶液剂质量检查有关规定,液体制剂一般应进行如下质量检查:

1. **外观** 真溶液型液体制剂和胶体溶液型液体制剂应为澄明液体,混悬型液体制剂为混悬液状,乳浊液型液体制剂应呈均匀的乳浊状。

2. **装量差异** 除另有规定外,单剂量包装的液体制剂装量,应符合下列规定。取供试品 10 个(袋、支),分别将内容物倾尽,测定其装量,每个(袋、支)装量均不得少于其标示量。

3. **微生物限度** 每 1ml 含细菌数、真菌数和酵母菌数均不得超过 100cfu。

除此以外,各品种应根据不同的规定进行质量评定。

(一)混悬型液体制剂的质量评定

1. **对混悬液型液体药剂的质量要求** ①混悬微粒细微均匀,沉降缓慢剂量准确;②微粒沉降后不结块,稍加振摇又能均匀分散;③黏稠度适宜,便于倾倒且不沾瓶壁;④外用者应易于涂展,不易流散,干后能形成保护膜;⑤色、香、味适宜,贮存时不霉败、不分解、药效稳定。

2. **混悬剂的稳定性评价**

(1) 微粒大小的测定:微粒大小直接影响制剂的质量、稳定性、药效、生物利用度,所以测定混悬剂药物微粒的大小及分布是评价制剂质量的重要指标。《中国药典》2010 年版规定用显微镜法和筛分法测定药物制剂的粒子大小,混悬剂中微粒大小常用前法。

(2) 沉降体积比的测定:沉降容积比是指沉降物的容积与沉降前混悬剂的容积之比。测定混悬剂的沉降体积,可以评价混悬剂的稳定性,进而评价助悬剂和絮凝剂的效果及评价处方设计中的有关问题。测定方法:将混悬剂放于量筒中,混匀,测定混悬剂的总容积 V_0,静置一定时间后,观察沉降面不再改变时沉降物的容积 V_u,其沉降容积比 F 为:$F = V_u/V_0$;沉降容积比也可用高度表示,$F = H_u/H_0$,H_0 为沉降前混悬液的高度,H_u 为沉降后沉降面的高度。

(3) 絮凝度的测定:絮凝度是比较混悬剂絮凝程度的重要参数,絮凝度愈大,絮凝效果愈好。用下式表示:

$$\beta = F/F_\infty = (V_u/V_0)/(V_\infty/V_0) = V_u/V_\infty$$

式中,F 为絮凝混悬剂的沉降容积比;F_∞ 为去絮凝混悬剂的沉降容积比。絮凝度 β 表示由絮凝所引起的沉降物容积增加的倍数。

(4) 重新分散实验:优良的混悬剂经过储存后再振摇,沉降物应能很快重新分散,这样才能保证服用时的均匀性和分剂量的准确性。

(二)乳浊液型液体制剂质量评定

乳浊液型液体制剂给药途径不同,其质量要求也不同,很难制定统一的质量标准。

但对所制备的乳浊液型液体制剂的质量必须有最基本的评定。

1. 口服乳浊液型液体制剂的质量要求　口服乳浊液型液体制剂应呈均匀的乳白色,以 4000r/min 的转速离心 15 分钟,不应观察到分层现象;不得有发霉、酸败、变色、异臭、异物、产生气体或其他变质现象;加入的乳化剂等附加剂不影响产品的稳定性和含量测定,不影响胃肠对药物的吸收;须易于从容器中倾出,但应有适宜的黏度;乳浊液型液体制剂应密封,置阴凉处储藏。

2. 乳浊液型液体制剂的稳定性评价

(1) 粒径大小的测定:乳剂粒径大小是衡量乳浊液型液体制剂质量的重要指标。不同用途的乳浊液型液体制剂对粒径大小要求不同,如静脉注射乳剂,其粒径应在 $0.5\mu m$ 以下。其他用途的乳浊液型液体制剂粒径也都有不同要求。粒径的测定方法:显微镜测定法;库尔特计数器测定法;激光散射光谱(PCS)法;透射电镜(TEM)法。

(2) 分层现象观察:乳浊液型液体制剂经长时间放置,粒径变大,进而产生分层现象。产生分层速度的快慢是衡量乳浊液型液体制剂稳定性的重要指标。为了在短时间内观察乳浊液型液体制剂的分层,可用离心法加速其分层。用 4000r/min 离心 15 分钟,如不分层可认为乳浊液型液体制剂质量稳定。

(3) 其他指标测定:乳滴合并速率、稳定常数以及黏度的测定等。

点 滴 积 累

1. 液体制剂生产的暴露工序区域及直接接触药品的包装材料最终处理的暴露工序区域应符合 D 级洁净区要求。

2. 混悬剂的稳定性评价通常采用沉降容积比来表示,沉降容积比越大表示混悬剂越稳定。

3. 乳剂的稳定性评价项目有粒径大小、是否分层等。

目 标 检 测

一、选择题

(一) 单项选择题

1. 下列哪项不能增加药物的溶解度(　　)

    A. 加助溶剂　　　　　　　B. 加增溶剂　　　　　　　C. 改变溶剂

    D. 加助悬剂　　　　　　　E. 加表面活性剂

2. 有关真溶液的说法错误的是(　　)

    A. 真溶液外观澄清　　　　　　　　B. 分散相为物质的分子或离子

    C. 真溶液均易霉败　　　　　　　　D. 液体制剂中以真溶液型药剂吸收最快

    E. 真溶液可以通过半透膜

3. 有关胶体叙述正确的是(　　)

    A. 胶体外观澄清

B. 亲水胶体分散相为高分子化合物

C. 加大量电解质会使亲水胶体沉淀

D. 亲水胶体不能提高疏水胶体的稳定性

E. 胶体溶液会出现分层的现象

4. 有关乳浊液型液体制剂说法错误的有(　　)

A. 由水相、油相、乳化剂组成

B. 药物必须是液体

C. 可掩盖药物的不良臭味

D. 乳浊液为热力学不稳定体系

E. 加入的乳化剂等附加剂不影响产品的稳定性和含量测定

5. 复方碘溶液的制备是利用什么原理(　　)

A. 增溶作用　　　　B. 助溶作用　　　C. 改变溶剂

D. 制成盐类　　　　E. 加入潜溶剂

6. 下列可用作乳浊液中乳化剂的天然的乳化剂有(　　)

A. 阿拉伯胶　　　　B. 鲸蜡醇　　　C. 聚氧乙烯脱水山梨醇脂肪酸酯类

D. 十二烷基硫酸钠　　E. 液体石蜡

7. 下列可作为注射用的乳化剂为(　　)

A. 阿拉伯胶　　　　B. 鲸蜡醇　　　C. 聚氧乙烯脱水山梨醇脂肪酸酯类

D. 十二烷基硫酸钠　　E. 卵磷脂

8. 下列关于絮凝与反絮凝说法错误的(　　)

A. 絮凝剂与反絮凝剂可以是同一物质

B. 如果加入的电解质使微粒间的斥力加大,则微粒间距离加大,微粒以单一的粒子分散,这种现象称为反絮凝

C. 在混悬剂中加入适当电解质,使混悬剂中微粒相互接近但又保持一定距离,微粒间不发生合并而形成疏松的网状团块结构的现象称为微粒的絮凝,加入的电解质称为絮凝剂

D. 常用的絮凝剂多为表面活性剂

E. 絮凝剂与反絮凝剂可以是不同的物质

9. 下列不可以作为助悬剂的物料(　　)

A. 甘油　　　　B. 羧甲基纤维素钠　　　C. 西黄蓍胶

D. 液体石蜡　　E. 单糖浆

10. 下列关于混悬液说法错误的是(　　)

A. 能延长药物作用时间

B. 影响剂量的准确性

C. 须加贴"用前摇匀"或"服前摇匀"标签

D. 毒性药可以制成混悬液

E. 溶解度达不到治疗要求的药物可以制成混悬液

(二) 多项选择题

1. 按分散系统可将液体制剂分为(　　)

A. 真溶液　　B. 胶体溶液　　C. 混悬液　　D. 乳浊液　　E. 注射剂

2. 有关混悬液的说法错误的是(　　　)

　　A. 混悬液为热力学稳定体系

　　B. 药物制成混悬液可延长药效

　　C. 难溶性药物常制成混悬液

　　D. 毒剧性药物常制成混悬液

　　E. 微粒沉降后不结块,稍加振摇又能均匀分散

3. 为增加混悬液的稳定性,在药剂学上常用措施有(　　　)

　　A. 减少粒径　　　　　　　　　　　B. 增加粒径

　　C. 增加微粒与介质间密度差　　　　D. 减少微粒与介质间密度差

　　E. 增加介质黏度

4. 乳浊液的不稳定现象有(　　　)

　　A. 转相　　　　　　　B. 分层　　　　　　　C. 絮凝

　　D. 破裂　　　　　　　E. 酸败

5. 胶体溶液根据胶粒与溶剂之间的亲和力不同分为(　　　)

　　A. 亲水胶体　　　　　B. 疏水胶体　　　　　C. 保护胶体

　　D. 凝胶　　　　　　　E. 触变胶

6. 下列可作为乳化剂的物料有(　　　)

　　A. 明胶　　　　　　　B. 磷脂　　　　　　　C. 硅藻土

　　D. 十二烷基硫酸钠　　E. 植物油

7. 下列说法错误的是(　　　)

　　A. 水溶性药物,先制成水溶液,在初乳制成后加入

　　B. 在油、水中均不溶解的药物,可以研成细粉后加入乳浊液中

　　C. 大量生产时,药物能溶于油的先溶于油,可溶于水的先溶于水,然后将油、水两相混合进行乳化

　　D. 油溶性药物,先溶于乳化剂中

　　E. 可以采用乳匀机等设备乳化

8. 混悬液的稳定性与下列因素有关(　　　)

　　A. 混悬微粒的沉降　　　　　　B. 混悬微粒的电荷与ζ电位

　　C. 混悬微粒的润湿与水化　　　D. 分散相的浓度

　　E. 分散相的温度

二、简答题

1. 液体制剂的定义和特点是什么?

2. 增加药物溶解度的方法有哪些?

三、实例分析

【处方】　碘50g　碘化钾100g　蒸馏水加至1000ml

【制法】　取碘化钾置容器中,加蒸馏水约100ml,搅拌使溶解,加入碘,随加随搅拌,使溶解后,再加蒸馏水至全量,混匀,即得。

　　问:处方中碘化钾的作用是什么? 在制备时有哪些注意事项?

实训十　液体制剂的制备技术与质量评定

【实训目的】

1. 熟练掌握真溶液、胶体溶液、混悬型、乳浊型液体制剂的制备方法及操作要点;正确使用常用的称量器具。

2. 学会对常见的液体制剂进行质量检查,对生产车间和用具进行清洁消毒处理。

【实训条件】

1. 实训场地　实验室、实训车间。

2. 实训仪器与设备　烧杯、量筒、玻璃漏斗、玻璃棒、乳钵、滤纸、普通天平、电子天平、显微镜、电炉等。

3. 实训材料　薄荷油、滑石粉、碘、碘化钾、羧甲基纤维素钠、甘油、胃蛋白酶、稀盐酸、单糖浆、橙皮酊、羟苯乙酯、炉甘石、氧化锌、氢氧化钙、花生油、明矾、碳酸钠、松节油、樟脑、软肥皂、蒸馏水等。

【实训内容和步骤】

(一) 真溶液型液体制剂的制备

1. 薄荷水

(1) 处方:薄荷油 2ml　滑石粉 15g　蒸馏水加至 1000ml

(2) 制法:称取精制滑石粉 15g,置干燥乳钵中,将薄荷油 2ml 加到滑石粉上,充分研匀。量取蒸馏水 950ml,分次加到乳钵中,先加少量,研匀后再逐渐加入其余部分的蒸馏水,每次都要研匀,最后留下少量蒸馏水。将上述混合液移至有塞玻璃瓶中,余下的蒸馏水将研钵中的滑石粉冲洗入玻璃瓶,加塞用力振摇 10 分钟,用湿润过的滤纸反复滤过,直至滤液澄明。再从滤器上添加蒸馏水至 1000ml,摇匀,即得。

(3) 功能与主治:祛风,矫味。用于胃肠胀气和作矫味剂,或作溶剂。

(4) 用法与用量:口服。一次 10~15ml,一日 3 次。

注:1)因挥发油和挥发性物质在水中的溶解度均很少(约 0.05%),为了增加其溶解度,必须尽可能增加溶质与水的接触面积。因此,一般多采用振摇法和加分散剂法制备芳香水剂。

2) 常用的固体分散剂有滑石粉、滤纸浆等;液体分散剂有乙醇和聚山梨酯-80 等。制备时加固体分散剂不仅可增加溶质与水的接触面积,且可在滤器上形成滤床,起助滤作用,吸附多余的挥发油及杂质,使溶液澄明。

3) 本品亦可用增溶法制备。即薄荷油 20ml,聚山梨酯-80 12g,蒸馏水加至 1000ml。还可用增溶-复溶剂法制备,即取薄荷油 20ml,加聚山梨酯-80 20g,90% 乙醇 600ml,蒸馏水加至 1000ml。

4) 加精制滑石粉作分散剂时,研磨时间不宜过长,以免滑石粉过细,而使溶液浑浊,需反复滤过才能澄明。

2. 复方碘溶液

(1) 处方:碘 50g　碘化钾 100g　蒸馏水加至 1000ml

（2）制法:取碘化钾置容器中,加蒸馏水约100ml,搅拌使溶解,加入碘,随加随搅拌,使溶解后,再加蒸馏水至全量,混匀,即得。

（3）作用与用途:调节甲状腺功能。用于因缺碘所引起的疾病,如甲状腺功能亢进等辅助治疗。亦可作为甲状腺术前给药。

（4）用法与用量:口服。一次0.1~0.5ml,一日0.3~0.8ml;极量:一次1ml,一日3ml。饭后服。

注:1)碘具有强氧化性、腐蚀性和挥发性,称取时可用玻璃器皿或蜡纸,不宜用纸衬垫,不应直接置于天平托盘上称量,以防腐蚀天平;称取后不宜长时间露置空气中;切勿接触皮肤与黏膜。

2)碘难溶于水(1:2950),故加碘化钾作助溶剂,以增大其溶解度。制备时,为使碘能迅速溶解,宜先将碘化钾加适量蒸馏水成浓溶液,然后加入碘溶解。碘化钾与碘生成易溶于水及醇的络合物。其结合形式为$I_2 + KI \longrightarrow KI_3$。

3)碘溶液具氧化性,应贮存于密闭玻璃塞瓶内,不得直接与木塞、橡胶塞及金属塞接触。为避免被腐蚀,可加一层玻璃纸衬垫。

4)本品为深棕色澄明溶液,有碘臭味。内服时用水稀释5~10倍,以减少刺激性。

（二）胶体溶液型液体制剂的制备

1. 羧甲基纤维素钠胶浆

（1）处方:羧甲基纤维素钠2.5g 甘油30ml 羟苯乙酯溶液(5%)2ml 蒸馏水加至100ml

（2）制法:取羧甲基纤维素钠撒布于盛有适量蒸馏水的烧杯中,使其自然溶胀,然后稍加热使其完全溶解,将羟苯乙酯醇溶液、甘油加入到烧杯中,最后补加蒸馏水至全量,搅拌均匀,即得。

（3）作用与用途:本品为润滑剂,用于腔道、器械检查或查肛时起润滑作用。

（4）用法与用量:取本品适量涂于器械表面或顶端。

注:1)羧甲基纤维素钠为白色纤维状粉末或颗粒,在冷、热水中均能溶解,但在冷水中溶解缓慢,配制时,可先将羧甲基纤维素钠撒在水面上,切忌立即搅拌,使慢慢自然吸水充分膨胀后,再加热即溶解。否则因搅拌而形成团块,使水分子难以进入而导致难于溶解制成溶液。若先用甘油研磨而分散开后,再加水时则不结成团块,会很快溶解;或先用少量乙醇湿润羧甲基纤维素钠,再加水溶解则更为方便。

2)处方中加甘油可以起保湿、增稠和润滑作用。本品pH在5~7时黏度最高。

3)羧甲基纤维素钠遇阳离子型药物及碱土金属、重金属盐会发生沉淀,故不宜用季铵盐类和汞类防腐剂。

2. 胃蛋白酶合剂

（1）处方:胃蛋白酶(1:3000)1.5g 稀盐酸1.0ml 单糖浆5.0ml 橙皮酊1.0ml 羟苯乙酯醇溶液(50g/L)0.5ml 蒸馏水加至50.0ml

（2）制法:取约40ml蒸馏水加稀盐酸、单糖浆,搅匀,缓缓加入橙皮酊、羟苯乙酯醇溶液,随加随搅拌,然后将胃蛋白酶撒布在液面上,待其自然膨胀溶解后,再加蒸馏水使成50ml,轻轻搅拌混匀,分装,即得。

注:1)胃蛋白酶极易吸潮,故称取时宜迅速。

2)胃蛋白酶在pH 1.5~2.5时活性最大,故处方中加稀酸调节pH。但胃蛋白酶不得与稀盐酸直接混合,须将稀盐酸加适量蒸馏水稀释后配制,因含盐酸量超过0.5%时,胃蛋白酶活性被破坏。

3)本品不宜用热水配制,不宜剧烈搅拌,以免影响活力,应将其胃蛋白酶撒布在液面上,待其自然吸水膨胀而溶解,再轻轻搅拌混匀即得。宜新鲜配制。

4)本品亦可加10%~20%甘油以增加胃蛋白酶的稳定性和调味的作用;加橙皮酊作矫味剂,但酊剂的含醇量不宜超过10%;单糖浆具矫味和保护作用,但以10%~15%为宜,20%以上对蛋白消化力有影响。

5)本品不宜过滤,如必须过滤时,滤材需先用相同浓度的稀盐酸润湿,以饱和滤材表面电荷,消除对胃蛋白酶活力的影响,然后过滤。最好采用不带电荷的滤器,以防凝聚。

(三)混悬型液体制剂的制备

1. 炉甘石洗剂

(1)处方:炉甘石150g 氧化锌50g 甘油50ml 羧甲基纤维素钠2.5g 蒸馏水加至1000ml

(2)制法:取炉甘石、氧化锌研细过100目筛,加甘油研磨成糊状后,另取羧甲基纤维素钠加蒸馏水溶解后,分次加入上述糊状液中,随加随搅拌,再加蒸馏水至全量,搅匀,即得。

(3)作用与用途:保护皮肤、收敛、消炎。用于皮肤炎症,如丘疹、亚急性皮炎、湿疹、荨麻疹。

(4)用法与用量:用前摇匀,外用,局部涂抹。

注:1)处方中氧化锌以选用轻质者为好。

2)炉甘石和氧化锌均为不溶于水的亲水性药物,可被水湿润,故先加入甘油研磨成糊状,再与羧甲基纤维素钠水溶液混合,使吸附在微粒周围形成保护膜以阻碍微粒的聚合,并使本品趋于稳定,振摇时易再分散。

3)若本品配制方法不当或选用的助悬剂不适宜,则不易保持混悬状态,且涂用时有沙砾感。久贮沉淀的颗粒易聚结,虽振摇亦难再分散。为此,应注意选择适宜的稳定剂以提高混悬剂的稳定性。

2. 氢氧化铝混悬液

(1)处方:明矾40g 碳酸钠18g

(2)制法:将明矾和碳酸钠分别溶于热水约400ml及150ml中,过滤,然后将明矾溶液缓缓加到碳酸钠溶液中,温度控制在50℃左右,不断搅拌,可加一倍量热水使反应继续,最后反应的混合物pH为7.0~8.5。用滤布过滤,沉淀用水洗至无SO_4^{2-}反应为止。取样品测定Al_2O_3含量,根据含量将氢氧化铝混悬于计算量的蒸馏水中,最后加薄荷油0.02%、糖精钠0.04%、苯甲酸0.5%,混匀,即得。

本品系一种含胶状沉淀的混悬液,每100g中含氧化铝(Al_2O_3)应为3.6%~4.4%。

(3)作用与用途:中和胃酸药。用于胃及十二指肠溃疡病。因不溶解,故不被吸收,不致引起碱中毒,对胃肠的溃疡面有物理性的保护作用。

(4)用法与用量:口服。一日3~4次,每次4~8ml。

注:1)本品制备时的化学反应如下:

$$2KAl(SO_4)_2 + 3Na_2CO_3 + 3H_2O \longrightarrow 3Na_2SO_4 + K_2SO_4 + Al(OH)_3\downarrow + 3CO_2\uparrow$$

反应生成的 $Al(OH)_3$ 能吸附溶液中的 SO_4^{2-}，或形成复盐如：$[Al(OH)_3]_2 \cdot SO_4$、$Al_3(OH)_7SO_4 \cdot 2H_2O$ 与 $Al(OH)SO_4$ 等。必须过量的 OH^- 才能将 SO_4^{2-} 置换出来，故 Na_2CO_3 用量须多一些。混合时应将明矾溶液加入碳酸钠溶液中，这样所生成的 SO_4^{2-} 容易洗除。

2）反应温度和反应液的pH，对成品的质量影响较大，一般pH控制在7.0～8.5较为合适，pH过高，则 Al_2O_3 含量与制酸力均降低；pH低时，制酸力虽可提高，但易生成不溶性复盐，使硫酸根不易洗净。

反应温度一般控制在50℃左右为宜，温度过高，反应速度过快，生成 $Al(OH)_3$ 沉淀的粒子较粗，且氢氧化铝宜吸附硫酸根不易洗除。超过70℃，制酸力降低，往往制酸力检查不合格。

3）本处方制成总量在100～120ml，应根据 Al_2O_3 含量测定，稀释至规定浓度。

4）原料溶液浓度高低对成品颗粒大小有明显的影响，一般以明矾配成10%，碳酸氢钠配成12%的水溶液较为适宜。

5）本品为氢氧化铝的胶体混悬液，遇过热、冷冻、电解质或脱水剂等均能使胶体破坏。

6）氢氧化铝具有双性反应，能溶于酸或碱，能与NaOH形成铝酸盐，在劣质玻璃瓶中贮存，常易产生如下反应：

$$Al(OH)_3 + NaOH \longrightarrow NaAlO_2 + 2H_2O$$

3. 混悬剂的质量评定

（1）沉降体积比的测定：将配制好的炉甘石洗剂置100ml具塞量筒中，密塞，振摇1分钟，记录混悬液的初始高度 H_o，再分别将放置5、10、20、60分钟的沉降物高度 H_u 记录于表1中。按式：沉降体积比 $F = H_u/H_o$，计算各个放置时间的沉降体积比。记入表1中。以沉降容积比 $F(H_u/H_o)$ 为纵坐标，时间 t 为横坐标，绘制沉降曲线图，得出什么结果？沉降体积比在0～1之间，其数值越大，混悬剂越稳定。

表1　混悬液的沉降体积比

时间 min	沉降高度 cm	沉降体积比 F （H_u/H_o）
0（H_o）		
5		
10		
20		
60		

（2）重新分散试验：将装有炉甘石洗剂的具塞量筒放置一定时间（48小时或一周），使其沉淀，然后将具塞量筒倒置翻转（一反一正为一次），并将筒底沉降物重新分散所需翻转的次数记录下来。所需翻转的次数愈少，则混悬剂重新分散性愈好，若始终未能分散，表示结块，亦应记录（表2）。

表2 混悬液的重新分散试验

项目	炉甘石洗剂	氢氧化铝混悬液
重新分散次数		

（四）乳浊液型液体制剂的制备

1. 石灰搽剂

（1）处方：氢氧化钙溶液50ml 花生油50ml

（2）制法：取氢氧化钙溶液与植物油置具塞三角烧瓶中，用力振摇，使成乳状液，即得。

（3）作用与用途：收敛、保护、润滑、止痛，用于轻度烫伤等。

（4）用法与用量：外用，涂于患处。

（5）贮藏：密封，在凉暗处保存。

注：本处方系W/O型乳剂，乳化剂为氢氧化钙与花生油中所含的少量游离脂肪酸经皂化反应生成的钙皂。其他常见的植物油如菜油等均可代替花生油。

2. 液状石蜡乳

（1）处方：液状石蜡12ml 阿拉伯胶4g 羟苯乙酯醇溶液(50g/L)0.1ml

蒸馏水加至30ml

（2）制法

1）干胶法：将阿拉伯胶分次加入液状石蜡中，研匀，加水8ml，研磨至发出噼啪声，即成初乳。再加蒸馏水适量研磨后，加入羟苯乙酯醇溶液，补加蒸馏水至全量，研匀即得。

2）湿胶法：取8ml蒸馏水置烧杯中，加4g阿拉伯胶粉配成胶浆，置乳钵中，作为水相，再将12ml液状石蜡分次加入水相中，边加边研磨，成初乳，将羟苯乙酯醇溶液加入，最后加水至30ml，研磨均匀即成乳剂。

（3）作用与用途：本品为轻泻剂，用于治疗便秘，尤其适用于高血压、动脉瘤、痔、疝气及手术后便秘的病人，可以减轻排便的痛苦。

注：1）干胶法适用于乳化剂为细粉者；湿胶法所用的乳化剂可以不是细粉，但预先应制成胶浆（胶：水的比例为1：2）。

2）制备初乳时，干法应选用干燥乳钵，油相与胶粉（乳化剂）充分研匀后，按油：水：胶比例为3：2：1，一次加比例量的水，并迅速沿同一方向旋转研磨，否则不易形成O/W型乳剂，或形成后也不稳定。

3）制备初乳时若添加水量过多，因外相水液的黏度较低，不利于油分散成油滴，制得的乳剂也不稳定，易破裂。故在操作时应严格控制操作过程。

4）制备乳剂时，必须待初乳形成后，再加水稀释。

5）液状石蜡系矿物性油，在肠中不吸收、不消化，对肠壁和粪便起润滑作用，并能阻抑肠内水分的吸收，因而可促进排便，为润滑性轻泻剂。

3. 乳剂类型的鉴别

（1）染色镜检法：将上述乳剂涂在载玻片上，加油溶性的苏丹红染色，镜下观察。另用水溶性亚甲蓝染色，同样镜检，判断乳剂的类型。将实验结果记录于表3中。

表3　乳剂类型鉴别结果

	内相	外相
苏丹红		
亚甲蓝		
乳剂类型		

（2）稀释法：取试管两支，加入上述乳剂一滴，加水约5ml，振摇或翻转数次。观察是否能混匀。并根据实验结果判断乳剂类型。

4. 乳滴最大直径和最多直径　显微镜法：取乳剂少量置载玻片上，加盖玻片后在显微镜下观察，记录最大和最多乳滴的直径（表4）。

表4　乳滴最大直径和最多直径

项目	石灰搽剂	液状石蜡乳
最大直径（μm）		
最多直径（μm）		

【实训提示】

1. 液体药物通常以容量计量，常用 ml 或 L 表示。固体药物用称量，以 g 或 kg 表示。以液滴记数的药物，要用标准滴管，标准滴管在20℃时，1ml 蒸馏水应为20滴，其重量误差应在0.90～1.10g 之间。

2. 药物称量时一般按处方顺序进行。有时亦需要变更，例如麻醉药应最后称取，并进行核对和登记用具。量取液体药物后，应用少量蒸馏水荡洗量具，洗液合并于容器中，以避免药物的损失。

3. 处方组分的加入次序　一般先加入复溶媒、助悬剂和稳定剂等附加剂。难溶性药物应先加入，易溶药物、液体药物及挥发性药物后加入。酊剂（特别是含油脂性药物者）加到水溶液中时，速度要慢，且应边加边搅。

4. 为了加速溶解，可将药物研细，取处方溶媒的1/2～3/4 量来溶解，必要时可搅拌或加热。受热不稳定的药物以及遇热溶解度降低的药物则不宜加热。

5. 固体药物原则上宜另用容器溶解，以便必要时进行过滤。

6. 成品应进行质量检查，合格后选用洁净容器包装，并贴上标签（内服药用白底蓝字或白底黑字标签，外用药用白底红字标签）。

【实训结果与结论】

实验室的实训结果记录格式见表1~4及表5。

表5　实训结果记录表

项目	薄荷水	复方碘溶液胶浆	羧甲基纤维素钠	胃蛋白酶合剂	炉甘石洗剂	氢氧化铝混悬液	石灰搽剂	液体石蜡乳
外观								

【实训考核表】

班级：　　　　　　　姓名：　　　　　　　学号：

考核内容		实训考核点	分 值	实得分
实训前准备 （分值5%）		着装及个人卫生符合规定	2	
		检查确认实训仪器和设备性能良好	3	
制备操作（分值40%）	真溶液型液体制剂	薄荷水制备方法正确，药物称取方法正确，无抛撒	5	
		复方碘溶液药制备方法正确，药物加入次序正确，溶解完全	5	
	胶体溶液型液体制剂	羧甲基纤维素钠胶浆制备方法正确	5	
		胃蛋白酶合剂制备方法正确，药物加入方法正确，自然溶胀后搅拌	5	
	混悬型液体制剂	炉甘石洗剂药物加入方法正确，乳钵操作正确	5	
		明矾和碳酸钠溶解方法正确，加入次序正确，控制温度正确，过滤洗剂方法正确	5	
	乳浊液型液体制剂	石灰搽剂制备方法正确	5	
		液体石蜡乳剂制备方法正确，乳钵操作正确，杵棒手持正确，研磨方向一致，力度、速度均匀	5	
实训结果评价（分值30%）	真溶液型液体制剂	外观符合要求	3	
		成品量在规定范围内	4	
	胶体溶液型液体制剂	外观符合要求	3	
		成品量在规定范围内	4	
	混悬型液体制剂	外观符合要求，混悬型液体制剂混悬微粒均匀细腻，不结块，放置后沉淀物易重新分散	4	
		成品量在规定范围内	4	
	乳浊液型液体制剂	外观符合要求，乳浊液型液体制剂乳粒大小均匀，乳粒无上浮现象	4	
		成品量在规定范围内	4	
实训记录 （分值10%）		实训记录填写准确完整	10	
实训结束清场 （分值10%）		实训场地、仪器和设备清洁	5	
		实训清场记录填写准确完整	5	
其他（分值5%）		正确回答考核人员提出的问题	5	
合　计			100	

考核教师：　　　　　　　　考核时间：　　年　月　日

（冀小君）

第十六章 灭菌液体制剂生产技术

第一节 知 识 准 备

灭菌制剂系指采用某一物理、化学方法杀灭或除去所有活的微生物（包括繁殖体和芽孢）的一类药物制剂。无菌制剂系指采用某一无菌操作方法或技术制备的不含任何活微生物（包括繁殖体和芽孢）的一类药物制剂。灭菌制剂和无菌制剂直接注入体内或直接接触创伤面黏膜前处于无菌状态。

灭菌和无菌制剂包括：注射剂，如注射液、静脉输液、注射用无菌粉末等；眼用制剂，如滴眼剂、眼用膜剂、软膏剂和凝胶剂等；植入型制剂，如植入片等；创面用制剂，如溃疡、烧伤及外伤用溶液、软膏剂和气雾剂等；手术用制剂，如止血海绵剂和骨蜡等。本章主要介绍灭菌液体制剂：注射剂、静脉输液、注射用无菌粉末、滴眼剂。

一、注射剂的含义与特点

（一）含义

注射剂系指饮片经提取、纯化后制成的供注入体内的溶液、乳状液及供临用前配制成溶液的粉末或浓溶液的无菌制剂。可分为注射液、注射用无菌粉末和注射用浓缩液。

1. 注射液　包括无菌溶液型注射液或乳状液型注射液。可用于肌内注射、静脉注射或静脉滴注等，其中供静脉滴注用的大体积（除另有规定外，一般不小于 100ml）注射液称静脉输液。

2. 注射用无菌粉末　系指供临用前用适宜的无菌溶液配制成溶液的无菌粉末或无菌块状物，可用适宜的注射用溶剂配制后注射，也可用于静脉输液配制后静脉滴注。无菌粉末用冷冻干燥或喷雾干燥法制得；无菌块状物用冷冻干燥法制得。

3. 注射用浓溶液　系指临用前用适宜的无菌溶液稀释后供静脉滴注用的无菌浓溶液。

注射剂由药物和附加剂、溶剂及特制的容器组成，并需要在配制过程中经过灭菌处理或采用无菌操作等工艺，以防止变质与污染微生物、热原的一种剂型。

知 识 链 接

中药注射剂的发展史

中药注射剂问世已 60 余年,1939 年研制成功了我国也是世界上第一个中药注射剂——柴胡注射液,临床实践表明其对流行性感冒等病证具有显著的治疗效果。

中华人民共和国成立后,1954 年 12 月,湖北武汉制药厂对柴胡注射液进行了重新论证并批量生产,成为我国工业化大生产的第一个中药注射剂品种。

20 世纪 50 年代中期到 60 年代初期,上海等地研制出茵栀黄注射液、板蓝根注射液等 20 余个品种,为中药注射剂的进一步发展开辟了道路。20 世纪 70 年代,全国研制成功并应用于临床的中药注射剂品种较多,除了《中国药典》1977 年版收载的 23 个品种外,各省市卫生部门制订的"中草药制剂规范"中亦收集了大量的中药注射剂,据统计达 700 余种,但绝大多数为医院自制制剂,现在几乎全部淘汰。进入 20 世纪 80 年代,开始出现大剂量、静脉注射中药注射剂。刺五加注射液是第一个大剂量静脉注射的中药注射剂,双黄连粉针是第一个大剂量静脉注射的中药粉针剂。

目前,国内已通过国家质量标准的中药注射剂已达 100 余种。《中国药典》2010 年版收载中药注射剂 5 种,分别为止喘灵注射液、灯盏细辛注射液、注射用双黄连、注射用灯盏花素和清开灵注射液,并对所有中药注射剂品种增加了重金属和有害元素限度标准,对于解决中药注射剂的安全性问题必将起到积极的作用。

(二) 特点

1. 注射剂的优点

(1) 药效迅速作用可靠:因药液直接注入组织或血管,尤其是静脉注射,往往注射刚结束,血药浓度已达高峰,特别适用于抢救危重患者或给患者提供能量;注射给药,药物不经胃肠道,亦可不受消化液及食物的影响。因此,剂量准确,作用可靠。

(2) 适用于不宜口服的药物:某些药物受其本身理化性质的影响,不易被胃肠道所吸收,或易被消化液所破坏,或具有刺激性。

(3) 适用于不能口服给药的患者:临床上某些昏迷、抽搐、惊厥不能吞咽或有其他消化系统障碍不能口服给药的患者。

(4) 可使某些药物发挥定时、定向、定位作用,如局部麻醉、关节腔注射、穴位注射等。

(5) 某些注射剂可用于疾病诊断。

2. 注射剂的缺点

(1) 注射时疼痛。

(2) 用药不方便,一般自己不能使。

(3) 因注射用药要超越人体防卫第一防线,即皮肤与黏膜,而且有相当部分不经解毒器官——肝脏,质量要求特别高,否则易发生严重危害。

(4) 制造过程比较复杂,需要一定的生产条件和设备,成本较高。

二、注射剂的给药途径

在临床医疗上,注射剂的给药途径可分为皮内注射、皮下注射、肌内注射、静脉注射、脊椎腔注射等。给药途径不同,作用也不相同。

1. 皮内注射 药液注射于表皮与真皮之间。因该部位对药物的吸收少而缓慢,故用量少,一次注射量在 0.2ml 以下。主要用于过敏性试验或疾病诊断,如青霉素皮试和结核菌阳性试验。

2. 皮下注射 药液注射于真皮与肌肉之间。药物吸收速度较肌内注射慢,注射剂量通常为 1~2ml。皮下注射剂主要是无刺激性的水溶液,具有刺激性的药物或混悬液型注射剂不宜作皮下注射。常用于接种疫苗或疾病治疗。

3. 肌内注射 注射于肌肉组织中,注射部位大都在臀肌或上臂三角肌。肌内注射剂量一般为 1~5ml。肌内注射除水溶液外,尚可注射油溶液、混悬液及乳浊液。油溶性注射剂在肌肉中吸收缓慢而均匀,可起延效作用。

4. 静脉注射 静脉注射分静脉推注与静脉滴注,前者用量小,一般 5~50ml;后者用量大,可多达数千毫升。静脉注射药效最快,常作急救、补充体液和供营养之用。静脉注射剂多为水溶液和 O/W 型乳剂,油溶液和一般混悬型注射剂不能做静脉注射。凡能导致红细胞溶解或使蛋白质沉淀的药物,均不宜静脉给药。

5. 脊椎腔注射 系将药物注入脊椎四周蜘蛛膜下腔内。由于脑脊液本身量少,循环又较慢,神经组织比较敏感,易出现渗透压的紊乱,能很快引起头痛和呕吐,所以脊椎腔注射产品质量应严格控制,其渗透压应与脊椎液相等,容积在 10ml 以下。

另外,还有局部病灶注射及穴位注射等。

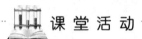 课 堂 活 动

讲台上有几种临床上常用的注射剂,请同学们根据自己的观察和说明书内容说出它们分别属于哪一类注射剂? 给药途径是什么?

三、注射剂的质量要求

注射剂的质量按照《中国药典》2010 年版的规定,应符合下列要求:

1. 无菌 注射剂内不应含有任何活的微生物,必须符合《中国药典》2010 年版无菌检查的要求。

2. 无热原 注射剂内不应含热原,特别是用量一次超过 5ml 以上、供静脉注射或脊椎注射的注射剂,必须是热原检查合格的。

3. 可见异物 注射剂在规定条件下检查,不得有肉眼可见的混浊或异物。照《中国药典》2010 年版可见异物检查法检查,应符合规定。色泽较深的品种,可根据其色泽的深浅程度提高检查光源的强度,也可采用注射剂异物检查仪进行检查。

4. 不溶性微粒 除另有规定外,溶液型静脉用注射剂、注射用无菌粉末及注射用浓溶液照《中国药典》2010 年版不溶性微粒检查法检查,均应符合规定。

5. 渗透压摩尔浓度 注射剂的渗透压,要求与血浆的渗透压相等或接近。供静脉注射的量大注射剂要求具有与血液相同的等张性。除另有规定外,静脉输液及椎管注射用注射剂照《中国药典》2010 年版渗透压摩尔浓度测定法检查,应符合规定。

6. pH 中药注射剂的 pH 要求与血液的 pH 相等或接近(血液的 pH 为 7.4),一般

控制在 4~9 的范围内,但同一品种的 pH 允许差异范围不超过 1.0。

7. 安全性　注射剂必须在经局部刺激性、血管刺激试验、过敏试验和溶血试验后,符合规定者方可使用。

8. 稳定性　注射剂多系水溶液,而且从制造到使用需要经过一段时间,所以稳定性问题比其他剂型突出,故要求注射剂具有必要的物理稳定性和化学稳定性,确保产品在贮存期内安全有效。

四、热原

(一)热原的含义与组成

热原系指由微生物产生的能引起恒温动物体温异常升高的物质的总称。它包括细菌性热原、内源性高分子热原、内源性低分子热原及化学热原等。这里所指的"热原",主要是指细菌性热原,是某些细菌的代谢产物、细菌尸体及内毒素。致热能力最强的是革兰阴性杆菌的产物。真菌和病毒也能产生热原。

注入人体的注射剂中含有热原量达 $1\mu g/kg$ 就可引起不良反应,发热反应通常在注入 0.5 小时后出现,可使人体产生发冷、寒颤、发热、出汗、恶心、呕吐等症状,有时体温可升至40℃以上,严重者甚至昏迷、虚脱,如不及时抢救,可危及生命。该现象称为"热原反应"。

微生物代谢产生的内毒素是热原反应的最主要的致热物质。内毒素是由磷脂、脂多糖和蛋白质所组成的复合物,存在于细菌的细胞膜与固体膜之间,其中脂多糖是内毒素的主要成分,热原活性也特别强。一般认为:内毒素=热原=脂多糖。不同菌种脂多糖的化学组成也有差异,一般脂多糖的分子量越大其致热力越强。热原的分子量一般为在 10×10^5 左右。

 知 识 链 接

热原的致热机理

细菌性热原自身并不引起发热,而是由于热原进入体内后使体内多形核白细胞及其他细胞释放一种内源性热原,作用于视丘下部体温调节中枢,可能引起 5-羟色胺的水平升高而导致发热。

(二)热原的性质

1. 水溶性　由于磷脂结构上连接有多糖,所以热原能溶于水。其浓缩的水溶液往往带有乳光,所以带乳光的水与药液提示有可能热原不合格。

2. 不挥发性　热原本身不挥发,但由于可溶于水,在蒸馏时,可随水蒸气中的雾滴带入蒸馏水,故蒸馏水器上应装备完好的隔沫装置,以防止热原污染。

3. 耐热性　热原的耐热性因热原的种类不同而有差异。一般来说,热原在 60℃ 加热 1 小时不受影响,100℃加热也不发生热解,但在 250℃30~45 分钟;200℃60 分钟或180℃3~4 小时可使热原彻底破坏。在通常注射剂的热压灭菌法中热原不易被破坏。

4. 过滤性　热原体积小,约在 1~5nm 之间,能通过一般滤器。但活性炭可以吸附热原,石棉板、纸浆等滤材对热原也有一定的吸附作用。已有研究,采用膜分离技术,选择适宜的超滤膜进行超滤,可截除热原,有效除去水和溶液中的热原。

5. 其他性质　热原能被强酸强碱破坏,也能被强氧化剂,如高锰酸钾或过氧化氢等破坏,超声波及某些表面活性剂(如去氧胆酸钠)也能使之失活。另外,热原在水溶液中带有电荷,也可被某些离子交换树脂所吸附。

(三) 注射剂污染热原的途径

1. **由溶剂带入**　注射剂的溶剂主要是注射用水及注射用油。注射用水是注射剂最常用的溶剂,是热原污染的主要途径。尽管水本身并非是微生物良好的培养基,但易被空气或含尘空气中的微生物污染。如注射用水制备时操作不当或蒸馏水器结构不合理,都有可能使蒸馏水中带有热原。即使原有的注射用水或注射用油不带有热原,但如果贮存时间较长或存放容器不洁,也有可能由于污染微生物而产生大量热原。故应使用新鲜注射用水,蒸馏器质量要好,环境应洁净,操作过程要正确。

2. **由原辅料带入**　原辅料本身质量不佳、贮藏时间过长或包装不符合要求甚至破损,均能受到微生物污染而导致热原产生。如以中药材为原料的制剂,原料中带有大量微生物,易产生热原。又如用微生物方法制备的药品如右旋糖酐、水解蛋白、抗生素等,更容易被热原污染。因此在制备注射剂时应特别注意。

3. **由容器或用具带入**　注射剂制备时所用的用具、管道、装置、灌装注射剂的容器,在使用前如没有按规定严格清洗和灭菌,均易污染药液而导致热原产生。因此,注射剂制备时,在相关工艺过程中涉及的用具、器皿、管道以及容器,均应按 GMP 的操作规程作清洁或灭菌处理,符合要求后方能使用。

4. **由制备过程带入**　注射剂制备过程中由于生产环境达不到规定要求,工作人员未能严格执行操作规程,产品原料投入到成品产出的时间过长,产品灌封后没有及时灭菌或灭菌不彻底,这些原因都会增加微生物的污染机会,从而产生热原。因此,在注射剂制备的各个环节,都必须注意避菌操作,尽可能缩短生产周期。

5. **由使用过程带入**　静脉输液本身不含热原,但临床使用时仍发现有热原反应,这往往是由于注射器具(注射器、输液瓶、玻璃管、乳胶管、针头与针筒及其他用具)被污染导致热原反应。因此,必须做到注射器具无菌无热原,这也是防止热原反应不能忽视的措施。

(四) 除去热原的方法

1. **高温法**　凡能经受高温加热处理的容器与用具,如针头、针筒或其他玻璃器皿,在洗净后,于 180℃加热 3 小时以上或 250℃加热 30 分钟以上,可破坏热原。

2. **酸碱法**　对于耐酸碱的玻璃容器、瓷器或其他用具可用重铬酸钾硫酸清洗液、硝酸硫酸洗液或稀氢氧化钠液处理,可将热原破坏。热原亦能被强氧化剂破坏。

3. **吸附法**　注射剂常用优质针剂用活性炭处理,用量为 $0.05\% \sim 0.5\%$ (W/V)。使用时,将一定量的针用活性炭加入溶液中,煮沸,搅拌 15 分钟即能除去液体中大部分热原。活性炭的吸附作用强,除了吸附热原外,还有脱色、助滤作用。但由于用活性炭处理吸附热原,也会吸附溶液中的药物成分,如生物碱、黄酮等,因此应注意控制使用量。此外,将 0.2% 活性炭与 0.2% 硅藻土合用,吸附除去热原效果较好,如处理 20% 甘露醇注射剂即用此法除去热原。

4. **离子交换法**　热原分子上含有磷酸根和羧酸根,带有负电荷,可以被碱性阴离子交换树脂吸附。国内有合用#301 弱碱性阴离子交换树脂 10% 与#122 弱酸性阳离子交换树脂 8%,成功地除去丙种胎盘球蛋白注射剂中的热原。

5. **凝胶过滤法**　也称分子筛滤过法,是利用凝胶物质作为滤过介质,当溶液通过凝胶柱时,分子量较小的成分渗入到凝胶颗粒内部而被阻滞,分子量较大的成分则沿凝胶颗粒间隙随溶剂流出。当制备的注射剂,其药物分子量明显大于热原分子时,可用此法除去热原。国内有用二乙氨基葡聚糖凝胶制备无热原去离子水的报道,结果表明,将二乙氨基乙基葡聚糖凝胶 A-25(700 ~ 800g)装入交换柱,以每小时 80L 的流速滤过,可制得 5 ~ 8 吨无热原去离子水。

6. 反渗透法　用反渗透法通过三醋酸纤维膜除去热原,这是近几年发展起来的有使用价值的新方法。

7. 超滤法　是利用高分子薄膜的选择性与渗透性,在常温条件下,依靠一定的压力和流速,达到除去溶液中热原的目的。一般用 3.0 ~ 15nm 超滤膜除去热原。

 案 例 分 析

案例

2008 年 10 月,国家食品药品监督管理局接到云南省食品药品监督管理局报告,云南省红河州 6 名患者使用了标示为黑龙江省××制药厂生产的两批刺五加注射液出现严重不良反应,其中有 3 例死亡。

分析

中国药品生物制品检定所初步检验结果显示,该药厂生产的刺五加注射液部分批号的部分样品有被细菌污染的问题,在制备过程中产品灌封后没有及时灭菌,导致热原没有除尽。

（五）热原的检查方法

家兔致热实验法是指将一定剂量的供试品,静脉注入家兔体内,在规定时间内,观察家兔体温升高的情况,以判定供试品中所含热原的限度是否符合规定(家兔实验法具体操作、限度规定、结果判断见《中国药典》2010 年版一部附录热原检查法)。

由于家兔对热原的反应与人体相同,因此,目前各国药典法定的热原检查方法仍为家兔法,对家兔的要求,试验前的准备,检查法,结果判断均有明确规定。家兔法检查热原的关键是动物的状况、房屋条件和操作。

 知 识 链 接

细菌内毒素检查法

鲎试验法原理是利用鲎的变形细胞溶解物与内毒素之间的胶凝反应。具体操作和鉴定结果的方法参阅《中国药典》2010 年版一部附录ⅩⅢ D 细菌内毒素检查法。鲎试验法特别适用于某些不能用家兔致热实验法进行热原检测的品种,如放射性制剂、肿瘤抑制剂等。因为这些制剂具有细胞毒性而具有一定的生物效应,不适宜用家兔法检测。国内用此法检查输液、注射剂、放射性制剂的热原已做了不少工作,尤其是近年来有较快发展的定量测定热原的显色基质法。

鲎试验法灵敏度高,操作简单,实验费用少,可迅速获得结果,适用于生产过程中的热原控制,但由于鲎试验法对革兰阴性菌以外的内毒素不够敏感,易出现"假阳性",故不能完全代替家兔致热试验法。

五、注射剂溶剂

注射剂所用溶剂必须安全无害,并不得影响疗效和质量,一般分为水性溶剂和非水性溶剂。水性溶剂最常用的为注射用水,也可用 0.9% 氯化钠溶液或其他适宜的水溶液。非水性溶剂常用的为植物油,主要为供注射用大豆油。其他还有乙醇、丙二醇、聚乙二醇等溶剂。

(一) 注射用水

1. 注射用水的质量要求　注射用水是制备注射剂最常用的水性溶剂,用量最大,范围最广。注射用水的质量规格在《中国药典》2010 年版中有严格、具体的要求,必须严格执行。检查项目有:酸碱度、氯化物、硫酸盐、钙盐、铵盐、硝酸盐、亚硝酸盐、二氧化碳、易氧化物、不挥发物及重金属等。此外,热原检查必须合格。

2. 注射用水的制备见第三章制药用水生产技术。

(二) 注射用油

某些不溶于水而溶于油或需要在人体内缓慢释放呈现长效作用的药物,制成注射剂时可选用注射用油作溶剂。

1. 注射用油质量标准　根据《中国药典》2010 年版规定,注射用油选用的是供注射用大豆油。其质量标准为:①性状:淡黄色的澄明液体,无臭或几乎无臭;②相对密度:0.916 ~ 0.922;③折光率:1.472 ~ 1.476;④皂化值:应为 188 ~ 195;⑤碘值:应为 126 ~ 140;⑥酸值:应不大于 0.1。

皂化值、碘值、酸值是衡量注射用油的重要指标。皂化值系指皂化 1g 油脂所需氢氧化钾的毫克数,皂化值的高低表示油脂中游离脂肪酸和结合成酯的脂肪酸的总量,以此可辨别油脂的种类和纯度;碘值是指 100g 油脂与碘起加成反应时所需碘的克数,碘值表示油中不饱和键的多少,碘值高,则不饱和键多,油脂易氧化,不适合供注射用;酸值是指中和 1g 油脂中含有的游离脂肪酸所需氢氧化钾的毫克数,表示油脂中游离脂肪酸的多少,反映酸败的程度,酸值越大,则油脂酸败程度越严重。

2. 注射用油的精制　植物油在贮存时与空气、光线接触往往会发生复杂的化学变化,产生特异的刺激性臭味,称为酸败。酸败的油脂产生低分子分解产物如醛类、酮类和脂肪酸等,注入体内后会产生刺激性,故凡用于制备注射剂的植物油均应精制。

(1) 中和植物油中的游离脂肪酸:根据药典方法测定植物油的酸值,加入比计算量多 20% ~ 30% 的氢氧化钠(预先配制成 5% ~ 10% 的醇溶液),将待精制的植物油置蒸气夹层锅中加热,滴加上述碱液,随加随搅拌,并取油一滴,加 1 滴酚酞指示剂显粉红色为止,表示中和完全。60 ~ 70℃保温 30 分钟,静置过夜。

(2) 洗涤与分离:分离油液,并用 50 ~ 60℃的注射用水反复洗至油液澄清为止。加水洗涤时不可剧烈搅拌和振摇,以防乳化影响分离。

(3) 脱色与除臭:在澄清油中加入油量 1% ~ 2% 的活性炭及 3% 活性白陶土,加热至 80℃并搅拌 30 分钟,除去挥发性杂质;趁热过滤除去脱色剂,并滤至油液完全澄明。

(4) 灭菌:已精制的油用 150 ~ 160℃干热空气灭菌法灭菌 1 ~ 2 小时。

注射用油应贮于避光密闭洁净容器中,避免日光、空气接触,为保证贮存过程不变质,可考虑加入没食子酸丙酯、维生素 E 等抗氧剂。

(三) 其他注射用溶剂

其他注射用溶剂有乙醇、甘油、丙二醇、聚乙二醇、油酸乙酯、二甲基乙酰胺、二甲基亚砜、苯甲酸苄酯等作注射剂溶媒,但对其毒性、体内过程等尚须进一步研究评价。

六、注射剂的附加剂

《中国药典》2010 年版规定,配制注射剂时,可根据药物的性质加入适宜的附加剂。以增加注射剂的有效性、安全性与稳定性,如渗透压调节剂、pH 调节剂、增溶剂、助溶剂、抗氧剂等。制剂成品说明书中应注明附加剂的名称与用量,便于临床医生应用时参考。

附加剂添加的原则是:①根据药物的性质和给药途径;②与主药无配伍禁忌;③不影响药物的疗效,避免对检验产生干扰;④所用浓度不得引起毒性或不适当的刺激。

(一) 增加主药溶解度的附加剂

在配制注射剂时,为了增加主药的溶解度可以使用添加增溶剂或助溶剂,采用非水溶媒或混合溶媒,加酸、碱使难溶性药物生成可溶性盐,在主药的分子结构上引入亲水基团等方法。

目前常用的增溶剂有以下几种:

1. 吐温-80 为中药注射剂中常用的增溶剂,常用于肌内注射,因有降压与轻微溶血作用,静脉注射剂须慎用。其常用量为 0.5% ~ 1%,加入时应先将被增溶物与吐温-80混匀后,再加入其他药液稀释。吐温-80 有"起昙"现象,能使尼泊金类、山梨酸、三氯叔丁醇等防腐剂的作用减弱,使用时应注意。

2. 胆汁 是一种天然的增溶剂,其主要成分是胆酸类钠盐,适用于 pH 6 以上的某些中药注射剂。将胆汁浓缩至原体积的 1/4,加入 3 倍量乙醇沉淀蛋白,滤过,回收乙醇,在 100℃ 烘干即可使用。用量为 0.5% ~ 1.0%。

3. 甘油 是鞣质和酚性成分的良好溶媒。某些以鞣质为主要成分的注射剂可用甘油作增溶剂,常用量为 15% ~ 20%。

(二) 防止主药氧化的附加剂

有些药物在配成注射剂后容易逐渐变色分解、沉淀,减效或失效,甚至产生有毒物质,这些现象往往是由于主药氧化变质所致。为了避免或延缓药物的氧化,一般采取以下措施。

1. 加抗氧剂 抗氧剂是一类极易氧化的还原性物质,当它与易氧化物质同时存在时,包装容器内的氧首先与还原性物质发生反应,从而保护主药不被氧化。选用抗氧剂主要根据主药的化学结构和理化性质,此外,还应考虑容器类型(玻璃安瓿或橡皮塞封口瓶)、容器内空间大小、有效期长短、单剂量或多剂量等因素。注射剂中常用的抗氧剂见表 16-1。

表 16-1 注射剂中常用的抗氧剂

名 称	常用浓度(%)	应用范围
亚硫酸钠	0.1 ~ 0.2	偏碱性药液
焦亚硫酸钠	0.1 ~ 0.2	偏酸性药液
亚硫酸氢钠	0.1 ~ 0.2	偏酸性药液
硫代硫酸钠	0.1	偏碱性药液
维生素 C	0.02 ~ 0.5	偏酸性药液
焦性没食子酸酯	0.05 ~ 0.1	油性药液

2. 加金属络合剂　许多注射剂的氧化降解作用可因微量金属离子的存在而加速,因此除应在生产工艺上采取一些必要的措施避免带入金属离子外,对于已污染了金属离子的药液可加入金属络合剂,与溶液中微量金属离子生成稳定的络合物,从而避免金属离子对药物的催化作用和氧化作用。最常用的金属络合剂为依地酸二钠或依地酸钠钙。常用浓度为 0.01% ~ 0.05%。

3. 通入惰性气体　为了避免水中溶解的氧和安瓿内剩余空间存在的氧对药物的氧化,除加入抗氧剂外,可将高纯度的惰性气体氮气或二氧化碳通入供配液的注射用水或已配好的药液中使之饱和,从而驱除其中溶解的氧气。并在药液灌入安瓿后立即通入惰性气体,以置换液面上空的氧气,然后再封口。氮气在酸性和碱性的溶液中都可使用,而二氧化碳在水中呈酸性,能生成碳酸盐而影响制剂的质量和 pH,应用时应注意。

通入注射剂的惰性气体纯度一定要高,否则会污染药液而影响产品质量。工业用的二氧化碳含有硫化物、水分、氧和细菌等杂质,须通过浓硫酸、硫酸铜、高锰酸钾等洗气瓶除去各种杂质后方可使用。小量生产亦可用化学纯的盐酸与碳酸钙反应,产生较纯的二氧化碳,通过注射用水洗涤即可;含量在 99.5% 以下的氮气,需通过浓硫酸、碱式焦性没食子酸、1% 高锰酸钾、注射用水等洗气瓶洗涤后方可应用。

（三）抑制微生物增殖的附加剂

为了防止注射剂在制造和使用过程中被微生物污染,特别是采用低温灭菌、滤过除菌或无菌操作法制备的注射剂以及大剂量的注射剂,应加入适当的抑菌剂,以杀灭或抑制微生物的增殖,确保用药安全。但用于静脉或脊髓的注射剂一律不得加抑菌剂,剂量超过 5ml 的注射剂在添加抑菌剂时应特别慎重。加有抑菌剂的注射剂仍应采用适宜方法灭菌。注射剂中常用的抑菌剂见表 16-2。

表 16-2　注射剂中常用的抑菌剂

类　型	常用抑菌剂	常用浓度（%）	应用范围
酚类	苯酚	0.5 ~ 1.0	偏酸性药液
	甲酚	0.25 ~ 0.3	偏酸油性药液
	氯甲酚	0.05 ~ 0.2	偏酸性药液
醇类	苯甲醇	1.0 ~ 2.0	偏碱性药液
	三氯叔丁醇	0.25 ~ 0.5	微酸性药液
羟苯酯类	羟苯甲酯	0.01 ~ 0.015	偏酸性药液
	羟苯乙酯	0.01 ~ 0.015	偏酸性药液
	羟苯丁酯	0.01 ~ 0.015	偏酸性药液

抑菌剂应符合以下要求:①抑菌效能可靠;②对人体无毒害;③与主药无配伍禁忌,不影响药效与质量检查;④性质稳定,不易受温度、pH 等因素影响而降低抑菌效果;⑤不与橡胶塞起作用。

（四）调节渗透压的附加剂

正常人体的血浆、泪液均具有一定的渗透压。凡与血浆、泪液具有相同渗透压的溶液称为等渗溶液,如 0.9% 氯化钠溶液和 5% 葡萄糖溶液。如果血液中注入大量的低渗溶液,就有大量水分子透过血细胞膜进入血细胞内,造成血细胞膨胀甚至破裂,引起溶血现象,患者感到头胀、胸闷,尿中有血红蛋白等。如果血液中注入大量高渗溶液时,血细胞就会因水分大量渗出而萎缩。但是机体对渗透压也具有一定的调节功能,在临床上静脉注入10%、50%葡萄糖等高渗溶液时,只要输入量不太大,速度不太快,就不致产生不良影响,是无害的。皮下或肌内注射时人体可耐受的渗透压范围相当于0.4% ~ 2.7%氯化钠溶液所产生的渗透压(即0.5 ~ 3个等渗浓度),但为了减少疼痛、不损害组织并利于吸收,最好能调整成等渗或接近等渗。凡注入椎管内的注射剂必须调至等渗。

常用的等渗调节剂有葡萄糖、氯化钠、磷酸盐或枸橼酸盐等。调节等渗的计算方法很多,最常用的是冰点降低数据法和氯化钠等渗当量法(表16-3)。

表16-3　常用药物水溶液冰点下降度与氯化钠等渗当量表

名　　称	1%(g/100ml)水溶液冰点降低 b（℃）	每1g药物氯化钠等渗当量(g)
维生素C	0.105	0.18
硼酸	0.28	0.47
枸橼酸	0.098	0.18
硫酸阿托品	0.08	0.13
苯甲醇	0.095	0.17
盐酸可卡因	0.09	0.14
依地酸二钠	0.132	0.23
盐酸麻黄碱	0.16	0.28
无水葡萄糖	0.10	0.18
葡萄糖(含水)	0.091	0.16
盐酸吗啡	0.086	0.15
碳酸氢钠	0.381	0.65
氯化钠	0.58	1.00
硝酸毛果芸香碱	0.133	0.22
盐酸普鲁卡因	0.122	0.18
硫酸锌	0.090	0.12
聚山梨酯-80	0.01	0.02

1. **冰点降低数据法**　冰点降低数据法调节渗透压的依据是冰点相同的稀溶液具有相等的渗透压。一般情况下,血浆冰点为-0.52℃。根据物理化学原理,任何溶液冰点降低到-0.52℃,即与血浆等渗。等渗调节剂的用量可用式16-1计算。

$$W=\frac{0.52-a}{b} \tag{16-1}$$

式中,W为配制等渗溶液需加等渗调节剂的百分含量(g/100ml);a为药物溶液的冰点下降度数,若溶液中含有两种或两种以上的物质时,则a为各物质冰点降低值的总和;b

为所用等渗调节剂1%溶液的冰点下降度数。

例1 配制100ml氯化钠的等渗溶液,问需用多少氯化钠?

解:设氯化钠在等渗溶液中的浓度为$X\%$,从表16-3查得1%氯化钠溶液的冰点下降度为0.58℃,则

$$1\% : X\% = 0.58 : 0.52$$

$$X = \frac{0.52 \times 1}{0.58} = 0.9 \ (\% , g/100ml)$$

即100ml的等渗氯化钠溶液需氯化钠0.9g。

例2 制100ml的2%盐酸普鲁卡因溶液,问需要加多少氯化钠,使之可成为等渗溶液?

解:根据公式
$$W = \frac{0.52 - a}{b}$$

W为配成100ml等渗溶液所需加入调节剂的量($\%$,g/100ml);

a为未经调整的药物溶液的冰点下降度;

b为用以调整等渗的调节剂1%(g/100ml)溶液的冰点下降度。

查表16-3得2%盐酸普鲁卡因水溶液冰点下降度$a = 0.12 \times 2 = 0.24$℃,1%氯化钠溶液的冰点下降度$b = 0.58$℃。

$$W = \frac{0.52 - 0.24}{0.58} = 0.48 \ (\% , g/100ml)$$

即需加0.48g的氯化钠,可使100ml的12%盐酸普鲁卡因溶液成为等渗溶液。

对于成分不明或查不到冰点降低数据的注射液,可测定冰点后,再按上法计算。

例3 配制50%金银花注射液100ml,问需要加多少氯化钠,使成为等渗溶液?

解:经测定,50%金银花注射液的冰点下降度为0.05℃,代入公式中得:

$$W = \frac{0.52 - 0.05}{0.58} = 0.81 \ (\% , g/100ml)$$

即需加0.81g的氯化钠,可使100ml的50%金银花注射液成为等渗溶液。

2. 氯化钠等渗当量法 氯化钠等渗当量系指1g药物相当于具有同等渗透效应的氯化钠的克数,用E表示。如硼酸的E值为0.47,即表示1g硼酸相当于0.47g氯化钠所具有的渗透压效应。一些药物的E值见表16-3。通过计算,即可求出配制该药物等渗溶液所需添加的氯化钠的克数。

例4 取硫酸阿托品2.0g,盐酸吗啡4.0g,配制成注射液200ml,需加氯化钠多少,才能使之成为等渗溶液?

解:查表16-3 $E_{硫酸阿托品} = 0.13$ $E_{盐酸吗啡} = 0.15$

处方中硫酸阿托品相当于氯化钠的量:$2.0 \times 0.13 = 0.26(g)$

盐酸吗啡相当于氯化钠的量:$4.0 \times 0.15 = 0.60(g)$

硫酸阿托品与盐酸吗啡共相当于氯化钠的量:$0.26 + 0.60 = 0.86(g)$

200ml的0.9%氯化钠溶液所含氯化钠的量为:$200 \times 0.9\% = 1.8(g)$。

所以200ml此注射液成为等渗溶液时所需添加的氯化钠的量:

$1.8-0.86=0.94(g)$

例5 欲配制1%依地酸二钠溶液200ml,应加入氯化钠多少克才能成为等渗溶液?

解:查表 $16\text{-}3E_{依地酸二钠}=0.23$

1%此溶液200ml含依地酸二钠为: $1\%\times200=2(g)$

则依地酸二钠相当于氯化钠的量为: $0.23\times2=0.46(g)$

所以此溶液中需加入氯化钠的量为: $0.9\%\times200-0.46=1.34(g)$

3. 等张溶液 等张溶液系指与红细胞张力相等的溶液,也就是能使在其中的红细胞保持正常体积和形态的溶液。"张力"实际上是指溶液中不能透过红细胞细胞膜的颗粒(溶质)所造成的渗透压。由此可见等张与等渗既有联系又有区别,前者是生物学概念,后者是物理化学概念。多数药物的等渗溶液往往就是或近似等张溶液,如0.9%氯化钠溶液即是等渗又是等张溶液。但也有一些药物的等渗溶液并不等张,如2.6%甘油、2%丙二醇、1.63%尿素、1.9%硼酸等,均与0.9%氯化钠溶液等渗,但施于机体时在一定的pH下可引起100%的溶血,加入适量葡萄糖或氯化钠后可避免溶血。因此,等渗溶液不一定是等张溶液,而等张溶液一定是等渗溶液;等渗溶液可能引起溶血,而等张溶液不会产生溶血。

生物机体对药物溶液特别是对注射剂和滴眼剂的要求应该是等张而不是等渗。在实际工作中,凡皮下注射、肌内注射以及滴眼液因用量小不一定要求等张;静脉注射一般要求等张;鞘内注射则严格要求等张。

等张浓度通常采用溶血试验法测定,但实验条件要求较高。

(五) 调节 pH 的附加剂

正常人体的 pH 在 7.35~7.45,若血液中 pH 突然改变,对细胞的代谢有极大危险,可能引起酸中毒或碱中毒,甚至危及生命。正常人体的 pH 能大体保持恒定,主要是通过血液缓冲体系等一系列调节来维持的。因此,注射剂的 pH 只要不超过血液的缓冲极限,即能自行调整。一般要求注射剂的 pH 在 4~9,大剂量的静脉注射剂要尽可能接近正常人体的 pH。

调节注射剂的 pH 能影响有效成分的稳定性。含有酯链、酰胺结构的药物均会受 H^+ 及 OH^- 的影响而被催化水解,故在配制注射剂时可将溶液调整至水解反应速度最小的 pH 以使其稳定。有些药物在酸性溶液中比较稳定,如葡萄糖注射剂;有些药物在碱性溶液中比较稳定,如硫代硫酸钠注射剂,所以通过实验寻找其最稳定的 pH,对保证和提高注射剂的稳定性具有重要的意义。

常用于调节 pH 的附加剂有盐酸、硫酸、枸橼酸及其盐、氢氧化钠(钾)、碳酸氢钠、磷酸氢二钠与磷酸二氢钠等。

(六) 其他附加剂

1. 减轻疼痛与刺激的附加剂 有些注射剂在皮下和肌内注射时,对组织产生刺激而引起疼痛,除根据疼痛原因如调节适宜的 pH、调整渗透压外,可考虑酌加局部止痛剂。常用的局部止痛剂有:①苯甲醇:常用量 1%~2%,本品吸收较差,连续注射易使局部产生硬结;②三氯叔丁醇:常用量 0.3%~0.5%,本品既有止痛作用,又具抑菌作用;③盐酸普鲁卡因:常用量 0.5%~2%,止痛时间仅维持 1~2 小时,对个别患者有过敏反应;④利多卡因:常用量 0.2%~1.0%,作用比盐酸普鲁卡因强,过敏反应发生率低。

2. 助悬剂与乳化剂 要制备性质稳定、通针性良好的混悬剂和乳剂注射剂,应分别加入助悬剂或乳化剂。要求应无抗原性、无毒性、无热原、无刺激性,不产生溶血,耐热,具有高度的分散性和稳定性,粒子一般小于 $1\mu m$。常用的助悬剂为羟丙甲基纤维素(HPMC),用量为 0.1% ~1%,其助悬和分散作用均较好,贮藏期质量稳定。此外还有卵磷脂、大豆磷脂、普流罗尼克 F-68 等。

七、注射剂生产环境

(一) 生产环境要求

我国《药品生产质量管理规范(2010 年修订)》(简称 GMP)对无菌药品生产洁净室(区)的空气洁净度划分为四个级别即 A 级、B 级、C 级和 D 级。

无菌药品按生产工艺可分为两类:采用最终灭菌工艺的为最终灭菌产品;部分或全部工序采用无菌生产工艺的为非最终灭菌产品。

为保证注射剂生产环境的洁净度要求,必须采用空气净化系统或局部净化设备。一般尽量采用局部净化,当局部净化不能满足要求时,可采用局部净化与全面净化相结合的方式或采用全面净化。

> **课 堂 活 动**
>
> 结合制药卫生要求请同学们说出最终灭菌注射剂的配液、过滤、灌封、轧盖和过滤直接接触药品的包装材料及器具的最终清洗各岗位的工作环境。如果该注射剂原液容易长菌、灌装后须暴露数秒方密封时灌封岗位工作环境又有什么要求?

(二) 注射剂生产管理

1. 洁净室的管理 进入洁净室的人员应经淋浴、更衣、风淋后才能入内。A 级与 B 级洁净室内人员所穿的服装及各种物料、用具均需通过缓冲间或传递窗经清洁、灭菌后才能进入。洁净室人员所穿工作服的色泽或式样应有特殊规定。无菌衣应为上下连体式,宜连袜、帽。特别是头发要彻底洗净并不得外露。

洁净室每日要清洁消毒,以消毒清洁剂擦拭门窗、地面、墙面、室内用具及设备外壁,并每周进行室内消毒(如用甲醛蒸熏消毒)。

洁净室应按规定要求进行监测,主要监测项目有温度、湿度、风速(用风速计)、空气压力(室内外压差)、微粒数、菌落数等。高效滤过器每年测试一次风量,当风量降至原风量的70%时,应及时更换。通过监测以保证各项指标符合要求,确保产品质量。

2. 操作人员的净化 注射剂生产车间的人员净化用室包括换鞋室、存外衣室、盥洗室、洁净工作服室、气闸室或空气吹淋室等。如进入无菌洁净室(区)的人员净化程序:

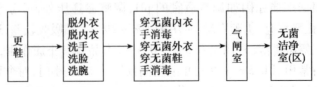

点 滴 积 累

1. 注射剂的种类有注射液、注射用无菌粉末和注射用浓缩液。其给药途径有皮内注射、皮下注射、肌内注射、静脉注射、脊椎腔注射等。

2. 注射剂的主要优点是药效迅速,缺点是注射疼痛、使用不方便、质量要求高、生产成本大。质量要求主要有无菌、无热原、可见异物检查、不溶性微粒、pH、渗透压等。

3. 热原的污染来源有溶剂、原辅料、容器用具、制备过程以及使用过程带入。除去容器和用具中热原的方法有:高温法和酸碱法;除去药液中热原的方法有:吸附法、离子交换法、反渗透法、凝胶过滤法等。

4. 注射剂的附加剂主要包括渗透压调节剂、pH 调节剂、增加药物溶解度的附加剂(增溶剂、助溶剂)、防止药物氧化的附加剂(抗氧剂、金属螯合剂、惰性气体)等。

5. 无菌药品按生产工艺可分为最终灭菌产品和非最终灭菌产品。生产操作环境可参照 GMP 规定进行。

第二节 小容量注射剂生产技术

一、小容量注射剂生产技术

小容量注射剂也称水针剂,指装量小于 50ml 的注射剂,通常采用湿热灭菌法制备。该类注射剂除一般理化性质外,无菌、热原、澄明度、pH 等项目的检查均应符合规定。其生产过程包括容器的处理、中药原液的制备、配液与滤过、灌封、灭菌与检漏、印字与包装等步骤。小容量注射剂生产工艺流程如图 16-1 所示:

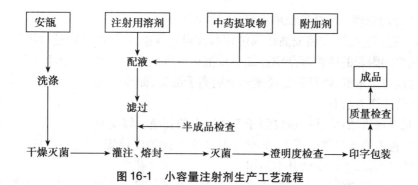

图 16-1 小容量注射剂生产工艺流程

(一)小容量注射剂的容器与处理

1. 容器的种类 注射剂常用容器有玻璃安瓿、玻璃瓶、塑料安瓿、塑料瓶(袋)等。容器的密封性,须用适宜的方法确证。除另有规定外,容器应符合有关注射用玻璃容器和塑料容器的国家标准规定。容器用胶塞特别是多剂量包装注射用的胶塞要有足够的弹性,其质量应符合有关国家标准规定。除另有规定外,容器应足够透明,以便内容物的检视。

安瓿的式样目前采用曲颈安瓿与粉末安瓿两种,其容积通常为 1ml、2ml、5ml、10ml、20ml 等规格。通常使用无色安瓿,利于检查澄明度,对光敏感的药物应采用棕色安瓿。

为避免在折断安瓿瓶颈时,造成玻璃屑、微粒进入安瓿污染药液,国家食品药品监督管理局明确规定,水针剂使用的安瓿一律为曲颈易折安瓿,其标准规格见国家标准GB2637—1995。

曲颈易折安瓿有两种:即色环易折安瓿和点刻痕易折安瓿。色环易折安瓿是将一种膨胀系数高于安瓿玻璃二倍的低熔点粉末熔固在安瓿颈部成环状,冷却后由于两种玻璃膨胀系数不同,在环状部位产生一圈永久应力,用力一折即平整断裂,不易产生玻璃屑和微粒。点刻痕易折安瓿是在曲颈部分刻有一微细的刻痕,在刻痕上方中心标有直径为2mm的色点,折断时施力于刻痕中间的背面,折断后,断面平整。

粉末安瓿用于分装注射用粉末或结晶性药物。为便于将药物装入瓶内,一般将瓶加工成口颈粗或带喇叭口,瓶身与颈同粗,在颈与身的连接处吹有沟槽,以便临用时锯开,将注射溶剂顺利灌入,此种安瓿使用不便。

2. 安瓿的质量要求 由于注射剂的性质不同,以及在制备过程中需经高温灭菌,并且还要在不同的环境下长期贮藏,因此,药液与玻璃表面在长期接触过程中能互相影响,使注射剂发生pH改变、沉淀、变色、脱片等变质现象。所以安瓿的质量对注射剂的质量有很大影响。安瓿的质量应达到如下要求:①无色透明:便于检查注射剂的澄明度、杂质以及变质情况;②膨胀系数小、耐热性好:能耐受洗涤和灭菌过程中产生的冲击,在生产过程中不易冷爆破裂;③有足够的物理强度:能耐受热压灭菌时所产生的压力差,生产、运输、贮藏过程中不易破损;④化学稳定性高:不易被药液侵蚀,也不改变溶液的pH;⑤熔点较低:易于熔封;⑥不得有气泡、麻点及砂粒。

3. 安瓿的质量检查 为了保证注射剂质量,对所选用的安瓿要进行下列质量检查:①物理检查,包括外观、尺寸、内应力、清洁度、热稳定性等;②化学检查,如耐酸性、耐碱性检查和中性检查;③装药试验,当安瓿材料变更时,应做装药试验,证明无影响才能应用。

4. 安瓿的处理 包括安瓿的洗涤、干燥和灭菌。

(1) 安瓿的洗涤:先将安瓿灌满纯化水,100℃蒸煮30分钟后再进行洗涤。目的是使瓶内灰尘和附着的砂粒等杂质经加热浸泡后落入水中,易于洗涤干净,同时也能使玻璃表面的硅酸盐水解,微量的游离碱和金属离子溶解,提高安瓿的化学稳定性。

安瓿的洗涤方法有:

1) 甩水洗涤法:该法一般仅限于5ml以下的安瓿。将安瓿经喷淋灌水机灌满滤净的纯化水,再用甩水机将水甩出,如此反复3次。此法洗涤安瓿生产效率低、劳动强度大、洗涤质量不高,生产中已基本不用。

2) 气水喷射洗涤法:是目前生产上认为最有效的洗瓶方法,该法利用滤过的纯化水与滤过的压缩空气,由针头喷入安瓿内交替喷射洗涤。压缩空气的压力控制在294.2~392.3kPa,冲洗顺序为气——水——气——水——气,洗涤4~8次。为防止压缩空气中带入油雾而污染安瓿,应对压缩空气进行净化处理,即将压缩空气先冷却,待压力平稳后再经纯化水洗,经焦炭(或木炭)、泡沫塑料、瓷圈、砂芯滤棒等滤过,使空气净化。洗涤水和空气也可用微孔滤膜滤过。近年来,国内有采用无润滑油空气压缩机,此种压缩机出来的空气含油雾较少,滤过系统可以简化。

3) 超声波洗涤法:采用超声波洗涤与气水喷射洗涤相结合的方法。先超声波粗洗,再经气——水——气——水——气精洗。该法是最佳的洗瓶方法。

（2）安瓿的干燥与灭菌：将洗涤后的安瓿倒置或平放于盒内，置烘箱内用 120 ～ 140℃ 干燥 2 小时以上，若用于盛装无菌操作药物或低温灭菌的安瓿则需 180℃ 干热灭菌 1.5 小时或 200℃ 干热灭菌 45 分钟以上。

大生产多采用隧道式干热灭菌机进行安瓿的干燥，此设备隧道内平均温度 200℃ 左右，有利于安瓿连续化生产。亦有采用电热红外线隧道式自动干燥灭菌机、电热远红外线隧道式自动干燥灭菌机进行安瓿的灭菌处理，具有干燥速度快、产量大、效率高及节能的特点。

灭菌后的安瓿应有净化空气保护，防止污染。安瓿灭菌后冷却操作室应按洁净度 C 级要求。

（二）中药注射剂原液的制备

中药注射剂原液的制备可分为两类。一类是有效成分已经明确且比较单一的，可选择合适的溶剂与附加剂配成注射剂，如穿心莲、丹皮酚及银黄注射剂等。另一类是有效成分尚不明确或不完全明确的，特别是一些验方和复方制剂，为了使药用成分在提取中不损失，通常采用传统中药水煎剂和酒剂的制备方法，用水和乙醇提取有效成分，再用适宜的方法尽量除去杂质，制成注射剂。如复方丹参注射液、复方大青叶注射液等。亦有少量品种用乙醚、乙酸乙酯、三氯甲烷等有机溶媒提取。

第一类注射剂的提取、精制方法可参照《中药化学实用技术》的有关内容进行，在此不作详细介绍。现将有效成分尚不清楚，还不能制得纯品的药材提取精制方法介绍如下。

1. 水醇法　此法较普遍地用于中药注射用原液的制备。是指处方中药材加水煎煮，既提取出有效成分，如生物碱盐、苷类、有机酸类、氨基酸、多糖类等；同时也提出一些水溶性杂质，如淀粉、蛋白质、黏液质、鞣质、色素、无机盐等。若往水煎液中加入适量乙醇，可以改变其溶解性能而将杂质部分或全部除去。当乙醇浓度达到 60% ～70% 时，除鞣质、树脂等外，其他杂质已基本上沉淀而除去。如果分 2～3 次加入乙醇，浓度又逐步提高，最终达到 75% ～80%，则除去杂质的效果更好。

药液醇沉时，一般放置 12～24 小时或 24 小时以上，若能低温冷藏则更有利于杂质的充分沉淀。

水提取液往往还含有一些水不溶性杂质，醇沉也难以除去，应在醇沉、滤过、回收乙醇后，再加水混匀，冷藏 24 小时，又可除去一些杂质。如此醇、水交替处理，杂质除得完全，有利于提高注射液的澄明度。

2. 醇水法　是指将中药原料用一定浓度的乙醇用渗漉法、回流法提取，即可提取出生物碱及其盐、苷类、挥发油及有机酸类等；虽然多糖类、蛋白质、淀粉等无效成分不易溶出，但树脂、油脂、色素等杂质却仍可提出。为此，醇提取液经回收乙醇后，再加水处理，并冷藏一定时间，可使杂质沉淀而除去。如 60% ～70% 乙醇可提取苷类，70% ～80% 乙醇可提取生物碱类，90% 以上的乙醇可提取挥发油等。

3. 蒸馏法　是指将药材粗粉或薄片放入蒸馏器内，加水适量，待充分吸水膨胀后，加热蒸馏或通水蒸气蒸馏，收集馏出液。若药材中有效成分为挥发油或其他挥发性成分，则可存在于馏出液内。为提高蒸馏效率和防止有效成分被热破坏，也可采用减压蒸馏法。柴胡、野菊花、鱼腥草、艾叶、徐长卿、防风、细辛、大蒜、薄荷、荆芥等均宜用蒸馏法提取有效成分。

4. 双提法　此法是蒸馏法与水醇法的结合。如果处方内药材既需要挥发性成分，又需要不挥发性成分时，可采用"双提法"。双提法是先将药材用蒸馏法提出挥发性成分，再以水提醇沉法或其他方法提取不挥发性成分，最后将两部分合并，供配注射液用。

5. 透析法　本法是利用溶液中小分子物质可透过半透膜，大分子不能透过的性质来除去高分子杂质、纯化药液的方法。如中药水煎液中的多糖、蛋白质、鞣质、树脂等都是高分子有机物不能透过透析膜；而有效成分以低分子化合物或以离子形式存在者居多，一般能透过透析膜，故利用这一特性就可以达到分离、精制、去除杂质的目的。

本法制得的成品澄明度与稳定性均较好，鞣酸、树脂等高分子杂质基本上除尽，本法的缺点是透析量有限，操作时间长，不适于大生产。

6. 超滤法　超滤是用于分子分离的滤过方法。中药水煎液中有效成分的分子量多在 1000 以下；而一般无效成分（鞣质、蛋白质、树脂等）分子量则较大，在常温和一定压力下（外源氮气压或真空泵压）将中药粗提液通过一种装有高分子膜的超滤器，可达到除去杂质、保留有效成分的目的。

（三）除去药液中鞣质的方法

鞣质是多元酚的衍生物，既溶于水又溶于醇。有较强还原性，在酸、酶、强氧化剂存在或加热情况下，可发生水解、氧化、缩合反应，产生水不溶性物质。中药水提液中所含鞣质用醇沉淀不易除尽，故往往灭菌会有沉淀，影响注射剂澄明度。鞣质又能与蛋白质形成不溶性鞣酸蛋白，含有一定量鞣质的注射剂肌内注射后，使局部组织发生硬结、疼痛。因此，注射剂中的鞣质必须进一步除去。目前常用的除鞣质方法有以下几种：

1. 明胶沉淀法　本法利用蛋白质可与鞣质在水溶液中形成不溶性鞣酸蛋白而沉淀除去的方法。具体操作为：在中药水提取液中，搅拌下加入 2% ~5% 的明胶溶液适量，至不再产生沉淀为止，静置，滤过，滤液适当浓缩后，加乙醇使含醇量达 75% 以上，静置，沉淀，滤除过量明胶。当有效成分为黄酮、蒽醌时不宜采用此法，以免这些成分损失，可采用改良明胶法，即在水提浓缩液中加入明胶后，不滤过，而直接加乙醇处理，可减少明胶对某些有效成分的吸附。改良明胶法也有称之为胶醇法。

2. 醇溶液调 pH 法　本法又称碱性醇沉法。利用鞣质可与碱成盐，在高浓度乙醇中难溶而沉淀除去的方法。具体操作为：在中药水提浓缩液中加入乙醇，使含醇量达 80% 或更高、冷藏、静置、滤除沉淀后的醇液，用 40% 氢氧化钠溶液调 pH 为 8，醇液中的鞣质生成钠盐不溶于乙醇而析出，滤除即可。此法除鞣质较彻底，同时还能除去有机酸类杂质。但若有效成分也能与氢氧化钠成盐，可能同时沉淀而损失。

3. 聚酰胺吸附法　聚酰胺又称锦纶、尼龙 6、卡普隆，是由酰胺聚合而成的高分子化合物，分子内含有许多酰胺键，可与酚类、酸类、醌类、硝基类化合物等形成氢键而吸附这些物质。鞣质为多元酚的衍生物，亦可被吸附，从而达到除去的目的。

（四）注射剂的配液与滤过

1. 注射剂的配液

（1）原料的质量要求及投料计算

1）原料的质量要求：以有效成分或有效部位为组分配制注射剂时，所用原料应符合该有效成分或有效部位的质量标准，对溶解性、杂质检查、含量等指标要严格要求；以净药材为组分配制单方或复方注射剂时，必须选用正确的药材品种。规定含指标成分的量不低于总固体量的 20%（静脉用注射剂不低于 25%）；所用的各种附加剂均应符合药用标准,一般应采用"注射用"规格。

课 堂 活 动

　　请同学们从2010年版药典一部和二部中查找制剂含量的表示方法有几种?中药制剂和西药制剂的表示方法有何区别?为何有的中药制剂含量只规定下限?

　　2)投料量计算:配制前应按处方规定量及原料含量计算用量,若注射剂在灭菌后含量有所下降,应酌情增加投料量。中药注射剂的浓度根据原料的情况常用以下方法表示:①原料为已提纯的单体:通常用有效成分的百分含量(g/100ml)或限幅表示。亦可用每毫升含单体多少毫克或微克来表示,如丹皮酚注射剂每毫升含丹皮酚5mg;②原料为总提取物(有效部位):以总提取物的百分浓度或每毫升含总提取物的量来表示。如毛冬青注射剂每毫升含毛冬青提取物18～22mg;③有效成分不明确的中药:以每1ml相当于中药(生药)的量来表示。仅限于老产品,凡新品种均须有含量规定。

　　(2)配液用具的选择与处理:配液的用具均应由化学稳定性好的材料制成,如玻璃、搪瓷、耐酸耐碱的陶瓷及无毒聚氯乙烯、聚乙烯塑料等,不宜使用铝制品,因铝制品经肥皂刷洗后,能使液体中的小白点(脂肪酸与铝形成的络合物)增多。

　　配制少量注射剂可在中性硬质玻璃瓶或搪瓷桶内进行,大量生产多采用搪玻璃反应罐、不锈钢配液缸、瓷缸等。配液用具使用前先用肥皂、洗衣粉等刷洗清洁,最后用注射用水冲洗。玻璃器皿可用清洁液处理,随即用饮用水刷洗,最后用注射用水荡洗。塑料管道可用较稀清洁液处理后,用常水冲洗,再用注射用水抽洗数次。乳胶管可置蒸馏水中煮沸20分钟后,再用注射用水反复抽洗;亦可用1%氢氧化钠溶液浸泡10分钟,用饮用水搓揉冲洗,再用注射用水抽洗,使用后的管道应立即清洗,如暂时不用,可泡在1%～1.5%苯酚溶液中,防止微生物的生长。

🦓 案 例 分 析

案例

　　2006年6月××药厂生产的"鱼腥草注射液",导致患者使用后出现过敏性休克、全身过敏反应、胸闷、心急、呼吸困难,甚至死亡等不良反应,被国家食品药品监督管理局紧急叫停。

分析

　　鱼腥草注射液的处方为鲜鱼腥草,主要成分为癸酰乙醛、月桂稀、甲基正壬酮等,将鲜鱼腥草进行蒸馏,加入等渗调节剂氯化钠、增溶剂聚山梨酯-80,混匀,加注射用水。××药厂在制备过程中由于制剂工艺以及质量标准难以控制,导致鱼腥草注射液中的植物蛋白无法除尽、聚山梨酯-80含量偏高而产生过敏反应。

　　(3)药液的配制方法

　　1)浓配法:将全部原料药物加入部分溶媒中配成溶液,加热过滤,必要时冷却后再过滤,根据含量测定的结果,再用滤过的注射溶媒稀释至所需浓度。适用于药物(原液)杂质含量较高的注射剂的配制,杂质在浓配时滤过除去。

2)稀配法:将原料加入所需的溶媒中直接配制成所需浓度。适用于药物(原液)杂质含量低的注射剂的配制。

如处方中有两种或两种以上药物时,则难溶性药物先溶;如有易氧化药物需加抗氧剂时,应先加抗氧剂,后加药物;如需加入增溶剂或助溶剂时,最好将增溶剂与助溶剂与主药预先混合后再加入稀释。

中药成分复杂,虽经提取精制,仍然残存一些杂质,常在配液时借助加入吸附剂、热处理与冷藏等方法克服。吸附法中常用的吸附剂如活性炭、滑石粉等。不仅可除去树脂、鞣质、色素等杂质,也能改善注射剂的澄明度,尚有助滤作用。活性炭用量一般为0.1%~1%,应选用纯度高的优级品(常用767型一级针剂用炭),使用前需于150℃活化4~5小时,提高其吸附性。但活性炭也能吸附一些有效成分,亦应予注意。

2. 注射剂的滤过　滤过是保证注射剂澄明的重要操作,一般分为初滤和精滤,有时也将两者结合起来同时进行。

如果药液中沉淀较多,特别是加过活性炭的溶液须经初滤后方可精滤,以免沉淀堵塞滤孔。初滤常用的滤材有滤纸、长纤维脱脂棉、绸缎布、尼龙布等。小量制备以布氏滤器减压滤过最常用,大量生产多用滤棒(外面可用绸布或尼龙布包扎以便洗涤)进行。新绸布等使用前要先用常水洗涤,再分别用2%碳酸钠溶液和1%盐酸搓洗并煮沸,用蒸馏水或滤过澄明的蒸馏水冲洗至无纤维、无浑浊后灭菌备用。

微孔滤膜及滤器是在注射剂生产中广泛使用的精滤装置。它是一种高分子薄膜过滤材料,如醋酸纤维素膜,薄膜上有许多微孔,孔径0.025~14μm,微孔总面积占薄膜总面积的80%,过滤效果好,过滤速度比滤棒快40倍。但易于堵塞,且易破裂,故在薄膜过滤前应先预过滤。为防止破裂,还应将滤膜装在衬有网状材料的膜滤器内使用。微孔滤膜在使用前一般先用蒸馏水冲洗,浸泡24小时备用,若无破损,再用注射用水冲洗,装入滤器。

不论采用何种滤过装置,开始滤出的药液澄明度常不合要求,因此滤过开始时常将最初的滤液反复回滤,待回滤药液的澄明度合格后,即可灌装。

（五）注射剂的灌封

灌封包括灌注药液和封口,灌注药液后应立即封口,以免污染。灌封间是无菌制剂制备的关键工作区,其环境要严格控制,操作室洁净度按B级要求,灌封部位局部达到A级。灌装药液时应注意:①剂量准确:灌装时注射剂可分别按易流动液和黏稠液,根据《中国药典》2010年版要求(表16-4)适当增加装量,以保证注射用量不少于标示量;②药液不沾瓶:为防止灌注器针头"挂水",活塞中心常有毛细孔,可使针头挂的水滴缩回并调节灌装速度,过快时药液易溅至瓶壁而沾瓶;③易氧化的药物灌装时应通惰性气体:惰性气体的要求和处理见第十六章第一节的相关内容。通惰性气体时既不能使药液溅至瓶颈,又要使安瓿空间空气除尽,一般认为2次通气的效果较1次通气的效果好。1~2ml的安瓿常在灌注药液后充气,5ml以上的安瓿则在灌注前后各充气1次。

表 16-4　注射剂装量增加量

标示装量(ml)	增加量(ml)	
	易流动的液体(ml)	黏稠的液体(ml)
0.5	0.10	0.12
1	0.10	0.15
2	0.15	0.25
5	0.30	0.50
10	0.50	0.70
20	0.60	0.90
50	1.0	1.5

（六）注射剂的灭菌与检漏

熔封后的安瓿应立即灭菌,不可久置。灭菌方法主要根据主药性质来选择,既要保证灭菌效果,又不能影响主药的有效成分。一般小容量的中药注射剂多采用 100℃ 30 分钟湿热灭菌,10~20ml 的安瓿可酌情延长 15 分钟灭菌时间,要求按灭菌效果 F_0 大于 8 分钟进行验证。对热稳定的产品,可以热压灭菌。

灭菌后的安瓿应立即进行漏气检查。若安瓿未严密熔合,有毛细孔或微小裂缝存在时,则药液易被微生物与污物污染或药物泄漏,因此必须剔除漏气产品。

注射剂灭菌常用的设备有热压灭菌柜、水浴式灭菌柜等。检漏常用的设备为热压灭菌检漏器,灭菌、检漏可同时进行,注射剂生产中应用较多。

（七）注射剂的印字与包装

注射剂经质量检查合格后即可进行印字和包装,每支注射剂应直接印上品名、规格、批号等。

印字有手工印字和机械印字两种。少量安瓿印字时,通常将打印或刻印的蜡纸反铺在涂有少量玻璃油墨的 2~3 层纱布上,纱布固定在橡胶板、纸盒或其他物品上,将安瓿在蜡纸上轻轻滚过即可。机械印字常采用安瓿印字机。目前已有印字、装盒、贴标签及包扎等联成一体的印包联动机。装安瓿的纸盒内应衬有瓦楞纸及说明书。盒外应贴标签,标签上须注明下药品通用名称、成分、性状、适应证或者功能主治、规格、用法用量、不良反应、禁忌、注意事项、贮藏、生产日期、产品批号、有效期、批准文号、生产企业等内容。适应证或者功能主治、用法用量、不良反应、禁忌、注意事项不能全部注明的,应当标出主要内容并注明"详见说明书"字样。

二、小容量注射剂常用生产设备与使用

（一）注射剂滤过设备

注射剂滤过的方式有自然滤过、减压滤过与加压滤过三种。三者滤过方式的装置如下:

（1）高位静压滤过装置:该装置一般是配液间在楼上,配液通过管道滤过到楼下进行灌封,如加用微孔膜滤器则滤液质量更高。本装置的特点是不需加压或减压设备,压力稳定,质量好,但滤速较慢。

（2）减压滤过装置:减压滤过装置很多,图16-2为常用的一种,其特点为:①可以连续滤过,过滤液瓶接受滤液时,另一滤液瓶中的溶液可经过滤器进入滤瓶以供灌注用,如此交替应用;②整套装置从过滤到灌注都在密闭的情况下进行,药液不易被污染;③由于减压滤过后又经过一次自然滴滤,可避免由于减压的压力不稳而造成滤层松动,影响滤液的澄明度。

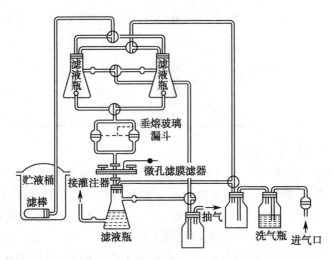

图16-2 注射剂减压连续过滤装置

（3）加压滤过装置:加压过滤系用离心泵将液体通过滤器进行滤过,其特点为压力稳定、滤速快、质量好、产量高。由于全部装置保持正压,空气中的微生物和微粒不易进入滤过系统,同时滤层不易松动,因而滤过质量比较稳定。此法需要不锈钢或陶瓷的耐酸泵及压滤罐等设备,当配液、滤过、灌封等工序在同一平面时适于使用。自动加压滤过装置如图16-3所示。限位开关为连接继电器的两组开关,贮液瓶中药液减少到一定重量时弹簧伸张,连板压点将限位开关的触点顶合,此时继电器通电,借磁性将离心泵

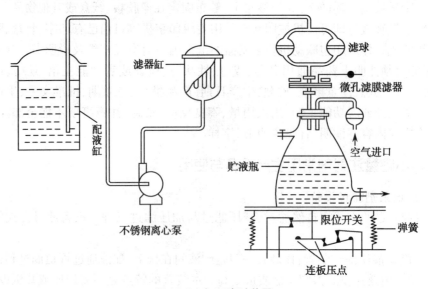

图16-3 加压滤过装置

的开关吸合,离心泵开动,继续压滤药液;贮液瓶重量增大,弹簧压紧,限位开关的触点脱离,继电器的自锁作用使离心泵继续开动;当贮液瓶重量增加使连板压点将限位开关的触点打开,继电器释放,离心泵关掉;当瓶内药液减少,限位开关的触点即复合,直至限位开关的另一触点顶合时,离心泵又重新启动。操作时工作压力保持在 98.1 ~ 147.5kPa,滤速能基本满足灌封的需要。

(二)注射剂灌封设备

1. 手工灌注器　有竖式与横式单针灌注器两种,其结构原理相同。竖式灌注器如图 16-4 所示。单向活塞控制药液向一个方向流动,当注射器心向上提时,器内压力减少,下面活塞开放将药液吸入,上面活塞关闭。注射器心下压,压力增大,上面活塞开放将药液注出,而下面活塞关闭。一吸一注,反复操作,进行灌注。容量调节螺丝上下移动,以控制注射器针筒芯拉出的距离来决定抽取药液的容量。

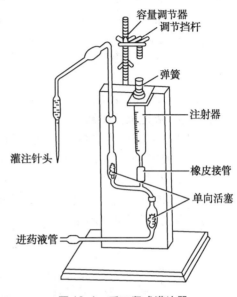

图 16-4　手工竖式灌注器

手工封口按火焰束分为单火焰法和双火焰法。双火焰法封口速度快,封口后安瓿长短一致,顶端也圆整,现常用。封口火焰可用煤气、汽油气化产生,同时吹以压缩空气或氧气助燃。

2. 机械灌封　机械灌封由安瓿自动灌封机完成。操作方便,生产效率高,其结构如图 16-5 所示。封口有拉封和顶封两种,目前多采用旋转拉丝封口,该方法封口严密,不易出现毛细孔,对药液的影响小。与顶封相比可节约能源 60% 以上。安瓿自动灌封机可自动完成进瓶——理瓶——送瓶——前充气——灌装——后充气——预热——拉丝封口——出瓶等工序。

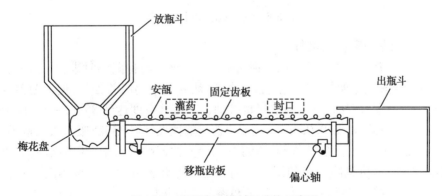

图 16-5　安瓿自动灌封机结构示意图

灌封过程:灌封机的垂直输送系统有数个灌封头,其灌注药液封口由以下动作协调进行:移动出档送洗净的安瓿,灌注针头下降,灌注药液入安瓿,灌注针头上升后封口,安瓿离开。以上动作通过主轴上的侧凸轮和灌注凸轮来完成,药液容量由容量调节螺旋上下移动调节。灌封机运行时若缺瓶可通过自动止灌装置停灌,若无瓶则停止启动,瓶子过多则停止洗瓶等连锁装置。

灌封机操作中可能出现的问题及其原因有:①剂量不准确,可能是剂量调节螺丝松动;②封口不严,出现毛细孔,多在顶封时出现,是由于火焰不够强所致;③出现大头(鼓泡),是因为火焰太强、位置太低,安瓿内空气突然膨胀所致;④出现瘪头,主要是因为安瓿不转动,火焰集中一点所致;⑤焦头,是药液沾颈所致,其原因可能是灌药太急,药液飞溅在瓶壁上,熔封时形成;或针头往安瓿中注药后,未能立即回药,尖端还带有药液,黏于瓶颈或针头安装不正,压药与针头打药的行程配合不好,造成针头刚进瓶口就灌药或针头临出瓶口时才给完药;或针头升降轴不够润滑,针头起落缓慢等。应针对具体原因加以解决。

为了进一步提高产品质量与生产效率,我国已有洗灌封联动机(图16-6),该设备由超声波清洗机、隧道灭菌烘箱、自动安瓿灌封机组成,是安瓿洗涤、烘干灭菌以及药液灌封三个步骤联合起来的生产线。其主要特点是生产全过程是在密闭或层流条件下工作,符合GMP要求,采用先进的电子技术和微机控制,实现机电一体化,使整个生产过程达到自动平衡、监控保护、自动控温、自动记录、自动报警和故障显示,减轻了劳动强度,减少了操作人员。其缺点是价格昂贵,部件结构复杂,对操作人员的管理知识和操作水平要求较高,维修也较困难。

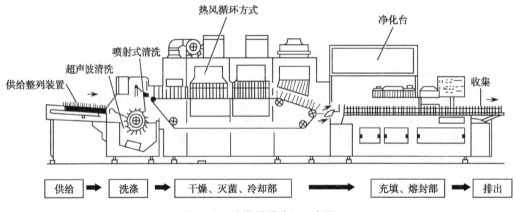

图16-6　洗灌封联动机示意图

(三) 注射剂灭菌检漏设备

在生产上通常采用灭菌检漏两用锅(图16-7),灭菌与检漏同时进行。灭菌后稍开锅门,从进水管放进冷水淋洗使安瓿温度降低,然后关紧锅门并抽气,使灭菌器内压力逐渐降低。如有漏气安瓿,其瓶内空气也被抽出。当真空度达到85.12～90.44kPa 时,停止抽气,将有色溶液(如0.05%曙红、亚甲蓝或酸性大红 G 溶液)吸入灭菌锅中,至没过安瓿后,关闭色水阀,开启放气阀,再将有色溶液抽回贮液器中,开启锅门,取出注射剂,淋洗后检查,即可剔除带色的漏气安瓿。也可将灭菌后的安瓿趁热浸入有色溶液中,当冷却时,因漏气安瓿内部压力低,有色溶液即由漏孔进入安瓿,使药液染色。

三、小容量注射剂生产与质量控制

(一) 生产过程质量控制

1. 各工段应严格控制操作室空气洁净度和温湿度　安瓿洗涤和干燥灭菌操作室洁

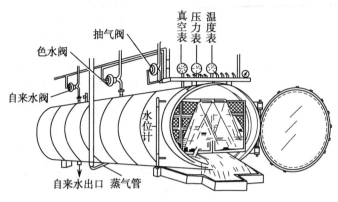

图 16-7　灭菌检漏两用灭菌锅

净度按 C 级要求;药液浓配间洁净度按 C 级、稀配间按 B 级要求,精滤后药液在 B 级洁净度下存放。药液灌封操作室洁净度按 B 级要求,灌封部位局部达到 A 级。洁净室内相对室外呈正压,温度 18~26℃、相对湿度45%~65%。

2. 安瓿清洗过程中应随时检查水汽压力,确保水汽能冲到安瓿底部,保证洗涤质量。安瓿清洗过程中的质量控制点有:①洁净度:应光洁,不得有纤维、白点、异物、玻璃屑等,符合企业内控标准;②破损率:应符合企业内控标准。

3. 配液应尽可能缩短时间,配制用器具、原料、附加剂尽可能无菌,防止微生物与热原的污染及药液变质。配液工序的质量控制点有:①色泽:品种不同色泽要求不同,若色泽不符合要求,在药液含量符合规定的前提下,多加活性炭的量以改善药液色泽;②含量:药液的含量测定的样品应是加活性炭搅拌过滤后的滤液,根据药典或企业内控标准,应符合规定。内控标准应根据药液灭菌后含量下降幅度而定,还要考虑药液在有效期内有效成分含量的下降情况;③pH:根据注射剂品种不同,使符合要求;④可见异物:根据药典或企业内控标准,应符合规定。

4. 灌封时要经常检查装量及封口质量,封口不得有炭化、封口不严等现象。灌封后安瓿应有标签,标签上应标明品名、规格、批号、生产日期、灌封人、灌封序号,防止发生混药、混批。本工序的质量控制点有:①封口质量:封口应严密光滑,不得有封口不严,焦头、泡头、平头、尖头等现象;②装量:灌装时需根据药典的规定增加装量,灌装量略多于标示量;③可见异物:应符合药典要求。

5. 灌封后的注射剂要立即进行灭菌　灭菌时间必须由全部药液温度达到所要求的温度时算起。灭菌后必须等灭菌器内压力降到零时,才可缓慢打开柜门,谨防蒸气喷出伤人。灭菌检漏工序质量控制点有:①温度与压力:根据待灭菌产品的性质,应保持在设定值;②时间:根据设定温度与压力,灭菌时间应能确保灭菌效果。

6. 更换生产品种或规格时要注意各工段的清场工作。

(二) 小容量注射剂的质量评定

按照《中国药典》2010 年版对注射剂质量检查有关规定,小容量注射剂需要进行如下方面的质量检查:

1. 装量　标示装量不大于 2ml 者取供试品 5 支,2ml 以上至 50ml 者取供试品 3 支,按照药典方法进行检查,每支的装量均不得少于其标示量。

2. 可见异物　可见异物是指存在于注射剂、滴眼剂中,在规定条件下目视可以观测到的任何不溶性物质,其粒径或长度通常大于$50\mu m$。它们可能是外来的污染物,如纤毛、金属屑、玻璃屑等,也可能是内源性固体,如原料中存在的不溶性物、析出的沉淀物、结晶等。除特殊规定外,注射液必须完全澄明,不得含有任何肉眼可见的不溶性微粒异物。注射液中这些异物若注入人体后,较大的微粒可以堵塞毛细血管形成血栓;当侵入肺、脑、肾等组织时也会引起这些组织栓塞和巨噬细胞的包围及增殖,生成肉芽肿,危害健康。

《中国药典》2010年版中规定的可见异物检查方法有两种:灯检法和光散射法。一般常用灯检法,也可采用光散射法。灯检法不适用的品种(如有色透明容器包装或液体色泽较深的品种)应选用光散射法。下面主要介绍溶液型、乳状液型及混悬型制剂有关灯检法的使用情况。

(1) 检查的装置:如图16-8所示。1为带有遮光板的日光灯光源,光照度可在1000~4000lx范围内调节;2为不反光的黑色背景;3为不反光的白色背景和底部(供检查有色异物);D为反光的白色背景(指遮光板内侧)。

(2) 检查人员条件:远距离和近距离视力测验,均应为4.9或4.9以上(矫正后视力应为5.0或5.0以上);均应无色盲。

(3) 检查方法:除另有规定外,取供试品20支(瓶),除去容器标签,擦净容器外壁,必要时将药液转移至沾净透明的适宜容器内;置供试品于遮光板边缘处,在明视距离(指供试品至人眼的距离,通常为25cm),分别在黑色和白色背景下,手持供试品颈部轻轻旋转和翻转容器使药液中存在的可见异物悬浮(注意不使药液产生气泡),轻轻翻转后即用目检视,重复3次,总时限为20秒。

(4) 结果判定:溶液型静脉用注射液、注射用浓溶液20支(瓶)供试品中,均不得检出明显可见异物,如检出微细可见异物的供试品不超过1支(瓶),应另取20支(瓶)同法检查,均不得检出;混悬型、乳状液型注射液和滴眼剂20支(瓶)供试品中,均不得检出金属屑、玻璃屑、色块、纤维等可见异物;溶液型非静脉用注射液、溶液型滴眼剂20支(瓶)供试品中,均不得检出明显可见异物,如检出微细可见异物的供试品不超过1支(瓶),应另取20支(瓶)同法检查,两次检查的供试品中微细可见异物,溶液型非静脉用注射液不得超过2支(瓶)、溶液型滴眼剂不得超过3支(瓶)。

(5) 灯检法特点:其主要优点是简便,检测成本低;可少量计数异物;可辨别较大异物种类,可以分析可见异物来源,找出污染环节;有经验的检验者可以较好排除气泡等的干扰。其缺点主要是检验结果受人为主观影响较大,漏检率较高,不能保证将不合格品全部检出等。

3. 细菌内毒素或热原　除另有规定外,静脉用注射剂按各品种项下的规定,照细菌内毒素检查法或热原检查法检查,应符合规定。

4. 无菌　任何注射剂灭菌后,均应抽取一定数量的样品进行无菌检查,以确保制品的灭菌质量。通过无菌操作制备的成品更应检查其无菌状况,具体方法参阅《中国药典》2010年版。

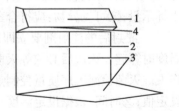

图16-8　可见异物检查装置示意图
1. 带有遮光板的日光灯光源　2. 不反光的黑色背景
3. 不反光的白色背景和底部　4. 反光的白色背景

5. 不溶性微粒　除另有规定外,照《中国药典》2010 年版附录不溶性微粒检查法检查,应符合有关规定。

6. 有关物质　有关物质系指中药材经提取、纯化制成注射剂后,残留在注射剂中可能含有并需要控制的物质,一般包括蛋白质、鞣质、树脂等;静脉注射剂还应检查草酸盐、钾离子等。按各品种项下规定,照《中国药典》2010 年版附录注射剂有关物质检查法检查,应符合有关规定。

此外,应根据具体品种要求进行鉴别试验、含量测定、杂质检查、溶血检查以及安全试验等项目。

四、中药注射剂生产中存在的问题

1. 澄明度问题　中药注射剂在灭菌后或在贮藏过程中易产生混浊或沉淀。主要原因是生产过程中的杂质未除净,尤其是鞣质、树脂、蛋白质等形成了胶体分散物,由于胶体陈化而呈现混浊或沉淀。

2. 刺激性问题　是指注射后产生局部硬结、肿痛、压迫痛和牵引痛等不良反应。其产生的原因有:①有效成分本身具刺激性或药液中含有较高的钾离子;②鞣质去除不干净,形成鞣酸蛋白;③药液渗透压不适宜;④药液 pH 不适宜。

3. 复方配伍问题　复方注射剂中,往往各种中药所含的有效成分性质不同。如果按一种方法提取精制,就可能影响提取效果而使某些有效成分损失,或者由于配伍上的问题,使提取成分之间产生作用,而影响到成品的质量和疗效。

4. 中药中有效成分的溶解度问题　从中药中提取分离得到有效成分,很多情况下不溶于或难溶于水,这不仅给制备注射剂带来困难,而且影响疗效。如苷类、生物碱、黄酮类等有效成分,可通过制成可溶性盐、酯和采用复合溶剂的方法来解决。

5. 剂量与疗效问题　中药注射剂往往按药材量100%～300%制成。而肌内注射每次 2ml 即相当于药材几克,通常中药汤剂每次剂量常有八九味药,而每味药又往往用6～9g,由于中药注射剂需经提取、浓缩、纯化、精制等多道工序,而且有效成分存在溶解度的问题,所以成品的有效成分保存率低,除了某些有效成分生理效应强烈外,大多注射剂药材当量剂量小,这可能是某些中药注射剂疗效不显著的原因之一。

6. 质量标准问题　中药注射剂除有效成分明确可以通过定性定量控制其质量外,大多数中药注射剂缺乏明确的质量指标,所以存在着因药材质量、工艺生产条件的影响,产品质量不稳定,进而影响疗效。

五、典型品种举例

参附注射液

【处方】　红参 93.7g　附片 156.25g　丹参 156.25g
【制法】
(1) 人参的提取:将人参粗粉用75%乙醇回流提取 3 次,每次 2 小时,合并提取液。滤过,回收乙醇,浓缩液加 6～7 倍量乙醇搅拌,冷藏 24 小时,滤过,灭菌,冷藏备用。
(2) 附片、丹参的提取:二药加水煎煮 3 次,每次 1.5 小时,合并煎液,浓缩至糖浆状,加 3～4 倍量乙醇,冷藏 24 小时,滤过,回收乙醇;浓缩液加 5～6 倍量乙醇。冷藏 24

小时,滤过,回收乙醇;浓缩液再加 7~8 倍量乙醇,冷藏 24 小时,滤过,回收乙醇至无醇味,加生理盐水稀释,滤过,灭菌,备用。

（3）合并以上两种备用液,滤过,加生理盐水至 1000ml,加无水碳酸钠调 pH 6.5,精滤,分装,105℃热压灭菌 45 分钟。

【功能与主治】　益气活血,回阳救脱,强心生脉。用于元气大亏,阳气暴脱,手足厥冷,呼吸微弱,脉微,以及心源性休克、感染性休克和中毒性休克等。

【用法与用量】　静脉滴注。一次 40~100ml,加于 5%~10% 葡萄糖液 500ml 中滴注,一日 1 次。

【处方工艺分析】　本品为静脉滴注,不加吐温-80 等增溶剂。根据药物性质,人参采用醇提水沉法,附片和丹参采用水提醇沉法制备。

【制备过程注意事项】　为了改善制剂的澄明度,提高制剂的稳定性,提取物须进一步精制。人参提取物的精制若用 LG601 型大孔树脂,用水和 20% 乙醇洗涤吸附树脂,55% 乙醇解吸,解吸后的人参提取液中人参总皂苷的含量明显高于乙醇回流提取法;附片中主要成分为乌头碱,若在水醇法处理中增加 2 次碱性醇沉,可提高药液的澄明度,而主药含量并不低于原工艺。

柴胡注射液

【处方】　柴胡 1000g　氯化钠 9g　聚山梨酯-80 3g

【制法】　取柴胡 1000g,切段,段长 1~2cm,加入 16 000ml 水,在 40~50℃下,浸泡 5 小时后蒸馏提取,初馏液收取 4000ml,然后再对初馏液进行重蒸馏,重馏液收 1000ml,加入 3g 聚山梨酯-80,搅拌使油完全溶解,再加入 9g 氯化钠,溶解后,滤过,加注射用水至 1000ml,调 pH 至 6.1,测定吸收度,用 0.22μm 微孔滤膜精滤,灌封,115℃灭菌 30 分钟,即得。

【功能与主治】　清热解表。用于治疗感冒、流行性感冒及疟疾等的发热。

【用法与用量】　肌内注射。一次 2~4ml,一日 1~2 次。

【处方工艺分析】　柴胡中起解热作用的主要是挥发油成分,总挥发油中的丁香酚、己酸、γ-十一酸内酯和对-甲氧基苯二酮是其解热的主要成分。方中氯化钠为渗透压调节剂,聚山梨酯-80 为增溶剂。

【制备过程注意事项】　柴胡药材表面多不清洁,水蒸气蒸馏时,大量细菌随水蒸气一起馏出,不易被滤层阻滞,结果表现为灭菌后不够澄明,可通过多次蒸馏来加以改善。将柴胡切段温浸 5 小时后,再进行水蒸气蒸馏,挥发油提取的比较完全。

当归注射液

【处方】　当归 50g　苯甲醇 10ml　氯化钠 8g　注射用水加至 1000ml

【制法】　取当归粗粉,加蒸馏水约 1000ml,浸渍 30 分钟,按蒸馏法收集蒸馏液 800ml,备用。药渣按煎煮法水煎两次,每次 30 分钟,合并水煎液,浓缩至 50ml,加二倍乙醇,搅拌,冷藏,沉淀,滤过,滤液回收乙醇,浓缩至 20~25ml,再加乙醇至含醇量达 80%,冷藏滤过,滤液回收乙醇至无醇味,与上述蒸馏液合并,滤过,加苯甲醇、氯化钠,搅拌溶解,加注射用水至 1000ml,用 G₃ 垂熔玻璃漏斗滤过,灌封于 2ml 的安瓿中,100℃灭菌 30 分钟即得。

【功能与主治】　活血止痛。用于各种疼痛,如头痛、坐骨神经痛、面神经麻痹、痛经及妇科疾病。

【用法与用量】　穴位注射。每穴 0.3~0.5ml,一日或隔日 1 次。

【处方工艺分析】　①当归活性成分除水溶性部分外还有较多的挥发油,含量为 0.2%~0.4%。故本品采用双提法提取,以保留其有效成分;②苯甲醇为止痛剂,氯化钠为渗透压调节剂;③本品也可以用 70% 乙醇为溶剂,采用渗漉法提取制备。

【制备过程注意事项】　当归中有效成分阿魏酸在水中的溶解度小、稳定性差,特别是高温灭菌对其破坏作用更大,可采用温和、穿透力强和杀菌能力强的灭菌方法,如紫外线灭菌、⁶⁰Co 辐射法及低温间歇式灭菌等。或将当归中阿魏酸提取精制制成粉针剂或制成钠盐。

点滴积累

1. 小容量注射剂生产工艺流程可分为一条主线,两条辅线。主线是中药原液的制备、配液与滤过、灌封、灭菌与检漏、印字与包装、质量检查等步骤。两条辅线分别是容器的清洗、干燥、灭菌和注射剂溶剂的生产和处理,容器供给灌封工段、溶剂主要供给配液工段。

2. 中药注射剂原液的制备方法主要有:水醇法、醇水法、蒸馏法、双提法、透析法等。除去注射剂原液中鞣质的方法主要有:明胶沉淀法、醇溶液调 pH 法、聚酰胺吸附法等。

3. 各工段应严格控制操作室空气洁净级别。安瓿洗涤、干燥、灭菌操作室按洁净度 C 级要求,安瓿灭菌后冷却操作室按洁净度 C 级要求;浓配间操作室按洁净度 C 级、稀配间操作室按洁净度 B 级要求;精滤后药液在洁净度 B 级操作室下存放;药液灌封操作室洁净度按洁净度 B 级要求,灌封部位局部达到洁净度 A 级。

第三节　静脉输液生产技术

一、静脉输液生产技术

静脉输液是指供静脉滴注输入体内的大剂量(除另有规定外,一般不小于 100ml)注射剂。通常包装在玻璃或塑料的输液瓶或袋中,不含抑菌剂。使用时通过输液器调整滴速,持续而稳定地进入静脉。输液剂使用剂量大,可直接进入血循环,能快速产生药效,是临床救治危重和急症病人的主要用药方式。其作用多样,使用范围广,临床主要用于:补充必要的营养、热能和水分,维持体内水、电解质的平衡,改善血液循环,防止和治疗休克,调节酸碱平衡,稀释和排泄毒素等。也常把输液剂作为一种载体,将多种注射液如抗生素、强心药、升压药等加入其中供静脉滴注,以使药物迅速起效,并维持稳定的血药浓度,确保临床疗效的发挥。

目前临床上常用有下列几种:

1. 电解质输液　用于补充体内水分、电解质,纠正体内酸碱平衡等。如氯化钠注射液(俗称生理盐水)、复方氯化钠注射液(林格液)、乳酸钠注射液等。

2. 营养输液　用于不能口服吸收营养的患者,其品种有:

（1）糖类及多元醇类输液：糖类输液用以供给机体热量和补充体液，常见的有葡萄糖注射液、转化糖注射液。多元醇类输液用于脑水肿降低颅内压及烧伤后产生的水肿。如山梨醇注射液、甘露醇注射液等。

（2）氨基酸类输液：用于危重患者和不能口服进食的患者补充营养。常见的有复方氨基酸注射液（18AA-Ⅰ）、复合氨基酸注射液（6AA）等。

（3）脂肪乳剂输液：是一种胃肠道外的高能输液剂。用于为不能口服进食、严重缺乏营养的患者提供全静脉营养，亦称完全胃肠外营养（TPN）。TPN 主要由复方氨基酸注射液、糖类与脂肪乳剂组成。脂肪乳剂必须单独输入。

3. 胶体类输液　是一种与血浆等渗及有近似黏度的胶体溶液，又称血浆代用液。用于维持血压和增加血容量，以防患者休克。必要时可与氨基酸输液合用，可克服代血浆只有扩张血容量作用而无营养功能的缺点。主要品种有右旋糖酐、淀粉衍生物（羧甲基淀粉钠、羟乙基淀粉等）、明胶、聚乙烯吡咯烷酮等。

由于其用量大而且直接进入人体血液，应在生产全过程中采取各种措施防止微粒、微生物、内毒素污染，确保安全。生产工艺等亦与小容量注射剂有一定差异。大容量注射剂生产工艺流程如图 16-9 所示。

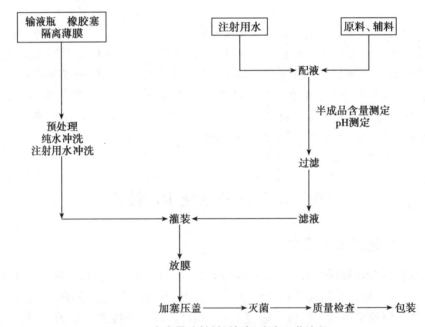

图 16-9　大容量注射剂（输液）生产工艺流程

📖 课堂活动

　　请同学举出属于静脉输液的品种，说出它们的临床作用，并从生产工艺、质量要求和临床应用等方面比较小容量注射剂和静脉输液的区别。

（一）容器与附件的质量要求与处理

静脉输液的主要容器是玻璃制的输液瓶，20 世纪 60 年代国内外已开始用塑料袋盛装输液。

1. 输液瓶 应为无色透明中性硬质玻璃所制,应能耐酸、碱、水和药液的腐蚀。经高压灭菌及长时间贮藏不应产生脱片,运输过程不易破碎。外观应光滑均匀、端正无条纹、无气泡。瓶口内径应适度、无毛口,以利于密封。

输液瓶的处理:先用常水冲洗除去表面灰尘,再洗内壁,倒置沥干,然后用清洁液荡涤整个瓶内壁,放置。临用前先用常水冲去清洁液,再用注射用水冲洗,灌注前用微孔薄膜滤的注射用水倒冲,备用。

药厂大规模生产多用冲瓶机,用70℃左右的2%氢氧化钠或3%碳酸钠溶液冲洗10秒左右,再依次用饮用水、注射用水、滤过的注射用水冲洗干净。由于碱对玻璃有腐蚀作用,故碱液与玻璃接触时间不宜过长。碱洗法操作方便,易于组织生产流水线,也能消除细菌与热原,但其作用比酸洗法弱,故仅用于新瓶及洁净度较好的输液瓶的洗涤。

2. 塑料输液袋 为无毒软性聚氯乙烯、聚丙烯等塑料压制而成。具有体积小、重量轻、便于运输等特点。塑料输液袋需经过热原试验、毒性试验、抗原试验、变形试验及透气试验,合格后方可使用。

新塑料输液袋的处理:应先用清水将表面洗净,然后灌入已滤过的注射用水150ml,用玻璃塞塞紧袋口,在压力为49.04kPa下,热压灭菌30分钟备用。临用时放掉袋内注射用水,再用滤过的注射用水荡洗三次,即可灌装药液。

3. 橡胶塞 橡胶塞的质量对静脉输液影响很大。橡胶塞的质量要求是:应富有弹性和柔曲性,针头容易刺入,拔出后能立即闭合;耐高热高压灭菌;具有高度的化学稳定性;吸附性较小;具有一定的耐溶性以免增加药液的杂质;不易老化、表面光滑和厚薄均匀。

橡胶塞主要成分为合成橡胶,并含有附加剂,如硫黄(增加橡胶的机械强度)、氧化锌、碳酸钙(填充剂)、硬脂酸(增塑剂)等。质量差的橡胶塞,其成分(如硫黄、碳酸钙、氧化锌等)易落入溶液中,使输液出现浑浊、白点等现象。溶解在药液中的锌离子,注入体内与血清蛋白结合成锌蛋白络合物,可出现发热等输液反应,因此必须用质量好的橡胶塞。供静脉输液用的橡胶塞应使用新的。目前我国常用的为卤化丁基橡胶塞,属一类药包材,其质量应符合SFDA颁布的《直接接触药品的包装材料和容器管理办法》和其他有关规定,使用前一般用滤过的注射用水进行多次漂洗即可。

4. 衬垫薄膜(又称隔离薄膜) 橡胶塞虽经反复处理,仍难保证输液成品中无微粒。为此,需要在橡胶塞下衬垫一层隔离膜。目前,国内生产输液常用的衬垫薄膜是聚酯薄膜(涤纶)。聚酯薄膜理化性质稳定,能耐热压灭菌,用稀酸煮洗或乙醇洗涤均无异物脱落或溶解。但由于在分子中含有酯键,对碱的稳定性较差,因此仅适用于微酸性药液。聚丙烯薄膜亦有应用,适用于微酸或微碱性溶液。聚酯及聚丙烯薄膜都具有强的静电效应,能吸附各种尘埃细屑,且不易洗脱。

聚酯薄膜的处理方法为:①将薄膜刷去细屑,捻开,置于含0.9%氯化钠的85%乙醇的滤清溶液中(或用95%乙醇),浸泡12小时以上,以除去有机物质及解除静电效应,洗去吸附的尘埃,漂洗干净;②放入滤过的蒸馏水中,煮沸30分钟或在蒸馏水中用68.7kPa(0.7kg/cm²)压力灭菌15~30分钟,并用滤过的注射用水漂洗至水中无白点、纤维等异物为止;③浸泡在澄清的注射用水中备用。因聚酯薄膜长时间浸泡在乙醇中会发生醇解,故应即洗即用。

聚丙烯薄膜的处理基本与聚酯薄膜相同,只是不加热,而以10%盐酸浸泡12小时,取出搓洗至无异物。

(二) 原辅料的质量要求

输液剂所用的原辅料质量要求很高,在实际生产中必须严格控制。

输液剂应选用优质高纯度的注射用规格的原料配制。若有时不易获得专供注射用规格的原料,医疗上又急需而只能采用高纯度化学试剂时,应按《中国药典》规定项目,进行质量检验,特别是应严格控制水溶性钡、砷、汞、铅等有毒物质的含量,必要时要作相应的安全试验,确保符合要求后方可选择应用。

每批原料使用前应检查包装是否严密,有否受潮、发霉、变质等现象。如发现有包装破损、原料受潮、霉变等问题,该批原料则不能使用。否则会因原料污染热原而影响输液质量。有些利用微生物发酵方法制得的原料(如右旋糖酐),还应根据实际情况进行异性蛋白测定和安全试验,以确保临床使用安全。

输液剂配制所用的溶剂必须是符合要求的新鲜注射用水。

输液剂配制过程中涉及的其他辅料,也应要求选择注射用规格。

(三) 配液

1. 浓配法　为静脉输液配制的常用方法。具体操作是将原料溶于新鲜的注射用水中配成浓溶液,加活性炭加热处理,滤过后再稀释至所需浓度。经活性炭加热处理,可吸附除去原料中的热原、色素和杂质,改善澄明度。例如葡萄糖注射剂,可先配成50%~70%的浓溶液,加活性炭(0.3%~0.5%),调整pH,用蒸气加热(以防葡萄糖焦化),冷至50℃,用布氏漏斗或砂滤棒抽滤,加注射用水稀释成所需浓度,再通过适宜的垂熔漏斗及微孔薄膜滤器精滤合格后灌装。

2. 稀配法　原料质量较好、成品合格率较高而配液量大时可用此法。即将原料直接加新鲜注射水配成所需的浓度,加活性炭(0.02%~0.1%),调整pH,搅拌,放置约20分钟后(必要时可适当加热以加速吸附),用砂滤棒抽滤至澄明,再通过3号垂熔滤球及微孔薄膜滤器精滤后灌装。

国内外输液配制的设备,往往采用不锈钢制成的大型容器。配液器内装有搅拌桨、加热管和液位管。

(四) 过滤

输液的滤过方法与滤过装置与安瓿剂基本上相同。滤过方法有减压滤过和加压滤过等,不论采用何种方法,均应在密闭连通管道中进行,这样可避免药液与外界空气接触而减少污染机会。目前生产输液大多采用玻璃泵或不锈钢加压泵加压滤过。

因输液量大,滤器滤材一般用垂熔玻璃滤棒、陶质砂滤棒或不锈钢板框压滤机进行预滤,精滤目前多采用微孔滤膜,常用滤膜孔径为0.65μm或0.8μm,或用加压三级(砂滤棒-G_3滤球-微孔滤膜)滤过装置。还有用聚四氟乙烯或聚碳酸酯或不锈钢滤器为支架加混合纤维素微孔滤膜组成的滤器,多用作药液的精滤。我国《药品生产质量管理规范》(GMP)中均要求注射剂经微孔薄膜滤过。实践表明,经过滤膜滤过的输液,微粒可大幅度降低,使静脉输液的质量大大提高。

(五) 灌封

药液滤过至澄明度合格后即可分装于输液瓶或塑料输液袋中。用输液瓶灌封的工序共分为四步连续完成:即灌注药液、放置隔离薄膜和橡胶塞、轧压铝盖。

输液瓶灌装前要用滤过的注射用水倒冲洗净,再灌装药液至刻度后,立即将隔离薄膜放瓶口中央,然后再取洗净的胶塞甩去余水,塞入瓶颈,再翻下胶塞边,加上铝盖并轧紧。

生产上多采用自动灌装机,用电子仪控制流量灌入输液瓶中,经履带传动,人工加盖涤纶薄膜和胶塞,再经自动翻塞机翻转胶塞边,最后经自动落盖轧口机、落盖、压紧。国内已有 SYL-GF500 型灌封机生产,此设备集洗瓶、灌装、加塞、轧口等多种功能于一体,每小时可生产输液 800 ~ 1200 瓶,自动化程度高,减少污染机会,有利于提高输液质量。

铝盖应轧紧,以手用力扭转不应松动。否则灭菌时塞子松动,贮存时会因漏气染菌、长霉等而带来质量问题。

用塑料输液袋灌封时,将袋内最后一次洗涤水倒空,用常压滤过密封式灌装法进行灌装,灌装至需要量时立即用金属夹夹紧袋口,已装满的液袋要逐个检查,排尽袋内空气,以电热熔合封口,留有约 4cm 塑料管供输液时直接插管用。

大输液的配液及洗瓶均要求在半无菌室内进行,灌装室要求达到无菌条件,室内应采用垂直式空气层流净化装置,在层流四周加一圈丝绸帘子或透明塑料膜以加强净化效果。洁净区要求控制在 A 级并应定期检查。

（六）灭菌

输液灌封后应立即灭菌。一般应采用热压灭菌 115℃、68.7kPa(0.7kg/cm²)30 分钟。塑料袋输液的灭菌条件为 109℃、45 分钟或 111℃、30 分钟。输液容器大,灭菌开始应逐渐升温,一般预热 20 ~ 30 分钟,若骤然升温,会引起输液瓶爆破。待达到灭菌温度和时间后必须等锅内压力下降至零,放出锅内蒸气,使压力与大气相等后,才缓慢打开灭菌器门,绝对不能带压操作,否则将发生严重的人身安全事故。塑料袋输液灭菌时应有加压措施防止其膨胀破裂。灭菌条件应进行验证,F_0 值应不低于 8 分钟。

在生产过程中染菌,而不能及时、有效灭菌,是导致存在热原的原因之一。包装不严密,灭菌技术不完善(包括灭菌设备有问题、灭菌时间不够、灭菌锅内堆放过密、蒸气压力不足等)以致输液发霉长菌,严重的导致使用输液发生败血症、死亡事件。因而,必须重视输液的灭菌操作,输液从配制到灭菌这段时间愈短愈好,一般应控制在 4 小时之内。

（七）包装

输液经质量检验合格后,应立即贴上标签,标签上应印有品名、规格、批号、有效期、生产日期、使用事项、生产单位等项目,以免发生差错,并供使用者随时备查。贴好标签后装箱,封妥,送入仓库。包装箱上亦应印上品名、规格、生产厂家等项目。装箱时应注意装严装紧,便于运输。

二、静脉输液生产与质量控制

（一）生产过程质量控制

1. 严格控制操作室空气洁净度和温湿度　输液瓶粗洗操作室洁净度按 B 级要求;精洗操作室洁净度按 C 级要求;配液间洁净度要求同小容量注射剂;灌装操作室洁净度按 C 级要求,灌装及加胶塞部位局部达到 A 级,轧铝盖操作室洁净度按 B 级要求。室内相对室外呈正压,温度 18 ~ 26℃、相对湿度 45% ~ 65%。灭菌操作室的洁净度按一般生产区要求。

2. 容器清洗过程的控制　注意清洗用水的温度和压力,保证洗涤质量;定时检测过滤水样的澄明度及淋洗水的 pH。该工序质量控制点有:①清洁度:应符合企业内控标准;②残留水量:应符合企业内控标准;③碱液温度、饮用水温度;④纯化水、注射用水压力。

3. 其他工序工艺管理要点和质量控制点见小容量注射剂。

(二) 静脉输液质量评定

按药典规定输液的质量检查项目有可见异物检查、不溶性微粒检查、热原与无菌检查、含量测定、pH 及渗透压、检漏等。

1. 可见异物　按《中国药典》2010 年版规定,可见异物检查法用灯检法和光散射法。一般常用灯检法,也可采用光散射法,输液均不得检出可见异物。

2. 不溶性微粒　由于肉眼只能检出 $50\mu m$ 以上的粒子,为了提高输液产品的质量,《中国药典》规定了采用光阻法和显微计数法检查注射剂中不溶性微粒。①显微计数法:将药物溶液用微孔滤膜过滤,然后在显微镜下测定微粒的大小和数目。100ml 或 100ml 以上的静脉注射剂,除另有规定外,每 1ml 中含 $10\mu m$ 以上的微粒不得过 12 粒,含 $25\mu m$ 以上的微粒不得过 2 粒;②光阻法:可采用光阻微粒分析仪。100ml 或 100ml 以上的静脉注射剂,除另有规定外,每 1ml 中含 $10\mu m$ 以上的微粒不得过 25 粒,含 $25\mu m$ 以上的微粒不得过 3 粒。

3. 热原与无菌检查　对输液十分重要,具体检查方法同小容量注射剂。

4. 其他检查　可根据药典进行含量与 pH 及渗透压检查。

可见异物检查时,若发现有崩盖、歪盖、漏气、隔膜脱落的成品,应一并挑出。

 知 识 链 接

静脉输液质量问题

静脉输液的质量要求较高,目前大生产中存在的主要质量问题为澄明度、染菌和热原问题。

(一) 澄明度问题

静脉输液中常见的微粒有炭黑、氧化锌、碳酸钙、纤维素、纸屑、玻璃屑、黏土、细菌和结晶等,主要来源是:①原料与附加剂:如注射用葡萄糖有时可能含有少量蛋白质、水解不完全的糊精、钙盐等杂质;②容器与附件:如橡胶塞和玻璃静脉输液瓶可能含有少量钙、镁、铁、硅酸盐等物质;③生产工艺及操作:车间洁净度差,容器及附件洗涤不净等;④医院静脉输液操作及静脉滴注装置。

(二) 染菌

静脉输液染菌后出现真菌、云雾状、混浊、产气等现象,也有一些看不到的外观变化。染菌的主要原因是生产过程污染严重、灭菌不彻底、瓶塞松动等。

(三) 热原反应

微生物污染越严重,热原反应越严重。产品经灭菌可杀灭微生物,但不能除去热原,故需尽量减少制备时的细菌污染,热原污染途径和除去方法,详见本章概述项下。

三、典型品种举例

葡萄糖输液

【处方】　注射用葡萄糖 50g(或 100g)　1% 盐酸适量　注射用水加至 1000ml

【制法】　取处方量葡萄糖投入煮沸的注射用水中,使成 50% ~ 70% 的浓溶液,用盐酸调节 pH 为 3.8 ~ 4.0,加活性炭 0.1% (g/ml)混匀,煮沸约 20 分钟,趁热过滤脱炭,滤液中加入热注射用水至 1000ml,测 pH 及含量,合格后,精滤及微孔滤膜滤至澄明,灌装、封口,热压灭菌 115.5℃ 68.7kPa(0.7kg/cm²)30 分钟即得。

【功能与主治】　具有补充体液、营养、强心、利尿、解毒作用。用于大量失水、血糖过低等症。

【用法与用量】　静脉注射。每日 500 ~ 1000ml,或遵医嘱。

【处方工艺分析】　葡萄糖为主药,盐酸为 pH 调节剂,注射用水为溶剂。

【制备过程注意事项】　①葡萄糖输液有时产生云雾状沉淀,一般是由于原料不纯或滤过时漏炭等原因造成。故一般采用浓配法,微孔滤膜滤过,并加入适量盐酸,中和胶粒上的电荷,加热煮沸使原料中的糊精水解,蛋白质凝聚,同时加入活性炭吸附滤过除去。②葡萄糖输液易发生颜色变黄和 pH 下降,变色的主要原因是灭菌温度与时间和溶液的 pH,故要严格控制灭菌温度与时间,即灭菌完毕后应立即降温,并应调节溶液的 pH 在 3.8 ~ 4.0。

鸦胆子油静脉乳剂

【处方】　鸦胆子油(精制)100ml　豆磷脂(精制)10g　甘油(注射用)25ml　注射用水加至 1000ml

【制法】　将豆磷脂与预热的(80℃)注射用水及甘油混合,于高速组织捣碎机内,以 8000r/min 的速度搅拌 3 分钟,反复 3 次,制成均匀的磷脂分散液。加入鸦胆子油(预热至 80℃),于上述同样条件下进行 3 次高速搅拌,使成初乳。加预热的注射用水达 1000ml 后,转入高压乳匀机,在 3.089×104kPa(315kg/cm²)压力下,匀化至油滴为 1μm 左右,经 4 号垂熔玻璃漏斗滤过后灌封于 10ml 安瓿内,充氮气,100℃灭菌 30 分钟,即得。

【功能与主治】　抗癌药。用于肺癌、肺癌脑转移及消化道肿瘤。

【用法与用量】　静脉滴注。一次 10 ~ 30ml,一日 1 次(本品须加灭菌生理盐水 250ml,稀释后立即使用)。

【处方工艺分析】　鸦胆子油静脉乳剂是以鸦胆子仁石油醚提取物为原料,以精制大豆磷脂为乳化剂制成的水包油型乳剂。鸦胆子种仁含油 56.23%,油中不皂化物占 1.36%、皂化物 92.47%。处方中的豆磷脂为乳化剂,甘油为渗透压调节剂。

【制备过程注意事项】　静脉注射脂肪乳剂制备的关键是选用高纯度原料及毒性低、乳化能力强的乳化剂,采用合理的处方和必要的设备。原料油必须符合药典标准,如酸价、碘价、皂化价、过氧化值、黏度、折光率等。静脉注射用脂肪乳常用的乳化剂有卵磷脂、大豆磷脂及泊洛沙姆 188 等,国内多选用大豆磷脂,比其他磷脂稳定且毒性小,但易被氧化。对于静脉注射剂的粒径大小的要求,到目前为止药典尚未正式规定,而乳剂若粒径过大则容易阻塞毛细血管,为了安全起见,其粒子的粒径应控制在 1μm 左右,乳剂的稳定性才能得到保证。为了达到该粒径大小,需进行初乳的匀化和高压均质。

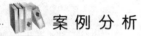

案 例 分 析

案例

某一52岁女性患者,因头胀痛住院。中医诊断头痛,西医诊断高血压病。使用丹参注射液20ml合生理盐水250ml静脉滴注。在滴注到20分钟,约100ml时,患者突感右眼胀痛,似欲突出,视物不清,胸闷等症状。

分析

丹参注射液的pH为4.0~6.5,与0.9%氯化钠注射液配伍后会产生大量的不溶性微粒而产生不良反应,一般应用5%或10%葡萄糖注射液稀释后静脉滴注。

点 滴 积 累

1. 静脉输液分为电解质输液、营养输液、胶体输液三种,不得加入任何抑菌剂。

2. 静脉输液质量要求包括:pH、渗透压、无菌、无热原、可见异物、不溶性微粒等。静脉输液所用输液瓶、橡胶塞、隔离薄膜在使用前,应根据其材料性质采用不同的处理方法。静脉输液的灌封分为四个步骤完成,即灌注药液、放置隔离薄膜、放置橡胶塞、轧压铝盖。

第四节　注射用无菌粉末生产技术

注射用无菌粉末简称为粉针剂,系指临用前配成溶液或混悬液注入体内的无菌粉末。凡遇热不稳定或在水溶液中不稳定的药物,如青霉素、头孢菌素类及一些酶制剂(胰蛋白酶、辅酶A)等生物制剂,由于不能制成一般的水溶性注射剂或不适宜加热灭菌,均需制成注射用无菌粉末。

根据生产工艺条件不同注射用无菌粉末可分为两种,一种是将原料药精制成无菌粉末直接进行无菌分装,成品为无菌分装制品;另一种是将药物配成无菌溶液或混悬液,无菌分装后,再进行冷冻干燥得到冻干粉末(块),该产品也称冻干制品。目前,中药粉针剂以冻干制品为多。

粉针剂的质量要求与注射用水溶液基本一致,应符合《中国药典》2010年版中关于注射用药物的各项规定及注射用无菌粉末的各项检查。

案 例 分 析

案例

部分患者在使用了××药厂生产的灯盏花粉针剂后,出现了血压下降、胸闷心悸、头痛头晕、神志不清等不良反应。

分析

灯盏花又名灯盏细辛,含有黄酮、吡喃酮、倍半萜等五十多种化学成分,灯盏花粉针剂被临床广泛用于治疗缺血性脑血管疾病(如脑血栓)。

经调查发现,××药厂生产的灯盏花粉针剂中,含有大分子杂质淀粉和鞣质,这些物质进入机体后,可称为抗原或半抗原,刺激机体,产生不良反应。

一、注射用无菌粉末生产技术

（一）无菌分装产品生产技术

无菌分装产品是用无菌操作法将经过无菌精制的药物粉末分装于洁净灭菌小瓶或安瓿中密封制成,临用时加无菌注射用水溶解或混悬均匀后使用。

1. 原料的准备　无菌原料可用灭菌溶剂结晶法或喷雾干燥法制备,若细度不符合要求,则需在无菌条件下粉碎、过筛以制得符合注射用的无菌粉末。

2. 容器的处理　安瓿或小瓶及橡胶塞的质量要求及处理方法与注射剂相同,但均须进行灭菌处理。各种分装容器洗净后,需用干热灭菌或红外线灭菌后备用。已灭菌的空瓶存放柜中应有净化空气保护,存放时间不超过 24 小时。

3. 分装　分装必须在高度洁净的无菌室中按无菌操作法进行。分装室的相对湿度必须控制在分装产品的临界相对湿度以下。分装过程中应注意抽样检查装量差异。分装后,小瓶立即加塞铝盖密封,安瓿熔封。药物的分装及安瓿的封口宜在局部层流下进行。目前使用的分装机械有螺旋自动分装机、插管式及真空吸粉式分装机等。此外,青霉素分装车间不得与其他抗生素分装车间轮换生产,以防交叉污染。

4. 灭菌及异物检查　对于耐热品种,可选用适宜灭菌方法进行补充灭菌,以确保安全。对于不耐热品种,必须严格无菌操作,产品不再灭菌。异物检查一般在传送带上目检。

5. 贴签(印字)包装　贴有药物名称、规格、批号、生产日期、有效期、用法等的标签,并装盒。

（二）无菌分装产品工艺存在的问题和解决办法

1. 装量差异问题　药粉因吸潮而黏性增加,导致流动性下降,药粉的物理性质如晶形、粒度、粉末松密度及机械设备性能等因素均能影响装量差异。应根据具体情况采取相应措施。

2. 澄明度问题　由于制备药物粉末的工艺步骤多,以致污染机会增多,易使药物粉末溶解后出现毛毛、小点,以致澄明度不合格。因此应从原料的处理开始,主要是环境控制,严格防止污染。

3. 无菌问题　药品无菌检查合格,只能说明抽查那部分产品是无菌的,不能代表全部产品完全无菌。

4. 吸潮变质问题　在贮存过程中的吸潮变质,对于瓶装无菌粉末时有发生。

（三）冷冻干燥制品生产技术

冷冻干燥法系将药物溶液预先冻结成固体,然后在低温低压条件下,将水分从冻结状态下升华除去的一种低温除水的干燥方法。制备冻干无菌粉末前药液的配制基本与水性注射剂相同,其冻干粉末的制备工艺流程是:药液配制→过滤→灌装→冷冻干燥(冻结、一次干燥、二次干燥)→封口→轧盖→质量检查。

1. 药液配制　将主药和辅料溶解在适当的溶剂中,通常为含有部分有机溶剂的水性溶液。

2. 药液过滤　用不同孔径的滤器对药液分级过滤,最后通过 0.22μm 级微孔膜滤器进行除菌过滤。

3. 药液灌装　将已经除菌的药液灌注到容器中,并用无菌胶塞半压塞。

4. 冷冻干燥 首先运行冻干机,降低搁板温度使溶液冻结,然后冻干箱抽真空,对搁板加热,使药品在固体状态下,通过升华干燥除去大部分水分,最后用加热方式解吸附,去除残余水分。

5. 封口 通过安装在冻干箱内的液压或螺杆升降装置全压塞。

6. 轧盖 将已全压塞的制品容器移出冻干箱,用铝盖轧口密封。

 知 识 链 接

冷冻干燥工艺过程

冷冻干燥是决定冻干制品质量的关键,其工艺过程一般分三步进行,即冻结、一次干燥(又称升华干燥)、二次干燥(又称解析干燥)。对于新产品应首先测定产品的低共熔点,然后控制冻结温度在低共熔点以下,以保证冷冻干燥的顺利进行。

1. 冻结(又称预冻) 通常预冻温度应低于产品共熔点。首先将药物配制成含固体物质4%～15%的稀溶液,然后采用缓慢冻结法或快速冻结法冻结,冻结温度通常应低于产品低共熔点10～20℃。实际工作中,应根据具体品种选用冻结的方法。

2. 一次干燥(又称升华干燥) 在维持冻结状态的条件下,用抽真空的方法降低制品周围的压力,当压力低于该温度下水的饱和蒸气压时,冰晶直接升华,水分不断被抽走,产品不断干燥。当全部冰晶除去时,一次干燥完成了。

3. 二次干燥 在一次干燥过程中,90%左右的水分随着冰晶体的升华逐步去除。为了达到良好干燥状态,应进行二次干燥,控制产品水分含量在0.5%～3%之间。

(四) 冻干制品生产过程中可能存在的问题和解决办法

1. 产品外形不饱满或萎缩 一些黏稠的药液由于结构过于致密,在冷冻过程中内部水蒸气逸出不完全,冻干结束后,制品会因潮解而萎缩。遇到这种情况通常可在处方中加入适量甘露醇、氯化钠等填充剂,并采取反复预冻法,以改善制品的通气性,产品外观即可得到改善。

2. 产品含水量偏高 装入容器的药液过厚,升华干燥过程中供热不足,冷凝器温度偏高或真空度不够,均可能导致含水量偏高,可采用旋转冷冻机及其相应的方法解决。

3. 喷瓶 在高真空条件下,少量液体从已干燥的固体界面下喷出的现象称为喷瓶。主要是预冻温度过高,产品冻结不实,升华时供热过快,部分产品熔化为液体所造成。可采取控制预冻温度在产品共熔点以下10～20℃、同时加热升华温度不超过共熔点等措施解决。

4. 不溶性微粒问题 注射用无菌粉末及注射用冷冻干燥制品均在无菌室内进行,应加强人流、物流与工艺的管理。严格控制环境污染,有的产品重新溶解时出现澄明度有问题,这多半是粉末原料的质量及冻干前处理工作有问题。

二、注射用无菌粉末生产与质量控制

(一) 生产过程质量控制

1. 无菌分装产品分装车间的生产环境要符合工艺要求,温度18～26℃,相对湿度

应控制在分装产品的临界相对湿度以下,空气洁净度级别 A 级。按 A 级洁净区清洁消毒规程确保场地、设备、容器、用具等处于洁净状态。冻干燥制品的灌装、压塞的暴露环境洁净度为 A 级;称量、配液等工序的环境洁净度为 B 级;轧盖、灯检等工序的环境洁净度最低为 C 级。

2. 生产过程中出现问题,应及时查找原因加以解决。

（二）注射用无菌粉末质量控制

注射用无菌粉末生产必须在无菌室内进行。其质量要求与溶液型注射剂基本相同,注射剂无菌粉末检查装量差异检查按照《中国药典》2010 年版检查,应符合规定。其他质量检查应符合《中国药典》2010 年版的规定。

三、典型品种举例

双黄连粉针剂

【处方】　金银花 2500g　连翘 5000g　黄芩 2500g

【制法】　取金银花提取物和连翘提取物,用注射用水约 8000ml 加热溶解,并添加注射用水至 10 000ml,冷藏 24 小时,上清液滤过,超滤,超滤液中加入黄芩苷粉末,调至 pH 6.5～7.0,加热煮沸 15 分钟,冷藏 48 小时,上清液滤过,滤液浓缩至密度为 1.35（热测）,分装成 1000 瓶,冷冻干燥,压盖密封即得。

【功能与主治】　清热解毒,辛凉解表。用于治疗急性上呼吸道感染、急性急性支气管炎、急性扁桃体炎、轻性肺炎等症。

【用法与用量】　静脉滴注。临用前,先以适量注射用水充分溶解,再用生理盐水或 15% 葡萄糖注射剂 500ml 稀释。每千克体重 60mg,每日一次,或遵医嘱。

【处方工艺分析】　①配制注射剂所用金银花提取物和连翘提取物均以水提醇沉法制得。②配制注射剂所用黄芩苷粉末,用煎煮法提取,并经酸碱法纯化处理制得。③用高效液相色谱法测定成品中绿原酸和黄芩苷的含量,作为质量控制指标。

【制备过程注意事项】　双黄连粉针剂在生产过程中,含菌、热原物质超标是极为突出的两个问题,这两个问题除了与工艺有关外,与环境有着相当密切的关系。在生产过程中,除了认真遵守工艺要求外,应当注意以下几点:①药材净选与清洗:药材在投料前应认真挑选,剔除杂质与发霉变质的药材,用新制无菌水清洗 2～3 遍,以除掉附着的微生物,在提取过程中虽经高温杀菌,但热原物质仍有部分存留（菌的碎片及菌的代谢物）;②黄芩提取物（黄芩苷）的洗涤:精制后的黄芩苷,最后一次清洗应用高浓度药用酒精来完成,使得微生物难以繁殖;③金银花、连翘收膏要稠:精制后的金银花、连翘浓缩收膏时,要尽可能降低含水量,在生产过程中,一般要使含水量在 40% 以下（因为在提取液中含有糖类物质,低含水量使微生物不易存活）;④减少原料药保存时间并应低温保存:在原料药生产出后迅速移送低温冷柜,在-20℃以下,保存时间不应超过五天;⑤在原料传递过程中避免污染;⑥分装后应迅速降温:冻干机冷干箱应提前降温,药液经灭菌、除热原物质过滤后,迅速分装,并以最短时间内使药液降到 0℃以下,减少污染的可能。

1. 注射用无菌粉末主要适宜于遇热不稳定或在水溶液中不稳定的药物的生产。

2. 注射用无菌粉末根据制备方法可分为无菌分装制品和冻干制品。

3. 冻干制品的生产工艺流程是：药液配制→过滤→灌装→冷冻干燥（冻结、一次干燥、二次干燥）→封口→轧盖→质量检查。

第五节　滴眼剂生产技术

一、知识准备

知 识 链 接

眼 用 制 剂

眼用制剂系指直接用于眼部发挥治疗作用的制剂。眼用制剂可分为眼用液体制剂（滴眼剂、洗眼剂和眼内注射剂）、眼用半固体制剂（眼膏剂、眼用乳膏剂、眼用凝胶剂）和眼用固体制剂（眼膜剂、眼丸剂、眼内插入剂）等。也可以固体形式包装，另备溶剂，在临用前配制成溶液或混悬液用。

（一）含义与特点

滴眼剂系指一种或多种药物制成供滴眼用的外用液体药剂。以澄明的水溶液为主，也有少数为胶体溶液和水性混悬液。

滴眼剂用于眼黏膜，每次用量一般 1～2 滴，对眼部起杀菌、消炎、收敛、缩瞳、麻醉等作用。有的在眼球外部发挥作用，有的则要求主药透入眼球内才能产生治疗效果。近年来，为了增加药物与作用部位的接触时间，减少给药次数与提高药效，除了适当增加滴眼剂的黏度外，还研制了一些新型的眼用剂型，如眼用膜剂、眼用凝胶制剂、接触眼镜等。

眼用液体药剂除滴眼剂外，在临床上常用的还有洗眼剂。洗眼剂系指药物配成一定浓度的灭菌水溶液，如生理氯化钠溶液，2% 硼酸溶液等，供眼部冲洗、清洁用。

知 识 链 接

滴眼剂中药物吸收途径和影响因素

滴眼剂滴入结膜囊内药物主要经通过角膜和结膜两条途径吸收。一般认为，进入眼内的药物有 90% 是经角膜吸收，起局部治疗作用；从结膜吸收的药物可经结膜血管网进入人体血液循环，有些药效较强的药物还有可能引起全身性副作用。

影响滴眼剂吸收的因素有以下几个方面：①药物从眼睑缝隙流失；②药物的脂溶性与解离度；③药物经外周血管消除；④滴眼剂的黏度；⑤滴眼剂的表面张力。

（二）滴眼剂的附加剂

滴眼剂中要加入用于调节张力、黏度、渗透压、pH 以及提高药物溶解度的辅料,以保证制剂的安全、有效、稳定,适应临床用药的要求。常用的有以下几种。

1. pH 调整剂　正常人泪液的 pH 在 7.3 ~ 7.5,滴眼剂 pH 的选择,应综合从药物的溶解度、稳定性、刺激性等方面考虑,一般应控制 pH 在 5 ~ 9。为了避免过强的刺激性和使药物稳定,常选用适当的缓冲液作溶剂,这样可使滴眼剂的 pH 稳定在一定范围内。常用的缓冲液如下:

（1）磷酸盐缓冲液:为 0.8% 的磷酸二氢钠溶液和 0.947% 的无水磷酸氢二钠溶液按不同比例混合后得到 pH 为 5.9 ~ 8.0 的缓冲液。二液等量配合的 pH 为 6.8 的缓冲液最常用,适用于阿托品、麻黄碱、后马托品、毛果芸香碱、东莨菪碱等。

（2）硼酸缓冲液:为 1.9% 的硼酸溶液,pH 为 5,可直接作溶剂,适用于盐酸可卡因、盐酸普鲁卡因、盐酸丁卡因、去氧肾上腺素、盐酸乙基吗啡、肾上腺素、水杨酸毒扁豆碱、硫酸锌等。

（3）硼酸盐缓冲液:以 1.24% 的硼酸溶液和 1.91% 的硼砂溶液按不同比例配合后得到 pH 为 6.7 ~ 9.1 的缓冲液。硼酸盐缓冲液能使磺胺类药物的钠盐稳定而不析出结晶。滴眼剂常用的缓冲液见表 16-5、表 16-6。

表 16-5　磷酸盐缓冲液

pH	0.8%磷酸二氢钠 （ml）	0.947%磷酸氢二钠 （ml）	使 100ml 溶液等渗应 加氯化钠的量（g）
5.91	90	10	0.48
6.24	80	20	0.47
6.47	70	30	0.47
6.64	60	40	0.46
6.81	50	50	0.45
6.98	40	60	0.45
7.17	30	70	0.44
7.38	20	80	0.43
7.73	10	90	0.43
8.04	5	95	0.42

表 16-6　硼酸盐缓冲溶液

pH	1.24%硼酸 （ml）	1.91%硼酸 （ml）	使 100ml 溶液等渗应加 氯化钠的量（g）
6.77	97	3	0.22
7.09	94	6	0.22
7.36	90	10	0.22
7.60	85	15	0.23
7.87	80	20	0.24
7.94	75	25	0.24

续表

pH	1.24%硼酸 (ml)	1.91%硼酸 (ml)	使100ml溶液等渗应加 氯化钠的量(g)
8.08	70	30	0.25
8.20	65	35	0.25
8.41	55	45	0.26
8.60	45	55	0.27
8.69	40	60	0.27
8.84	30	70	0.28
8.98	20	80	0.29
9.11	10	90	0.30

缓冲溶液贮备液,应灭菌贮存,并添加适量的抑菌剂,以防微生物生长。

2. 渗透压调整剂　除另有规定外,滴眼剂应与泪液等渗。眼球能适应的渗透压范围相当于0.8%～1.2%的氯化钠溶液,由于眼泪能使滴眼剂浓度下降,渗透压在此范围以外产生的刺激性也是暂时的。

滴眼剂是低渗溶液时应调成等渗,因治疗需要有时也采用高渗溶液,而洗眼剂则应力求等渗。作为调整渗透压附加的常用药物有氯化钠、硼酸、葡萄糖、硼砂等。

渗透压调节的计算方法与注射剂相同,采用冰点降低数据法或氯化钠等渗当量法。

3. 抑菌剂　一般滴眼剂为多剂量包装,虽在生产时采用无菌和灭菌措施,但在使用过程中无法始终保持无菌。被污染的药液不仅会变质、失效,而且还可能引起患者眼部的继发性感染,甚至丧失视力,因此添加适当的抑菌剂十分重要。用于滴眼剂的抑菌剂不但要求有效,无刺激性,本身性质稳定,而且还要求作用迅速。但用于眼部损伤或眼手术的滴眼剂不得添加抑菌剂。常用的抑菌剂及其浓度见表16-7。

表16-7　常用抑菌剂及其浓度见表

抑　菌　剂	浓　　度
苯扎氯铵	0.01%～0.02%
硝酸苯汞	0.002%～0.004%
硫柳汞	0.005%～0.01%
苯乙醇	0.5%
三氯叔丁醇	0.35%～0.5%
对羟基苯甲酸甲酯与丙酯混合物	甲酯0.03%～0.1%,丙酯0.01%

单一的抑菌剂,经常因处方中的pH不适宜或与其他成分的配伍禁忌而不能达到速效目的,尤其是在杀灭铜绿假单胞菌方面,效果不理想。采用复合的抑菌剂可明显增强抑菌效果,如少量的依地酸二钠能使其他抑菌剂对铜绿假单胞菌的作用增强,而依地酸二钠本身是没有抑菌作用的。另外,苯扎氯铵(洁尔灭)加依地酸二钠、三氯叔丁醇加依地酸二钠或对羟基苯甲酸酯类、硝酸苯汞加依地酸二钠或对羟基苯甲酸酯类、乙醇加对羟基苯甲酸酯类等也是复合抑菌剂增强抑菌作用的成功例子。

4. 增稠剂 适当增加滴眼剂的黏度,既可降低药物对眼的刺激性,又能延长药物与作用部位的接触时间,从而提高疗效。常用的增稠剂为甲基纤维素、聚乙烯醇、聚乙二醇、聚乙烯吡咯烷酮、羟丙基乙基纤维素等,但增黏剂与某些抑菌剂有配伍禁忌,如甲基纤维素与羟苯酯类、氯化十六烷基吡啶等就不能配伍,选用时应注意。

5. 其他附加剂 滴眼剂根据需要,也可酌情加入抗氧剂、增溶剂、助溶剂等附加剂。

二、滴眼剂的生产技术

滴眼剂的制备与注射剂基本相同。用于眼外伤的滴眼剂按小容量注射剂生产工艺制备,不得添加抑菌剂,最终产品根据主药的热耐受性决定是否采用热灭菌法补充灭菌;洗眼液用输液瓶包装,按输液工艺制备;一般滴眼剂能在分装后进行热压灭菌的品种很少,一般是将配制好的药液经过滤除菌后,以无菌操作法分装封口。因此,滴眼剂的过滤、灌封应在 C 级的洁净环境中完成。

(一)容器的处理

1. 滴眼瓶 包括玻璃制和塑料制两种,目前工厂应用最普遍的是塑料瓶,其处理方法是用真空灌装器将滤过的灭菌蒸馏水灌入滴眼瓶中,然后用甩干机将瓶甩干,如此反复三次,气体灭菌后通风备用。医院药房制剂和一些对氧敏感的药物多用玻璃滴眼瓶,其处理方法是用洗涤剂洗涤后先用常水洗净,然后用滤过的蒸馏水冲至澄明,最后干热灭菌备用。

2. 橡胶帽 先用 0.5% ~1.0% 碳酸钠煮沸 15 分钟,放冷揉搓,用常水冲洗干净,继用 0.3% 盐酸煮沸 15 分钟,再用常水冲洗干净,最后用滤过蒸馏水洗净,煮沸灭菌后备用。

(二)配液过滤

配制溶液型滴眼剂一般采用溶解法,将药物加适量灭菌溶媒溶解后,采用微孔滤膜或用 3 号或 4 号垂熔漏斗滤过至澄明,并从滤器上添加灭菌溶媒至全量,检验合格后分装。

混悬液型滴眼剂一般先将主药在无菌乳钵中研成极细粉末,另取助悬剂(如甲基纤维素、羧甲基纤维素等)加灭菌蒸馏水先配成黏稠液,与主药一起研磨成均匀细腻的糊状,再添加灭菌蒸馏水至全量,研匀即得。大量配制时常用乳匀机搅匀。

如制备中药滴眼剂,可将中药按注射剂的提取和纯化方法处理制得浓缩液后,再用适当方法配液。

(三)灌封

配成的药液,应抽样经鉴别试验、含量测定合格后,方可分装于无菌的容器中。普通滴眼剂以每支 5~10ml 为宜,供手术用的可装于 1~2ml 的小瓶中,并用适当的灭菌方法灭菌。目前生产上均采用减压灌注法进行分装,简易真空灌装器则适用于小量生产。

减压灌装是将已清洗干净、灭菌后的滴眼剂空瓶塞上大橡皮塞,小口向下,排列在一平底盘中,将盘放入真空箱内,由管道将药液从贮液瓶定量地(稍多于实际灌装量)放入盘中,密闭箱门,抽气减压,瓶中空气从在液面下的小口逸出,然后通入空气,恢复常压。药液即灌入瓶中,取出用高频热合机将瓶口热合熔封,或立即套上小橡皮塞密封。

（四）包装

印字包装同小容量注射剂。

三、滴眼剂生产与质量控制

（一）生产过程质量控制

滴眼剂灌封工序洁净度应为 C 级或 B 级,灌封过程中检查澄明度、装量等。

（二）滴眼剂的质量控制

眼睛属机体最娇嫩的器官之一,因此对滴眼剂的质量要求类似于注射剂,在以下几个方面都有相应的要求。

1. pH 人体正常泪液的 pH 为 7.4,正常眼可耐受的 pH 为 5.0~9.0,pH 6~8 时眼球无不舒适感,小于 5.0 或大于 11.4 时则有明显的不适感觉。由于 pH 不当而引起的刺激性,可增加泪液的分泌,导致药物迅速流失,甚至损伤角膜。眼对碱性比较敏感,较强酸更能使眼损伤。所以,滴眼剂的 pH 应控制在适当范围,要考虑并兼顾到药物的疗效、稳定性及药剂的刺激性等多方面的情况。

2. 渗透压 为减少刺激性,滴眼剂的渗透压应与泪液的渗透压相近。眼球能适应的渗透压范围相当于浓度为 0.6%~1.5% 的氯化钠溶液,超过 2% 就有明显的不适。低渗溶液应用合适的药物调整成等渗溶液,常用硼酸、氯化钠等。

3. 无菌 滴眼剂为多剂量型制剂,为了避免在多次使用后染菌,成品都应添加适当的抑菌剂。对于一般用于无眼外伤的滴眼剂要求没有致病菌,尤其不得含有铜绿假单胞菌和金黄色葡萄球菌。眼部有无外伤是滴眼剂无菌要求严格程度的界限。正常人的泪液中含有溶菌酶,故有杀菌作用,同时泪液不断冲刷眼部,使眼部保持清洁无菌,角膜、巩膜等也能阻止细菌侵入眼球。但当眼有损伤时或眼手术后,这些保护机制就消失了,因此,对眼部损伤或眼手术后所用的眼用药剂,必须要求绝对无菌,成品要经过严格的灭菌,这类药剂中不允许加入抑菌制,一经打开使用后,不能放置再用,因此常采用单剂量包装。

4. 澄明度与混悬微粒细度 滴眼剂应澄明无异物,特别不得有碎玻璃屑。混悬液型滴眼剂的颗粒细度要求小于 50μm,其中含 15μm 以下的颗粒不得少于 90%,并且颗粒不得结块,易摇匀。

5. 黏度 适当增加黏度,可延长药物在眼内的停留时间,有利于增强疗效,同时黏度增加后亦减少刺激性。滴眼剂合适的黏度在 4~5cPa·s(厘泊)。

四、典型品种举例

千里光滴眼剂

【处方】 千里光 500g 对羟基苯甲酸乙酯 0.5g 氯化钠 8.5g

【制法】 取千里光(挑除杂草、洗净,切成约 1cm 小段)500g,加入 75% 乙醇 4000ml 左右,加盖密闭浸渍 52 小时,取出上清液,将残渣压榨至干,榨出液与上清液合并,滤过回收乙醇,并浓缩至 350ml 左右,趁热滤过,滤液放冷置冰箱中过夜。取出浓缩液,加蒸馏水适量使成 500ml,再加入纯净白蜡 15g,同法再处理 1 次。将所得已除去白蜡的母液置冰箱中冷却过夜后,取出滤过,得澄明千里光提取液约 500ml,测定其 pH 并调整至 7

左右,备用。

取蒸馏水适量溶解氯化钠、对羟基苯甲酸乙酯,再与千里光提取液混合,加蒸馏水至 1000ml,加入活性炭 5g,水浴加温脱色,滤过,滤液热压灭菌(105℃,30 分钟),冰箱放置 24 小时以上,滤过,用无菌操作法将滤液分装于经灭菌的容器中,即得。

【功能与主治】 清肝明目,凉血消肿,清热解毒,抑菌消炎。用于急性目赤肿痛,急慢性结膜炎,角膜溃疡,角膜炎,急性期沙眼等。

【用法与用量】 滴眼。一次 2～3 滴,一日 2～3 次。

【处方工艺分析】 本品为千里光提取物配制而成的滴眼剂。对羟基苯甲酸乙酯作为防腐剂,氯化钠作为渗透压调节剂。处方中氯化钠也可以用硼砂 0.3g、硼酸 1.5g 所组成的缓冲溶液,或单用硼砂 3g 代替。硼砂除可调节渗透压外,尚可增加制品的稳定性。

【制备过程注意事项】 为了解决中药滴眼剂的刺激性问题,千里光滴眼剂采用醇提取而非水提取,同时用白蜡处理提取液去油脂,白蜡去油脂的处理,一般是在提取液中加入适量(均为提取液体积的 3%)的纯净白蜡,水浴加热搅拌至白蜡全部液化,继续搅拌混匀后,静置放冷,待白蜡完全凝结,将已凝结含有杂质的白蜡除去即可。另外,本品灭菌后 pH 略有下降,对澄明度影响较小,因此灭菌前可调 pH 7.2～7.4。

点 滴 积 累

1. 眼用液体制剂分为滴眼剂和洗眼剂。滴眼剂系指一种或多种药物制成供滴眼用的外用液体药剂,用于眼黏膜,每次用量一般 1～2 滴,对眼部起杀菌、消炎、收敛、缩瞳、麻醉等作用。洗眼剂和用于外伤的滴眼剂要求无菌,需添加抑菌剂。

2. 滴眼剂常用的附加剂主要有 pH 调整剂、渗透压调整剂、抑菌剂、增稠剂等。

目 标 检 测

一、选择题

(一)单项选择题

1. 关于注射剂的特点,描述不正确的是( )

    A. 药效迅速作用可靠   B. 适用不宜口服的药物

    C. 适用于不能口服给药的病人   D. 不能产生延长药效的作用

    E. 可以用于疾病诊断

2. 致热能力最强的是哪种微生物产生的热原( )

    A. 革兰阳性杆菌   B. 革兰阴性杆菌   C. 铜绿假单胞菌

    D. 金黄色葡萄球菌   E. 沙门杆菌

3. 具有特别强的致热活性,是内毒素的主要成分( )

    A. 磷脂   B. 脂多糖   C. 蛋白质   D. 淀粉   E. 葡萄糖

4. 除去药液中热原的一般方法为( )

    A. 聚酰胺吸附   B. 一般滤器过滤法   C. 醇溶液调 pH 法

D. 活性炭吸附法　　　　E. 改良明胶法

5. 用乙醇作为注射剂溶剂时浓度超过多少就会有疼痛感(　　)

　　A. 15%　　B. 20%　　C. 10%　　D. 30%　　E. 50%

6. 不得添加增溶剂的是(　　)

　　A. 滴眼剂　　　B. 皮内注射剂　　　C. 肌内注射剂　　　D. 皮下注射剂

　　E. 脊椎腔注射剂

7. 一般注射液的 pH 允许在(　　)

　　A. 2～5　　　　　　　B. 3～7　　　　　　　C. 4～9

　　D. 5～10　　　　　　E. 6～11

8. 安瓿的处理洗涤工序除去微量的碱和金属离子方法(　　)

　　A. 加 0.1%～0.5% 的盐酸溶液,100℃蒸煮 30 分钟

　　B. 加 1%～2% 的盐酸溶液,60℃蒸煮 30 分钟

　　C. 加 0.1%～0.5% 的盐酸溶液,100℃蒸煮 10 分钟

　　D. 加 1%～2% 的盐酸溶液,60℃蒸煮 10 分钟

　　E. 加 0.1%～0.5% 的盐酸溶液,60℃蒸煮 30 分钟

9. 常用于加压或减压过滤的垂熔玻璃滤器是(　　)

　　A. G_3　　B. G_4　　C. G_5　　D. G_6　　E. G_2

10. 注射液配制时,需用活性炭处理其用量为(　　)

　　A. 0.1%～1.0%　　　　B. 0.01%～0.1%　　　C. 1.0%～2.0%

　　D. 2.0%～3.0%　　　　E. 3.0%～5.0%

11. 可作为血浆代用液的是(　　)

　　A. 葡萄糖注射液　　　B. 右旋糖酐　　　　C. 氯化钠注射液

　　D. 氨基酸输液　　　　E. 脂肪乳剂输液

12. 大输液的灭菌方法是(　　)

　　A. 150℃干热灭菌 1～2 小时　　　　B. 热压灭菌 115℃30 分钟

　　C. 煮沸灭菌 30～60 分钟　　　　　D. 流通蒸气 30～60 分钟

　　E. 低温间歇灭菌法

13. 被称为完全胃肠外营养的输液(　　)

　　A. 葡萄糖输液　　　B. 氯化钠注射液　　　C. 氨基酸输液

　　D. 脂肪乳剂输液　　E. 右旋糖酐输液

14. 正清风痛宁注射液中,乙二胺四乙酸二钠为(　　)

　　A. 抑菌剂　　　　B. 止痛剂　　　　　C. pH 调节剂

　　D. 金属离子络合剂　　E. 等渗调节剂

15. 下列关于热原的性质叙述错误的为(　　)

　　A. 水溶性　　　　　B. 耐热性　　　　C. 挥发性

　　D. 滤过性　　　　　E. 被吸附性

(二) 多项选择题

1. 热原的基本性质包括(　　)

　　A. 耐热性　　　　　B. 滤过性　　　　C. 水溶性

　　D. 不挥发性　　　　E. 被吸附性

2. 中药注射用原料的提取和纯化方法主要有(　　　)
   A. 蒸馏法　　　　　　B. 萃取法　　　　　　C. 酸碱沉淀法
   D. 大孔树脂吸附法　　E. 超滤法

3. 注射剂中常采用的去除鞣质的方法有(　　　)
   A. 胶醇法　　　　　　B. 醇溶液调 pH 法　　　C. 萃取法
   D. 蒸馏法　　　　　　E. 聚酰胺吸附法

4. 用于无菌操作或低温灭菌的安瓿需(　　　)
   A. 200℃以上干热灭菌 45 分钟　　　　B. 180℃以上干热灭菌 1.5 小时
   C. 170℃干热灭菌 2 小时　　　　　　D. 160℃干热灭菌 1.5 小时
   E. 150℃干热灭菌 2 小时

5. 注射剂配液宜选用(　　　)
   A. 不锈钢用具　　　　B. 碱性硬质玻璃　　　C. 耐酸碱的陶瓷器具
   D. 铝制品　　　　　　E. 无毒聚乙烯塑料用具

6. 易水解的药物宜制成(　　　)
   A. 注射剂　　　　　　B. 大输液　　　　　　C. 注射用无菌粉末
   D. 混悬型注射剂　　　E. 乳浊型注射剂

7. 影响滴眼液药物疗效的因素有(　　　)
   A. 表面张力愈大,使药物易于渗入　　B. 增加黏度有利于吸收
   C. 滴眼液的 pH 影响药物的吸收　　　D. 滴药次数和每次滴眼的滴数
   E. 滴眼液的刺激性

8. 除去药液中热原的方法有(　　　)
   A. 超滤法　　　　　　B. 离子交换法　　　　C. 反渗透法
   D. 凝胶滤过法　　　　E. 高温法

9. 热源污染的途径有(　　　)
   A. 操作人员　　　　　B. 机器设备　　　　　C. 制备过程
   D. 辅料　　　　　　　E. 操作环境

10. 注射剂防止主药氧化可采用的措施有(　　　)
    A. 加抗坏血酸　　　　B. 加依地酸二钠　　　C. 调适宜 pH
    D. 通 CO_2 或 N_2　　　E. 降低温度,避光保存

11. 不得加抑菌剂的注射剂有(　　　)
    A. 皮下注射剂　　　　B. 皮内注射剂　　　　C. 肌内注射剂
    D. 静脉注射剂　　　　E. 脊椎腔注射剂

12. 注射剂中配液时活性炭处理具有的作用为(　　　)
    A. 除热原　　B. 脱色　　C. 助滤　　D. 除杂质　　E. 除鞣质

13. 改善中药注射剂澄明度的措施有(　　　)
    A. 调节药液适宜的 pH　　　　　　B. 热处理冷藏
    C. 合理选用增溶剂、助溶剂与助滤剂　　D. 调节药液适宜渗透压
    E. 采用超滤技术

14. 输液剂不得加入的附加剂有(　　　)
    A. 增溶剂　　　　　　B. 止痛剂　　　　　　C. pH 调节剂

　　　D. 渗透压调节剂　　　E. 抑菌剂
　15. 滴眼剂的附加剂有(　　)
　　　A. pH 调节剂　　　　　B. 抑菌剂　　　　　　　　C. 黏度调节剂
　　　D. 渗透压调节剂　　　E. 增溶剂

二、简答题

1. 简述热原有哪些性质。
2. 简述注射剂被热原污染的途径。
3. 简述制备注射剂的一般工艺流程。
4. 简述静脉输液有哪些质量要求。
5. 注射剂常用的附加剂有哪些?

三、计算题

　　配制 100ml 的 5% 硫酸锌溶液,要使其成为等渗溶液,需加氯化钠多少克。(注:1%硫酸锌水溶液冰点下降度为 0.09℃ ;1% 氯化钠溶液冰点下降度为 0.58℃)

四、实例分析

　　请将下列处方配成注射剂,并说出各种成分的作用。
　　【处方】　维生素 C 104g　碳酸氢钠 49g　亚硫酸氢钠 2g　依地酸二钠 0.05g　注射用水加至 1000ml

实训十一　小容量注射剂的制备技术与质量评定

【实训目的】

1. 掌握小容量中药注射剂的生产工艺流程及各岗位操作要点。
2. 掌握安瓿拉丝灌封机的操作、清洁及保养。
3. 通过小容量中药注射剂的制备实训,使学生能独立进行水提醇沉、安瓿洗涤、配液、过滤、灌封、灭菌检漏、灯检、包装、清场、生产文件记录等操作。
4. 了解小容量中药注射剂的质量检查方法。

【实训条件】

1. 实训设备　TH32-1 型动态热回流提取浓缩机、LAG1-2 安瓿拉丝灌封机。
2. 实训器具　JB20006-2004 安瓿注射液灯检机、台秤、电子天平、盛器和用具等。
3. 实训材料　乙醇、降香、丹参、针用活性炭等。

【实训内容和步骤】

香丹注射液的制备
处方:降香 10kg　丹参 1kg　针用炭 12.5g　共制 10 000ml
功能主治:扩张血管,增进冠状动脉血流量。用于心绞痛,亦可用于心肌梗塞等。

规格与贮存:每支装2ml,2ml×10支×200盒/箱;遮光,密闭保存。

实训步骤:

（一）丹参浸膏的制备

1. 生产前准备

（1）按人员进入一般生产区更衣程序和净化要求进入操作间。

（2）按批生产指令从仓库领取丹参、乙醇、活性炭等物料,按物料进入一般生产区程序和净化要求,将丹参、乙醇、活性炭等物料传运进入生产区,存放于物料存放间。

（3）检查工作现场、工具、容器清场合格标识,核对有效期。

（4）检查设备是否具有"完好"标识卡及"已清洁"标识,设备是否运行正常。

（5）校准称量器具,检查所须物料检验报告单、合格证是否齐全,核对原辅料、药材名称、数量与配制指令单是否一致。

（6）生产操作开始前,操作人员按照生产指令、产品生产工艺规程认真核对投料计算情况,准备好生产所需的相关技术文件和生产记录。

（7）挂本次运行标识。

2. 操作

（1）取丹参1kg,加水煎煮三次,第一次8倍水量2小时,第二次6倍水量1.5小时,第三次5倍水量1.5小时,合并煎液,滤过,滤液浓缩至6700～7600ml,加乙醇使含醇量为75%,静置40小时,取上清液,回收乙醇并浓缩至约3300ml,再加乙醇使含醇量为85%,静置40小时,按溶液体积加1%活性炭,搅拌1小时后滤过,回收乙醇并浓缩至2000～3000ml,加注射用水10 000～16 500ml,静置16小时,过滤,滤液浓缩至3300ml,加乙醇使含醇量为80%,静置24小时,取上清液,回收乙醇并浓缩至约330ml,得丹参浸膏。

（2）将浓缩好的药液装入洁净的盛装容器内,容器外贴上标签和待检牌,标签上注明物料品名、规格、批号、数量、日期和操作者姓名。填写请验单请验,合格后摘待检牌挂合格牌,及时交中间站或下一工序。

3. 清场

（1）生产结束后,取下工作状态标识牌,挂清场标识牌。

（2）将生产所剩的尾料收集办理退库。

（3）按一般生产区清场程序和设备清洁规程清理工作现场、设备、工具、容器、管道等。

（4）清场完毕,填写清场记录。经QA监督员检查,合格后挂清场合格证。

（5）撤掉运行标识,挂清场合格标识。

4. 结束

（1）整理、汇总批生产记录等相关记录。

（2）关闭水、电、汽、阀门开关,关好门窗,按进入程序的相反程序退出离开作业现场。

（二）降香蒸馏液的制备

1. 生产前准备

（1）按人员进入一般生产区更衣程序和净化要求进入操作间。

（2）按批生产指令从仓库领取降香物料,按物料进入一般生产区生产区程序和净化要求,将降香物料传运进入生产区,存放于物料存放间。

其他准备工作参照丹参浸膏制备工序。

2. 操作

(1) 取降香10kg,加水浸润,使降香充分润透,水蒸气蒸馏,收集蒸馏液5000ml,得降香蒸馏液。

(2) 容器外贴上标签和待检牌,标签上注明物料品名、规格、批号、数量、日期和操作者姓名。填写请验单请验,合格后摘待检牌挂合格牌,及时交中间站或下一工序。

3. 清场　参照丹参浸膏制备工序。

4. 结束　参照丹参浸膏制备工序。

(三) 安瓿洗涤

1. 生产前准备

(1) 操作人员按C级、B级洁净生产区人员进入标准程序进行更衣、消毒,进入操作间。

(2) 按批生产指令从车间中间站领取经粗洗过的安瓿瓶并传运进入C级洁净生产区,存放于物料存放间。

(3) 检查工作场所、设备、工具、容器具是否具有清场合格标准,并核对其有效期,是否按清场程序进行清场。并请QA人员检查,合格后将清场合格证附于本批生产记录内,进入下一步操作。

(4) 检查安瓿洗瓶机、安瓿甩水机、远红外煤气烘箱是否具有"完好"标识卡及"已清洁"标识。

(5) 检查洗瓶用水澄明度,检查润滑凸轮、导柱是否需上润滑油。

(6) 检查水、电、气系统是否符合要求,试开空机判断是否正常。若为一般故障则自己排除,自己不能排除的则通知维修人员,正常后方可运行。

(7) 对计量器具进行检查,正常后进行下一步操作。

(8) 按消毒规程对设备、容器、工具进行消毒。

(9) 生产操作开始前,操作人员按照生产指令、产品生产工艺规程认真核对投料计算情况,准备好生产所需的相关技术文件和生产记录。

(10) 挂本次运行状态标识,进行操作状态。

2. 操作

(1) 设定水位,向水箱内注入澄明度合格的注射用水,达到水位后自动加热至水温55.5℃。

(2) 打开总电源,红黄灯闪亮,机器处于准备状态,将面扳上所有开关置于自动状态,红黄灯灭,机器处于待启动状态。

(3) 将待洗安瓿排放在不锈钢传送网带上,所有操作按扭拨向自动,按启动按扭,机器开始自动操作。

(4) 用循环水洗安瓿内壁3次,洗外壁1次。最后一次洗瓶后,用澄明度合格的注射用水对瓶内壁进行冲洗,用压缩空气吹净瓶内注射用水,反复两次,水压为0.25MPa,压缩空气压力为0.5MPa。

（5）及时抽取少量安瓿进行洁净度的检查。

（6）清洗后的安瓿,瓶口朝上依次进入出瓶网带,进入甩水程序。

（7）把清洗后的安瓿排入铝盘内,装满锁紧。

（8）将篮筐中的压紧杆在网罩上压紧,保持一定的弹性。不能过紧或过松。

（9）装满对称2只篮筐后开动开关,高速旋转。

（10）甩水大约3~4秒后,即可关闭电源,逐步踏下刹车踏板。完全停机后拉出盘子。进入干燥灭菌程序。

（11）将甩水后的安瓿口朝上装于盘中,由隧道的一端用链条传送带送进烘箱,经过隧道的预热段(约100℃)、中间段(300~450℃)及降温段(约100℃)后离开隧道。

（12）将洗涤好的安瓿装入洁净的盛装容器内,容器内、外贴上标签,注明物料品名、规格、批号、数量、日期和操作作者的姓名。填写请验单请验,合格后摘待检牌挂合格牌,及时交中间站或下一工序。

3. 清场　参照丹参浸膏制备工序。

4. 结束　参照丹参浸膏制备工序。

（四）配液与滤过

1. 生产前准备

（1）按人员进入B级洁净生产区更衣程序和净化要求进入操作间。

（2）按批生产指令从车间中间站领取丹参浸膏、氢氧化钠溶液、降香蒸馏液、活性炭,按物料进入B级洁净生产区程序和净化要求,传运进入B级洁净生产区,存放于物料存放间。

（3）检查工作现场、工具、容器清场合格标识,核对有效期。

（4）检查设备是否具有"完好"标识卡及"已清洁"标识,设备是否运行正常。

（5）校准称量器具,检查所须物料检验报告单、合格证是否齐全,核对原辅料、中间产品名称、数量与生产指令是否一致。

（6）生产操作开始前,操作人员按照生产指令、产品生产工艺规程认真核对投料计算情况,准备好生产所需的相关技术文件和生产记录。

（7）挂本次运行标识。

2. 生产操作

（1）取丹参浸膏,用8%氢氧化钠溶液调pH为6.4~6.8,加热煮沸30分钟,然后加理论配制量的5g/10^4ml活性炭,煮沸15分钟,经0.45μm的微孔滤膜过滤,加注射用水至理论配制全量的30%,加理论配制量的2.5g/10^4ml活性炭,吸附10分钟,经0.45μm的微孔滤膜过滤,将滤液装入洁净的盛装容器内,容器外贴上标签,标签上注明物料品名、规格、批号、数量、日期和操作者姓名。

（2）取降香蒸馏液,经0.22μm微孔滤膜过滤,除去油层,将滤液装入洁净的盛装容器内,容器外贴上标签,标签上注明物料品名、规格、批号、数量、日期和操作者姓名。

（3）取理论配制全量所需的已处理好降香蒸馏液的90%,加入到丹参滤液中,补注射用水或已处理好降香蒸馏液至配制全量,经 0.22μm 微孔滤膜、中空纤维超滤器过滤,末端经 0.22μm 微孔滤膜滤至澄明。

（4）将澄明液装入洁净的盛装容器内,容器外贴上标签和待检牌,标签上注明物料品名、规格、批号、数量、日期和操作者姓名。填写请验单请验,合格后摘待检牌挂合格牌,及时交中间站或下一工序。

3. 清场　参照丹参浸膏制备工序。

4. 结束　参照丹参浸膏制备工序。

（五）灌封

1. 生产前准备

（1）按人员进入 B 级洁净生产区更衣程序和净化要求进入操作间。

（2）按批生产指令从车间中间站领取上工序合格丹参降香澄明液及洁净安瓿,按物料进入 B 级洁净生产区程序和净化要求,传运进入 B 级洁净生产区,存放于物料存放间。

其他准备工作参照配液与滤过工序。

2. 生产操作

（1）安装灌注系统

1）从容器中取出玻璃灌注器检查是否漏气。

2）将不漏气的玻璃灌注器分两部分。粗的玻璃管带细出口的一头装入灌注器钢套中,放入皮垫;细玻璃管带细出口的一头套上弹簧和皮垫、钢套盖。将两部分组装,拧紧钢套盖。

3）灌注器的上下出口处分别用较短的胶管连接,灌注器上胶管连接上活塞,上活塞与枕头直接用胶管连接,将针头固定在针头架上,拧紧螺丝。

4）将灌注器底部安装在灌封机的灌注器架上,灌注器上部卡在顶杆套上。

5）灌注器下部胶管连接下活塞,下活塞与玻璃三通一边的出口处用胶管连接,玻璃三通另一边出口处用胶管连接一个灌注器的下活塞,玻璃三通中间上出口处用胶管连接,并用止血钳夹住。

6）玻璃三通下部出口处,用较长的胶管连接下活塞,放入过滤后的注射用水瓶中,冲洗灌注系统。

（2）试运行

1）用手轮顺时针转动,检查灌封机各部运转情况,有无异常声响、震动等,并在各运转部位加润滑油。

2）取灭菌的安瓿,用镊子挑出碎口及不合格的安瓿,将合格的安瓿放入进瓶斗,取少许安瓿摆放在齿板上。

3）打开燃气阀、点燃火焰并调整火焰,启动电机,进行试开机。

4）检查针头是否与安瓿口摩擦,针头插入安瓿的深度和位置是否合适,如果针头与安瓿口摩擦,必须重新调整针头位置,使操作达到灌装技术标准。

5）根据生产指令,用相应体积的干燥注射器及注射针头抽尽瓶内药液,然后注入量筒,在室温下检视装量不得少于其标示量。

6）观察安瓿封口处玻璃受热是否均匀,如果安瓿封口处玻璃受热不均匀,将安瓿转瓶板中的顶针上下移动,使顶针面中心对准安瓿中心,安瓿顺利旋转,使封口处玻璃受热达到均匀。

7）观察拉丝钳与安瓿拉丝情况,如果钳口位置不正时,调节微调螺母,修正钳口位置,使拉丝钳的拉丝达到技术要求。

（3）灌封　待灌封机各部件运转调至生产所需标准时,开始灌封。

1）将灌注系统的下活塞放入澄明度合格的滤液瓶内,密封瓶口,在出瓶斗处放洁净的钢盘装灌封后的安瓿。

2）灌封时,查看针头灌药情况,每隔3~5分钟检查一次装量。

3）更换针头、活塞等器具时应检查药液澄明度、装量。合格后,继续灌封。用镊子随时挑出不合格品。

4）调整灌封机各部件后,螺丝必须拧紧。

（4）关机　灌封结束后,关闭燃气阀,关闭电源开关,拔下电源插头。拆卸灌注系统,放在指定容器内。

（5）将制成的半成品计数,挂标签。标签上注明物料品名、规格、批号、数量、日期和操作者姓名。及时交中间站或下一工序。

（6）清场　参照丹参浸膏制备工序。

（7）结束　参照丹参浸膏制备工序。

（六）灭菌检漏、灯检

1. 生产前准备

（1）按人员进入一般生产区更衣程序和净化要求进入操作间。

（2）按批生产指令从车间中间站领取上工序合格中间产品。

其他准备工作参照配液与滤过工序。

2. 生产操作

（1）将灌封好的安瓿注射剂装满在消毒车上,用小车推至灭菌箱前,并使小车轨道与灭菌箱轨道对齐。

（2）将消毒车推入箱体内,移走小车,关上箱门。

（3）打开蒸气管阀门向箱内送蒸气,对箱内安瓿进行灭菌（100℃、45分钟）。

（4）关掉蒸气管阀门,打开色水管阀门,放入有色水溶液（0.05%曙红溶液）浸没安瓿,抽真空至85.12~90.44kPa。

（5）将灭菌箱恢复常压,将有色液抽回储灌,用水淋洗安瓿,有色安瓿将在灯检时剔除。

（6）打开淋水管的进水阀门,对安瓿进行除迹冲洗。

（7）洗净后开箱门,出瓶。

（8）将待测安瓿置于检查灯下距光源约200mm处轻轻转动安瓿,将有色安瓿及异物微粒安瓿剔除。

3. 清场　参照丹参浸膏制备工序。

4. 结束　参照丹参浸膏制备工序。

（七）印字包装

1. 生产前准备

（1）按一般生产区人员进入标准程序进行更衣,进入操作间。

（2）检查工作场所、设备清场合格标识,核对有效期。

（3）检查设备是否具有"完好"标识卡及"已清洁"标识,设备是否运行正常。

（4）按批包装指令领取检验合格的内包半成品、包装材料,核对半成品、包装材料的名称、规格、数量是否相符。

（5）准备好生产所需的相关技术文件和生产记录。

（6）挂本次运行标识。

2. 生产操作

（1）开盒:将20盒一叠的贮放安瓿的空纸盒以底朝上、盖朝下放在贮盒输送带上。输送带做间歇直线运动,将纸盒向前移送。

（2）印字:将安瓿堆放在与机架成倾斜的加瓶料斗内,安瓿靠自重在料斗中下滑涌向料斗出口。将油墨加在匀墨轮上,经转动的钢质轮、橡胶上墨轮将油墨均匀地加在字模轮上。

（3）贴标签:印好字的安瓿从托瓶扳的末端甩出,落入输送带上盒盖已打开的纸盒内,将盒中未放整齐的安瓿进行整理并再在其上放上一张预先印制好的使用说明书,最后再合上盒盖,由输送带送往贴签机贴签。

（4）将包装好的小盒按规定量装入大箱,填写装箱单放入箱内。

（5）将包装好的成品送成品待检库内,填写成品请验单请验。

（6）待下达合格通知单后,由QA监督员填写发放合格证,贴在箱上显要处。凭检验合格报告单或入库证办理入库手续。

3. 清场　参照丹参浸膏制备工序。

4. 结束　参照丹参浸膏制备工序。

（八）质量检查

1. 外观　本品应为棕色澄明液体。

2. 装量　取供试品5支,开启(注意避免损失),用相应体积的干燥注射器及注射针头抽尽内容物,注入经标化的量入式量筒内(量筒的大小应使待测体积至少占其额定体积的40%),在室温下检识。每支的装量均不得少于其标示量。

3. 渗透压摩尔浓度　照《中国药典》2010年版一部渗透压摩尔浓度测定法(附录Ⅺ F)检查,应为5.0~7.0。

4. 可见异物　照《中国药典》2010年版一部可见异物检查法(附录Ⅺ C)检查,应符合规定。

5. 不溶性微粒　照《中国药典》2010年版一部不溶性微粒检查法(附录Ⅸ R)检查,应符合规定。

6. 无菌　照《中国药典》2010年版一部无菌检查法(附录ⅩⅢ B)检查,应符合规定。

7. 热原或细菌内毒素　照《中国药典》2010年版一部热原检查法(附录ⅩⅢ A)检查或细菌内毒素法(附录ⅩⅢ D)检查,应符合规定。

8. 紫外吸收　取本品1ml,加水稀释成500ml,照《中国药典》2010年版一部紫外-可见分光光度法(附录Ⅳ A)测定,在281±3nm的波长处有最大吸收,其吸光度应不小于0.30。

9. 含量　照《中国药典》2010年版一部高效液相色谱法(附录Ⅵ D)测定,本品每

1ml 含原儿茶醛应不得少于 0.17mg。

【实训提示】

（一）关键工序质量控制点

1. 前处理

（1）原辅料应在规定的操作间除尘及去外包。

（2）丹参水提液浓缩至 6700~7600ml 后进行醇沉，静置时间为 40 小时,温度为 3~5℃。第一次醇沉后按溶液体积加 1% 活性炭,搅拌 1 小时后滤过除热原。最终得丹参浸膏约 3300ml。

（3）降香采用水蒸气蒸馏,收集蒸馏液 5000 ml。

（4）浓缩后的药液、蒸馏液在生产的各个环节均不得在常温下搁置,应放冷柜冷藏。

（5）安瓿外壁应冲洗干净,内壁至少用纯化水洗两次,每次必须充分除去残水,最后用孔径为 0.45μm 以下的滤膜滤过的注射用水洗净。干燥灭菌烘箱隧道的预热段、中间段、降温段的温度分别设置为 100℃、300~450℃、100℃。灭菌后的安瓿宜立即使用或清洁存放。安瓿储存不得超过两天,如果超过则必须重新灭菌或重新洗涤灭菌。

2. 配液与滤过

（1）投料的品种、数量应符合规定。

（2）用 8% 氢氧化钠溶液调 pH 到 6.4~6.8,加理论配制量的 2.5~5g/10^4ml 活性炭吸附,10~15 分钟。所用药用炭必须事先经过活化。

（3）用 0.22~0.45μm 的微孔滤膜、中空纤维超滤器过滤,中空纤维超滤器每次使用前应用新鲜去离子水进行内毒素验证,连续使用,每三天验证一次。

（4）注射用水贮存应采用不锈钢密闭容器,排气口也应设有无菌过滤器。一般应在无菌条件下保存,并在制备后 1 小时内用完。配制注射剂,应采用新鲜制备的注射用水。若注射用水从制备到使用超过 12 小时,必须采取适当措施,如 80℃ 以上保温,65℃ 以上循环或 2~10℃ 冷藏等。贮存时间不超过 24 小时为宜。

3. 灌封

（1）每隔 3~5 分钟检查一次装量,及时抽取少量中间体进行澄明度、装量、封口等项目的检查。

（2）惰性气体 N_2 必须经过预处理,充填惰性气体时要注意气体压力变化,保证充填量。检查安瓿空间充填惰性气体的残氧量。

（3）盛装药液的容器应密闭,置换入的空气应经过滤。

（4）灌封后应及时抽取少量中间体进行澄明度、装量、封口等项目的检查。

（5）灌封管道、针头等使用前应用注射用水洗净并煮沸灭菌,必要时应干燥灭菌,软管应不落微粒。

（二）关键工序技术控制点

1. 所有原辅料包装材料必须经质量部检验合格后方可领用。

2. 非本批的物料不得进入操作室,避免错投料。

3. 投料、称料及计算结果必须有操作人和核对人，并双方签字。

4. 使用蒸气设备开用之前，必须检查进气阀、压力表、安全阀是否畅通完好。

5. 使用电器设备之前，必须检查开关、线路是否完好。

6. 带有传动的设备，必须每天检查一次传动、机能，加足润滑油。

7. 丹参水提液浓缩至 6700～7600ml 后采用分次醇沉法，第一次使含醇量达 85%，第二次使含醇量达 80%。

8. 降香在水蒸气蒸馏前，应加水浸润，使降香充分润透。

9. 用循环水洗安瓿内壁 3 次，洗外壁 1 次。最后一次洗瓶后，用澄明度合格的注射用水对瓶内壁进行冲洗，用压缩空气吹净瓶内注射用水，反复两次，水压为 0.25MPa，压缩空气压力为 0.5MPa。

10. 在制备丹参原液的过程中，首先用氢氧化钠溶液调 pH，在加热煮沸 30 分钟后，加活性炭吸附 15 分钟，微孔滤膜过滤后加注射用水至理论配制全量的 30%，再用活性炭吸附 10 分钟后微孔滤膜过滤即得丹参原液。

11. 将已处理好的丹参原液和降香蒸馏液混合应注意：首先取理论配制全量所需的已处理好降香蒸馏液的 90%，加入到丹参滤液中，再加剩余降香蒸馏液或补注射用水至配制全量。0.22μm 微孔滤膜、中空纤维超滤器过滤，末端经 0.22μm 微孔滤膜滤至澄明。

12. 灌注系统安装后要试运行，注意以下几点：①检查针头是否与安瓿口摩擦，针头插入安瓿的深度和位置是否合适，如果针头与安瓿口摩擦，必须重新调整针头位置，使操作达到灌装技术标准；②用相应体积的干燥注射器及注射针头抽尽瓶内药液，然后注入量筒，在室温下检视装量不得少于其标示量；③观察安瓿封口处玻璃受热是否均匀，如果安瓿封口处玻璃受热不均匀，将安瓿转瓶板中的顶针上下移动，使顶针面中心对准安瓿中心，安瓿顺利旋转，使封口处玻璃受热达到均匀；④观察拉丝钳与安瓿拉丝情况，如果钳口位置不正时，调节微调螺母，修正钳口位置，使拉丝钳的拉丝达到技术要求。

13. 严格按人员进入不同洁净级别生产区更衣程序和净化要求进入操作间。

【实训结果与结论】

香丹注射液的检查结果

检查项目	检查结果
外观	
装量	
可见异物	
紫外吸收	
渗透压摩尔浓度	
含量	
结论	

【实训考核表】

班级：　　　　　　　姓名：　　　　　　　学号：

考核内容	实训考核点	分值	实得分
实训前准备 （分值5%）	着装及个人卫生符合规定	2	
	检查确认实训仪器和设备性能良好	3	
制备操作 （分值40%）	按处方要求正确称量，双人复核	5	
	前处理操作规范	10	
	配液、灌封操作规范	10	
	尾料处理操作规范	5	
	正确进行外观、装量、可见异物、含量检查	10	
实训结果评价 （分值30%）	外观性状符合要求	10	
	装量符合要求	10	
	可见异物符合要求	10	
实训记录 （分值10%）	实训记录填写准确完整	10	
实训结束清场 （分值10%）	实训场地、仪器和设备清洁	5	
	实训清场记录填写准确完整	5	
其他（分值5%）	正确回答考核人员提出的问题	5	
合　计		100	

考核教师：　　　　　　　考核时间：　　年　月　日

（易生富）

第十七章 外用膏剂生产技术

第一节 知识准备

一、外用膏剂的含义、特点与分类

（一）含义

外用膏剂是指将药物与适宜的基质混合制成专供外用的半固体或近似固体的一类外用剂型。外用膏剂具有保护、润滑、局部治疗作用，也可以透过皮肤和黏膜起全身治疗作用，广泛应用于皮肤科、外科等。使用时，主要是涂布或粘贴在皮肤、黏膜或创面上。

知识链接

外用膏剂的发展史

外用膏剂在我国应用历史悠久。在《黄帝内经》《肘后备急方》等文献中，就有用动物脂肪、羊麻油、蜂蜡等作为基质制备膏剂的记载。在清代吴师机所著的《理瀹骈文》，从方药、应用和制备工艺等方面进行了较完整的总结并得到提高，创制了白膏药、松香膏药等膏药类型。近年来，透皮治疗系统（tansdermal drug delivery system, TDDS）的研究发展迅猛，外用膏剂的质量不断提高，应用更为广泛，特别是透皮贴剂已成为目前国内外重点开发的剂型之一。在中药 TDDS 制剂开发方面，目前尚处于研究开发阶段，很少有成品上市，但通过借鉴现代透皮吸收研究手段和方法，对传统中医透皮给药的整体系统已有比较全面、系统的研究，展示了中药 TDDS 制剂强大的生命力和广阔的发展前景。

（二）特点

外用膏剂目前在临床应用的越来越普遍，主要因其具有以下优点：

1. 避免了肝脏的首过效应，药物有效成分利用率高，减少药物使用剂量。
2. 药物不受胃肠 pH 或酶的破坏而失去活性。
3. 对胃黏膜有刺激性的药物可用涂布或粘贴方式免受刺激。

4. 释药速度缓慢,延长作用时间,减少用药次数。

5. 可自主用药,减少个体间、个体内差异。

但外用膏剂也有一定的局限性,给药后起效慢;不少外用膏剂载药量小,如橡胶膏剂、透皮贴剂等;对皮肤有刺激性和过敏性药物不宜制成外用膏剂;使用不注意对衣物有污染。

(三) 分类

外用膏剂可分为软膏剂、膏药(黑膏药和白膏药)、贴膏剂(橡胶膏剂、凝胶膏剂、贴剂)、凝胶剂等。

二、外用膏剂的透皮吸收

(一) 外用膏剂的透皮吸收机制

外用膏剂在我国很早就有应用,对其作用机制,古代医学书籍中早有详细的记载:"今所用之膏药,古人谓之薄贴,其用大端有二:一以治表;一以治里。治表者,或呼脓去腐,止痛生肌,并摅风护肉之类,其膏宜轻薄而日换;治里者,或驱风寒,或和气血,或消痰痞,或壮筋骨,其方甚多,药亦随病加减,其膏宜厚而久贴,闭塞其气,使药性从毛孔而入其腠理,通经贯络,或提而出之,或攻而散之,较之服药更有力,此至妙之法也。"

现代研究表明,外用膏剂的透皮吸收包括释放、穿透及吸收三个阶段。释放是指药物从基质中分离出来并扩散到皮肤或黏膜表面;穿透是指药物通过表皮进入真皮、皮下组织,对局部组织起治疗作用;吸收是指药物透过皮肤或黏膜通过血管或淋巴管进入血循环起全身治疗作用的过程。

(二) 外用膏剂透皮吸收途径

1. 完整表皮　药物可穿过角质层细胞或细胞间隙和表皮进入真皮而被吸收,这是透皮吸收的主要途径。由于角质层细胞阻力大,所以药物分子主要经角质层细胞间隙扩散而被吸收。因为表皮具有类脂膜的特性,只允许脂溶性非解离型药物透入皮肤,而解离型难以透皮吸收。

2. 毛囊、皮脂腺　药物进入毛囊口,就有希望通过毛干与毛囊壁间空隙或皮脂腺进入角质层以下部位,再经毛囊壁上皮细胞进入真皮或皮下组织。皮脂腺分泌物是油脂性的,有利于脂溶性药物的穿透。

3. 汗腺　是一些解离型药物或水溶性大分子药物透过皮肤的重要途径,但当药物经皮渗透达稳态平衡后,这种吸收途径的作用基本可被忽略。分子量小的药物,能向吸收的最大屏障角质层中扩散,尽管数量上很有限,但其扩散速度越往里越大;分子量较大的药物则以毛孔及汗腺为途径的比例增大,后者是一种"旁路"吸收途径。在药物吸收达到平衡状态前,这种"旁路"吸收占相当重要的地位。当达到平衡后,强极性药物主要是以与组织蛋白水合的水等为介质进行扩散。极性低的药物则通过脂溶性较大的部分扩散。

(三) 影响药物透皮吸收的因素

药物透皮吸收过程很复杂,影响药物透皮吸收的因素主要有:皮肤条件、药物性质、基质性质及其他因素。

1. 皮肤条件

(1) 应用部位:表皮各层的厚薄、毛孔的多少都会影响药物的透皮吸收。一般皮肤渗透性大小为:阴囊>耳后>腹股沟>头皮>脚背>前下臂>足底。

(2) 病变皮肤:若皮肤受损、病变如烧伤、湿疹、糜烂等导致其屏障作用减弱,从而加快药物的穿透和吸收,但同时会导致一些不良反应的增加,如过敏、疼痛、中毒等。

(3) 皮肤的温度与湿度:温度升高,皮脂黏度降低、皮下血管扩张,血流量增加,加速药物的吸收;皮肤潮湿时角质层更易形成水合作用,水合作用愈强,角质层膨胀的愈厉害,结构变得愈疏松而有利于药物的穿透。

(4) 皮肤清洁:皮肤清洗之后,角质层上的黏附物及毛囊、皮脂腺、汗腺的堵塞物被除去,穿透途径变得更加畅通,有助于药物的吸收。

2. 药物性质　皮肤表皮是类脂质结构,非极性较强,脂溶性药物比较易于吸收,而体液大部分成分是水,药物穿透进入皮肤组织后,水溶性成分容易溶解,因此既具有脂溶性又具有水溶性的药物容易穿透皮肤而被吸收,即药物必须具有适宜的油水分配系数。药物分子大小也会影响外用膏剂在皮肤角质层的扩散,一般情况下扩散系数与药物分子半径成反比,通常相对分子质量愈大,吸收愈慢,宜选用相对分子质量小,药理作用强的药物。

3. 基质的组成与性质

(1) 基质的种类:乳剂基质能使药物较易透皮吸收,以水包油型为最好,油包水型次之,而烃类基质最差。

(2) 基质的 pH:基质的 pH 影响弱酸性与弱碱性药物穿透吸收,当基质 pH 小于弱酸性药物的 pKa 或大于弱碱性药物的 pKa 时,这些药物的分子形式显著地增加,脂溶性增大而利于穿透。一般亲水性基质的 pH 接近皮肤的 pH(5~6),对药物的吸收有利。

(3) 基质对皮肤的水合作用:皮肤外层中的角蛋白或其降解产物,具有与水结合的能力称为水合作用。角质层吸水后引起角质层细胞膨胀、结构疏松,可增加皮肤的通透性。积聚 50% 的水的组织,其渗透性可增加 5~10 倍。不同的基质水合作用不同,依次是:油脂性基质>W/O 型乳剂基质>O/W 型乳剂基质>水溶性基质。

4. 附加剂　为提高外用膏剂中药物的穿透吸收作用,通常加入一定量的表面活性剂起着增溶、乳化、湿润的作用,其中作用最强的是阴离子表面活性剂,阳离子表面活性剂次之,非离子型表面活性剂最弱。其中应用最多的是十二烷基硫酸钠。

为促进药物的穿透,还可在外用膏剂中加入一定量的渗透促进剂。常用的渗透促进剂有:二甲基亚砜(dimethylsulfoxide,DMSO)、氮酮(azone)、二甲基甲酰胺、甘油、二甲基乙酰胺、丙二醇及中药挥发油如樟脑、薄荷脑等。

5. 其他因素　除上述影响因素外,药物透皮吸收还与药物浓度、使用次数、使用面积、应用时间等因素密切相关。此外,与种族、性别、年龄等也有一定的关系。

点 滴 积 累

1. 外用膏剂可分为软膏剂、膏药(黑膏药和白膏药)、贴膏剂(橡胶膏剂、凝胶膏剂、贴剂)、凝胶剂等,在临床应用中有其优点和缺点。

2. 外用膏剂透皮吸收的途径有三条:完整表皮、毛囊和皮脂腺、汗腺,影响药物吸收的因素主要有皮肤条件、药物性质、基质性质及种族、年龄等。

第二节　软膏剂生产技术

一、知识准备

（一）软膏剂的含义、特点

1. 含义　软膏剂系指提取物、饮片细粉与适宜基质混合制成容易涂布于皮肤、黏膜或创面的半固体外用剂型。其中用乳剂型基质制成的软膏亦称乳膏剂，按基质的不同，可分为水包油型乳膏剂与油包水型乳膏剂。软膏剂一般外用，起到局部保护和治疗作用。近年来，随着透皮吸收理论与技术研究的深入，经过皮肤给药而达到全身治疗作用的制剂日益增多。

2. 特点　软膏剂除具有一般外用膏剂的特点之外，还有其自身的特点。

主要具有如下优点：①细腻、均匀、无粗糙感；②黏稠度适宜，易于涂布；③性质稳定，长期贮存无酸臭、异味、变色等变质现象产生；④一般有比较好的吸水性，所含药物的释放、穿透能力比较强；⑤无不良刺激性、过敏性，不良反应小；⑥生产工艺简单，使用、携带、贮存比较方便。

但软膏剂使用不恰当会污染衣物，有的会妨碍皮肤的正常功能。

（二）软膏剂的基质

> **课堂活动**
>
> 展示油脂性基质、乳剂型基质和水溶性基质或相关的制剂各一种，让同学说出各类基质的特点，并要求学生回答常用软膏制剂使用的基质类型，总结作为软膏剂基质应具备的条件。

软膏剂由药物与基质组成，基质是药物的赋形剂及载体，它对于药物的释放与吸收有重要的影响。理想的基质应具备的条件：①具有适宜的稠度、黏着性和润滑性，易于涂布，无刺激性和过敏性；②能与药物的水溶液或油溶液互相混合，并能吸收分泌液；③能作为药物的良好载体，有利于药物的释放和吸收，不与药物发生配伍禁忌，久贮稳定；④易洗除，不污染衣服；⑤不妨碍皮肤的正常功能与伤口的愈合。

在实际应用中，没有一种基质能完全满足上述条件。一般可根据所制备的软膏剂的要求，将基质混合使用或添加适宜附加剂等方法获得理想基质。常用的基质有油脂性基质、乳剂型基质和水溶性基质三类。

1. 油脂性基质　此类基质的特点是滑润，无刺激性，对皮肤的保护和软化作用比其他基质强，能与较多的药物配伍而不发生配伍禁忌。缺点是吸水性较差，与分泌液不易混合，释放药物的性能差，油腻性大，不易洗除。该类基质包括油脂类、类脂类、烃类等。主要适用于遇水不稳定的药物软膏的制备，而溃疡、湿疹不宜用油脂性基质。

（1）油脂类基质：系指从动物或植物中取得的，其化学组成为高级脂肪酸的甘油酯及其混合物。因含有不饱和双键结构，易氧化酸败，生成物有刺激性，不及烃类基质稳定，可加抗氧剂和防腐剂改善。

1）动物油:熔点适合、易酸败,加油溶性抗氧剂(如2%的安息香和6%的干燥亚硫酸钠)防止酸败。

2）植物油:常用麻油、棉籽油、花生油等,常温下多为液体(加蜂蜡可使之稠度适宜),易酸败(加入抗氧剂或使之饱和)。

3）单软膏:以花生油(或棉子油)670g与蜂蜡330g加热熔合而成。

4）氢化植物油:植物油经氢化反应后得到的饱和脂肪酸甘油酯。

（2）类脂类基质:多系由高级脂肪酸(C_{16}以上)与高级一元醇(二元醇)化合而成的酯类,其性质与油脂类相似,化学性质较油脂类稳定。由于具有一定的表面活性而有一定的吸水性能,常与油脂类基质合用。

1）羊毛脂:又称无水羊毛脂,为淡棕黄色半固体,主要成分为胆固醇类及其酯类。有良好的吸水性,一般可吸水150%,甘油140%及70%的乙醇40%。其性质接近皮脂,有利于药物的透皮吸收,但因其过于黏稠不宜单独使用,常与凡士林合用,以改善凡士林的吸水性和渗透性。

2）蜂蜡:又称黄蜡,白蜡系由黄蜡漂白精制而成。主要成分为棕榈酸蜂蜡醇酯,性质稳定,有乳化作用,不易酸败,皂化后的生成物亲油性大,较弱的吸水性,能制成W/O型乳剂,可作为辅助乳化剂。常用于调节基质的稠度。

（3）烃类基质:系石油分馏得到的多种高级烃的混合物。其特点是性质稳定,很少与主药发生作用,不会酸败,不易被皮肤吸收,适用于保护性软膏;不溶于水及醇,但在多数的脂肪油或挥发油中能溶解。

1）凡士林:有黄、白两种,白凡士林是黄凡士林漂白而得。熔点38～60℃,化学性质稳定,不易酸败,能与大多数药物配伍,特别适用于遇水不稳定的药物。吸水性较低(约吸收5%水分),故不宜用于有多量渗出液的伤患处。与适量的羊毛脂或胆固醇合用,可增加其吸水性。本品对药物的释放与穿透较差,加入适量的表面活性剂如聚山梨酯类等可改善药物的释放与穿透。

2）固体石蜡与液状石蜡:前者为各种固体烃的混合物;后者为各种液体烃的混合物,分为轻质和重质两种。可用液体石蜡研磨药物细粉成糊状,以利于与基质混合均匀。二者主要用于调节软膏稠度。

3）硅酮类:俗称硅油,系有机硅氧化物的聚合物,常用二甲聚硅与甲苯聚硅。为无色无味的透明油状液体,黏度随分子量增大而增加。本品性质稳定,对皮肤无刺激性,润滑性好,易于涂布,且不污染衣物,也不妨碍皮肤的正常功能。可与油脂性基质相互混合制成防护性软膏。也可作为乳剂型基质,用于乳膏剂。对眼有刺激性,不宜作眼膏基质。

2. 乳剂型基质 是指油相与水相物质借乳化剂的作用而制成的乳状半固体基质,由油相物质、水相物质、乳化剂、保湿剂、防腐剂等组成,主要有W/O型和O/W型两种。油相基质(多数为固体)常用硬脂酸、石蜡、蜂蜡、高级脂肪醇酸、液状石蜡等。水相一般为蒸馏水、药物水溶液。常用皂类、月桂醇硫酸钠、多元醇脂肪酸酯、吐温类、聚乙二醇醚类等作为乳化剂。

乳剂型基质对皮肤正常功能影响小,对药物的释放与穿透性好,可与创面上的渗出液或分泌物混合。易涂布、清洗。通常用于亚急性、慢性、无渗出的皮肤损伤或皮肤瘙痒症。遇水不稳定的药物不宜选用。

（1）水包油型（O/W）乳剂基质:外观形态似雪花膏状,与水混合,可用水或其他药物水溶液稀释后使用。易洗涤,不污染衣物,能吸收一定量的渗出液。在贮存过程中,易发生霉变;当外相失水后,其结构易被破坏,使软膏变硬,常需加入一定量保湿剂如甘油、丙二醇或山梨醇和适量的防腐剂。润滑性较差,久用易粘于创面。易致有大量渗出液的糜烂疮面产生炎症而使病情恶化,故应根据临床适应证灵活选用。常用的乳剂基质有一价皂类、高级脂肪醇硫酸酯、非离子表面活性剂吐温类等,举例如下:

以硬脂酸钾肥皂为乳化剂制成的基质

【处方】　硬脂酸 200g　　氢氧化钾 14g　　甘油 50g　　蒸馏水加至 1000g

【制法】　取硬脂酸于水浴上加热熔融,冷至80℃时,边搅拌边加入同温的氢氧化钾水溶液及甘油,继续搅拌至冷凝,即得。

【注】　处方中的乳化剂是一部分硬脂酸与氢氧化钾反应生成的新生皂,剩余的硬脂酸作为油相,甘油为保湿剂。也可用氢氧化钠、三乙醇胺等代替处方中的氢氧化钾,分别制成硬脂酸钠皂与铵皂为乳化剂,但其用量应预先计算。一般钾皂为乳化剂制成的基质较软,钠皂为乳化剂制成的基质较硬,铵皂为乳化剂制成的基质则较为细腻、光亮。以新生皂为乳化剂制成的基质避免用于酸、碱类药物制备软膏,一般在 pH 5~6 以下容易水解。忌与含钙、镁离子类药物配伍。

以月桂醇硫酸钠为乳化剂制成的基质

【处方】　硬脂酸 250g　　白凡士林 250g　　丙二醇 120g　　月桂醇硫酸钠 10g　　尼泊金甲酯 0.25g　　尼泊金丙酯 0.15g　　蒸馏水 370g

【制法】　取硬脂酸和白凡士林在75℃左右熔化,将丙二醇、月桂醇硫酸钠、尼泊金甲酯、尼泊金丙酯溶于蒸馏水中,加热至75℃左右,边搅拌边加入到已熔化的同温油相中,继续搅拌至冷凝,即得。

【注】　处方中的乳化剂是月桂醇硫酸钠,硬脂酸与白凡士林为油相,丙二醇作为保湿剂,尼泊金甲酯与尼泊金丙酯为防腐剂。可加入适量 W/O 型辅助乳化剂如高级醇、硬脂酸甘油酯等,以保证基质的稳定性。使用月桂醇硫酸钠为乳化剂的 pH 范围为 4~8,以 pH 6~7 为最佳。

（2）油包水型（W/O）乳剂基质:又称冷霜或乳膏,外观形态似油膏状。涂展性能好,能吸收少量水分,不能与水混合。在软膏制备中应用较少。不易清洗,常用作润肤剂。常用乳化剂为多价皂(如镁皂、钙皂)、非离子表面活性剂司盘类、蜂蜡、胆固醇、硬脂醇等。举例如下:

以多价钙皂为乳化剂的基质

【处方】　硬脂酸 12.5g　　单硬脂酸甘油酯 17.0g　　白凡士林 67.0g　　蜂蜡 5.0g　　地蜡 75.0g　　液状石蜡 410.0ml　　双硬脂酸铝 10.0g　　氢氧化钙 1.0g　　尼泊金乙酯 1.0g　　蒸馏水 401.5ml

【制法】　取硬脂酸、单硬脂酸甘油酯、蜂蜡、地蜡,于水浴上加热熔化,再加入白凡士林、液状石蜡、双硬脂酸铝,加热至85℃;另将氢氧化钙、尼泊金乙酯溶于蒸馏水中,加热至85℃,逐渐加入油相中,不断搅拌至冷凝,即得。

【注】　处方中氢氧化钙与部分硬脂酸作用形成的钙皂,以及处方中的双硬脂酸铝(即铝皂)均为 W/O 型乳化剂,水相中氢氧化钙为过饱和状态,应取上清液加至油相中。

以蜂蜡、胆固醇、硬脂醇为乳化剂制成的基质

【处方】 硬脂醇30g 胆固醇30g 蜂蜡80g 白凡士林860g

【制法】 取硬脂醇和蜂蜡在水浴中熔化,再加入胆固醇搅拌溶解,最后加入白凡士林,搅拌至冷凝,制成1000g,即得。

【注】 处方中白凡士林可吸收达1~3倍量的水。与药物水溶液配伍,制成W/O型软膏,可吸收分泌液。遇水不稳定的药物制备软膏可用该基质。

3. 水溶性基质 系由天然或合成高分子水溶性物质制成,因不含油溶性成分,又称无脂物。其特点是无油腻性,易洗除,能与水性液体混合(包括分泌物),一般药物自基质中释放较快。但润滑性差,易霉败,水分易蒸发,常需加入保湿剂与防腐剂。常用的水溶性基质有PEG类、纤维素类等。

(1) PEG类:为乙二醇的高分子聚合物,平均分子量在200~700为液体,1000以上为固体。分子量在300~6000较为常用。常用的有聚乙二醇-1500与聚乙二醇-300等量的融合物及聚乙二醇-4000与聚乙二醇-400等量的融合物。本品与苯甲酸、鞣酸、苯酚等混合可使基质过度软化;可降低酚类防腐剂的防腐能力;长期使用可致皮肤干燥。不宜用于制备遇水不稳定的药物软膏。

(2) 纤维素衍生物:常用甲基纤维素(MC)、羧甲基纤维素钠(CMC-Na)等。甲基纤维素能与冷水形成复合物而胶溶。羧甲基纤维素钠在冷、热水中均溶解,浓度较高时呈凝胶状。

(3) 卡波姆(carbopol):系丙烯酸与丙烯基蔗糖交联的高分子聚合物,又称聚丙烯酸。因黏度不同有多种规格。以它作基质做成的软膏涂用舒适,尤适于脂溢性皮炎的治疗,还具有透皮促进作用。

(4) 其他:主要有海藻酸钠、甘油明胶等。

课堂活动

如何从软膏剂处方判断其基质类型?如果是乳剂型基质,又怎样从处方判断是O/W型还是W/O型?

二、软膏剂的生产技术

(一) 软膏剂的生产工艺流程

因生产过程不同的制剂所用的原料不一样,得到的分散体系也不尽相同,由此软膏剂可分为溶液型软膏剂、混悬型软膏剂和乳浊型软膏剂三类;在生产时依据原料以及生产量的不同可采用研合法、熔合法及乳化法三种方法制备。一般软膏剂的生产工艺流程见图17-1。

(二) 软膏剂中药物和基质的处理

1. 药物的处理

(1) 可在基质中溶解的药物,则用熔化的基质将药物溶解,制成溶液型软膏。

(2) 在某种溶剂中可溶解的药物,根据溶解性质,选择合适的溶剂溶解,加入溶剂的量要尽量的少。如水溶性药物可先用少量水溶解,以羊毛脂吸收后,再与油脂性基质

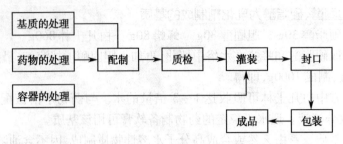

图 17-1 软膏剂生产工艺流程

混合;当水溶性药物与水溶性基质混合时,则可直接将药物的水溶液加入混合;油溶性药物可先用少量有机溶剂溶解,再与脂溶性基质混合;对乳剂型基质而言,制备时可根据药物的溶解性直接将药物溶于水相或油相中。

(3) 不溶性固体药物,应先用适宜方法磨成最细粉或极细粉,过九号筛,然后加入半固体基质或熔融的基质中,在加入时必须不断搅拌至冷凝。

(4) 中药提取液,含水量较大,应先浓缩至稠膏状,有时根据需要可加入一定量的吸水剂、防腐剂、增溶剂等,然后再与基质混合。

(5) 挥发性或易升华的药物或遇热易结块的树脂类药物,应使基质降温至40℃左右后再与药物混合;若组分中有药物能形成低共熔物,应先使之形成低共熔物。

2. 基质的处理 油脂性基质如凡士林、固体石蜡等须先加热熔融,然后趁热用多层织物滤材或120目钢丝网滤过,除去杂质;如需要灭菌,则采用干热灭菌,150℃灭菌1小时以上,同时去除水分,灭菌宜用蒸气加热,忌用直火。高分子水溶性基质应充分溶胀、溶解制成溶液或胶性物,备用。

课堂活动

【处方】 银朱225g 冰片105g 乳香45g 没药45g 石膏(煅)45g 樟脑75g 蓖麻油40g 细粒松香225g 羊毛脂25g 适量凡士林 制成1000g软膏剂

请同学们根据药物的性质提出其处理方法,并试述基质的处理方法。

(三) 软膏剂的配制

1. 研和法 是先将药物细粉加少量基质或用适宜溶剂研成糊状,再递加其余基质研磨混匀的制备方法。小量生产时,在软膏板上或玻璃板上用软膏刀进行调和混匀,或在乳钵中研磨混匀;大量生产时,可用电动研钵进行。适用于基质中各组分及药物在常温下能均匀混合的软膏。本法不加热,适用于不耐热的药物。该法生产效率不如熔和法。

2. 熔和法 是先将软膏基质加热熔化,然后将药物细粉分次加入,不断搅拌至冷凝的制备方法。软膏剂中含有不同熔点的基质,在常温下不能混合均匀;或主药可溶于基质者;或药材中有效成分需用基质进行浸提,一般可采用此法。生产时先加热熔点高的,后加热熔点低的,不溶性药物细粉加入熔融或软化的基质中,应搅拌至冷凝,否则因药粉下沉而致分散不匀,凝固后则停止搅拌以免搅入空气而影响质量。

目前常用三滚筒软膏研磨机,可达到一定的细度,均匀,无颗粒感。

3. 乳化法 将油性物质(如凡士林、羊毛脂、硬脂酸、高级脂肪醇、单硬脂酸甘油酯等)加热至80℃左右使熔化,用细布滤过;另将水溶性成分(如硼砂、氢氧化钠、三乙醇胺、月桂醇硫酸钠及保湿剂、防腐剂等)溶于水,加热至较油相温度略高时(防止两相混合时油相中的组分过早析出或凝结),将水溶液慢慢加入油相中,边加边搅,制成乳剂基质,加入药物并搅拌至冷凝成膏状物即得。

乳化法中油、水两相的混合有三种方法:①两相同时掺合,适用于连续的或大批量的操作,需要一定设备,通过真空均质制膏机或胶体磨,使其更细腻、均匀;②分散相加到连续相中,适合于含小体积分散相的乳膏剂;③连续相加到分散相中,适用于多数乳膏剂,在混合过程中引起乳剂的转型,从而产生更为细小的分散相粒子。如制备O/W型乳剂基质中,水相在搅拌下缓缓加到油相内,开始时水相的浓度低于油相,形成W/O型乳剂,当更多水加入时,乳剂黏度继续增加,直至W/O型乳剂水相的体积扩大到最大限度,超过此限,乳剂黏度降低,发生转型而O/W型乳剂,使内相(油相)得以更细地分散。

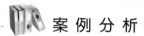 案 例 分 析

案例

某班采用乳化法制备了一批乳膏剂,结果发现得到的乳膏有些有大量的泡沫,有些放置一小段时间出现了水层甚至分为上下两层,请分析可能产生的原因。

分析

产生的原因可能有:①油相或水相在制备时制作不合理;②制备时温度控制不合理;③油、水两相混合时搅拌、研磨的力度不够或方式不对;④冷却的速度太快;⑤选择的乳化剂不符合要求等。

(四)灌封与包装

小量生产的软膏用手工进行灌装,而大量生产则采用机器灌装。常用的包装容器有金属塑料的盒子、玻璃制的广口瓶等,大量生产多用锡管、铝管或塑料管,灌装,轧尾,包装,即得。

三、软膏剂常用生产设备与使用

(一)真空均质制膏机

1. 结构　主要包括三组搅拌装置(主搅拌、溶解搅拌及均质搅拌)、转子、定子、压力表、电器控制箱、真空泵、电器系统等组成(图17-2)。

2. 混合过程　真空均质制膏机的主搅拌是刮板式搅拌器,搅拌速度较慢,既能混合软膏剂的各种成分,又不影响乳化剂的乳化过程。溶解搅拌速度较快,能快速将各种成分搅匀,有利于固体物料的溶解。均质搅拌高速转动,内设的转子和定子起到胶体磨作用,在搅拌叶的带动下,膏体在罐内上下翻动,把膏体中的颗粒打得更细,搅得更均匀。整机附有真空泵,膏体经真空脱气后,可消除膏体中的微小气泡,香料更易渗入膏体内部。

(二)三滚筒软膏研磨机

1. 结构　主要由三个水平方向而平行设置的滚筒和传动装置、加料斗、电动装置等组成。(图17-3)

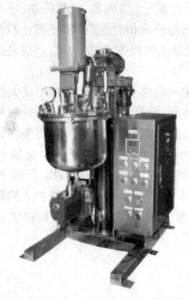

图 17-2　真空均质制膏机外形图

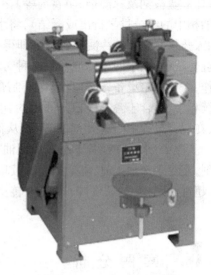

图 17-3　三滚筒软膏研磨机

2. 研磨过程　三滚筒软膏研磨机在第一与第二滚筒上装有加料斗,两边两个滚筒之间以及与中间一个滚筒之间的距离可以调整,三个滚筒的转动速度不同。操作时将软膏装入,开动后滚筒按图 17-4 所示的方向转动,转动较慢的滚筒 1 上的软膏能被速度较快的中间滚筒 2 带过来,接着被转速更快的滚筒 3 卷过去,然后经过刮板转入接受器中,由于滚筒的转速不同,软膏受到两个滚筒的碾压和研磨,从而使基质与药物混合均匀。

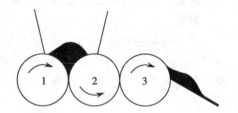

图 17-4　滚筒旋转方向示意图

四、软膏剂生产与质量控制

(一)生产过程质量控制

1. 软膏剂配制前要对净化间的操作台、墙壁、地面、工具及设备进行清洁。操作人员要严格遵守无菌概念,操作前应洗手,更衣更鞋,并用 75% 乙醇擦拭手及工具、容器、设备,并于操作前用紫外灯照射净化间 1 小时。

2. 根据处方药物的性质选取不同的基质。在使用基质前应观察基质的外观、状态、色泽、软硬度是否符合要求。基质熔融后应趁热过滤,应通过多层织物滤材或 120 目筛,保证基质的均匀细腻。

3. 软膏剂生产车间洁净度应达到大于 D 级洁净度要求。软膏剂岗位操作室要求室内压大于室外压力、温度 18 ~ 26℃、相对湿度 45% ~ 65%。

4. 内包装材料(瓶、盒等)须经微生物限度检查合格的用于分装,分装时要随时检查装量差异。

5. 供制备软膏剂用的固体药物,除能溶解或相互共熔于某一组分者外,应预先用适宜的方法制成细粉。

6. 基质灭菌若采用蒸气加热时,一般蒸气压力要达到 441～490kPa,锅内温度才能达150℃。水性液体与油溶性基质混合时,可先将其与少量亲水性基质混合,然后加入油溶性基质中,但应考虑基质的载水量,一般通过水值计算,以免超过限度,造成软膏剂太软或变成半流体。

7. 制备乳膏剂时,不宜采用直火加热。油相与水相宜在相同或相近的温度条件下(约80℃)进行混合,并保持一定时间,以有利于充分乳化,混合时须不停搅拌至冷凝。

8. 水性液体与油溶性基质混合时,可先将其与少量亲水性基质混合,然后加入油溶性基质中,但应考虑基质的载水量,一般通过水值计算,以免超过限度,造成软膏剂太软或变成半流体。

9. 大量生产制备乳膏剂时,通常将连续相加入到分散相,中间转相时应强烈搅拌,使转相完全。

10. 为增加软膏剂的稳定性,防止其在贮藏过程中发生酸败、变质、失水、分离、变色等现象,制备时可适当加入抗氧剂、防腐剂和保湿剂等。灌装于避光密闭容器中,贮藏在阴凉干燥处,贮藏温度不宜过高或过低,以免基质分层或影响软膏的均匀性。

(二)软膏剂的质量评定

按照《中国药典》2010 年版对软膏剂质量检查有关规定,软膏剂需要进行如下方面的质量检查:

1. 外观性状　软膏剂应均匀、细腻,具有适当的黏稠性,易涂于皮肤或黏膜上而无刺激性。易软化但不融化。应无酸败、变色、变硬、融化、油水分离等变质现象。

2. 粒度大小　除另有规定外,含药材细粉的软膏剂取适量供试品,放在载玻片上,涂成薄层,覆以盖玻片,共涂 3 片,照《中国药典》2010 年版一部粒度测定法(附录Ⅺ C 第一法)测定,均不得检出大于 180μm 的粒子。

3. 装量差异　照《中国药典》2010 年版一部最低装量检查法(附录Ⅻ C)检查,应符合规定。

4. 无菌检查　用于烧伤或严重创伤的软膏剂,照《中国药典》2010 年版一部无菌检查法(附录ⅩⅢ B)检查,应符合规定。

5. 微生物限度　除另有规定外,照《中国药典》2010 年版一部微生物限度检查法(附录ⅩⅢC)检查,应符合规定。

 知 识 链 接

眼 膏 剂

眼膏剂是专供眼用的无菌软膏剂,对眼无刺激性。眼膏剂所用的基质除符合软膏剂的基质要求外,必须灭菌,且纯净细腻,确保对眼结膜、角膜无刺激性,常用基质是凡士林 8 份、液状石蜡 1 份加羊毛脂 1 份混合制成的。眼膏剂的制备方法与一般软膏剂基本相同,但所用基质、药物、器具与包装材料等均应严格消毒,且需在洁净、无菌条件下操作。眼膏剂中如主药不溶于水或不宜用水溶解而又不溶于基质时,应粉碎成极细粉。

五、典型品种举例

紫 草 膏

【处方】 紫草 500g　当归 150g　防风 150g　地黄 150g　白芷 150g　乳香 150g　没药 150g

【制法】 以上七味,除紫草外,乳香、没药粉碎成细粉,过筛;其余当归等四味酌予碎断,另取食用麻油 6000g,同置锅内炸枯,去渣;将紫草用水湿润,置锅内炸至油呈紫红色,去渣,滤过。另加蜂蜡适量(每 10g 麻油加蜂蜡 2～4g)熔化,待温,加入上述粉末,搅匀,即得。

【功能与主治】 化腐生肌,解毒止痛。用于热毒蕴结所致溃疡,症见疮面疼痛、疮色鲜活、脓腐将尽。

【用法与用量】 外用。摊于纱布上贴患处,每隔 1～2 日换药一次。

【处方工艺分析】 该制剂所用的是油脂性基质,处方中乳香、没药为细料药,故粉碎成细粉;紫草为全草类药材,容易炸枯,故后炸,而干燥之后的紫草易碎,因而炸前用水湿润。

【制备过程注意事项】 在制备过程中应注意生产环境;特殊处理的药物应另外放置,对热稳定性差,须在低温的条件下加入膏中。

康 妇 软 膏

【处方】 白芷 145g　蛇床子 145g　花椒 145g　青木香 30g　冰片 30g

【制法】 以上五味,除冰片外,其余白芷等四味用水蒸气蒸馏,分别收集芳香水及水煎液,芳香水进行重蒸馏,得精馏液;水煎液滤过,滤液浓缩至相对密度约为 1.20(25℃),加乙醇使含醇量为 70%,静置,取上清液用 10% 氢氧化钠溶液调 pH 至 8.0,静置过夜,回收乙醇,流通蒸气灭菌 30 分钟,与精馏液合并,搅匀,备用;冰片研为细粉,过筛,备用。另将油相硬脂酸、羊毛脂、液体石蜡与水相三乙醇胺、甘油、蒸馏水分别加热至约 70℃,在搅拌下,将水相加入油相中,冷却至 40℃,加入适量防腐剂,搅匀,制成基质。取上述药液,加热至 50～60℃,加入基质中,搅拌,加入冰片细粉,搅匀,使色泽一致,制成软膏 1000g,分装,即得。

【功能与主治】 祛风燥湿,止痒杀虫,防腐生肌。用于外阴炎、外阴溃疡、阴道炎等引起的外阴或阴道充血,肿胀、灼热、疼痛,分泌物增多或局部溃疡、糜烂、瘙痒等。

【用法与用量】 外用。涂于洗净的患处,一日 2～4 次。

【处方工艺分析】 该制剂所用的是乳剂型基质,冰片是低共熔成分易低共熔,不宜长时间加热,故研成细粉,再与 40℃ 以下的基质混合;硬脂酸与三乙醇胺反应生成的胺皂是乳化剂,故需慢慢地加入;乳剂型基质稳定性差、易霉变,因此要加入一定量的防腐剂;白芷、蛇床子、花椒、青木香这四味药中既有挥发性成分又有非挥发性成分,采用水蒸气蒸馏法可同时提取,但提取的挥发性成分纯度比较低,须再次蒸馏,非挥发性成分中含有大量的水溶性杂质,须醇沉;为了增加药物的稳定性,防止变质,药液除杂之后需灭菌;水相与油相两者混合的温度应控制在80℃以下,且两者温度应基本相同,以免影响乳膏剂的细腻性;精馏液与水提液混合后对热稳定性变差,因此与基质混合时温度不宜过高。

【制备过程注意事项】 在制备过程中应注意生产环境的温度、湿度;对热不稳定性的药物,须在低温的条件下加入膏中;水相与油相两者混合的温度应控制在80℃以下,且两者温度应基本相同,加入时搅拌速度不宜过慢或过快;药物加入基质之后应搅拌至冷凝。

复方十一烯酸锌软膏

【处方】 十一烯酸锌200g 十一烯酸50g 聚乙二醇-4000 375g 聚乙二醇-400 375g

【制法】 取十一烯酸锌细粉,加十一烯酸,混匀;将聚乙二醇-4000和聚乙二醇-400水浴加热熔合后,加入药物粉末,不断搅拌直至冷凝,即得。

【功能与主治】 抗真菌药,主要用于治疗皮肤真菌病。

【用法与用量】 外用。适量涂布于患处。

【处方工艺分析】 该制剂所用的是水溶性基质,十一烯酸锌是化学药品,可直接粉碎,而十一烯酸是液态的,可直接与十一烯酸锌细粉研磨混合均匀;聚乙二醇-4000是固体状态的,需加热使之熔融与聚乙二醇-400混合均匀;药物与基质难以混合均匀、易沉于底部,故混合之后须不断搅拌至冷凝。

【制备过程注意事项】 在制备过程中应注意生产环境的温度、湿度;固体基质须加热熔融之后与其他基质混合均匀再在热的作用下加入药物,药物加入时搅拌速度不宜过慢或过快;药物加入基质之后应搅拌至冷凝。

═══ 点 滴 积 累 ═══

1. 软膏剂常用的基质有油脂性、乳剂型和水溶性三种,乳剂型基质又分为O/W型和W/O型。应根据药物的性质和临床用药的需要选择合适的基质。

2. 软膏剂生产时依据原料和生产量的不同可采用研和法、熔和法和乳化法制备,乳膏剂一般采用乳化法制备。

3. 软膏剂质量检查项目有:外观性状、粒度大小、装量差异、无菌检查和微生物限度等。

第三节 膏药生产技术

一、知识准备

(一)膏药的含义

膏药系指饮片、食用植物油与红丹(铅丹)或官粉(铅粉)炼制成膏料,摊涂于裱背材料上制成的供皮肤贴敷的外用制剂。前者称为黑膏药、后者称为白膏药。本节讲述的重点是黑膏药的生产技术。

中药膏药外治可消肿、拔毒、生肌,主治肌肤红肿、痈疽、疮疡等症。黑膏药为黑色油润固体,用前须烘软,一般贴于患处,亦可贴于经络穴位,局部起到保护、封闭、拔毒生肌、收口及消肿止痛等作用;全身则通过经皮吸收系统进入血循环起到祛风散寒、行滞祛瘀、通经活络、强筋健骨等作用,用于治疗跌打损伤、风湿痹痛等病症。

（二）膏药的特点

膏药具有如下特点:①作用持久,疗效可靠;②价廉易得;③携带、运输、贮存及使用比较方便。

但膏药也有如下缺点:①制备过程中污染比较大,对周围环境影响大,产生的气体对空气有污染性、对人体具有损害性;②释药速度缓慢,显效慢;③易污染衣物及皮肤,撕扯性能差;④含有一定量的重金属离子,使用具有局限性。

二、黑膏药的生产技术

（一）黑膏药的生产工艺流程

一般黑膏药的生产工艺流程如图 17-5 所示。

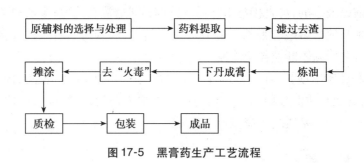

图 17-5 黑膏药生产工艺流程

（二）原辅料的选择与药料的处理

1. 植物油　以麻油为最好,其优点是熬炼时泡沫少,有利于操作,其制成的膏药色泽光亮,黏性好,产品质量优;碘值在 100～130 左右,皂化值在 185～206 左右的棉子油、豆油、花生油、菜油等亦可用,但炼油时一般较易产生泡沫,应多加注意。

2. 红丹　又称章丹、铅丹、黄丹、东丹、陶丹等,橘红色粉末,主要成分为四氧化三铅（Pb_3O_4）,纯度大于 95%,为干燥细粉。红丹如果湿润易相互聚集而沉于锅底,不易与油发生反应,故在使用前应炒去水分,过 80 目筛后使用。

3. 药物的选择与处理　在生产时应选择质量合格的药物,根据性质的不同分为一般性药物与贵重细料药。一般性的药物经适当粉碎,大多用的是药物的饮片;贵重细料药、挥发性药材及矿物药等,如乳香、没药、麝香、樟脑、冰片、雄黄、朱砂等,则粉碎成细粉,然后摊膏前直接加入到温度不超过 70℃ 的熔化膏药中,混匀或在摊涂时撒布于膏药表面。

（三）黑膏药的制备

1. 药料提取（炸料）　药物经过适当处理后,依据性质的不同分为先炸和后炸。一般新鲜药材、质地肥厚的或坚硬的应先炸,而质地疏松的花类、叶类、全草类及皮类等不耐热药材宜在先炸药料炸至枯黄后加入。操作时,一般油与药物同时加入,以免飞溅(有的地区先将药料于油内浸泡一定时间后再炸料)。开始时火力可稍大,待油液沸腾后则使用文火,控制油温约200~220℃。炸料过程中应不断搅拌,炸至药料外表深褐色、内部焦黄色即可。

2. 滤过去渣 药物炸到需要的程度后用钢丝筛滤除药渣,去渣后即得药油。

3. 炼油 去渣之后药油继续加热熬炼,使其在高温条件下发生氧化、聚合反应及增稠现象,以适应下丹的需要。一般以炼至"滴水成珠"为度,即取少许油液滴入冷水中成珠状,吹之不散或散而复聚。此时的炼油老嫩适宜。

炼油是制备膏药的关键,炼油的稠度贵在适中。"太老"、"太嫩"都不符合要求,熬炼过"老",则膏药松脆,黏附力小,易脱落;如过"嫩",则质软,黏性强而不易脱落,贴于皮肤上易移位;老嫩适宜,则贴之即着,揭之即落。常用以下标准来判断炼油程度:一是看油烟:青→黑→白;二是看油花:沸腾开始时,油花多在锅壁周边附近,当油花向锅中央集聚时为度;三是看滴水成珠:沾取药油少许滴于水中,待油滴散开后又集聚时为度。炼油时还应注意:①应不断撩油,当药油即将炼成时,撩油速度要快;②撩油时不要触及锅底,以防着火;③起火之后,要用锅盖灭火,切忌用水;④炼油太老,加嫩油调节,切忌用生油。

4. 下丹成膏 是在高温条件下将红丹加入到炼好的药油中,使之发生化学反应生成脂肪酸铅盐,并促使油脂进一步氧化、聚合、增稠而成膏。下丹的方式有火上下丹法和离火下丹法两种。火上下丹法是指将药油微炼后,边加热边下丹;而离火下丹法是将炼好的药油连锅离开火源,趁热加入红丹。

油与丹的比例各地不同。一般500g油用150~210g红丹,冬季略减,夏季酌增。待加热至油温约320~330℃时,将红丹均匀撒布于锅中,并不停地沿同一方向搅拌,红丹加完之后需进一步加热,使其充分反应。直至反应物由棕褐色变为黑褐色时,检查成膏程度:取少量滴入冷水中,数秒钟后取出,膏不粘手,稠度适宜者,即为合格。如粘手,撕之带丝,表示膏药过嫩,应继续加热熬炼;如撕之发脆,表示膏药过老,可酌加炼制的嫩油调节。由于下丹时的油液温度高,同时会有大量丙烯酸等刺激性浓烟,应注意防火、通风。

5. 去"火毒" 以上制成的膏药若直接应用皮肤,会对局部产生一定的刺激性,轻则出现瘙痒、红斑,重则发泡、发生溃疡,这些刺激性产生的因素俗称"火毒"。产生的原因是油在高温条件下氧化分解的有刺激性的低级分解产物如醛、酮、低级脂肪酸等,这些分解产物对机体具有损害性,但具有水溶性、挥发性或不稳定性。因此用水漂、水浸或长期置于阴凉处的方法可去除"火毒"。操作时,将炼好的膏药以细流状倒入冷水中,并不断搅拌,使成带状,待膏药冷凝后即取出反复捏压成团块,于冷水中浸泡至少1天,每天换水一次,使"火毒"去净,挤净膏药内部水分,即可摊涂。

6. 摊涂 膏药团块置水浴上加热熔化,于60~70℃温度条件下兑入细料药,搅匀,按规定量摊涂于纸或布等裱褙材料上,摊涂面积一般圆形者约占膏药壳的1/3,长方形的约占3/5,膏面上覆盖衬纸,折叠,包装,置阴凉处贮藏。膏药摊涂所用的裱褙材料,通称"膏药壳"。

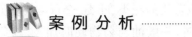 案 例 分 析

案例

　　一学生打篮球摔了一跤,于是在摔伤部位贴了两块消炎镇痛膏,结果发现一穿裤子,一块就脱落了,但另一块虽依然在,24 小时之后却很难撕扯下来,请分析可能产生的原因。

分析

　　产生的主要原因是炼油的稠度不符合要求,另外有可能是油丹比例没控制好,也可能是下丹成膏的操作问题等。

三、膏药生产与质量控制

(一) 生产过程质量控制

1. 膏药生产的车间要求通风效果良好,要有一定的防火设施。

2. 饮片应适当碎断,按各品种项下规定的方法加食用植物油炸枯;质地轻泡不耐油炸的饮片、宜待其他饮片炸至枯黄后再加入。含挥发性成分的饮片、矿物药及贵重细料药应研成细粉,于摊涂前加入,温度应不超过 70℃。

3. 制备用红丹、官粉均应干燥、无吸潮结块。

4. 炸过药的油炼至"滴水成珠",加入红丹或官粉,搅拌使充分混合均匀,喷淋清水,膏药成坨,置清水中浸渍。

(二) 膏药的质量评定

　　按照《中国药典》2010 年版一部对膏药质量检查有关规定,需要进行如下方面的质量检查:

1. **外观性状**　膏药的膏体应油润细腻、乌黑光亮、无红斑、老嫩适度、摊涂均匀、无飞边缺口,加温后能粘贴于皮肤上且不脱落不移动。黑膏药应乌黑、无红斑;白膏药应无白点。

2. **重量差异**　取供试品 5 张,分别称定每张总重量;剪取单位面积(cm^2)的裱褙,称定重量,换算出裱褙重量,总重量减去裱褙重量,即为膏药重量,与标示重量相比较,应符合表 17-1 的规定。

表 17-1　膏药重量差异限度

标示重量	重量差异限度	标示重量	重量差异限度
3g 或 3g 以下	±10%	12g 以上~30g	+6%
3g 以上~12g	+7%	30g 以上	±5%

3. **软化点**　照《中国药典》2010 年版一部膏药软化点测定法(附录ⅫD)测定,应符合各品种项下的有关规定。

四、典型品种举例

狗 皮 膏

【处方】 生川乌80g　生草乌40g　羌活20g　独活20g　青风藤30g　香加皮30g　防风30g　铁丝威灵仙30g　苍术20g　蛇床子20g　麻黄30g　高良姜9g　小茴香20g　官桂10g　当归20g　赤芍30g　木瓜30g　苏木30g　大黄30g　油松节30g　续断40g　川芎30g　白芷30g　乳香34g　没药34g　冰片17g　樟脑34g　肉桂11g　丁香17g

【制法】 以上二十九味,乳香、没药、丁香、肉桂分别粉碎成粉末,与樟脑、冰片粉末配研,过筛,混匀;其余生川乌等二十三味酌予碎断,与食用植物油3495g同置锅内炸枯,去渣,滤过,炼至滴水成珠。另取红丹1040~1140g,加入油内,搅匀,收膏,将膏浸泡于水中。取膏,用文火熔化,加入上述粉末,搅匀,分摊于兽皮或布上,即得。

【功能与主治】 祛风散寒,活血止痛。用于风寒湿邪、气血瘀滞所致的痹病,症见四肢麻木、腰腿疼痛、筋脉拘挛,或跌打损伤、闪腰岔气、局部肿痛;或寒湿瘀滞所致的脘腹冷痛、行经腹痛、寒湿带下、积聚痞块。

【用法与用量】 外用。用生姜擦净患处皮肤,将膏药加温软化,贴于患处或穴位。

【处方工艺分析】 方中乳香、没药、丁香、肉桂为贵重细料药,故粉碎成细粉,而樟脑、冰片能产生低共熔又具有挥发性,须与它粉配研;剩余的药物用油炸取时油温比较高,只须稍加粉碎;炼好的膏有一定的毒性,而此毒可溶于水,故用水浸泡去掉"火毒";去了"火毒"的膏老嫩适宜但不宜摊涂,所以需文火加热使之熔化;在低于70℃的条件下加入药物的细粉,这样便可得到高质量的黑膏药。

【制备过程注意事项】 在制备时应操作的环境通风设备要好、运转良好;炼油时要不断搅拌,注意炼制的程度;处理好的药物细粉在摊涂之前加入或撒在摊涂好的膏面上;去"火毒"的时间要控制好。

▌点▐▌滴▐▌积▐▌累▐

1. 膏药按基质可分为黑膏药、白膏药。

2. 黑膏药一般工艺流程可概括为:物料准备→炸料→过滤→炼油→下丹成膏→去火毒→摊涂→质检→包装。在生产过程中关键操作是炼油,炼油的程度贵在适中,炼油之后下丹,下丹有火上下丹法和离火下丹法,在整个操作过程中控制油温。

3. 膏药质量检查项目有:外观性状、重量差异、软化点等。

第四节　贴膏剂生产技术

一、知识准备

贴膏剂是指提取物、饮片或和化学药物与适宜的基质和基材制成的供皮肤贴敷,可产生局部或全身性作用的一类片状外用制剂。包括橡胶膏剂、凝胶膏剂（原巴布膏剂）和贴剂等。

课堂活动

展示几种外用膏剂，让学生判断分别属于哪种外用膏剂？如何区分？

（一）橡胶膏剂

1. 含义、特点与组成

（1）含义：橡胶膏剂系指提取物或和化学药物与橡胶等基质混合均匀后，涂布于背衬材料上制成的贴膏剂。橡胶膏剂有两种类型：含药的如伤湿止痛膏，不含药的如胶布。

（2）特点：橡胶膏剂的优点主要有黏着力很强，携带、运输、贮存及使用方便，可直接粘贴于患处，对机体几乎无损害；缺点为膏层薄，载药量少，药效维持时间较短。

（3）组成：①膏料层，由药物和基质组成，为橡胶膏剂的主要部分；②背衬材料，一般采用漂白细布；③膏面覆盖物，多用硬质纱布、塑料薄膜及玻璃纸等，以避免膏片互相黏着防止挥发性成分的挥散。

2. 橡胶膏剂常用基质

（1）生橡胶：是一种弹性极强的高分子化合物，是橡胶膏剂基质的主要原料，它不透气，不透水，传热性能差。也可用合成橡胶代替。

（2）增黏剂：过去常用松香（软化点 70～75℃，酸价 170～175）增加橡胶膏的黏性，但松香酸会加速橡胶膏剂的老化，现多采用甘油松香酯、氢化松香、β-蒎烯等新型材料代替，可提高橡胶膏剂的稳定性。

（3）软化剂：用于软化生胶，增加膏体的可塑性及成品的耐寒性，改善膏浆的黏性。常用的有植物油、凡士林、羊毛脂、液状石蜡、邻苯二甲酸二丁酯等。中药挥发性成分也具有一定的软化作用，处方中若含有较多挥发性成分，可酌情减少软化剂的用量，但挥发性成分易挥发散失，贮存过程中易致膏面干燥而失黏，故不宜过多使用。

（4）填充剂：常用氧化锌、锌钡白（俗称立德粉）。氧化锌具有缓和的收敛作用，其与松香酸生成的松香酸锌盐，既可增加膏料的黏性，又可减少橡胶膏剂对皮肤的刺激性；锌钡白常用于热压法制备橡胶膏剂的填充剂，其特点是遮盖力强，胶料硬度大。

（二）凝胶膏剂

1. 含义与特点与组成

（1）含义：系指提取物、饮片或和化学药物与适宜的亲水性基质混合均匀后，涂布于背衬材料上制成的贴膏剂。

（2）特点：①载药量大，尤其适于中药浸膏；②与皮肤生物相容性好，透气，耐汗，无致敏、刺激性；③药物释放性能好，能提高皮肤的水化作用，有利于药物透皮吸收；④使用方便，不污染衣物，反复粘敷，仍能保持原有黏性。

（3）组成：①背衬层：为基质的载体，一般选用无纺布、人造棉布等；②防黏层：起保护膏体的作用，一般选用聚丙烯及聚乙烯薄膜、聚酯及玻璃纸等；③膏体：由基质和药物构成，应有适当的黏性，能与皮肤紧密接触以发挥治疗作用。

2. 凝胶膏剂的基质

（1）黏合剂：多为天然、半合成和合成高分子聚合物，如丙烯酸或甲基丙烯酸的共聚物、聚乙烯吡咯烷酮和马来酸酐-乙烯基甲醚共聚物的交联产物、各种胶类、海藻酸钠、甲壳素、纤维素衍生物及其钠盐、聚乙烯醇、丙烯酸酯类聚合物、聚丙烯酸及其钠盐等。

（2）保湿剂：常用甘油、丙二醇、聚乙二醇、山梨醇等。

（3）填充剂：常用微粉硅胶、钛白、碳酸钙、氧化锌粉、白陶土等。

（4）渗透促进剂：常用氮酮、二甲基亚砜及中药挥发性成分如薄荷油、桉叶油、冰片等。

（三）贴剂

1. 含义与特点　系指提取物或和化学药物与适宜的高分子材料制成的一种薄片状贴膏剂。具有延长作用时间、维持恒定的血药浓度、减少胃肠道副作用、避免肝脏首过效应等优点。

2. 贴剂的组成　主要由药物贮库层、黏胶层、背衬层以及防黏层组成。

二、贴膏剂的生产技术

（一）橡胶膏剂的生产技术

橡胶膏剂常用的制备方法有溶剂法和热压法两种，生产工艺流程如图 17-6 所示。

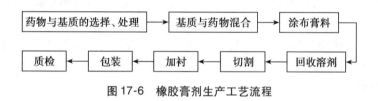

图 17-6　橡胶膏剂生产工艺流程

1. 溶剂法　将生橡胶洗净，低温加热干燥或晾干，切成适宜大小的条块，在炼胶机中压成网状，消除静电 18～24 小时后，浸入适量汽油中，浸泡至充分溶胀或成凝胶状，再移入打胶机中搅匀，依次加入增黏剂、软化剂、填充剂等制成均匀的混合物，再加入药物或药材提取物，不断继续搅拌制成均匀膏浆，过七号筛，即得膏料。将膏料涂于细白布上，回收汽油，盖衬，切割，包装，即得。

2. 热压法　制网状胶片的方法与溶剂法相同，胶片制好后加入油脂性药物浸泡，待充分溶胀后再加入其他药物和增黏剂、软化剂、填充剂等，炼压均匀，涂膏，切割，盖衬，包装，即得。本法不需用汽油，但成品光滑性差。

（二）凝胶膏剂的生产技术

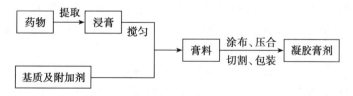

由于中药大多用的是复方，成分复杂，而基质所用的种类和规格繁多，与不同的药物配伍配比不一样，致使凝胶膏剂制备工艺至今尚难统一。

三、贴膏剂的生产与质量控制

（一）生产过程质量控制

1. 药物前处理与加入方法　应按照处方中所含成分性质分别提取,固体药物须先粉碎并溶于适宜溶剂中;药物在基质混合均匀后温度低于60℃时加入。若药料仅为水提液,则可用来溶胀、溶解明胶。

2. 膏料的搅拌速度与时间　搅拌速度不宜太快,也不宜太慢,应适中;搅拌炼合时间要合适。

3. 生橡胶干燥的温度　一般在50~60℃温度条件下干燥或晾干。

4. 搅拌炼合温度　一般以50℃为宜,温度太高,易使膏体黏性下降。

5. 贴膏剂必要时可加入透皮促进剂、表面活性剂、保湿剂、防腐剂或抗氧剂等。

6. 注意各基质组分的添加顺序。

（二）贴膏剂的质量评定

按照《中国药典》2010年版一部对贴膏剂质量检查有关规定,贴膏剂需进行如下方面的质量检查:

1. 外观性状　膏料应涂布均匀,膏面应光洁,色泽一致,无脱膏、失黏现象;背衬面应平整、洁净,无漏膏现象。

2. 残留溶剂　制备时涂布中若使用有机溶剂的,必要时应检查残留溶剂。

3. 规格大小　每片的长度和宽度,按中线部位测量,均不得小于标示尺寸。盖衬两端要稍大些。

4. 含膏量　橡胶膏剂照《中国药典》2010年版一部附录含膏量检查法第一法检查,凝胶膏剂照《中国药典》2010年版一部附录含膏量检查法第二法检查,均应符合该品种项下的有关规定。

5. 耐热性　橡胶膏剂除另有规定外,取供试品2片,除去盖衬,60℃加热2小时,放冷,膏背面应无渗油现象;膏面应有光泽,用手触试膏面应仍有黏性。

6. 赋形性　取凝胶膏剂供试品1片,置37℃、相对湿度64%的恒温恒湿箱中30分钟,取出,用夹子将供试品固定在一平整钢板上,钢板与水平面的倾斜角为60°,放置24小时,膏面应无流淌现象。

7. 黏附性　除另有规定外,凝胶膏剂照《中国药典》2010年版一部黏附力测定法(附录ⅫE)第一法、橡胶膏剂照《中国药典》2010年版一部黏附力测定法(附录ⅫE)第二法、贴剂照《中国药典》2010年版一部黏附力测定法(附录ⅫE)第二、三法测定,均应符合各品种项下的有关规定。

8. 重量差异　除另有规定外,取贴剂供试品20片,精密称定总重量,求出平均重量,再分别称定每片的重量,每片重量与平均重量相比较,重量差异限度应在平均重量的±5%以内,超出重量差异限度的不得多于2片,并不得有1片超出限度1倍。

9. 微生物限度　除另有规定外,照《中国药典》2010年版一部微生物限度检查法(附录ⅩⅢC)检查,凝胶膏剂和贴剂应符合规定,橡胶膏剂每10cm^{2}不得检出金黄色葡萄球菌和铜绿假单胞菌。

四、典型品种举例

伤湿止痛膏

【**处方**】　伤湿止痛流浸膏50g　水杨酸甲酯15g　薄荷脑10g　冰片10g　樟脑20g　芸香浸膏12.5g　颠茄流浸膏30g

【**制法**】　以上七味,伤湿止痛流浸膏系取生草乌、生川乌、乳香、没药、生马钱子、丁香各1份,肉桂、荆芥、防风、老鹳草、香加皮、积雪草、骨碎补各2份,白芷、山柰、干姜各3份,粉碎成粗粉,用90%乙醇制成相对密度约为1.05的流浸膏;另取薄荷脑、樟脑、冰片研磨成细粉;按处方量称取各药,另加3.7~4.0倍重的由橡胶、松香等制成的基质,再加入药物细粉、水杨酸甲酯,混匀,制成涂料,进行涂膏,切段,盖衬,切成小块,即得。

【**功能与主治**】　祛风湿,活血止痛。用于风湿性关节炎、肌肉疼痛,关节肿痛。

【**用法与用量**】　外用。贴于患处,每日更换一次至二次。

【**处方工艺分析**】　处方中生草乌、生川乌、乳香、没药、生马钱子、丁香、肉桂、荆芥、防风、老鹳草、香加皮、积雪草、骨碎补、白芷、山柰、干姜先用乙醇渗漉提取,提取时渗漉液分步收集,后收集的渗漉液回收溶剂后先浓缩,浓缩一定的程度再加入初漉液;薄荷脑、樟脑、冰片对热不稳定,直接粉碎加入基质中;橡胶是基质的主要原料,需先溶胀、溶解,而松香能增加橡胶膏剂的黏性,橡胶溶解后加入;水杨酸甲酯是一种有效成分,涂膏前直接加入混合物中混匀即可。

【**制备过程注意事项**】　在制备过程中首先要注意生产环境必须满足橡胶膏剂的生产要求;用渗漉法提取中药材中的成分时漉液一定要分步收集,浓缩之前要净化,加热的方式只能用蒸气或水浴并不断搅拌;薄荷脑、樟脑、冰片为挥发性成分,不宜加热;橡胶须充分溶胀后才能进一步操作。

点 滴 积 累

1. 贴膏剂是一种类似于固体的外用剂型,包括橡胶膏剂、凝胶膏剂和贴剂三种,制备时除需要选用合适的基质之外,还需要载体和保护层。

2. 橡胶膏剂一般工艺流程概括为:物料准备→基质与药混合→涂布→回收溶剂→切割→加衬→质检→包装。在生产过程中要注意药物的处理以及生产环境的洁净度、温湿度的控制,还有搅拌的速度和基质的处理办法。

3. 凝胶膏剂和贴剂是类似于橡胶膏剂的外用剂型,但其基质为高分子材料,无致敏性,一般制备流程为药物与基质分别处理→搅匀→涂布→层压→质检→包装。

4. 贴膏剂质量检查项目有:外观性状、残留溶剂、规格大小、含膏量、耐热性、赋形性、黏附性和重量差异等。

第五节　凝胶剂生产技术

一、知识准备

（一）凝胶剂的含义与特点

1. 含义　凝胶剂是指药物提取物与适宜基质混合制成的具有凝胶特性的半固体或

稠厚液体制剂。按基质不同,凝胶剂可分为水性凝胶与油性凝胶。

📖 课堂活动

　　展示凝胶剂与前面讲述的其他外用膏剂,让学生观察分析它们的关联性和不同。

　　2. 特点　凝胶剂与传统黑膏药及橡胶膏剂相比,有着应用相似的特点,但它有自身的优点,它载药量大,黏附性、保湿性及与皮肤相溶性良好,剂量准确,吸收面积恒定,药效持久,释放穿透力强,不易过敏,稳定性好,制备简单,使用方便,易于清洗;缺点就是目前临床使用的中药凝胶剂品种较少。

　　(二) 凝胶剂常用基质

　　凝胶剂的种类不同所用基质也有所不同,水性凝胶剂一般所用的基质有西黄芪胶、淀粉、明胶、纤维素衍生物、聚羧乙烯和海藻酸钠和水、甘油或丙二醇等制成;油性凝胶剂的基质一般由液体石蜡和聚氧乙烯或脂肪油和胶体硅或铝皂、锌皂形成。水性凝胶剂常应用于临床,这节主要介绍的是水性凝胶剂,因此以下重点介绍的是水性凝胶剂常用的基质。

　　水性凝胶剂常用的基质有卡波姆、海藻酸钠和纤维素衍生物等。此类基质大多在水中溶胀形成凝胶而不溶解,制成的凝胶剂一般具有易涂布和洗涤、无油腻感,可吸收组织渗出液,不妨碍皮肤的正常功能,稠度低有利于药物的释放,特别是水溶性药物的释放等;但润滑性差,易失去水分和霉变,常需加入保湿剂和防腐剂以保证成品的稳定性。

　　1. 卡波姆　系由丙烯酸与丙烯基蔗糖交联而成的高分子聚合物。商品名为卡波普,按黏度大小可分为934、940、941等规格。卡波姆是一种白色粉末,引湿性极强。卡波姆分子中含有大量的羧酸基团,因此与聚丙烯有很类似的理化性质,在水中能快速溶胀,但不溶解。水溶液呈酸性,1%的水溶液的pH约为3.11,黏度较低。但与碱中和后,随大分子的不断溶解,黏度也不断增大,在低浓度时形成澄明溶液,在高浓度时形成半透明的凝胶,在pH为6~11时有最大的黏度和稠度。中和使用的碱以及卡波姆的浓度不同,得到的溶液的黏度也有所不同。一般情况下,中和1g卡波姆大概要消耗1.35g三乙醇胺或400mg氢氧化钠,制成的基质无油腻感,使用时润滑、舒适,特别适合于治疗脂溢性皮炎。与聚丙烯酸类似,盐类电解质能降低卡波姆凝胶的黏性,碱金属离子或阳离子聚合物均可与之形成不溶性盐,强酸也可使卡波姆失去黏性,在实际应用中必须注意。

　　卡波姆基质

　　【处方】　卡波姆940 10g　丙二醇50g　乙醇50g　聚山梨酯80 2g　尼泊金1g 氢氧化钠4g　蒸馏水加至1000g

　　【制法】　取卡波姆、聚山梨酯80和300ml蒸馏水混合,将氢氧化钠用100ml蒸馏水溶解后加入前述溶液,再将尼泊金溶于乙醇后缓慢加入,再加入丙二醇,加蒸馏水至全量,即得。

　　2. 纤维素衍生物　有些纤维素衍生物在水中溶胀或溶解可形成凝胶,调节其稠度可制成水溶性软膏基质。这类基质具有一定的黏度和稠度,其稠度随着分子量、取代度以及介质的不同而发生变化。因此,在应用时应根据实际需要进行调整,以保证所需要的稠度和黏度。常用的品种有甲基纤维素(MC)和羧甲基纤维素(CMC-Na),两者常用的浓度为 2% ~6%。前者缓缓溶于冷水,不溶于热水,但润湿、放冷后溶解;后者在水中溶解。1% 的两种水溶液的 pH 都在 6~8。甲基纤维素在 pH 2~12 时均稳定,而羧甲基纤维素钠在 pH 低于 5 或 pH 高于 10 时黏度显著降低。此类基质涂布于皮肤黏着性较强,易失水、干燥而有不适感,常常需要加入约 10% ~15% 的甘油调节,制成的基质中均要加入一定量的防腐剂,常用 0.2% ~0.5% 的羟苯乙酯。

二、凝胶剂的生产技术

　　水性凝胶剂的制备一般分两种情况:溶于水的药物,先将药物用一定量的水或甘油进行溶解,必要时可加热,然后将处方中剩余组分按基质配制要求制成水凝胶基质,再将两者混合加水调至所需量即可;不溶于水的药物,可先将药物用少量的水或甘油研匀,再混入水凝胶基质中搅拌均匀即得。

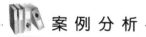 案 例 分 析

分析硼砂凝胶剂处方并写出其制备过程

　　【处方】　硼砂 150g　卡波姆 940 10g　甘油 35g　聚山梨酯 80 2g　三乙醇胺 4g　纯化水加至 1000g

　　【制备】　将卡波姆 940 与聚山梨酯 80 及 300ml 水混合使溶胀,硼砂加入甘油与 100ml 水的复合溶剂中,微热,使溶后加入上液中搅匀,滴加三乙醇胺,加水至1000g,搅匀,即得。

三、凝胶剂生产与质量控制

(一) 生产过程质量控制

　　1. 药物前处理与加入方法　应按照处方中所含成分性质分别提取,固体药物须先粉碎并溶于适宜溶剂中;药物在基质混合均匀后温度低于 60℃ 时加入。若药料仅为水提液,则可用来溶胀、溶解明胶。

　　2. 药物与基质混合搅拌的速度与时间　搅拌速度不宜太快,也不宜太慢,应适中;搅拌炼合时间要合适。

　　3. 制备时,饮片应按各品种项下规定的方法进行提取、纯化,以半成品投料制备成品。

　　4. 注意各基质组分的添加顺序。

　　5. 所用内包装材料不应与药物或基质发生理化作用。

(二) 凝胶剂的质量评定

根据《中国药典》2010 年版一部,除另有规定外,凝胶剂应进行以下检查:

　　1. 凝胶剂应均匀、细腻,在常温时保持凝胶状,不干涸或液化。

　　2. 装量　照《中国药典》2010 年版一部最低装量检查法(附录Ⅻ C)检查,应符合规定。

　　3. 无菌　用于烧伤或严重创伤的凝胶剂,照《中国药典》2010 年版一部无菌检查法

(附录ⅩⅢB)检查,应符合规定。

4. 微生物限度　除另有规定外,照《中国药典》2010 年版一部微生物限度检查法(附录ⅩⅢC)检查,应符合规定。

5. 凝胶剂一般应检查 pH。

除另有规定外,凝胶剂应置于避光密闭容器中,于25℃以下的阴凉处贮存,应防止结冰。

点　滴　积　累

1. 凝胶剂是一种具有凝胶特性的半固体或稠厚液体制剂,按照基质的性质不同可分为水性凝胶和油性凝胶。

2. 凝胶剂一般工艺流程概括为:物料准备→药物的溶解或分散→基质的配制→混合→调整浓度→质检→包装。

3. 凝胶膏剂质量检查项目有:外观性状、装量、无菌、微生物限度和无菌等。

目 标 检 测

一、选择题

(一) 单项选择题

1. 下面属于黑膏药制备操作过程中所具有的是(　　)
   A. 架桥现象　　B. 挂旗　　C. 鱼眼泡　　D. 返砂　　E. 去火毒

2. 软膏剂是(　　)
   A. 药材、食用植物油与红丹炼制而成的铅硬膏
   B. 药物与基质制成的具有适当稠度的膏状剂型
   C. 就是乳膏剂
   D. 药物与橡胶等基质混合后涂布于裱褙材料上的外用剂型
   E. 用有机溶剂溶解成膜材料及药物而制成的外用剂型

3. 软膏剂中油脂性基质应选用的灭菌方法是(　　)
   A. 湿热灭菌法　　　　　　B. 滤过除菌法
   C. 环氧乙烷气体灭菌法　　D. 紫外线灭菌
   E. 干热空气灭菌法

4. 下列软膏剂基质中,不宜作为眼膏基质的是(　　)
   A. 硅酮　　　　　　B. 液状石蜡
   C. 羊毛脂　　　　　D. 固体石蜡
   E. 以上均不宜

5. 下列有关软膏剂基质的叙述,不正确的是(　　)
   A. 油脂性基质不适于脂溢性皮炎
   B. O/W 型乳剂基质易清洗,不污染衣物
   C. 油脂性基质适合于遇水不稳定的药物

    D. 乳剂型基质可加入保湿剂

    E. 遇水不稳定的药物可选用乳剂型基质

6. 在制备黑膏药时,贵重药材、挥发性药材处理办法正确的是(   )

    A. 将其研成细粉,下丹后加入

    B. 将其与其他药材一起炸料

    C. 将其研成细粉,炼油时加入

    D. 将其单独提取后下丹时加入

    E. 将其研成细粉,然后直接加入到温度不超过70℃的熔化膏药中,混匀,摊涂
      或在摊涂时撒布于膏药表面

7. 橡胶膏剂所用基质主要原料是(   )

    A. 甘油松香酯   B. 氧化锌   C. 羊毛脂   D. 生橡胶   E. 卡波姆

8. 凝胶剂所用的基质通常是(   )

    A. 滑石粉   B. 松香   C. 生橡胶   D. 甘油明胶   E. 亲水性的

9. 可用作水性凝胶剂基质的是(   )

    A. 凡士林   B. 硅酮   C. 硬脂酸钠   D. 卡波姆   E. 羊毛脂

10. 以下不属于凝胶剂基质的是(   )

    A. 十六醇   B. 西黄芪胶   C. 海藻酸钠

    D. 羧甲基纤维素钠   E. 液体石蜡

11. 依据药典对凝胶剂进行检查的主要项目是(   )

    A. 熔变时限   B. 熔点范围   C. 装量和微生物限度

    D. 重量差异   E. 崩解时限

12. 制备黑膏药最关键的技术环节是(   )

    A. 炸料   B. 炼油   C. 下丹   D. 去"火毒"   E. 摊涂

13. 黑膏药药料提取时,炸料应该达到的程度为(   )

    A. 外表深褐色、内部焦黄色   B. 内部焦黄色

    C. 内部黄褐色   D. 表面焦黄色

    E. 表面棕褐色

14. 最为常用、熬炼时泡沫少、制成的黑膏药色泽光亮、黏性好的基质是(   )

    A. 大豆油   B. 棉籽油   C. 麻油   D. 花生油   E. 椰子油

15. 下列不属于外用膏剂作用的是(   )

    A. 急救   B. 保护创面   C. 局部治疗   D. 全身治疗   E. 止痒

(二)多项选择题

1. 下列属于影响外用膏剂中药物透皮吸收的因素(   )

    A. 药物的油水分配系数   B. 药物的分子量   C. 基质的种类

    D. 皮肤的条件   E. 药物浓度

2. 有关橡胶膏剂的说法正确的是(   )

    A. 携带、运输和使用方便   B. 黏着力强   C. 载药量大

    D. 不污染衣物   E. 对机体损害性很大

3. 属于水溶性基质的是(　　　)
   A. 凡士林　　　　　　　　B. 羊毛脂　　　　　　　　C. 聚乙二醇
   D. 液状石蜡　　　　　　　E. 甲基纤维素

4. 凝胶剂的基质原料一般包括(　　　)
   A. 卡波姆　　　B. 保湿剂　　　C. 防腐剂　　　D. 铝皂　　　E. 液体石蜡

5. 药物透皮吸收途径有(　　　)
   A. 完整表皮　　　B. 毛发　　　C. 皮脂腺　　　D. 角质层　　　E. 汗腺

6. 外用膏剂的透皮吸收过程包括(　　　)
   A. 释放　　　B. 穿透　　　C. 吸收　　　D. 分布　　　E. 代谢

7. 下列有关在制备软膏剂药物加入方法的叙述,正确的是(　　　)
   A. 可溶性药物先用少量溶剂溶解,再与熔化的基质混合
   B. 挥发性药物应在基质达到40℃以上时加入
   C. 不溶性固体药物须制成最细粉或极细粉再与基质混合
   D. 溶于基质的药物,可将药物加入熔化的基质中
   E. 热敏性药物应在基质冷却至40℃左右时加入

8. 软膏剂常用的制备方法有(　　　)
   A. 压制法　　　B. 熔合法　　　C. 捏合法　　　D. 研合法　　　E. 乳化法

9. 关于凝胶剂叙述正确的是(　　　)
   A. 凝胶剂指药物与适宜的辅料制成的均一、混悬或乳剂型的乳胶稠厚液体或半固体制剂
   B. 凝胶剂只有两相分散体系
   C. 氢氧化铝凝胶为两相凝胶系统
   D. 卡波姆在水中分散即形成凝胶
   E. 卡波姆在水中分散形成混浊的酸性溶液必须加入氢氧化钠中和,才能形成凝胶

10. 下列有关凝胶剂的叙述正确的是(　　　)
    A. 凝胶剂指药物与适宜的辅料制成的稠厚液体或半固体制剂
    B. 乳胶剂是凝胶剂的一种
    C. 凝胶剂具有触变性
    D. 双相凝胶剂具有触变性
    E. 氢氧化铝凝胶为双相凝胶剂

11. 凝胶膏剂的基质原料一般包括(　　　)
    A. 软化剂　　　　　　　　B. 保湿剂　　　　　　　　C. 渗透促进剂
    D. 填充剂　　　　　　　　E. 黏着剂

二、简答题

1. 写出软膏剂生产工艺流程。

2. 软膏剂常用的基质有哪些?

3. 写出黑膏药的生产工艺流程并说明炼油程度的方法。

4. 橡胶膏剂和凝胶膏剂有哪些优点？

三、实例分析

分析下面软膏剂处方各成分的作用及其基质类型，并试设计其制备工艺流程。

1.【处方】　单硬脂酸甘油酯 10g　蜂蜡 5g　石蜡 5g　液体石蜡 25g　油酸山梨坦 2g　白凡士林 5g　Tween-80 1g　尼泊金乙酯 0.1g　纯化水加至 100g

2.【处方】　黄芩素细粉(六号筛)4g　冰片 0.2g　硬脂酸 12g　单硬脂酸甘油酯 4g　蓖麻油 2g　甘油 10g　三乙醇胺 1.5ml　尼泊金乙酯 0.1g　纯化水 50ml

实训十二　软膏剂的制备技术与质量评定

【实训目的】

1. 熟练掌握采用不同的方法制备软膏剂；根据不同的基质选择不同的制备方法。

2. 学会评价软膏剂的质量；按照操作规程操作真空均质制膏机和乳匀机并进行清洁与维护；学会按照清场规程进行清场工作。

【实训条件】

1. 实训场地　实验室、实训车间。

2. 实训仪器与设备　乳钵、水浴锅、软膏板、软膏刀、蒸发皿、烧杯、电炉、温度计、药筛、乳匀机、真空均质制膏机等。

3. 实训材料　硬脂酸、单硬脂酸甘油酯、凡士林、甘油、羊毛脂、液状石蜡、三乙醇胺等。

【实训内容和步骤】

(一) 盐酸黄连素软膏

1. 处方　盐酸黄连素 0.5g　凡士林适量　液状石蜡适量

2. 制法　取盐酸黄连素置乳钵中，加少量(约 2ml)液状石蜡，研磨至均匀细腻糊状，再分次递加凡士林至全量，研匀即得。

3. 质量检查

(1) 外观：软膏剂色泽均匀、细腻，具有适当的黏稠度，无酸败、异臭、变色、变硬等现象。

(2) 微生物限度要求：软膏剂每克不得检出金黄色葡萄球菌、铜绿假单胞菌，细菌数、霉菌和酵母菌数每克不得超过 100cfu。

(3) pH 测定：取软膏适量，加水振摇，分取水溶液加酚酞或甲基红指示液均不得变色。

(二) W/O 型乳剂基质

1. 处方　白蜂蜡 12g　石蜡 12g　液状石蜡 56g　硼砂 0.5g　纯化水适量　制成 100g

2. 制法　取白蜂蜡、石蜡与液状石蜡，置容器中在水浴上加热熔化后，保持温度在

70℃左右;另取硼砂溶于约70℃的水中,将水相缓缓加入油相中,不断向同一方向搅拌至冷凝,即得。

3. 质量检查

(1) 外观:软膏剂应色泽均匀、细腻,具有适当的黏稠度,无酸败、异臭、变色、变硬等现象。

(2) 微生物限度要求:软膏剂每克不得检出金黄色葡萄球菌、铜绿假单胞菌,细菌数、霉菌和酵母菌数每克不得超过100cfu。

(3) pH测定:取软膏适量,加水振摇,分取水溶液加酚酞或甲基红指示液均不得变色。

(三) O/W 型乳剂基质

1. 处方　硬脂酸17g　三乙醇胺2g　液状石蜡25g　羊毛脂2g　甘油5ml　尼泊金乙酯0.1g　纯化水　加至100ml

2. 制法　取硬脂酸、液状石蜡、羊毛脂在水浴中加热至熔融,继续加热至75℃;另将三乙醇胺、尼泊金乙酯及纯化水25ml,加热至75℃,慢慢倒入硬脂酸至混合物中,边加边搅拌,加完后继续搅拌至40℃(此时基质乳化后由细变粗,又由粗变细)冷凝,即得。

3. 质量检查　见"W/O 型乳剂基质"的质量检查。

(四) 黄芩素乳膏

1. 处方　黄芩素细粉(过六号筛)4g　冰片0.2g　硬脂酸12g　蓖麻油2g　单硬脂酸甘油酯4g　甘油10g　三乙醇胺1.5ml　尼泊金乙酯0.1g　纯化水50ml　制成100g

2. 制法　将硬脂酸、单硬脂酸甘油酯、蓖麻油、尼泊金乙酯共置干燥烧杯内,水浴加热至50~60℃使全熔,得油相;将甘油、黄芩素、蒸馏水置另一烧杯中,加热至50~60℃左右,边搅拌边加入三乙醇胺,使黄芩素全溶,得水相;然后将冰片加入油相中溶解后,立即将油相逐渐加入水相中,边加边搅拌,冷凝,即得。

3. 质量检查

(1) 性状检查:色泽均匀、细腻,无粗糙感,有一定的黏着性。

(2) pH测定:取软膏适量,加水振摇,分取水溶液加酚酞或甲基红指示液均不得变色。

(3) 粒度:照粒度测定法(《中国药典》2010年版一部附录ⅫB第一法)检查,均不得检出大于180μm的粒子。

(4) 微生物限度要求:软膏剂每克不得检出金黄色葡萄球菌、铜绿假单胞菌,细菌数、霉菌和酵母菌数每克不得超过100cfu。

【实训提示】

1. 所用原辅料、烧杯、乳钵、软膏刀、软膏板、温度计、药筛、真空均质制膏机必须干燥、干净、消毒。

2. 盐酸黄连素与液状石蜡混合时液状石蜡需慢慢加入,边加边研磨使成细糊状;凡士林的加入需采用配研法。

3. 油相的熔化须采用水浴加热;油、水两相混合时温度应相同,混合温度应低于80℃,并不断搅拌至冷凝。

4. 混合搅拌的速度要适中、力度要均匀。

5. 处方中的低共熔组分应先将其低共熔,再与冷至40℃以下的基质混匀。

【实训结果与结论】

品　　种	盐酸黄连素软膏	W/O 型乳剂基质	O/W 型乳剂基质	黄芩素乳膏
外观				
粒度				
pH				
微生物限度				
结论				

【实训检测】

1. 软膏剂常用的制备方法有哪几种? 如何选择使用?

2. 采用乳化法制备软膏剂时,操作的关键是什么? 油、水两相的混合方法有几种? 操作关键是什么?

3. 软膏剂制备时处方中的药物应如何加入?

【实训考核表】

班级:　　　　　　　　　姓名:　　　　　　　　学号:

考核内容		实训考核点	分　值	实得分
实训前准备 (分值5%)		着装及个人卫生符合规定	2	
		检查确认实训仪器和设备性能良好	3	
制备操作(分值40%)	盐酸黄连素软膏	药物的称量(细则:称量是否准确,方式是否正确,是否及时加盖)	2	
		盐酸黄连素与液状石蜡混合(细则:加入速度,研磨操作,是否研匀)	3	
		加入凡士林(细则:是否等量递加,研磨方式,研磨的程度等)	2	
		软膏刀、软膏板、真空均质制膏机操作(细则:是否按操作规程操作,方式是否正确)	3	
	W/O 型乳剂基质与O/W 型乳剂基质	药物的称量(细则:称量是否准确,方式是否正确,是否及时加盖)	1	
		乳化剂的加入方式(细则:是否按规定顺序加入,加入的速度、方式)	3	
		制备油相、水相(细则:是否研匀,研磨操作,加热方式,温度控制)	2	
		油相与水相的混合(细则:研磨方式是否正确,温度是否保持一致,是否搅拌至需要的程度)	2	
		乳匀机的使用(细则:是否按操作规程操作,方式是否正确)	2	

续表

考核内容		实训考核点	分值	实得分
	黄芩素软膏	药物的称量(细则:称量是否准确,方式是否正确,是否及时加盖)	1	
		过筛(细则:药筛选择是否正确,操作方式是否得当,药粉是否均匀)	2	
		制备油相、水相(细则:是否研匀,研磨操作,加热方式,温度控制)	3	
		冰片加入的顺序	1	
		油相与水相的混合(细则:搅拌方式,温度控制,搅拌程度)	2	
		软膏刀、软膏板、真空均质制膏机操作(细则:操作方式是否正确)	2	
实训结果评价(分值30%)	盐酸黄连素软膏	色泽是否均匀、细腻,有无粗糙感,黏着性强弱	5	
		成品量在规定范围内	3	
	乳剂基质	色泽、均匀度、有无气泡、稳定性	8	
		成品量在规定范围内	6	
	黄芩素软膏	色泽是否均匀、细腻,有无粗糙感,黏着性强弱	5	
		成品量在规定范围内	3	
实训记录(分值10%)		实训记录填写准确完整	10	
实训结束清场(分值10%)		实训场地、仪器和设备清洁	4	
		实训清场记录填写准确完整	6	
其他(分值5%)		正确回答考核人员提出的问题	5	
合　计			100	

考核教师:　　　　　　　　考核时间:　　年　月　日

(罗红梅)

第十八章　其他中药制剂生产技术

第一节　栓剂生产技术

一、知识准备

（一）栓剂的含义与特点

1. 含义　中药栓剂系指提取物或饮片细粉与适宜基质制成供腔道给药的固体制剂。栓剂在常温下为固体，塞入人体腔道后在体温的作用下能迅速软化、熔融和溶解于分泌液中，逐渐释放药物而产生局部或全身的治疗作用。

 知 识 链 接

栓剂的发展史

栓剂作为直肠和阴道用药的剂型，在国内外都有着非常悠久的历史。我国早在《史记·仓公列传》等古文献、古典医籍中都有类似栓剂的制备与应用的记载。在国外，公元前 16 世纪古埃及的《伊伯尹纸草本》中也有栓剂的记载，多属局部用药。随着医药科学的发展和对栓剂的研究不断深入，栓剂的应用不仅限于起局部作用，而且还能通过直肠吸收而起全身作用。近几十年来，在栓剂基质试制和品种研发方面有了新的突破，出现了中空栓、双层栓、微囊栓、渗透泵栓、凝胶栓等新型栓剂。

2. 特点　栓剂既可在腔道发挥润滑、收敛、抗菌消炎、杀虫、止痒、局部麻醉等作用，如甘油栓、蛇床栓、紫珠草栓、保妇康栓等；也可通过腔道吸收发挥解热镇痛、镇静、兴奋、扩张支气管和血管、抗菌消炎等作用，如吗啡栓、苯巴比妥钠栓、氨哮素栓、双黄连栓、感冒栓、吲哚美辛栓等，与口服剂型相比具有如下特点。

主要优点：

（1）栓剂既可发挥局部作用，又可发挥全身作用。

（2）对胃黏膜有刺激性的药物可直肠给药，经直肠给药还可有效防止因口服给药受胃肠 pH 或酶的破坏而降低药效，且作用时间也比一般口服制剂长。

（3）药物经直肠吸收可避免肝脏首过作用的破坏，又可减少药物对肝脏的毒副作用。

（4）适用于不能或不愿吞服药物的儿童或患者。

（5）对伴有呕吐症状的患者治疗是一种有效的给药途径。

主要缺点：

（1）栓剂与片剂、胶囊剂相比生产成本较高。

（2）栓剂使用不及片剂、胶囊剂、丸剂等口服固体制剂方便。

（3）栓剂贮存温度过高时，会软化变形而影响其硬度与治疗。

（4）由于直肠有效吸收面积及局部体液容量比胃肠小得多，故药物吸收会受到一定影响。

（二）栓剂的分类

栓剂按给药途径的不同可分为肛门栓、阴道栓、尿道栓、鼻用栓、耳用栓、口腔栓等，目前应用较普遍的是肛门栓和阴道栓两种，其形状和大小如图18-1所示。

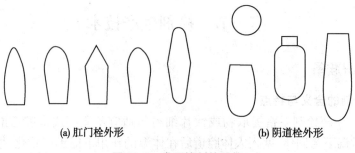

(a) 肛门栓外形　　　　　(b) 阴道栓外形

图18-1　常用栓剂的形状

1. 肛门栓　肛门栓的形状一般为圆锥形、圆柱形、鱼雷形，也有中空形。每枚重约2g，长约3～4cm，由肛门塞入使用，以鱼雷形较为常用。塞入肛门腔道后，由于括约肌的收缩作用易引入直肠内。

2. 阴道栓　阴道栓的形状一般为球形、卵形、鸭嘴形，以鸭嘴形较为常用。每枚重约2～15g，直径约1.5～12.5cm，由阴道塞入使用。近年来阴道栓逐渐被阴道用片剂和胶囊剂所取代而应用较少。

 知识链接

新型栓剂简介

1. 中空栓剂　于1984年由日本人渡道普选率先报道，栓中有一空心部分可填充各种不同类型的药物，可达到快速释药的目的。

2. 双层栓剂　一般有三种类型：第一种为内外两层栓，两层分别含有不同药物，可先后释药；第二种为上下两层栓，其上半部采用脂溶性基质起到缓释作用，下半部采用水溶性基质起速效作用；第三种也为上下两层栓，所不同的是上半部为空白基质，可阻止药物向上扩散，减少药物经上直肠静脉的吸收，提高生物利用度。

3. 微囊栓剂　于1981年由日本学者开发的一种长效栓剂，系先将药物微囊化，再制成栓剂，从而延长药物的释放。

4. 渗透泵栓　是利用渗透泵原理制成的一种长效栓剂，其最外层为不溶性微孔膜，药物从微孔中缓慢渗出，可较长时间维持疗效。

（三）栓剂中药物的吸收途径及影响的因素

1. 药物吸收途径

（1）药物通过直肠上静脉，经门静脉进入肝脏，代谢后再进入大循环。

（2）药物通过直肠下静脉和肛门静脉，经髂内静脉进入下髂静脉，绕过肝脏而进入大循环，如图18-2所示。

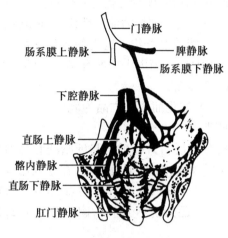

图18-2　直肠给药的吸收途径

（3）药物通过直肠淋巴系统吸收。

（4）阴道给药，由于阴道附近的血管几乎与体循环相连，所以药物吸收较快，且较多的药不经肝脏代谢。

一般来说，通过直肠吸收的药物50%～70%可不经过门静脉进入肝脏。为避免或减少肝脏的首过效应，栓剂塞入肛门的位置以距肛门2cm为宜。

2. 影响吸收因素

（1）生理因素：直肠液pH为7.4，无缓冲能力，对弱酸弱碱性药物的吸收有影响；充满直肠中的粪便会影响栓剂中药物的吸收量，故使用栓剂前应排便。腹泻、组织脱水等均影响药物从直肠部位的吸收。栓剂在直肠保留的时间越长，吸收越趋于完全。

（2）药物因素：①溶解度：药物水溶性较大时，易溶解于分泌液中，增加吸收；溶解度小的药物吸收也少；②粒径：以混悬、分散状态存在于栓剂中的药物，其粒径越小越易溶解吸收；③脂溶性药物与解离度：脂溶性好，不解离型的药物容易吸收。

（3）基质因素：①油脂性基质中，水溶性药物释放较快；水溶性基质或在油水分配系数较小的油脂性基质中，脂溶性药物释放较快；②基质中加入浓度适宜的表面活性剂可增加药物的亲水性，有助于药物释放吸收；较大浓度的表面活性剂可产生胶团包裹药物，阻碍药物的释放，反而不利于吸收。

二、栓剂生产技术

（一）栓剂的基质

栓剂基质既赋予药物成型，且可影响药物发挥局部或全身作用。优良的基质应具备以下要求：①在室温条件下应具有适当的硬度，塞入腔道时不变形、不碎裂，在体温下容易软化、熔化或溶解；②与主药混合不发生变化，也不妨碍主药的作用与含量测定；③对黏膜无刺激性，无毒性，无过敏性，其释药速度应符合治疗要求；④本身性质稳定，贮藏过程中理化性质不发生变化，不易发霉变质；⑤具有润湿及乳化性质，能混入较多的水；⑥油脂性基质要求酸价在0.2以下，皂化价约200～245，碘价低于7，熔点与凝固点接近。但在实际应用过程中，没有一种基质符合上述所有要求，应根据临床用药目的和药物性质选择适宜的基质。

常用栓剂基质一般分为油脂性基质和水溶性或亲水性基质两大类。

1. 油脂性基质

（1）可可豆脂：主要含硬脂酸、棕榈酸、油酸、亚油酸和月桂酸的甘油酯。常温下为黄白色固体,熔点为 30 ~ 35℃,可塑性好,无刺激性,加热至 25℃时开始软化,在体温时能迅速熔化,10 ~ 20℃易粉碎成粉末。可可豆脂为同质多晶体,具有 α、β、γ 三种晶型,其中以 β 型最稳定,熔点为 34℃。通常应缓缓升温加热待熔化至 2/3 时,停止加热,让余热使其完全熔化。每 100g 可可豆脂可吸收 20 ~ 30g 水,加入 5% ~ 10%吐温-61 可增加其吸水量,且有助于药物混悬在基质中。有些药物如樟脑、薄荷脑、冰片、水合氯醛、酚等能使可可豆脂熔点降低,可加入适量的固化剂如蜂蜡、鲸蜡等提高其熔点。

(2) 半合成或全合成脂肪酸甘油酯类:是目前一类较理想的油脂性栓剂基质,系由 C_{12} ~ C_{18}脂肪酸经酯化所得的三酸甘油酯、二酯、一酯的混合物。这类基质化学性质稳定,不易酸败,成型性能良好,具有适宜的熔点和保湿性。国内生产的有半合成椰油酯、半合成山苍子油酯、半合成棕榈油酯、硬脂酸丙二醇酯等。

1) 半合成椰油酯:系由椰子油加硬脂酸与甘油酯化而成。本品为乳白色块状物,具有油脂臭,水中不溶,熔点为 33 ~ 41℃,刺激性小。

2) 半合成山苍子油酯:系由山苍子油水解,分离所得月桂酸再与硬脂酸和甘油酯化而成的混合脂肪酸甘油酯。本品为白色或类白色蜡状固体,具油脂臭,在水或乙醇中几乎不溶。根据熔点不同有四种型号:34 型(熔点 33 ~ 35℃)、36 型(熔点 35 ~ 37℃)、38 型(熔点 37 ~ 39℃)与 40 型(熔点 39 ~ 41℃)。本品酸价不大于 1,碘价不大于 2,羟值不大于 60,皂化价 215 ~ 235。

3) 半合成棕榈油酯:系由棕榈仁油加硬脂酸与甘油酯化而成。本品为白色或淡黄色蜡状固体,水中不溶,具油脂臭。抗热能力强,化学性质稳定,对直肠和阴道黏膜均无刺激性,熔点分别为 33.2 ~ 33.6℃、38.1 ~ 38.3℃,酸价和碘价较低。

4) 硬脂酸丙二醇酯:系由硬脂酸与丙二醇在 NaOH 催化下酯化而成,为单酸和双酸酯的混合物。本品为白色或微黄色蜡状固体,有类似脂肪臭,在水中不溶,遇热水膨胀,熔点 36 ~ 38℃,酸价小于 2、皂化价 175、碘价小于 1、羟值 116 ~ 126,对腔道黏膜无明显刺激性、安全、无毒。

2. 水溶性基质

(1) 甘油明胶:系用甘油、明胶与水按一定比例制成。本品具有良好弹性,不易折断,在体温下不熔化,但塞入腔道后可缓缓溶于分泌液中,延长药物的疗效。其溶出速率与水、明胶、甘油三者比例有关,通常水:明胶:甘油比例按1:2:7配比。甘油能防止栓剂干燥硬化,水与甘油的含量越高越易溶解。本品常用于阴道栓剂的基质。明胶系蛋白质的水解产物,凡与蛋白质产生配伍禁忌的药物,如鞣质、重金属盐等均不能使用甘油明胶基质。

以本品为基质的栓剂在干燥环境中贮存易失水。本品也易滋生霉菌等微生物,故需添加防腐剂如羟苯烷酯类。

(2) 聚乙二醇(PEG):系一类由环氧乙烷聚合而成的杂链聚合物。本类基质具有不同的聚合度、分子量及物理性状。聚乙二醇分子量为 1000、4000、6000 三种的熔点分别为 38 ~ 40℃、40 ~ 48℃、55 ~ 63℃。通常将两种或两种以上不同分子量的聚乙二醇加热熔化,混匀,可制得理想稠度与特性的栓剂基质。①低熔点基质(PEG-1000 96%,PEG-4000 4%):此基质熔点低,释放药物较快,适用于需要快速溶解药物的栓剂;②高熔点基质(PEG-1000 75%,PEG-4000 25%):此基质可以抗热,释放药物缓慢,适用于缓慢释放药物的栓剂。

PEG 基质不宜与银盐、鞣酸、奎宁、乙酰水杨酸、苯佐卡因、氯碘喹啉、磺胺类药物配伍。

（3）聚氧乙烯（40）单硬脂酸酯类：系聚乙二醇的单硬脂酸酯和二硬脂酸酯的混合物。国内商品代号为"S-44"，为白色或淡黄色蜡状固体，熔点 39～45℃，皂化价 25～35，酸价≤2。在水、乙醚、乙醇、丙酮中溶解，不溶于液体石蜡，与 PEG 混合使用可获得释放性能良好的栓剂基质。

（4）泊洛沙姆（Poloxamer）：系聚氧乙烯、聚氧丙烯的聚合物，比较常用的型号 Poloxamer-188，熔点为 52℃，有缓释和延效作用。

（二）中药原料的处理与药物加入的方法

1. 中药原料的处理

由于中药用量一般较多，而栓剂能容纳的药物量有限，应根据饮片及其有效成分的性质制成供中药栓剂生产的原料。一般原则如下：

（1）含纤维性较多、黏性较大、质地松泡或坚硬耐热的饮片，加水煎煮浓缩至一定体积或浓缩成浸膏。

（2）饮片用量小或难溶性饮片，则粉碎成细粉，全部通过六号筛。

（3）含挥发性成分的饮片则采用水蒸气蒸馏的方法提取挥发油。

2. 药物的加入方法

应根据药物的性质、数量以及基质的特性而定，一般原则如下：

（1）水溶性药物：如水溶性饮片浸膏、生物碱盐等，可直接加入到已熔化的水溶性基质中；中药材水提浓缩液应先加适量羊毛脂吸收后，再与油脂性基质混合均匀。

（2）油溶性药物：如樟脑等可直接混入已熔化的油脂性基质中，使之溶解。若加入药物量过大降低基质熔点或使栓剂变软时，应加入适量蜂蜡或鲸蜡调节其硬度。

（3）难溶性药物：如中药干浸膏粉、中药细粉，应全部通过六号筛，再用等量递增法与基质混匀。

（4）中药挥发油：量少可直接混入已熔化的油脂性基质中；量多时，应考虑加入适量乳化剂乳化后加入，或采用适宜方法包合后混入基质中。

（三）润滑剂

药物与基质混匀后注模时，应先在栓剂模孔中涂布润滑剂，使之容易脱模。所用润滑剂通常有两类：①油脂性基质的栓剂，常用软肥皂、甘油一份与90%乙醇五份制成的醇溶液。②水溶性或亲水性基质的栓剂，常采用液体石蜡、植物油等油类物质。

 知 识 链 接

栓剂的附加剂

栓剂制备时可根据需要选择使用以下附加剂：

1. 吸收促进剂　如氮酮、聚山梨酯-80 等。

2. 吸收阻滞剂　如海藻酸、羟丙基甲基纤维素等。

3. 增塑剂　如聚山梨酯-80、甘油等。

4. 抗氧剂　如没食子酸、维生素 C 等。

（四）置换价

置换价系指药物的重量与同体积基质重量的比值。通常栓剂模型的重量是固定的,用同一模型所制得栓剂体积是相同的,但其重量则随基质和药物的密度不同而重量不等。根据置换价可以对药物置换基质的重量进行计算。置换价对栓剂处方的设计、对栓剂生产中保证投料的准确性都具有一定意义。置换价(f)计算公式为:

$$f = \frac{W}{G - (M - W)}$$

式中,W 为每枚含药栓的平均含药重量;M 为含药栓的平均重量;G 为纯基质平均重量;$M-W$ 为含药栓中基质的重量;$G-(M-W)$ 为空白栓与含药栓中基质含量之差。

例: 制备 100 粒对乙酰氨基酚栓,以可可豆脂为基质,每粒含对乙酰氨基酚 300mg,空白可可豆酯栓剂平均重量为 2.0g,含药平均重量 1.8g。试计算乙酰氨基酚对可可豆脂置换价和所需基质总量?

解: 已知:$W = 300\text{mg} = 0.3\text{g}$,$G = 2.0\text{g}$,$M = 1.8\text{g}$

（1）置换价:$f = \dfrac{W}{G - (M - W)} = \dfrac{0.3}{2 - (1.8 - 0.3)} = 0.6$

（2）每枚栓剂基质理论用量:$X = G - \left(\dfrac{W}{f}\right) = 2 - (0.3/0.6) = 1.5\text{g}$

（3）所需要基质总量:$100 \times 1.5 = 150\text{g}$

在实际生产中,还应考虑到操作过程的消耗,所以药物与基质的投入量应按比例适当增加。

置换价是以可可豆脂作为标准基质,可以从相关文献中查到,表 18-1 为此常用药物与可可豆脂置换价。

表 18-1　常用药物与可可豆脂 1g 置换价

药物名称	置换价	药物名称	置换价	药物名称	置换价
明矾	1.7	没食子酸铋	2.7	鱼石脂	1.1
硼酸	1.5	樟脑	2.0	普鲁卡因	1.2
没食子酸	2.0	薄荷脑	0.7	氧化锌	4.0
鞣质	1.6	石蜡	1.0	蓖麻油	1.0
碱式碳酸铋	4.5	苯酚	0.9	甘油	1.6

课堂活动

请同学们讨论计算置换价在栓剂生产中的意义。

（五）栓剂的生产方法

栓剂生产方法一般有两种,即冷压法和热熔法。对于油脂性基质两法皆可,而水溶性基质采用热熔法。

1. 冷压法　先将基质锉末与主药共置于冷却的容器内,混合均匀,然后用人工搓捏或装入制栓机内压制成型,即得。此法目前在大生产中已较少使用。

2. 热熔法　此法应用最广泛。先将计算量的基质锉末在水浴上加热熔融(温度不宜过高),加入药物使其均匀分散于基质中,然后倾入已冷却涂有润滑剂的栓模中,至溢出模口为度,冷却至完全凝固后,刮去溢出部分。开启模具,将栓剂推出,制成的栓剂分别用蜡纸或锡纸包裹后置于硬纸盒或塑料盒内,以免相互粘连,用时免受挤压,于干燥阴凉处30℃以下贮藏。一般小量生产采用手工注模的方法,栓剂模具如图18-3所示。

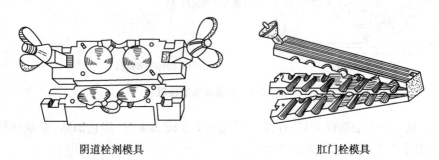

阴道栓剂模具　　　　　　　　　　肛门栓模具

图 18-3　栓剂模型

此外,亦可采用简易栓模生产。以塑料或铝箔包装材料制成一次性栓模,取代传统的金属制栓模,生产时,既可作栓剂的栓模,又可作栓剂的包装容器。塑料模系采用无毒的聚氯乙烯或聚乙烯制成。此包装适用于热带地区,因在高温下贮放,栓剂虽能熔化,但冷却后仍然保持原来的形状。此种栓模的优点是可缩短生产工序,节约成本,贮藏中亦不需冷藏。

三、栓剂常用生产设备与使用

目前,栓剂用热熔法大量生产时主要采用自动化制栓机。生产的全过程均由机器来完成,填充、排出、清洁模具等操作均为自动化。典型的旋转式制栓机如图18-4所示,其主要结构由饲料装置及加料斗、旋转式冷却台、栓剂抛出台、刮削设备、冷却剂入口及出口等组成。

生产时,先将栓剂软材置于加料斗,斗中保持恒温并持续搅拌,模具的润滑通过刷涂或喷雾方式完成,灌注的软材应满盈。软材凝固后,削去多余部分,注入和刮削装置均由电热装置控制其温度。冷却系统可按栓剂软材的不同来调节,一般通过调节冷却台的转速来完成。当凝固的栓剂转至抛出位置时,栓模自动打开,此时钢制推杆将栓剂推出,然后栓模闭合。通过旋转再开始新的周期。温度和生产速度可按能获得最适宜的连续自动化生产要求来调整,一般为3500~6000粒/小时。

四、栓剂生产与质量控制

(一) 生产过程质量控制

1. 实验室制备过程控制

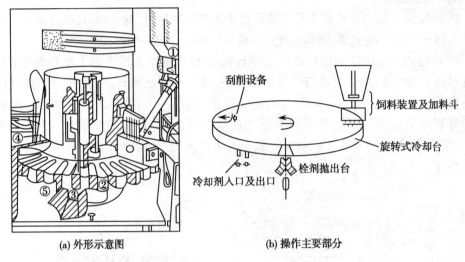

图18-4　自动旋转制栓机

（1）基质如为油脂性基质,在加热熔化至2/3或3/4时,停止加热,令余热使其完成熔融,温度以控制在60℃左右为宜。

（2）注模前温度一般宜控制40～50℃。温度过高,冷却时间较长,则难溶性药粉可能会下沉,造成栓剂含量不均或破裂,必要时可加入少量助悬剂,如硅胶等。

（3）药物与基质注模前,先将栓模预冷约20分钟,使栓模温度保持在10℃左右,若温度太低,模具表面会有冷凝水而影响灌注。已灌注的栓剂应冷却一定的时间(约为30分钟),刮去溢出部分,然后再冷却15分钟左右,使栓剂完全硬化便于取出。

（4）为使栓剂表面平滑,在刮去溢出模口的熔融物之前,刮刀应先在温水中预热。

2. 生产环境要求　栓剂成型操作室须符合洁净度D级要求。洁净区的区域温度18～26℃;相对湿度45%～65%。

3. 生产工艺管理要点　①配料时要控制好温度和转速,实际最高转速以不将药液溅出为宜。至目测色泽均匀一致后,调整熔融液至一定温度,恒温搅拌备用;②制栓时要求设置好制带预热温度、制带焊接温度、制带吹泡温度、制带刻线温度、恒温罐温度、灌注温度、封口预热温度、封口温度、冷却温度。

4. 质量控制点　①外观:应光滑、无裂缝、不起霜或变色;②栓重:在制栓起始,及时检查,控制栓重,待重差达到要求后,每隔20分钟对栓重检查一次。

（二）栓剂的质量评定

按照《中国药典》2010年版对栓剂质量检查有关规定,栓剂需要进行如下方面的质量检查:

1. 外观　应完整光滑,有适宜的硬度,无裂缝,不变形,不起霜,不变色。

2. 重量差异　应符合表18-2的规定。检查法:取供试品10粒,精密称定总重量,求得平均粒重后,再分别精密称定各粒的重量。每粒重量与平均粒重相比较(无标示粒重的栓剂,与平均粒重相比较),按表中的规定,超出重量差异限度的不得多于1粒,并不得超出限度1倍。

表 18-2 栓剂的重量差异限度

标识粒重或平均粒重	重量差异限度	标识粒重或平均粒重	重量差异限度
1g 及 1g 以下	±10%	3g 以上	±5%
1g 以上至 3g	±7.5%		

3. 融变时限 取栓剂 3 粒,在室温放置 1 小时后,照《中国药典》2010 年版一部融变时限检查法(附录Ⅻ B)进行检查。除另外规定外,脂肪性基质的栓剂 3 粒均应在 30 分钟内全部熔化、软化或触压时无硬芯;水溶性基质的栓剂 3 粒应在 60 分钟内全部溶解。如有 1 粒不符合规定,应另 3 粒复试,均应符合规定。

4. 微生物限度 应符合微生物限度标准的规定。

5. 其他检测项目 熔点测定(约为37℃)、主药的含量测定、释放度试验、稳定性试验及刺激性试验,必要时做体内吸收试验。

五、典型品种举例

甘 油 栓

【处方】 甘油 1333.3g   无水碳酸钠 33.3g   硬脂酸 133.4g   蒸馏水 167ml

【制法】 按处方比例,各取 1/10 量。将无水碳酸钠与蒸馏水置于蒸发皿内,搅拌溶解后,加甘油混合,置水浴中加热,缓缓加入锉细的硬脂酸,随加随搅拌,待泡沫消失溶液澄清时,倾入涂有润滑剂的栓模,冷却,取出包装,每粒 1.5g。

【功能与主治】 本品为缓泻药,有缓和的通便作用,用于治疗便秘。

【用法与用量】 每次 1 粒,纳入肛门内。

【处方工艺分析】 本品系以碳酸钠与硬脂酸生成的固体钠肥皂制剂。由于肥皂的刺激性与甘油较高的渗透压而能增加肠的蠕动。方中甘油为主药,硬脂酸在碱性条件下(碳酸钠溶液)发生水解(即皂化反应),生成产物硬脂酸钠作为亲水性基质,水为溶剂。

【制备过程注意事项】

(1)制备甘油栓时,水浴要保持沸腾,且蒸发皿底部应接触水面,使硬脂酸细粉(少量分次加入)与碳酸钠充分反应,直至泡沸停止、溶液澄明、皂化反应完全,才能停止加热。产生的二氧化碳必须除尽,否则所制得的栓剂内含有气泡,有损美观。其化学反应如下:

$$2C_{17}H_{35}COOH + Na_2CO_3 \xrightarrow{\text{沸水水浴}} 2C_{17}H_{35}COONa + CO_2\uparrow + H_2O$$

(2)碱量比理论量超过 10%～15%,皂化快,成品软而透明。

(3)水分含量不宜过多,否则成品浑浊,也有主张不加水的。

(4)栓模预热至 80℃ 左右,这样可使冷却较慢,成品硬度更适宜。

保 妇 康 栓

【处方】 莪术油 82g   冰片 75g   聚山梨酯-80 75g   聚氧乙烯硬脂酸酯 1551g

【制法】 将莪术油与聚山梨酯-80 混匀,冰片用适量乙醇溶解,与上述油溶液混合均匀;取聚氧乙烯硬脂酸酯于水浴上熔化,加入上述药液,充分拌匀,灌入栓剂模中,冷却,取出,制成 1000 粒,即得。

【功能与主治】　行气破瘀,生肌,止痛。用于霉菌性阴道炎、老年性阴道炎、宫颈糜烂。

【用法与用量】　洗净外阴部,将栓剂塞入阴道深部;或在医生指导下用药。每晚一粒。

【处方工艺分析】　本制剂为阴道栓,聚氧乙烯硬脂酸酯(S-40)为半合成水溶性基质,聚山梨酯-80(吐温-80)作为表面活性剂,降低莪术油与基质的相容性。采用热熔法制备,该法也是目前栓剂生产上应用最广泛的工艺,亲水性基质的栓剂可采用热熔法,而脂肪性基质可采用热熔法、冷压法。

【制备过程注意事项】　聚氧乙烯硬脂酸酯(S-40)容易吸潮,建议贮存于密闭容器中,以免其表面吸潮溶化,影响栓剂成型。

点 滴 积 累

1. 栓剂基质一般分为油脂性基质和水溶性(亲水性)基质两大类。

2. 栓剂生产方法有冷压法和热熔法。对于油脂性基质两法皆可,而水溶性基质采用热熔法。

3. 栓剂质量评定项目有:外观、重量差异、融变时限等。脂肪性基质应在30分钟内全部熔化、软化或触压时无硬芯;水溶性基质的栓剂应在60分钟内全部溶解。

第二节　气雾剂生产技术

一、知识准备

(一)气雾剂的含义与特点

1. 含义　气雾剂系指提取物、饮片细粉与适宜的抛射剂共同封装在具有特制阀门装置的耐压容器中,使用时借助抛射剂的压力将内容物喷出呈雾状、泡沫状或其他形态的制剂。喷出的雾滴粒度一般小于50μm。中药气雾剂可用于呼吸道、皮肤或其他腔道黏膜起局部或全身治疗作用。

 知 识 链 接

中药气雾剂的发展史

气雾剂在我国古代医药典籍中早有记载,在马王堆汉墓中出土的《五十二病方》中就有用煮中药秋竹的蒸气熏痕的例子。古人用胡荽子加酒煮沸,以其香气治疗痘疹;用莨菪加热水共置于带有小嘴的壶中,用以吸入治疗牙痛等。20世纪中叶,由于对抛射剂的不断研究和耐压容器的日趋完善,给现代中药气雾剂的发展带来契机,使得一批新型中药相继问世,并应用于临床。如用于治疗支气管炎和支气管哮喘的复方胡椒酮气雾剂,银黄平喘气雾剂;用于抗菌消炎的双黄连气雾剂;用于治疗冠心病、心绞痛的宽胸气雾剂,复方麝香气雾剂;以及应用于局部治疗的烧烫伤气雾剂,云南白药气雾剂等。

2. 特点 气雾剂与其他传统中药剂型相比最大的不同是给药系统,这类给药系统的性能在很大程度上依赖于它的容器、阀门系统和抛射剂等。这类新型的给药系统具有如下特点。

主要优点:

(1)奏效迅速,药物经喷射后可直接到达作用或吸收部位,而且分布均匀,故奏效迅速。

(2)稳定性高,刺激性小。一方面药物封装在不透明的耐压容器中,不易与空气中的氧、水分直接接触,也不易被微生物污染,从而提高了药物的稳定性;另一方面药物以雾状释放施于用药部位,可减少局部创面涂搽用药的刺激性。

(3)剂量准确,生物利用度高,通过定量阀门控制系统以确保用药剂量的准确;另外,药物不经胃肠道吸收可有效防止胃肠道的破坏作用,也没有药物首过效应,所以生物利用度提高。

主要缺点如下:

(1)生产成本高,生产时需要特殊的生产机械设备、耐压的包装容器、特制的定量阀门控制系统,使得生产成本增高。

(2)安全系数低,包装容器需坚固和耐压,否则遇热和碰撞易发生爆炸。

(3)易失效,气雾剂借抛射剂蒸气压的压力而工作,一旦封装不严密,可因抛射剂的泄漏而失效。

 知识链接

中药气雾剂在肺部的吸收

吸入型气雾剂主要通过肺部吸收,通常发挥作用迅速。人肺泡囊的数目约有3亿~4亿个,总表面积约70~100m²,为体表面积的25倍。肺泡囊壁单层上皮细胞紧贴着致密的毛细血管网(毛细血管网的总面积约为90m²,且血流量大);而细胞壁和毛细血管壁的厚度仅为0.5~1μm,所以药物只要到达肺泡囊即可迅速吸收显效,不仅可发挥局部治疗作用,而且可发挥全身治疗作用。

由于人体呼吸系统的生理结构较为复杂,因此多种因素可能会影响药物的吸收。影响因素有:①呼吸方式:缓慢而长时间的吸气可获得较大的肺泡沉积率,有利于药物的吸收。②粒子大小:只有当粒子大小适宜时,药物在肺部的吸收才能达到较为理想的效果。一般粒子直径为0.5~5μm。③药物性质:一般而言,小分子化合物易通过肺泡囊表面细胞壁的小孔,吸收快,大分子的化合物吸收慢;脂溶性药物易通过脂质双分子膜扩大吸收,且吸收速度快。

(二)气雾剂的分类

1. 按给药途径分类

(1)呼吸道气雾剂:既能迅速起局部治疗作用,又可迅速起全身治疗作用。

(2)皮肤、黏膜给药气雾剂:主要起保护皮肤、创面作用,同时具有消毒、局麻、止血、抗菌消炎等作用。

（3）空间消毒气雾剂：主要用于杀虫、驱蚊及室内空气消毒等。

2. 按组成型式分类

（1）二相型气雾剂：容器内分为二层，其中上层气相为抛射剂产生的蒸气，下层液相为药物溶解在抛射剂中所形成的均相液体。

（2）三相型气雾剂：一般指混悬型或乳剂型气雾剂。混悬型的气雾剂由气相、液相与固相组成，其中气相为抛射剂产生的蒸气，液相为液化的抛射剂，固相为不溶性药粉；乳剂型的气雾剂由气相、液相与液相组成，其中气相为抛射剂所产生的蒸气，两种互不相混溶的液体形成内、外相，即 W/O 型或 O/W 型。W/O 型乳剂气雾剂为药物溶液与液化的抛射剂形成，液化抛射剂为外相；而 O/W 型乳剂气雾剂为药物溶液与液化抛射剂所形成，液化的抛射剂为内相。

3. 按分散系统分类：气雾剂可分为溶液型、混悬型和乳剂型。

二、气雾剂生产技术

（一）气雾剂的组成

气雾剂是由提取物或饮片细粉、抛射剂、添加剂、耐压容器和阀门系统组成。

1. 提取物或饮片细粉　用于制备气雾剂的中药，应进行提取精制等处理，最好采用中药有效成分或有效部位作为中药气雾剂的原料。

2. 抛射剂　抛射剂是气雾剂中为喷射药物提供动力的一类物质，并可兼作药物的溶剂或稀释剂。抛射剂是中药气雾剂中重要的组成部分，在容器中能产生足够压力，当开启阀门时药物将被抛射出来。抛射剂大多为液化气体，在常压下沸点低于室温，当阀门开启时，压力骤然下降抛射剂急剧气化，可将耐压容器内的药液分散成微粒，并通过阀门系统以雾状喷射到用药部位。理想的抛射剂应具有适宜的沸点，无致敏性和刺激性，性质稳定，不与药物、附加剂或容器发生反应，无色，无臭，无味，价廉易得，适用于大规模生产。

抛射剂的性质和用量决定其喷射能力。一般而言，其蒸气压力越高，用量越多，喷射能力越强，喷出的微粒越小，反之则弱。吸入型气雾剂要求雾滴较小，则需选用喷射能力强的抛射剂；局部用气雾剂对雾滴大小要求不严，可选用喷射能力较弱的抛射剂。

目前中药气雾剂生产选用的抛射剂仍沿用西药气雾剂较为广泛应用的抛射剂，主要是氟氯烷烃类，俗称氟利昂。此类抛射剂沸点低，常温下蒸气压略高于大气压，易控制，性质稳定，不易燃烧，液化后密度大，基本无味无臭，毒性较小，不溶于水，可作脂溶性药物的溶剂。常用的氟利昂类抛射剂有三氯一氟甲烷（F_{11}）、二氯二氟甲烷（F_{12}）、二氯四氟乙烷（F_{114}）。氟氯烷烃类一般在水中稳定，在碱性或有金属存在时不稳定。F_{11}可与乙酸发生化学反应而变臭，F_{12}和F_{114}可与乙醇混合使用；目前国内使用较多的是F_{12}。由于单一氟氯烷烃均有不足，所以一般将氟氯烷烃按不同比例混合，可获得不同性质的抛射剂，以满足制备不同类型气雾剂的要求。

氟利昂是气雾剂传统使用的抛射剂，但由于其对大气臭氧层有破坏作用，目前已全面禁止在消费品领域的使用。新型抛射剂的氟氯烷烃品种，如四氟乙烷、七氟丙烷等已替代应用。

此外，作为抛射剂使用的还有碳氢化合物类，如丙烷、正丁烷和异丁烷，以及压缩气体如二氧化碳、氮气和一氧化二氮等。

3. 添加剂 为制备质量稳定的溶液型、混悬型或乳剂型气雾剂应加入一些添加剂，如潜溶剂、润湿剂、乳化剂、稳定剂、矫味剂、防腐剂等。

4. 耐压容器 用于制备耐压容器的材料有玻璃和金属两种。玻璃容器化学性质稳定，较常用，但易碎，耐压和抗撞击能力差，往往需采用外壁搪塑以起保护作用。金属容器包括铝、马口铁和不锈钢等容器，耐压性强，但对药液不稳定，需要内涂环氧树脂或乙烯基树脂等，以提高其耐腐蚀能力。

5. 阀门系统 阀门系统具有密封和控制气雾剂喷射药液的功能，其部件坚固性、耐用性和精密程度直接影响产品的质量和使用。除一般阀门系统外，还有供吸入用的定量阀门系统和供腔道或皮肤等外用的泡沫阀门系统。定量型吸入剂阀门系统一般由封帽、阀门杆、橡胶封圈、弹簧、定量室、浸入管、推动钮等构件所组成，如图18-5所示。

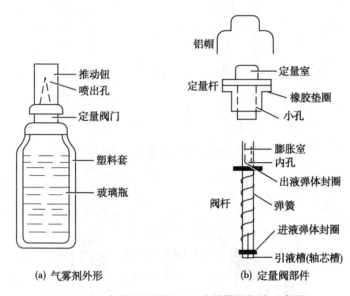

(a) 气雾剂外形　　　　(b) 定量阀部件

图 18-5 气雾剂定量阀门系统装量及部件示意图

（1）封帽：通常为铝制品，是用来将阀门固定在容器上的部件，必要时镀锡或涂以环氧树脂等薄膜。

（2）阀门杆：简称阀杆，是阀门的轴芯部分，通常用尼龙、塑料或不锈钢材料制成。顶端与推动杆相连，阀门杆上端内含一膨胀室与喷出孔相通，位于内孔之上，是进入此室的内容物骤然气化的场所；在膨胀室下部的一侧有一内孔，又称出药孔，是内容物进入膨胀室的通道；阀门杆下端有一细长的引药槽，是药液进入定量室的通道。

（3）橡胶封圈：通常由丁腈橡胶制成，具有较好的弹性，分为进液和出液两种封圈，分别套在阀门杆上，并定位于定量室的上下两端，分别控制内容物由定量室进入内孔和从容器进入定量室。

（4）弹簧：通常由不锈钢制成，套在阀门杆上，位于定量室内，为推动钮上升提供动力。

（5）定量室：通常由塑料或金属材料制成，其容量一般为 $0.05 \sim 0.2ml$，此容量决定气雾剂每揿给药剂量。

（6）浸入管：通常由塑料制成，是输送容器内药液进入阀门系统的管道，输送的动力来源于容器内部的压力（图18-6）。也有不用浸入管的吸入气雾剂装置，使用时需将容器倒置（图18-7）。

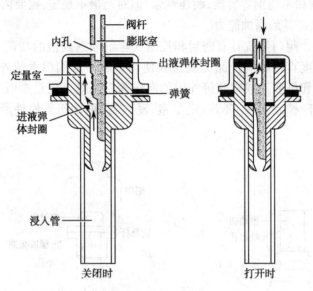

图 18-6　有浸入管的定量阀门示意图

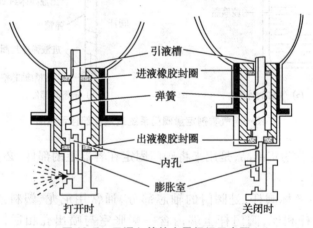

图 18-7　无浸入管的定量阀门示意图

（7）推动钮：通常由塑料制成，位于阀门杆的顶端，是用以打开或关闭阀门系统的装置，上有喷嘴与阀门杆上部相连，可控制药液喷射方向。

（二）气雾剂的制备

气雾剂的生产环境、用具及整个操作过程，应注意避免微生物的污染。其制备过程可分为：容器、阀门系统的处理与装配，中药的提取与配制，药物的分装与充填抛射剂，质量检查等。

1. 容器的处理　先将玻璃瓶洗净烘干，预热至120～130℃，趁热浸入搪塑液中，使外部瓶颈以下均匀的黏附一层搪塑液，倒置在150～170℃鼓风箱中，烘烤15分钟，备用。

2. 阀门系统的处理与装配　橡胶垫圈先用水反复洗涤烘干后,再用95%乙醇浸泡24小时,干燥灭菌备用。塑料及尼龙零件,先用温水冲洗异物,结晶烘干,然后浸泡在95%乙醇中备用;不锈钢弹簧,先用1%~3%氢氧化钠液煮沸10~30分钟,再用水洗去碱液,然后用纯水冲洗至无油腻后,浸泡于95%乙醇中备用。最后将上述已处理的零部件按阀门系统的结构组合装配。

3. 中药的提取与配制

(1) 中药提取根据药材的性质,选择适宜的溶剂与方法提取药材中有效成分或有效部位。

(2) 药液的配制:将提取所得的药效物质按不同类型的气雾剂的不同要求,选择适宜的分散介质和添加剂进行配制。溶液型的气雾剂应制成澄明药液;混悬型的气雾剂应将药物微粉化,并严格控制含水量,防止药物微粉吸附水蒸气;乳剂型的气雾剂应制成稳定的乳剂,然后定量分装于容器中,安装阀门、扎紧封帽铝盖。

4. 药物的分装与充填抛射剂

(1) 压灌法:先将配制好的药液在室温下灌入容器中,扎紧封帽,再抽出容器内部空气,然后用压力灌装机将定量的抛射剂压灌在容器内。目前国内采用此法生产,但生产速度较慢,且在使用过程中压力稳定性较差。

(2) 冷灌法:先将配制好的药液置冷灌装置的热交换器内冷却至-20℃左右,灌入容器中,再将抛射剂冷却到沸点以下至少5℃,然后灌入容器之中;也可将二者同时灌入,立即装上阀门并扎紧。此操作必须迅速完成,以减少抛射剂的损失。

冷灌法速度快,对阀门无影响,成品压力较稳定。但需制冷设备和低温操作,抛射剂损失较多。由于在抛射剂沸点下操作,故含水品种不宜使用此法。

三、气雾剂的生产与质量控制

(一) 生产过程质量控制

1. 微生物控制　气雾剂应在要求的洁净度环境配制,及时灌封于灭菌的干燥洁净容器中,操作过程中应防止微生物的污染。

2. 水分控制　气雾剂在制备的过程中,必要时应严格控制水分,防止水分混入以免影响成品的稳定性。一般制备过程的相对湿度应小于45%,因为多数吸入型气雾剂中的药物均有较强的水溶性,环境湿度大时易吸湿,吸湿后的药物粒子易聚集或沉降,从而降低药物的均匀度,导致剂量不准。

3. 粒度控制　吸入用气雾剂的药粉粒度应控制在$10\mu m$以下,其中大多数应为$5\mu m$以下,一般不使用饮片细粉。

(二) 气雾剂的质量评定

1. 外观　溶液型的气雾剂药液应澄明,乳剂型气雾剂在液体介质中应分散均匀;混悬型气雾剂应将药物细粉和附加剂充分混匀、研细,制成稳定的混悬液。

2. 粒度检查　吸入用混悬型气雾剂和喷雾剂应做粒度检查,粒度检查按《中国药典》2010年版一部气雾剂(附录ⅠZ)项下粒度检查法检查,应符合规定。

3. 喷射速率和喷射总量　非定量阀门气雾剂应做喷射速度和喷射总量的检查,按《中国药典》2010年版一部气雾剂(附录ⅠZ)项下喷射速度和喷射总量检查方法检查,应符合规定。

4. 每瓶总揿次、每揿喷量或每揿主药含量　定量阀门气雾剂应做每瓶总揿次、每揿喷量或每揿主药含量检查。按《中国药典》2010 年版一部气雾剂(附录ⅠZ)项下每瓶总揿次、每揿喷量、每揿主药含量检查法检查,应符合规定。

5. 喷射试验和装量　除另有规定外,喷雾剂应做喷射试验和装量检查。喷射试验按《中国药典》2010 年版一部气雾剂(附录ⅠZ)项下喷射试验检查法检查,应符合规定。装量应按《中国药典》2010 年版一部最低装量检查法(附录ⅫC)检查,应符合规定。

6. 无菌:用于烧伤或严重创伤的气雾剂、喷雾剂照(《中国药典》2010 年版一部无菌检查法(附录ⅩⅢB)检查,应符合规定。

7. 微生物限度:除另有规定外,按《中国药典》2010 年版一部微生物限度检查法附录(附录ⅩⅢC)检查,应符合规定。

四、典型品种举例

咽速康气雾剂

【处方】　人工牛黄 30g　珍珠(制)30g　雄黄(制)20g　蟾酥(制)20g　麝香 20g　冰片 20g　乙醇适量　F_{12} 5.0g

【制法】　取上述人工牛黄、珍珠、雄黄粉碎成极细粉。蟾酥、麝香用无水乙醇回流 3 次,各次分别为 3、2、1.5 小时,合并滤液,得提取液。将冰片溶于蟾酥、麝香提取液,加入人工牛黄、珍珠、雄黄的极细粉,再加无水乙醇至 300ml,加 15% 非离子表面活性剂无水乙醇溶液 100ml,在搅拌下分装于气雾剂容器中,装好阀门,扎紧封帽,用压灌法压灌 F_{12},制成 1000 瓶,即得。

【功能与主治】　解毒,消炎,止痛。用于时疫白喉,咽喉肿痛,单双乳蛾,喉风喉痛,烂喉丹痧。

【用法用量】　喷雾吸入。每次喷雾 3 揿,一日 3 次。或遵医嘱。

【处方工艺分析】　本品为传统中成药"六神丸"的现代新剂型,是混悬型三相气雾剂,将处方中所含不溶于抛射剂和潜溶剂中的药物制备成均匀分散的混悬型分散体系,采用先进的气流粉碎技术,使微粉粒度均小于 $10\mu m$,不仅增强分散体系的稳定性,也大大增强了微粉药物在病灶部位的吸收度。

点 滴 积 累

1. 气雾剂按照组成形式可分为二相气雾剂和三相气雾剂,按照分散系统可分为溶液型、混悬型和乳剂型。该类剂型主要通过肺部吸收,发挥作用迅速。

2. 气雾剂由提取物或饮片细粉、抛射剂、添加剂、耐压容器和阀门系统组成。

3. 气雾剂的制备过程可分为:容器、阀门系统的处理与装配,中药的提取与配制,药物的分装与充填抛射剂,质量检查等。

第三节 膜剂和涂膜剂生产技术

一、知识准备

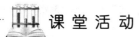

课堂活动

请同学们举出膜剂、涂膜剂制剂实例,并归纳二者的区别和联系。

(一)膜剂和涂膜剂的含义与特点、分类

1. 含义 中药膜剂系指提取物或饮片细粉溶解、分散或混悬于适宜的成膜材料中,经加工制成的薄膜状制剂。而以有机溶剂溶解成膜材料及提取物制成的外用涂剂则称之为涂膜剂,用时涂于患处,溶剂挥发后形成薄膜以保护创伤面,同时逐步释放药物起治疗作用。涂膜剂制备工艺简单,不用裱背材料,不需特殊机械设备,使用方便,对某些皮肤病的治疗有良好的效果。

知 识 链 接

中药膜剂、涂膜剂的发展概况

膜剂的研究始于20世纪60~70年代,目前国内外对膜剂的研究有了较大的发展。今天的膜剂不仅用作局部治疗,而且亦可起全身治疗作用。中药膜剂一般认为是将传统的散、酊、膏剂融为一体所研制的一种新剂型,主要包括:口服膜剂,口腔、舌下用,眼用,鼻用,阴道用,直肠用,植入膜剂等,可用于局部或全身疾病的治疗。近几十年来,国内中药膜剂的研究发展很快,一些产品已正式投入生产面市,如复方青黛膜、丹参膜、养阴生肌膜、万年青苷膜。中药涂膜剂一般认为是在软膏剂、火棉胶剂和中药薄膜剂等剂型的应用基础上发展起来的一种新剂型。涂膜剂在某些皮肤病、职业病的防治上有较好的作用,一般用于慢性无渗出液的皮肤、过敏性皮炎、牛皮癣和神经性皮炎等。

2. 膜剂的特点
(1)生产工艺简单,易于掌握。
(2)成膜材料用量少,可节省辅料和包装材料。
(3)重量轻,体积小,便于携带、运输和贮存。
(4)采用不同材料制成的膜剂,可控制药物释放速度,满足临床治疗需要。
(5)多层复方膜剂既可避免药物间的配伍禁忌,又可避免药物相互作用对检验分析的干扰。
(6)使用方便,适用于多种途径给药。
(7)药物含量准确,质量稳定,疗效好,副作用小。
(二)膜剂的分类
1. 按结构类型分类

（1）单层膜剂：是将中药提取物或饮片细粉溶解或分散在成膜材料的浆液中所形成的普通药膜。

（2）多层复方膜剂：系由多层药膜叠合而成，可避免药物间的配伍禁忌，以及药物相互作用对检验分析和临床使用的影响。

（3）夹心膜剂：系由两层不溶性的高分子膜分别作为背衬膜和控释膜，中间夹着含药膜（药库）的一类新型的长效制剂。眼用膜、牙用膜、阴道避孕膜等均可制成夹心膜。

2. **按给药途径分类**

（1）口服膜剂：通过口服经胃肠道吸收，可代替口服片剂等，如治疗冠心病的丹参膜剂。

（2）口腔用膜剂：包括口含、舌下和口腔贴膜等，如治疗心绞痛的硝酸甘油膜、复方青黛膜等。

（3）眼用膜剂：用于眼结膜囊内，可克服滴眼液中药物保留率低、作用时间短、眼膏剂影响视觉的缺点，并以较少的药物达到局部高浓度且维持时间长。如治疗青光眼的毛果芸香碱眼用膜剂。

（4）鼻用膜剂：如治疗干性鼻炎出血的白及麻黄药膜。

（5）阴道用膜剂：如治疗宫颈糜烂的复方黄连膜。

（6）植入膜剂：需经手术植于人体内的无菌控释膜剂，如环磷酰胺植入膜。

（7）皮肤外用膜剂：用于皮肤创伤，烧伤及炎症表面覆盖与治疗，如中西药复方制剂"灼创贴"。

二、膜剂和涂膜剂生产技术

（一）膜剂的成膜材料

成膜材料主要来源于天然或合成的高分子化合物，理想的成膜材料应具备以下条件：

1. 无毒、无刺激性，长期使用无"三致"等不良反应。

2. 性质稳定，不与主药起变化，应用于机体不妨碍组织的愈合，吸收后也不影响机体正常的生理功能，在体内能被代谢或排泄。

3. 成膜性和脱膜性良好，制成的膜剂应具有一定的强度和柔韧性，不易破碎。

4. 价廉易得，使用方便。

目前常用的成膜材料有天然与合成的高分子多聚物。天然的成膜材料有淀粉、糊精、纤维素、明胶、虫胶、阿拉伯胶、琼脂、海藻酸、玉米朊、白及胶等。合成的成膜材料有纤维素衍生物、聚乙烯胺类、乙烯-乙酸乙烯衍生物、聚乙烯吡咯衍生物、聚乙烯醇等。其中以聚乙烯醇在成膜性、膜的抗拉强度、柔韧性、吸湿性和水溶性等方面最佳而最为常用。

聚乙烯醇（PVA）是由乙酸乙烯酯聚合物经氢氧化钾醇溶液降解（降解程度称为醇解度）后制得的高分子物质。PVA 的性质主要由其聚合度和醇解度来决定。

目前国内使用的 PVA 以 05-88 和 17-88 两种规格较多，平均聚合度分别为 500～600 和 1700～1800，以"05"和"17"表示，其分子量分别为 22 000～26 400 和78 400～79 200。分子量越大，水溶性越差，水溶液的黏度越大，成膜性能越好。当聚合度为 500、醇解度为 88％时，以 PVA0-5-88 表示，其水溶性最好，在温水中很快溶解。当聚合度增加到 1700、醇解度为 88％时，以 PVA17-88 表示，则在水中的溶解度和溶解速度都下降，成膜性能差。当醇解度达 99％以上时，在温水中只能溶胀，在沸水中才能溶解。

PVA 通常情况下不能被微生物破坏，不滋长霉菌，对眼黏膜和皮肤无毒、无刺激性，而且是一种良好的眼球润湿剂，能在角膜表面形成一层保护膜，且不阻碍角膜上皮的再生。PVA 口服后在消化道很少吸收，仅作为一种药物载体在体内释放药物后，80％ PVA 在 48 小时内随大便排出。

（二）膜剂的附加剂

1. 增塑剂　常用的有甘油、三乙酸甘油酯、山梨醇等，主要是使膜柔软并具有一定的抗拉强度。增塑剂的质量应符合药用标准规格。

2. 其他辅料　常用的有着色剂，如食用色素；遮光剂，如二氧化钛；矫味剂，如蔗糖、甜叶菊苷等；填充剂，如碳酸钙、二氧化硅、豆磷脂等。除食用色素应符合食品卫生标准规格外，其他辅料均应符合药用材料标准规格。

（三）中药膜剂原料的要求、处理与配制

中药膜剂原料一般需要确定品种与来源，经鉴定符合药用规格标准与要求后，进行挑选、洗涤、切制、干燥等操作，必要时进行粉碎或灭菌。其原料大致可分为三种形式：①以饮片中提取的单体有效成分或有效部位为原料；②以饮片提取物或将提取物精制后制成浸膏为原料；③当饮片剂量很小时，可将饮片粉碎成极细粉末为原料。

（四）膜剂和涂膜剂的制备

1. 处方组成　　　　　　　　　　　　　（g/g）

主药	≤70%
成膜材料	≥30%
着色剂（色素、二氧化钛等）	≤2%
增塑剂（甘油、山梨醇等）	≤20%
表面活性剂（吐温-80、十二烷基硫酸钠、豆磷脂）	1%～2%
填充剂（CaCO₃、SiO₂、淀粉）	≤20%
矫味剂（甜叶菊糖苷等）	适量
脱膜剂（液体石蜡）	适量

2. 膜剂的制备

目前中药膜剂的制备方法主要采用涂膜法，其工艺流程如下：

成膜浆液配制→加入药物、附加剂→脱泡→涂膜→干燥→灭菌→分剂量、包装

（1）小量制备：取成膜材料加水或其他适宜的溶剂浸泡使溶解，必要时于水浴上加热助其溶解，滤过；加入药物与附加剂，充分搅拌，使其均匀分散或溶解，静置一段时间，除去气泡；然后倾注于涂有脱膜剂的洁净玻璃板上，摊涂成一定宽度和厚度的均匀薄膜，烘干，取样测定主药含量后，计算出单剂量的药膜面积，按单剂量面积分割，包装即得。

（2）大量生产：主要采用涂膜机涂膜。操作时，将配好的药液加入加料斗中，药液通过可调节流量的流液嘴，按一定的宽度和恒定的流量涂于不锈钢平板循环带上，经 80～100℃热风干燥，迅速成膜。抵达主动轮后，由卷膜盘将药膜带烫封在聚乙烯薄膜或金属箔等包装材料中，取样测定含量，计算出单剂量的药膜面积，热压或冷压划痕成

单剂量的分格,包装即得。

除涂膜法外,膜剂也可采用热塑法、挤出法、延压法及溶媒法等方法制备。

涂膜剂制备的工艺极其简单,制备时只需将中药材提取物的乙醇溶液或乙醇丙酮溶液加到成膜材料溶液中即得,故不再详述。

 知 识 链 接

膜剂的涂膜、干燥生产关键工艺

1. 当药膜中含有药物微粒时,要边搅拌边涂膜,以免固体药物沉降而造成上下液层含药不均。

2. 要想制得厚薄均匀一致的药膜,应保持玻璃板处于水平状态。

3. 以琼脂为成膜材料时,涂膜前应先将玻璃板加热至 50 ~ 60℃,以免药液凝固而影响涂膜。

4. 干燥时间不宜过长,否则易发生卷曲、皱缩或易粘于玻璃板上,涂膜时药膜发脆破裂。

三、膜剂的生产与质量控制

(一) 生产过程质量控制

1. 生产工艺管理要点　①增塑剂用量应适当,防止药膜过脆或过软;②涂膜前要先涂脱膜剂,以利脱膜;③浆液脱泡后应及时涂膜;④干燥温度应适当,可用低温通风干燥或晾干。

2. 质量控制点　①厚度检查:取膜一张用千分表测量膜的四边,取其平均值应符合规定,四边中不得有一边低于或高于规定限度;②重量检查:取膜一张,精密称定,应符合规定;且厚度和重量检查时 10 张膜剂的总不合格数不得超过一张;③溶解时间检查:取宽 2.5cm、长 5cm 的薄膜一条,用一夹口宽于 2.5cm 的夹子夹住,连夹子一起浸入水中到溶解断离时间应不超过规定值。

(二) 膜剂的质量评定

膜剂的质量评定主要包括如下几个方面:

1. 外观检查　膜剂的外观应完整光洁,厚度一致,色泽均匀,无明显气泡。多剂量的膜剂分格压痕应均匀清晰,并能按压痕撕开。

2. 重量差异　按《中国药典》2010 年版二部膜剂(附录 I M)重量差异项下检查,除另有规定外,膜剂的重量差异限度应符合表 18-3 的规定。检查方法:取供试品 20 片,精密称定总重量,求得平均重量,再分别精密称定各片重量,每片重量与平均重量相比较,超过重量差异限度的膜片不得多于 2 片,并不得有一片超出限度的 1 倍。

3. 定性检查　取规定量的膜片,剪碎,按《中国药典》2010 年版或其他制剂规范规定的方法进行鉴别试验。中药则可用薄层色谱法,展开分离后显色鉴别。

4. 含量测定　精密称定药膜重量后,剪碎并溶解或分散在一定溶剂中,然后通过萃取等处理方法分离提取药物,最后利用高效液相色谱法或紫外-分光光度法进行含量测定,应符合规定。

表 18-3 膜剂的重量差异限度

平均重量	重量差异限度	平均重量	重量差异限度
0.02g 以下或 0.02g	±15%	0.2g 以上	±7.5%
0.02g 以上～0.2g	±10%		

5. 含量均匀度检查　取供试品 10 片,按膜剂项下规定的方法,分别测定含量,其平均含量应符合规定。

6. 微生物限度　按《中国药典》2010 年版二部微生物限度法(附录ⅪJ)检查,应符合规定。

膜剂所有的包装材料应无毒,易于防止污染,使用方便,并不能与药物或成膜材料发生理化作用。

膜剂宜密封保存,防止受潮、发霉、变质。

四、典型品种举例

复方青黛膜

【处方】　复方青黛散 5.0g　羧甲基纤维素钠溶液(1∶10)92.0ml　丙二醇 3.0g

【制法】　将复方青黛散加入到羧甲基纤维素钠溶液中混匀,再加入丙二醇研匀,放置除去气泡后,涂布于有液体石蜡的平板玻璃上制模,70℃干燥 1 小时,脱膜,剪成适当大小,包装即得。

【功能与主治】　消炎,生肌。用于口腔溃疡及烧伤、烫伤创面所致的溃疡等。

【用法与用量】　局部贴用,用量酌情而定。

【处方工艺分析】　复方青黛散由青黛 20g,牛黄 10g,龙胆草 10g,甘草 10g,薄荷脑 10g,枯矾 20g,黄柏 10g,煅石膏 9g,冰片 20g 组成。其制法是先将龙胆草、甘草、枯矾、黄柏、煅石膏分别研成最细粉备用。另取薄荷脑与冰片研匀后,再加入青黛和牛黄研匀,然后依次加入龙胆草、甘草、枯矾、黄柏、煅石膏的最细粉研匀,过 100 目筛即得。

伤湿涂膜剂

【处方】　雪上一枝蒿 60g　白芷 90g　生苍术 60g　金果榄 60g　桂枝 40g　薄荷脑 50g　徐长卿 90g　合成樟脑 50g　颠茄浸膏 0.6g　邻苯二甲酸二丁酯 30g　聚乙烯醇缩醛 13g　丙酮 100ml　70% 乙醇加至 1000g　85%～90% 乙醇 500g

【制法】　先将雪上一枝蒿、白芷、生苍术、金果榄、桂枝、徐长卿 6 味中药粉碎成粗粉,用 85%～90% 乙醇浸渍 36～48 小时后渗漉,收集渗漉液,加压浓缩至总量约为 500g,加入薄荷脑、樟脑、颠茄浸膏、邻苯二甲酸二丁酯,待完全溶解后,加入聚乙烯醇缩醛,边加边搅拌,至全部溶解后再加入 70% 乙醇至 1000g,分装于小瓶中密封即得。

【功能与主治】　活血止痛,祛风湿。主治风湿疼痛,扭伤,挫伤。

【用法与用量】　用时涂于患处。

【处方工艺分析】　处方中聚乙烯醇缩醛为成膜材料,其性质稳定,成膜时间短,膜的柔韧性好。邻苯二甲酸二丁酯为增塑剂,丙酮和乙醇为挥发性的溶剂。

点 滴 积 累

1. 中药膜剂系指提取物或饮片细粉溶解、分散或混悬于适宜的成膜材料中,经加工制成的薄膜状制剂。涂膜剂系以有机溶剂溶解成膜材料及中药材提取物制成的外用涂剂。

2. 膜剂的处方组成有成膜材料、增塑剂、着色剂、表面活性剂、填充剂、矫味剂等。成膜材料以聚乙烯醇(PVA)在成膜性、膜的抗拉强度、柔韧性、吸湿性和水溶性等方面最佳而最为常用。

3. 膜剂的制备方法主要采用涂膜法,其工艺流程如下:成膜浆液配制→加入药物、附加剂→脱泡→涂膜→干燥→灭菌→分剂量、包装。

第四节　胶剂生产技术

一、知识准备

(一) 胶剂的含义

胶剂系指动物皮、骨、甲或角用水煎取胶质,浓缩成稠胶状,经干燥后制成的固体块状内服制剂。其主要成分为动物胶原蛋白及其水解产物,尚含多种微量元素。胶剂主要功效有补血、止血、祛风、调经、滋补强壮作用;用以治疗虚劳羸瘦、吐血、衄血、崩漏、腰酸腿软等症。

知 识 链 接

胶剂的起源

我国应用胶剂治疗疾病历史悠久,早在《五十二病方》中就有胶剂的记载。先秦有“鹿胶青白、马胶赤白、牛胶火赤、鼠胶黑、鱼胶饵、犀胶黄”之说。汉代《神农本草经》中载有“白胶”(即鹿胶)和“阿胶”(即傅致胶)。胶剂至今仍在广泛使用,在海内外享有较高的信誉。

(二) 胶剂的分类

1. **皮胶类**　以动物皮为原料经熬炼制成。用驴皮制成的胶称阿胶,牛皮制成的胶称黄明胶,猪皮制成的胶称新阿胶。

2. **骨胶类**　用动物的骨骼熬炼制成,如狗骨胶、鱼骨胶等。

3. **角胶类**　用雄鹿骨化的角为原料,经熬炼制成,称鹿角胶。鹿角胶应呈黄棕色或红棕色,半透明,有的上部有黄白色泡沫层。若制备时掺入部分阿胶,则成品颜色加深,呈黑褐色。

4. **甲胶类**　用龟科动物乌龟的背甲及腹甲或鳖科动物鳖的背甲为原料,经熬炼制成,如龟甲胶、鳖甲胶等。

5. **其他胶类**　凡含蛋白质的动物药材,经水煎提取浓缩,一般均可制成胶剂。如以牛肉制成的霞天胶,以龟甲和鹿角为原料制成的龟鹿二仙胶等。

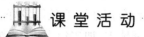

课 堂 活 动

提供几个胶剂的具体品种让学生讨论胶剂的作用特点。

二、胶剂生产技术

胶剂的生产工艺流程如下:

原辅料的处理→煎取胶汁→滤过澄清→浓缩收胶→凝胶与切胶→干燥包装

（一）胶剂的原辅料及处理

1. 原料　胶剂原料的优劣直接影响着产品的质量和出胶率,各种原料均应选自健康强壮的动物,除去原料上附有的杂质。一般可按下述原则选用。

（1）皮类:驴皮以张大、毛色灰黑、质地肥厚、伤小无病者为好。尤以冬季宰杀者为佳,称为"冬板";春秋季剥取的驴皮称"春秋板",质量次之;夏季剥取的驴皮称"伏板",质量最差。制备黄明胶所用的牛皮,以毛色黄、皮张厚大无病的北方黄牛皮为佳。制备新阿胶所用猪皮,以质地肥厚新鲜者为佳。

（2）骨与狗骨:以骨骼粗大,质地坚实者为优;从外观看,一般以质润色黄之新品为佳,陈久者产胶量低。

（3）龟甲与鳖甲:龟甲为乌龟的背甲及腹甲,其腹甲习称"龟板",以板大质厚、颜色鲜明者为佳,称为"血板",产于洞庭湖一带之龟甲最为著名,俗称"汉板",对光照之微呈透明,色粉红,故又称"血片"。鳖甲也以个大、质厚、未经水煮者为佳。

（4）角类:鹿角分砍角（人工锯下）与脱角两种,以砍角为佳。砍角表面呈灰黄色或灰褐色,质重坚硬有光泽,角中含有血质,角尖对光照射呈粉红色者质优。春季鹿自脱之角称为脱角,表面灰色,质轻无光泽,质量较次。野外自然脱落之鹿角,多经风霜侵蚀,质白有裂纹者称为"霜脱角",质量次,不宜采用。

2. 辅料　胶剂制备过程中常加入糖、油、酒、明矾等辅料,主要起矫臭矫味、便于加工成型、沉淀杂质及一定的治疗作用等作用。

（1）冰糖:能增加胶硬度与透明度,并有矫味作用。若无冰糖,可用白糖代替。

（2）植物油:多使用花生油、豆油、麻油。加少量油的目的是降低胶的黏度,便于切胶,胶块不易变形,且在浓缩收胶时,气泡易于逸散,使胶净透。质量以纯净无杂质的新制油为佳。酸败者禁用。

（3）酒类:一般用黄酒,以绍兴酒为佳,无黄酒时可用白酒代替。加酒可矫臭矫味,同时,胶剂经浓缩至出胶前,在搅拌下喷入黄酒,有利于气泡逸散,成品胶不会有气泡。

（4）明矾:以色白洁净者为佳。明矾为澄清剂,可加速胶液中的固体杂质沉淀,以提高成品胶的透明度。

（5）阿胶:某些胶剂在浓缩收胶时,常加入少量阿胶,使之黏度增加,易于凝固成型,并在药理上发挥相加作用。

3. 原料的处理

胶剂原料上附有的毛、脂肪、筋、膜和血等杂质,必须处理除去,才能用于熬胶。一般可按下述方法处理。

（1）皮类：首先须用水浸泡数日（夏季 3 日，春秋季 4~5 日，冬季 6 日），每日换水一次，待皮质柔软后用刀刮去腐肉、脂肪、筋膜和毛等。用蛋白分解酶除毛效果较好。将皮切成 20cm×20cm 左右的小块，置洗皮机中洗去泥沙，再置蒸球中，加 2% 碳酸钠水溶液或 2% 皂角水，用量约为皮量的 3 倍，加热至皮膨胀卷缩，用水冲洗至中性后再行熬胶。

（2）骨角类：可用水浸洗（夏季 20 日，春秋 30 日，冬季 45 日），每日换水一次，取出后用皂角水或碱水洗除油脂，再用水反复清洗干净。对豹骨等，因附筋肉较多，可先将其放入沸水中稍煮捞出，用刀刮净筋肉备用。

（二）煎取胶汁

一般采用蒸球加压煎煮法。蒸球加压提取工艺操作关键是控制适宜的压力、时间和水量。压力一般以 0.08MPa 蒸气压力（表压）为佳。若压力过大，温度过高，胶原蛋白的水解产物氨基酸可部分发生分解反应，使臭味增加，挥发性盐基氮的含量增高；温度过高，水解时间短，胶原蛋白水解程度受到影响，使黏性增大，凝胶切块时发生粘刀现象；同时，使胶液中混有较多的大质点颗粒，胶的网状结构失去均衡性，干燥后易碎裂成不规则的小胶块。煎提时间和加水量随胶剂原料的种类而定，一般加水量应浸没原料，煎提 8~48 小时，反复 3~7 次，至煎出液中胶质甚少为止，最后一次可将原料残渣压榨，收集全部煎液。为了降低挥发性盐基氮的含量，生产中除应严格控制原料的质量、煎提蒸气压力和加水量外，还应定期减压排气。如用 0.08MPa 蒸气压力（表压）煎煮驴皮，每隔 60 分钟排气 1 次。

（三）滤过澄清

每次煎出的胶液，应趁热用六号筛滤过，否则冷却后因凝胶黏度增大而滤过困难。粗滤后的胶液还含有不少杂质，应进一步沉淀杂质。由于胶液黏度较大，一般在胶液中加 0.05%~0.1% 明矾（先用水将其溶解后加入），使杂质容易沉降，搅拌后静置数小时，待细小杂质沉降后，分取上层胶液，再用板框压滤机滤过，滤液即可进行浓缩。

（四）浓缩收胶

将所得澄清胶液，先除去大部分水分，再移至蒸气夹层锅中，继续浓缩。浓缩时应不断搅拌，随时除去上层浮沫。随着水分不断蒸发，胶液黏度越来越大，应防止胶液粘锅，直至胶液不透纸（将胶液滴于滤纸上，四周不见水迹）含水量 26%~30%，相对密度为 1.25 左右时，加入豆油，搅匀，再加入糖，搅拌使全部溶解，减弱火力，继续浓缩至"挂旗"时，在强力搅拌下加入黄酒，此时锅底产生大气泡，俗称"发锅"，待胶液无水蒸气逸出时即可出锅。

各种胶剂的浓缩程度应适当，如鹿角胶应防止"过老"，否则不易凝成胶块；浓缩程度不够，含水量过高，成品胶块在干燥后常出现四周高，中间低的"塌顶"现象。

（五）凝胶与切胶

胶液浓缩至适宜的程度后，趁热倾入已涂有少量麻油的凝胶盘内，置空调室中，调至室温 8~12℃，静置 12~24 小时，胶液即凝固成胶块，此过程称为胶凝，所得到的固体胶称凝胶，俗称胶坨。切胶多用自动切胶机，将凝胶切成一定规格的小片，此过程俗称"开片"。

（六）干燥与包装

胶片切成后，置于有空调防尘设备的晾胶室内，摊放在晾胶床上，也可分层摊放在竹帘上，使其在微风阴凉的条件下干燥。一般每隔 48 小时或 3~5 日翻面 1 次，使两面水分均匀散发，以免成品弯曲变形。数日之后（一般 7~10 天），待胶片干燥至胶片表面干硬,装入木箱内,密闭闷之。使内部水分向胶片表面扩散,称为"闷胶",也称"伏胶"。约2~3天后,将胶片取出,用布拭去表面水分,然后再放到竹帘上晾之。数日后,又将胶片置木箱中闷胶2~3天,如此反复操作2~3次至胶片充分干燥。晾胶车间采用空调制冷技术,不仅可改变高温季节不能正常生产的状况,且可使胶片的干燥时间缩短1/2左右,且胶剂的外形及洁净度也有很大改善。将胶片用纸包好,置于石灰干燥箱中,也可以适当缩短干燥时间。此外,也有的用烘房设备通风晾胶。

　　胶片充分干燥后,在紫外线灭菌车间包装。包装前用酒精微湿的布或新沸过的60℃左右微湿的布拭胶片表面,使之光泽。然后再晾至表面干燥,用紫外线消毒,再用朱砂或金箔印上品名,装盒。胶片应贮存于密闭容器内,置阴凉干燥处,防止受潮、受热、发霉、软化、黏结及变质等,但也不可过分干燥,以免胶片碎裂。

三、胶剂的生产与质量控制

(一)生产过程质量控制

　　1. 胶剂所用原料应漂洗或浸漂,除去非药用部分,切成小块或锯成小段,再漂净。

　　2. 加水煎煮数次至煎煮液清淡为度,合并煎煮液,静置,滤过,浓缩。浓缩后的胶液在常温下应能凝固。

　　3. 胶凝前,可按各品种制法项下规定加入适量辅料(黄酒、冰糖、食用植物油等)。

　　4. 胶凝后,按规定重量切成块状,阴干。

(二)胶剂的质量评定

　　1. 性状检查　胶剂应为色泽均匀、无异常臭味的半透明固体。

　　2. 定性检查　取规定量的胶剂,粉碎,按《中国药典》2010年版或其他制剂规范规定的方法进行鉴别试验。

　　3. 含量测定　取规定量的胶剂粉末,精密称定,按照《中国药典》2010年版一部氮测定法(附录Ⅸ L)检查,应符合规定。

　　4. 总灰分　取规定量的胶剂,按《中国药典》2010年版一部灰分测定法(附录Ⅸ K)检查,应符合规定。

　　5. 重金属　取灰分项下残渣,按《中国药典》2010年版一部重金属检查法(附录Ⅸ E)检查,应符合规定。

　　6. 砷盐　取规定量的胶剂进行处理,按《中国药典》2010年版一部砷盐检查法(附录Ⅸ F)检查,应符合规定。

　　7. 水分　按《中国药典》2010年版一部胶剂(附录Ⅰ G)水分项下检查法检查,不得超过15.0%。

　　8. 微生物限度　照《中国药典》2010年版一部微生物限度法(附录ⅩⅢ C)检查,应符合规定。

　　胶剂应密闭贮存,防止受潮。

四、典型品种举例

阿　　胶

【处方】　驴皮50.0kg　　冰糖3.3kg　　豆油1.7kg　　黄酒1.0kg

【制法】　将驴皮浸泡去毛,切块洗净,分次水煎,滤过,合并滤液,浓缩(可分别加入适量的黄酒、冰糖和豆油)至稠膏状,冷凝,切块,晾干,即得。

【功能与主治】　补血滋阴,润燥,止血。用于血虚萎黄,眩晕心悸,肌痿无力,心烦不眠,虚风内动,肺燥咳嗽,劳嗽咯血,吐血尿血,便血崩漏,妊娠胎漏。

【用法与用量】　3~9g,烊化兑服。

点滴积累

1. 胶剂主要成分为动物胶原蛋白及其水解产物,主要功效为补血、止血等。可分为皮胶类、骨胶类、角胶类、甲胶类等。

2. 胶剂的生产工艺流程为:原辅料的处理→煎取胶汁→滤过澄清→浓缩收胶→凝胶与切胶→干燥包装。

3. 胶剂的质量检查项目有:性状、总灰分、重金属、砷盐、水分、定性以及定量等。

目标检测

一、选择题

(一) 单项选择题

1. 栓剂属于何种给药方式(　　　)
    A. 口服　　　　B. 注射　　　　C. 呼吸道　　　　D. 黏膜　　　　E. 皮肤

2. 除另有规定外,油脂性基质栓剂的融变时限为(　　　)
    A. 15 分钟　　B. 30 分钟　　C. 45 分钟　　　D. 60 分钟　　E. 120 分钟

3. 关于可可豆脂的叙述错误的是(　　　)
    A. 在常温下为黄白色固体
    B. 性质稳定,无刺激性
    C. 为天然来源的优良栓剂基质
    D. 加热至20℃时即开始软化
    E. 主要含硬脂酸、棕榈酸、油酸、亚油酸和月桂酸的甘油酯

4. 下列不属于栓剂基质的是(　　　)
    A. 凡士林　　B. 香果脂　　　C. 甘油明胶　　　D. 聚乙二醇　　E. 可可豆脂

5. 应用最广泛的制栓方法(　　　)
    A. 冷压法　　B. 塑制法　　　C. 滴制法　　　D. 热熔法　　　E. 凝聚法

6. 制备栓剂用甘油明胶作基质时,通常选用的润滑剂是(　　　)
    A. 水　　　　B. 甘油　　　C. 75% 乙醇　　　D. 液体石蜡　　E. 聚乙二醇

7. 栓剂中药物与同体积基质重量的比值称为(　　　)
    A. 酸值　　　　　　　B. 皂化值　　　　　C. 碘值
    D. 置换值　　　　　　E. 亲水亲油平衡值

8. 用于阴道栓的栓剂,最常见的形状是(　　　)

A. 圆锥形 B. 圆柱形 C. 鱼雷形 D. 鸭嘴形 E. 纺锤形

9. 气雾剂常用的抛射剂是(　　)

A. N_2 B. CO_2 C. 丙二醇 D. 氟利昂 E. 乙烷

10. 下列有关气雾剂的正确叙述是(　　)

A. 气雾剂是由药物与抛射剂、附加剂、阀门系统三部分组成的

B. 按分散系统分类,气雾剂可分为溶液型、混悬型、乳剂型

C. 只能吸入给药

D. 现在的压缩气体已经完全能作为氟利昂的替代品

E. 多以 CO_2 作为抛射剂

11. 气雾剂中抛射剂的动力是(　　)

A. 阀门杆 B. 弹簧 C. 推动钮 D. 抛射剂 E. 压缩空气

12. 直接影响气雾剂给药准确性的是(　　)

A. 附加剂的种类 B. 抛射剂的种类

C. 抛射剂的用量 D. 阀门系统的精密程度

E. 药物的体积

13. 下列关于膜剂的叙述错误的是(　　)

A. 膜剂是药物与适宜的成膜材料加工制成的膜状制剂

B. 膜剂的大小与形状可根据临床需要及用药部位而定

C. 膜剂使用方便,适合多种途径给药

D. 膜剂载药量大,适用于剂量较大的中药复方制成膜剂

E. 膜剂中需使用附加剂

14. 下列膜剂成膜材料中,其成膜性、抗拉性、柔韧性、吸湿性及水溶性最好的是(　　)

A. 羧甲基纤维素 B. 玉米朊 C. 聚乙烯醇

D. PVC E. 淀粉

15. 膜剂常用的成膜材料不包括(　　)

A. 明胶 B. 聚乙烯醇 C. 纤维素 D. 甘油 E. 玉米朊

16. 山梨醇在膜剂中起的作用是(　　)

A. 增塑剂 B. 着色剂 C. 遮光剂 D. 填充剂 E. 抗氧剂

17. 在膜剂处方中作脱膜剂的是(　　)

A. EVA B. SiO_2 C. 液状石蜡 D. 甘油 E. 明胶

18. 膜剂的制备多采用(　　)

A. 冷压法 B. 热熔法 C. 溶剂法 D. 涂膜法 E. 塑制法

19. 膜剂的质量要求检查项中不包括(　　)

A. 外观性状 B. 熔融时间 C. 微生物限度

D. 含量均匀度 E. 重量差异

20. 制备膜剂时,如果应用形式为中药粉末,一般将其加工成(　　)

A. 中粉 B. 细粉 C. 最细粉 D. 极细粉 E. 粗粉

21. 下列物质可用于制备阿胶的是(　　)

A. 牛皮 B. 黄酒 C. 阿拉伯胶 D. 明胶 E. 甘油

（二）多项选择题

1. 下列栓剂的作用特点正确的为（　　）

    A. 可开发为缓释或其他部位用栓剂

    B. 有利于呕吐患者治疗

    C. 避免对胃的刺激性

    D. 栓剂塞入距肛门约 2cm，则 50% ~75% 的药物可避免首过效应

    E. 药物从直肠吸收可发挥全身作用

2. 下列栓剂质量要求的叙述中正确的是（　　）

    A. 栓剂中药物与基质应混合均匀

    B. 固体药物应制成细粉，并全部通过六号筛

    C. 融变时限、栓剂重量差异限度应符合药典有关规定

    D. 塞入腔道后应无刺激性，并能融化、软化或溶化

    E. 所使用的内包装材料应无毒性

3. 栓剂必须检查的项目有（　　）

    A. 稳定性　　　　B. 重量差异　　C. 刺激性　　　　D. 融变时限　　E. 微生物限度

4. 既可做软膏基质又可做栓剂基质的是（　　）

    A. 凡士林　　　　　　　　　　B. 氢化椰子油　　　　　　　　　C. PEG

    D. 甘油明胶　　　　　　　　　E. 可可豆脂

5. 下列物质可使可可豆脂熔点降低的是（　　）

    A. 樟脑　　　　B. 薄荷脑　　　C. 冰片　　　　D. 水合氯醛　　E. 酚

6. 栓剂基质应具备的基本性质有（　　）

    A. 具备引药入经的功能　　　　　　　　B. 在室温下应有适当的硬度

    C. 在体温下易软化熔化或溶解　　　　　D. 塞入腔道时不变形也不碎裂

    E. 必须能溶解药物

7. 水溶性或亲水性基质的栓剂，常用的润滑剂有（　　）

    A. 水　　　　　B. 甘油　　　　C. 75% 乙醇　　D. 植物油　　　E. 液体石蜡

8. 制备栓剂时，挥发油的混入方法有（　　）

    A. 量小可直接混入已熔化的油脂性基质中

    B. 趁热加入熔化的基质中

    C. 用适量羊毛脂吸收后与油脂性基质混合

    D. 用适宜方法包合后混入

    E. 量大时，加入适宜乳化机制成乳剂型基质后加入

9. 气雾剂填充抛射剂的方法有（　　）

    A. 热罐法　　B. 冷罐法　　C. 水罐法　　　D. 油罐法　　E. 压入法

10. 气雾剂按用途可分为（　　）

    A. 治疗用　　　　　　　　　　B. 空间消毒用　　　　　　　　　C. 直肠用

    D. 口服用　　　　　　　　　　E. 注射用

11. 下列关于膜剂常用辅料的叙述，错误的是（　　）

    A. 膜剂中甘油起增塑剂作用　　　　　　B. 聚山梨酯-80 起润湿剂作用

    C. 二氧化硅起遮光剂作用　　　　　　　D. 甜叶菊苷起矫味作用

    E. 二氧化钛起填充剂作用

12. 下列可作为膜剂附加剂的是(　　)
    A. 糖浆剂　　B. 增塑剂　　C. 着色剂　　　　D. 填充剂　　E. 矫味剂
13. 膜剂的辅料有(　　)
    A. 成膜材料　B. 增塑剂　　C. 着色剂　　　　D. 遮光剂　　E. 矫味剂
14. 下列属于天然成膜材料的是(　　)
    A. 明胶　　　B. PVA　　　C. 虫胶　　　　　D. 琼脂　　　E. 阿拉伯胶
15. 膜剂理想的成膜材料应(　　)
    A. 无刺激性、无致畸性、无致癌性等　　　B. 在体内能被代谢或排泄
    C. 不影响主药的释放　　　　　　　　　D. 成膜性、脱膜性较好
    E. 在体温下易软化、熔融或溶解
16. 膜剂的优点是(　　)
    A. 工艺简单
    B. 生产时无粉尘飞扬
    C. 节省辅料和包装材料
    D. 多层复方膜剂便于解决药物间的配伍禁忌
    E. 可制成速效或缓释性长效制剂
17. 下列属于皮胶的是(　　)
    A. 阿胶　　　B. 黄明胶　　C. 新阿胶　　　D. 霞天胶　　E. 龟鹿二仙胶

二、简答题

1. 栓剂的作用特点。
2. 试述栓剂直肠吸收的主要途径。
3. 简述栓剂制备方法,并说明其注意事项。
4. 栓剂的质量评定项目有哪些?
5. 简述中药气雾剂的特点。
6. 膜剂的特点有哪些?
7. 成膜材料应满足哪些要求?
8. 膜剂的制备方法有哪些?
9. 简述胶剂的制备工艺。

三、实例分析

1. 若制备红霉素栓1000粒,红霉素含量为0.4g/粒,采用半合成脂肪酸甘油酯为基质,空白半合成脂肪酸甘油酯栓剂平均重量为2.0g/粒,含药栓重量为2.06g/粒,请问红霉素对半合成脂肪酸甘油酯的置换价是多少? 需基质共多少克?
2. 根据以下处方,设计热熔法制备甘油栓的工艺流程。
【处方】　甘油1333.3g　无水碳酸钠33.3g　硬脂酸133.4g　蒸馏水167ml

实训十三　栓剂的制备技术与质量评定

【实训目的】

1. 掌握用热熔法制备中药栓剂的操作方法及注意事项。

2. 熟悉各类栓剂基质的特点及适用范围。

3. 了解置换价在中药栓剂制备中的应用。

4. 学会按照《中国药典》2010 年版一部附录中的相关规定和检查法对中药栓剂的外观、重量差异、融变时限等进行质量评定。

5. 按照清场规程进行清场工作。

【实训条件】

1. 实训场地　实验室、实训车间。

2. 实训仪器与设备　蒸发皿、研钵、水浴加热装置、电磁炉、分析天平、融变时限检查仪、电子天平、刀片、烧杯、栓模(阴道栓、肛门栓)等。

3. 实训材料　甘油、甘油明胶、硬脂酸、碳酸钠、硼酸、葡萄糖、蛇床子、黄连、蒸馏水等。

【实训内容和步骤】

(一) 甘油栓

1. 处方　甘油 80g　无水碳酸钠 2g　硬脂酸 8g　纯化水 10ml　共制 30 枚

2. 制法　取无水碳酸钠与纯化水中置于蒸发皿内,搅拌溶解后,加甘油混合,在水浴上加热,缓慢加入锉细的硬脂酸,随加随搅,待泡沸停止,溶液澄明时倾入涂有润滑剂的栓模内,至稍微溢出模口,冷凝后削去多余栓块,取出包装。

3. 功能与主治　本品为缓下药,有缓和的通便作用,用于治疗便秘。

4. 用法与用量　每次 1 枚,纳入肛门。

5. 质量检查

(1) 外观:应完整光滑,有适宜的硬度,无裂缝,不变形,不起霜,不变色。

(2) 重量差异:照《中国药典》2010 年版一部栓剂项下重量差异(附录Ⅰ W)检查,栓剂的重量差异限度应符合表 1 的规定。检查方法:取供试品 10 粒,精密称定总重量,求得平均粒重后,再分别精密称定各粒的重量。每粒重量与平均粒重相比较(无标示粒重的栓剂,与平均粒重相比较),按表 1 中的规定,超出重量差异限度的不得多于 1 粒,并不得超出限度 1 倍。

表 1　栓剂的重量差异限度

标示粒重或平均粒重	重量差异限度	标示粒重或平均粒重	重量差异限度
1g 及 1g 以下	±10%	3g 以上	±5%
1g 以上至 3g	±7.5%		

(3) 融变时限　取栓剂 3 粒,在室温放置 1 小时后,照《中国药典》2010 年版一部融变时限检查法(附录Ⅻ B)检查。除另外规定外,脂肪性基质的栓剂 3 粒均应在 30 分钟内全部熔化、软化或触压时无硬芯;水溶性基质的栓剂 3 粒应在 60 分钟内全部溶解。如有 1 粒不符合规定,应另 3 粒复试,均应符合规定。

(二) 蛇黄栓

1. 处方　蛇床子(极细粉)100g　黄连 50g　硼酸 50g　葡萄糖 50g　甘油适量

甘油明胶适量　共制成阴道栓 1000 粒

2. **制法**　取蛇床子、黄连粉碎成 150 目粉,与硼酸、葡萄糖混合,加适量甘油研成糊状物;取甘油明胶置于水浴上加热溶化,将上述蛇床子等糊状物加入,不断搅拌均匀,倾入已涂过润滑剂的阴道栓模中,冷却,刮去多余栓块,取出,即得。

3. **功能与主治**　杀虫,止痒。用于治疗阴道滴虫。

4. **用法与用量**　纳入阴道内,一日一次,一次 1 粒。

5. **质量检查**　同甘油栓质量检查方法。

【实训提示】

1. 制备栓剂时环境应清洁,用具、容器应采用适当方法清洁或灭菌。

2. 所用原料、基质根据使用部位,按卫生学要求进行相关处理。

3. 为利于脱模,使栓剂外观光洁,注模前应根据基质的性质涂以润滑剂。

4. 脱模的栓剂应选择无毒、性质稳定、不与药物起反应的铝箔或塑料膜盒进行包装。

5. 成品应置 30℃ 以下密闭保存,贮存时应避免受热、受潮、受压。

【实训结果与结论】

品种	甘油栓	蛇黄栓
外观		
重量差异		
融变时限		
结论		

【实训考核表】

班级：　　　　　　姓名：　　　　　　学号：

考核内容		实训考核点	分值	实得分
实训前准备 （分值5%）		着装及个人卫生符合规定	2	
		检查确认实训仪器和设备性能良好	3	
制备操作（分值40%）	甘油栓	称量:方法正确、称量准确、及时加盖放回原处	4	
		容器用具、栓模清洁或灭菌	3	
		硬脂酸细粉按少量多次、边加边搅的方法加入	4	
		皂化温度控制 115℃ 左右	4	
		注模前栓模涂润滑剂并预热至 115℃ 左右,注至稍溢出模口为度	5	
	蛇黄栓	称量:方法正确、称量准确、及时加盖放回原处	4	
		容器用具、栓模清洁和灭菌	4	

续表

考核内容		实训考核点	分 值	实得分
实训结果评价（分值30%）		蛇床子、黄连粉碎后应过 150 目筛、混匀	4	
		注模前栓模涂润滑剂	4	
		注模后刮去多余的栓块	4	
	甘油栓	外观：完整光滑、有适宜的硬度、无缝隙、不变形、不起霜、不变色	8	
		成品量：30 枚	7	
	蛇黄栓	外观：完整光滑、有适宜的硬度、无缝隙、不变形、不起霜、不变色	8	
		成品量：1000 枚	7	
实训记录（分值10%）		实训记录填写准确完整	10	
实训结束清场（分值10%）		实训场地、仪器和设备清洁	5	
		实训清场记录填写准确完整	5	
其他（分值5%）		正确回答考核人员提出的问题	5	
合　计			100	

考核教师：　　　　　　　　　考核时间：　　年　月　日

实训十四　膜剂的制备技术与质量评定

【实训目的】

1. 掌握涂膜法制备中药膜剂的操作、方法及注意事项。

2. 熟悉成膜材料的性质、特点与选用。

3. 学会按照《中国药典》2010 年版一部附录中的相关规定和检查方法对中药膜剂的外观、重量差异、融化时限等进行质量评价。

4. 按照清场规定进行清场工作。

【实训条件】

1. 实训场地　实验室、实训车间。

2. 实训仪器与设备　电子天平、烧杯、三角烧瓶、量杯、玻璃棒、玻璃板、恒温水浴锅、烘箱、尼龙筛、剪刀、塑料袋、研钵等。

3. 实训材料　养阴生肌散、PVA（17-88）、聚山梨酯-80、乙醇、液体石蜡、蒸馏水等。

【实训内容和步骤】

养阴生肌膜

1. 处方　养阴生肌散　2g　PVA（17-88）　10g　聚山梨酯-80　0.2g　甘油　1ml　蒸馏水　50ml

2. 制法

（1）取 PVA 加入 85% 乙醇浸泡过夜，滤过，沥干。重复处理一次，将处理过的 PVA 于 60℃烘干备用。

（2）称取上述处理过的 PVA10g，置三角烧瓶中，加蒸馏水 50ml，水浴加热使之溶解成胶液，补足水分，备用。

（3）称取养阴生肌散（过七号筛）2g，置研钵中，加甘油 0.8g、聚山梨酯-80 0.2g 研匀，缓缓加入 PVA 胶液，研匀，供涂膜用。

（4）取玻璃板（5cm×20cm）5 块，洗净，干燥，用 75% 乙醇揩擦消毒，再涂擦少许液体石蜡。用吸管吸取上述药液 10ml 注入玻璃板上，摊匀，水平晾至半干，于 60℃烘干，脱膜，剪成适当大小，紫外线灭菌 20 分钟，封装于塑料袋中即得。

3. 功能与主治　清热解毒。用于湿热性口腔溃疡，复发性口腔溃疡及疮疹性口腔炎。

4. 用法与用量　取适当贴于患处。

注：养阴生肌散处方为：雄黄 0.62g　人工牛黄 0.35g　青黛 0.93g　龙胆末 0.62g　黄柏 0.62g　黄连 0.62g　煅石膏 3.13g　甘草 0.62g　冰片 0.62g　薄荷脑 0.62g

5. 质量检查

（1）外观：膜剂的外观应完整光洁，厚度一致，色泽均匀，无明显气泡。多剂量的膜剂分格压痕应均匀清晰，并能按压痕撕开。

（2）重量差异：按《中国药典》2010 年版二部膜剂项下重量差异（附录ⅠM）检查，除另有规定外，膜剂的重量差异限度应符合表 2 的规定。检查方法：取膜片 20 片，精密称定总重量，求得平均重量，再分别精密称定各片重量，每片重量与平均重量相比较，超过重量差异限度的膜片不得多于 2 片，并不得有一片超出限度的 1 倍。

表2　膜剂的重量差异限度

平均重量	重量差异限度	平均重量	重量差异限度
0.02g 以下或 0.02g	±15%	0.2g 以上	±7.5%
0.02g 以上~0.2g	±10%		

6. 熔化时限　取药膜 5 片，分别用两层筛孔内径为 2mm 不锈钢夹住，按片剂崩解时限项下方法测定，应在 15 分钟内全部熔化，并通过筛网。

【实训提示】

1. 膜剂成型的关键之一是成膜材料，所用 PVA 应浸泡溶解充分，否则溶解不完全。

2. 膜剂的制备方法主要采用涂膜法，除此以外，还可采用热塑法、挤出法及延压法等方法制备。制备时，水溶性药物可与增塑剂、着色剂及表面活性剂一起溶于成膜材料中；若为难溶性或不溶性药物，则应粉碎成极细粉，并与甘油或聚山梨酯-80 研匀后再与成膜材料浆液混匀。

3. 浆液静置脱泡后应及时涂膜，涂膜前应将玻璃板或不锈钢钢板洁净、干燥、消毒及涂擦适量液体石蜡，以利脱膜。

4. 增塑剂用量应适宜，否则药膜过软或过脆。

5. 干燥温度应适宜，可采用低温通风干燥或晾干。

【实训结果与结论】

项　目	养阴生肌膜
外观	
重量差异限度	
熔化时限	
结论	

【实训考核表】

班级：　　　　　　　　姓名：　　　　　　　　学号：

考核内容		实训考核点	分　值	实得分
实训前准备 （分值5%）		着装及个人卫生符合规定	2	
		检查确认实训仪器和设备性能良好	3	
制备操作（分值40%）	养阴生肌膜	称量;方法正确、称量准确、及时加盖放回原处	6	
		玻璃板洗净、干燥,用75%乙醇消毒、再涂少许液体石蜡	6	
		PVA处理方法正确（浸泡、过滤、沥干,再重复处理一次）	8	
		涂膜方法正确（摊匀）	8	
		干燥温度应适宜（60℃烘干）	6	
		脱膜、剪成适宜大小,紫外线灭菌	6	
实训结果评价（分值30%）	养阴生肌膜	外观完整光洁	5	
		厚度一致	5	
		色泽均匀	5	
		无明显气泡	5	
		分格压痕均匀清晰、能按压痕撕开	5	
		成品量在规定范围内	5	
实训记录 （分值10%）		实训记录填写准确完整	10	
实训结束清场 （分值10%）		实训场地、仪器和设备清洁	4	
		实训清场记录填写准确完整	6	
其他（分值5%）		正确回答考核人员提出的问题	5	
合　计			100	

考核教师：　　　　　　　　考核时间：　　年　月　日

（王　峰）

第十九章　中药制剂包装技术

第一节　知识准备

一、中药制剂包装的含义及分类

（一）含义

中药制剂包装是指选用适当的材料和容器,利用一定包装技术对中药制剂的产品进行分(灌)、封、装、贴签等操作,为药品提供品质保护、产品信息标示与说明以及方便使用贮运的一种加工过程的总称。

知 识 链 接

2010 版 GMP 关于包装的相关概念

成品是指已完成所有生产操作步骤和最终包装的产品。待包装产品是指尚未进行包装但已完成所有其他加工工序的产品。产品是指包括药品的中间产品、待包装产品和成品。半成品在 2010 版 GMP 中称为"中间产品",即"指完成部分加工步骤的产品,尚需进一步加工方可成为待包装产品。"包装待包装产品变成成品所需的所有操作步骤,包括分装、贴签等。但无菌生产工艺中产品的无菌灌装,以及最终灭菌产品的灌装等不视为包装。包装材料药品包装所用的材料,包括与药品直接接触的包装材料和容器、印刷包装材料,但不包括发运用的外包装材料。

（二）分类

主要分为内包装和外包装两类。

1. 内包装　系指直接与药品接触的包装,即对中药制剂按照用途和给药方法进行分剂量,并装于一个直接接触药品的容器或材料内的过程。如将颗粒剂用小包装袋包装、注射剂用玻璃安瓿包装、片剂和胶囊剂用泡罩式铝塑包装等过程。

2. 外包装　系指内包装以外的包装,即将若干已经有内包装的药品装于一个容器或材料内的过程。如将用铝塑包装材料包装好的胶囊装入纸盒、将小包装的药品进一步集中到大包装容器中等过程。

（三）常见的包装结构

1. 盒(箱)式结构　多用于包装规则性状的药品,既保护药品也利于叠放运输。多以纸质材料制成,也可以用纸复合材料、塑料、金属等材料制成。

2. 瓶式结构　多用于包装液体药剂,常以玻璃、陶瓷或塑料制成。

3. 袋式结构　多用于包装固体药品,如塑料袋、铝箔袋、纸袋、复合材料袋等。

4. 管式结构　多用于包装黏稠状药品,常用塑料或金属软管制成。

5. 泡罩式结构　多用于片剂、胶囊剂、丸剂等剂型的包装,一般由塑料、铝箔等制成。

二、中药制剂包装的作用

（一）保护药品,保证药品质量

这是药品包装的最主要作用,主要包括两个方面的作用。

1. 起到阻隔作用,防止药品在有效期内变质　选用适当的包装材料与方法,能保证容器内药品不穿透、不泄漏,也能阻隔外界的空气、光线、水分、异物以及微生物等与药品接触,防止有效期内药品变质从而保证药品的质量。如采用棕色瓶包装、铝塑复合膜包装等。

2. 起到缓冲作用,防止药品在运输、贮存过程中受到破坏　可防止药品在运输、贮存过程中遭受各种外力的震动、冲击和挤压而造成药品的破坏。如使用瓦楞纸或泡沫聚丙烯等缓冲材料。

药品在包装后的贮存、运输、流通使用过程中常经历较长时间,若包装不当,可能导致药品的物理性质或化学性质发生变化,使药品减效、失效、产生不良反应,所以应将包装的保护功能作为首要因素考虑。

（二）标示作用

药品包装能在药品的分类、运输、贮存和临床使用过程中起到标示作用。

1. 标签、说明书　标签是药品包装的重要组成部分,它向人们科学而准确地介绍具体药品的基本内容、商品特性,其内容不得超出国家药品监督管理部门批准的药品说明书所限定的内容;文字表达应与说明书保持一致。药品说明书应包含有关药品的安全性、有效性等基本科学信息。

2. 包装标志　包装标志是为了药品在分类、运输、贮存和临床使用时便于识别和应用。包装标志通常应当含品名、装量等,在包装容器的封口处贴有特殊而鲜明的标志,配合商标以防造假;外包装上还应当加特殊标志,以明示对装卸、搬运操作的要求或存放保管条件,如"向上"、"防湿"等;对剧毒、易燃、易爆药品应加特殊且鲜明的安全标志,以防止不当处理和使用。

（三）方便使用

包装应考虑到使用的方便性。如剂量化包装,既方便患者使用,亦适合于药房发售药品;旅行保健药盒,内装风油精、去痛片、黄连素等常用药;冠心病急救药盒,内装有硝酸甘油片、速效救心丸、麝香保心丸等。

点 滴 积 累

中药制剂的包装起到保护、标示和方便使用的作用,分为内包装和外包装,常用的有盒式、瓶式、袋式、管式、泡罩式结构。

第二节　药用包装材料类型及应用

一、药品包装材料选择原则

为合理选择药品包装材料及容器,必须充分了解药物制剂的物理特性、化学特性、生物特性的变化规律,研究有无气体、水分的渗入和细菌、微生物的侵入或污染以及包装材料与容器有无潜伏污染、潜在危害等。

包装材料的选择原则为:①根据药品的性能来选择包装材料及容器。例如:液体药品宜选用不渗漏的材料制作包装容器;②材料要有足够的强度,以保证容器在贮运和销售过程中不致损坏;③选择的材料要注意成本核算。在不影响药品包装质量的前提下,应选用价格便宜的材料;在满足强度要求的前提下,选用质量轻的材料;并注意节省材料和节约费用等;④药品包装容器应该不与被包装药品反应,不吸附药品,不改变药品的性能,如安全性、均一性、有效性、品质或纯度;⑤药品包装容器应该对在贮存或使用时能损坏或污染药品的可预见的外界因素具有足够的保护作用。

二、常用包装材料的特点

常用包装材料及容器按材料的类别可分为纸、玻璃、塑料、橡胶、复合材料及金属等。

(一) 纸

纸是应用最广泛的一种包装材料,可分为纸张、纸板、瓦楞纸三大类。有以纸张的形式制作成纸包装容器或进行包装装潢,也有以纸板的形式制造成包装箱、包装盒、包装杯等,还有将纸材料用于产品的说明和广告印刷。这类包装用纸有功能性防护包装纸、包装装潢用纸、牛皮箱板纸、白板纸和瓦楞纸板等。

优点:其来源广,重量轻,成本低,折叠性好,适于印刷,可回收利用。

缺点:防潮性能较差。

(二) 药用玻璃

药用玻璃容器一般是以氧化硅、氧化硼等为主要原料,用玻璃成型工艺和设备生产的各种药用玻璃容器,主要包括钠钙玻璃、硼硅玻璃和中性玻璃容器。具有以下特点:

1. 优点　阻隔性优良、可加有色金属盐改善遮光性,满足药品的特殊需要;化学稳定性良好、耐腐蚀、不污染内装物;光洁透明、造型美观;可回收利用、成本低。

2. 缺点　容器自重与容量之比大;质脆易碎、能耗大。

(三) 塑料

药用塑料是以无毒的高分子聚合物(聚乙烯、聚丙烯、聚碳酸酯、聚酯等)为主要原料,用塑料成型工艺和设备生产的各种药用塑料容器。具有以下特点:

1. 优点　质量轻、可透明、强度和韧性好,结实耐用;阻隔性良好,耐水、耐油;化学性质优良,耐腐蚀;加工成型性能好,易热封和复合,包装适应性强,可替代许多天然材料和传统材料。

2. 缺点　耐热性差;废弃物不易分解或处理,易造成环境污染。

（四）复合膜及其制品

复合膜是指由各种塑料与纸、金属或其他材料通过层合挤出贴面、共挤塑等工艺技术将基材结合在一起而形成的多层结构的膜。具有以下特点：

1. 优点　可以通过改变基材的种类和层合的数量调节复合材料的性能，具有防尘、防污、阻隔气体、保持香味、防紫外线、印刷方便、防静电、可以微波加热等功能，适用于机械加工或其他各种封合方式，基本上可以满足药品包装各种不同的需求。

2. 缺点　有些复合膜难以回收，易造成环境污染。

 知 识 链 接

常用复合膜种类、结构和特点

1. 普通复合膜　复合结构为聚酯铝箔与聚乙烯复合（PET/AL/PE），特点是具有良好的印刷适应性，对药品有良好的气体、水分阻隔性。

2. 药用条状易撕复合膜　复合结构为玻璃纸、聚乙烯与铝箔复合（PT/PE/AL），特点是具有良好的易撕性、方便消费者取用产品，具有良好的气体、水汽阻隔性，适用于泡腾剂、涂剂、片剂胶囊等药品的包装。

3. 纸铝塑复合膜　复合结构为纸、聚乙烯与铝箔复合（纸/PE/AL），特点是具有良好的印刷性和较好的挺度，对气体、水具有良好的阻隔性能。

（五）泡罩包装材料

泡罩包装是指在真空吸泡（吹泡）或模压成型的泡罩内充填好物品，使用覆盖材料并通过压力在一定温度和时间条件下与成泡基材热合密封形成的一种包装。覆盖材料常用铝箔，成泡基材常用聚氯乙烯，也可使用聚乙烯、聚酯、聚丙烯等材料。该类材料的优点是具有防尘、防污、阻隔气体等功能，内容物清晰可见，铝箔表面印刷方便，适用于机械加工；且取药方便，便于携带。缺点是难以回收、易造成环境污染。

（六）金属包装材料

金属包装容器主要是指以铁质、铝质等金属为主制成的包装，如药用铝管，各种金属瓶盖。该类包装材料的优点是力学性能优良、强度高、刚性好，其容器可薄壁化或大型化，并适合危险品的包装；阻隔性优良、货架期长；成品加工（成型）性能好、制罐充填生产率高、印刷装潢美观。缺点是耐腐蚀性能低、需镀层或涂层；材料价格较高。

（七）橡胶

橡胶用作药用瓶塞，防止药品在储存、运输、使用过程中受到污染和渗漏，如输液瓶塞、冻干剂瓶塞、各种气雾瓶密封件等。其优点是具有高弹性、低透气透水性、耐灭菌、良好的相容性。缺点是可能含有一些能渗透进药液的物质。

三、常见剂型中包装材料的应用

（一）固体制剂包装

1. 散剂包装　散剂药品大部分采用单剂量包装。如采用自动充填包装机作业，可用纸、铝箔、塑料薄膜、塑料瓶、玻璃瓶以及适合药物理化性能保护要求的各种复合材料来进行包装。

2. 颗粒剂包装 由于颗粒剂对水气非常敏感，故该类包装容器必须严防吸潮。作为消耗性包装，可采用玻璃瓶、塑料瓶、合适的塑料薄膜袋或复合膜袋。

3. 片剂与丸剂包装 目前，除了使用传统的玻璃瓶包装外，大多数采用泡罩包装、双铝箔包装、塑料瓶包装。

4. 胶囊剂包装 胶囊剂分硬胶囊和软胶囊两种。这两种胶囊均需考虑防机械冲击，特别是用软胶囊大量包装时，在运输中易变形。为防止在运输过程中的摩擦和破裂，在胶囊包装中会使用垫料。软胶囊在高温、高湿条件下，因霉菌极易生长，故仍需一定的防潮包装。

5. 栓剂包装 一般采用防油脂纸盒，内装的每个药栓均以铝箔包装；也可采用塑料泡罩包装；顶、底两端热封，将药栓定在窝腔中，防止外界污染，以保护其性能。栓剂包装必须考虑防热保护，可采取隔热包装或冷藏的方法。

（二）液体制剂包装

液体制剂的主要包装材料是玻璃和塑料。由于塑料瓶体轻、不易碎，近年来塑料瓶的使用越来越多。另外还有喷雾罐、塑料铝箔复合袋等。部分输液包装由原来单一的玻璃瓶发展为聚丙烯瓶、聚乙烯瓶或 PVC 软袋包装。

点 滴 积 累

1. 常用包装材料有纸、金属、玻璃、塑料、橡胶、复合材料等，各有其特点，根据药品包装的要求选择合适的包装材料。

2. 不稳定的药品可以采取防潮性能好的包装材料。

第三节 药品包装技术

药品包装技术包括固体和液体药品的充填技术、无菌包装技术、药品的防潮技术、热成型包装技术、真空包装技术、辅助包装技术等。

一、充填技术

充填是指将产品按要求的数量放到包装容器内。由于要充填的物品种类繁多，形态各异，物理化学性质各不相同，从而使充填技术呈现出复杂性和应用的广泛性。

液体物料的充填也称为灌装，根据待灌装液体物料的性质、灌装容器的形状和材料可以选择不同的灌装方法和设备。灌装方法可分为重力灌装和真空灌装。重力灌装就是利用重力作用将可自由流动的液体物料灌入容器中；真空灌装是在低于大气压力的条件下进行灌装的方法，即对包装容器内部抽气，使其与储液箱形成一定的真空度，利用两容器的压力差使液体物料流入包装容器并完成灌装操作。

固体物料的充填可分为三类。一类是称量充填法，是以质量来计量充填物料的数量，适用于易吸潮、易结块、粒度不均匀、密度比较大的物料的充填。第二类是容积充填法，是以容积来计算充填物料的数量，由于不需要称量装置，充填速度快。第三类是计数法，是以块状、颗粒状的固体物料的数量或包装单件的数量来计量的方法；当物料呈有规则排列时,可以按照一定长度、高度、体积取出一定数量;当物料呈现杂乱性状时,多采用转盘计数法、转轮式计数法。转盘计数法、转轮式计数法都采用特制的定量盘来计量充填物料的量,这种转盘可按需要间距和大小制作成若干组定量孔眼,各组孔眼在料斗下接收物料,每孔一个计量单位,当转到出料口时靠物料重力自动落下,充填到容器中。转盘计数法适用于药片类产品的定量自动包装,转轮式计数法适用于直径比较小的颗粒物料集合自动包装计量。

 知 识 链 接

物料的充填设备

　　常用的液体灌装设备有口服液灌装设备、水针灌装设备、瓶装灌装设备等,固体充填设备包括颗粒剂包装设备、片剂包装设备、胶囊填充设备、数片(丸)机等设备。

二、无菌包装技术

　　无菌包装技术是指被包装物、包装容器或材料、包装辅助器材无菌的情况下,在无菌的环境中进行充填和封合的一种包装技术。无菌包装系统主要包括容器输入部位、包装容器的灭菌部位、无菌充填部位、无菌封口部位、包装件的输出部位。无菌包装系统有不同结构以适用不同的包装容器及包装材料。

　　塑料袋无菌包装系统中两个卷筒塑料薄膜上下合在一起,然后制成各自独立的小袋子;根据塑料的种类可对这些包装袋采用不同的方式灭菌;已经过灭菌的产品由无菌针将产品灌注入这些预先灭菌的包装袋内,袋装满后在灌装点以下封口,完成无菌包装,输出无菌包装件。

　　塑料瓶无菌包装系统多采用过氧化氢等对包装材料进行灭菌,灭菌后经过热塑材料成型器使容器成型,经过充填区充填后进入真空封口,同时加上经过灭菌的上盖材料,然后将封口的包装件输出。

　　无菌灌装包装系统中产品与包装容器分别进行灭菌消毒,包装容器由传送带送入灭菌部位,灭菌后到达充填部位,在此部位预先灭菌或除菌的产品在无菌环境下进行充填,随后进行加塞或封口,最后经输送带将包装件输出。

三、泡罩包装技术

　　泡罩包装技术是指在真空吸泡(吹泡)或模压成型的泡罩内充填好物料,使用覆盖材料并通过压力在一定温度和时间条件下与成泡基材热合密封形成的一种包装技术。典型的泡罩包装机械由热成型材料供给部位、加热部位、成型部位、充填部位、封合部位、冲切部位组成。塑料薄片卷筒将薄片输送到电热器下加热使之软化,加热软化的薄片放在模具上,然后利用压缩空气抽或吹使薄片贴于模具壁上而形成泡罩或空穴等,冷却成型后充填被包装物料,并盖上覆盖材料热封,最后冲切成单个成品。全自动化生产线除了以上操作过程外还加有充填检测与废品剔除装置、打印装置以及装说明书和装盒设备等,使生产更加趋于完备。

四、防潮包装技术

防潮包装是指为防止潮气侵入包装物内影响内装产品质量所采取的一种防护性包装措施。采用低透湿度的材料或容器将产品密封包装,或在包装容器内装入适量能吸收从容器内壁渗入的潮气的干燥剂等手段可防止或减少环境潮气对产品的危害。常用的防潮包装材料有各种金属、玻璃、塑料和经过处理的木材、纸、棉、麻等传统材料。常用的包装技术主要有两种,一种是密封包装技术,这是传统的包装方法,采用不透气的刚性材料(金属、玻璃、硬塑料)制成容器,将产品放入后,再将容器口部焊封或加旋盖、扣盖、塞盖闭合,可有效地防止外界潮气的进入。另一种是真空与充气包装技术,真空包装是指在真空包装中抽去容器内的空气,避免了原来残留潮气对产品的影响;充气包装将包装内的空气连同潮气抽出,再适量充入其他干燥气体或惰性气体,减少了潮气对产品的侵蚀影响。

五、辅助包装技术

辅助包装技术是指一些具有通用性的工序,如封合、捆扎、贴标、打印和防伪包装等。

(一) 封合

封合是指包装容器装入产品后,为了确保内装物品在运输、贮存和销售过程中保留在容器中,并避免受到污染而进行的各种封闭工艺。包装封合的方法和使用的材料很多,如粘合、封盖(塞、帽等)、热封和钉封等。

1. 粘合　粘合是使用胶黏剂进行封合的方法。常用的粘合方法有冷胶粘合、热胶粘合、胶带粘合。冷胶粘合不需要加热,常用糊精、乙酸乙烯乳胶等制成;多用于纸箱、纸袋的封合。热胶粘合是用一种热熔胶加热后熔化,涂敷于被粘合表面,经冷却固化而粘合。热熔胶多以乙烯-乙酸乙烯共聚物为基础,与低分子量树脂和蜡组成的。胶带粘合是将胶黏剂预先涂敷于带状基质上制成胶带,然后用胶带进行粘合;按基材上涂敷的胶黏剂种类不同,胶带分为胶质带和胶黏带两类。胶质带多以牛皮纸为基材涂以植物冷胶,使用时用水浸湿,进行粘合,自然干燥或加热干燥后完成粘合过程;胶黏带也称压敏胶带,是在基材上涂以橡胶或树脂为主要成分的胶黏剂,使用时不需要加热或用水湿润,只要贴上去压一压,短时间内即可达到满意的粘合效果,这是当前包装使用最多的胶带。

2. 热封法　也称加热粘合,不用外加材料,仅靠包装材料本身加热后熔化而粘合,主要用于塑料薄膜、塑料捆扎带等。

3. 封闭物封合　封闭物是包装容器装入产品后,为了确保内装物在运输、贮存和销售过程中保留在容器里并避免受到污染而附加在包装容器上的盖、塞等的总称。盖和塞主要用于瓶的封合。

4. 钉封　是指将纸盒、瓦楞纸箱用卡钉订合的技术。卡钉是用金属制成的,与订书机用订相似,常用的有带形与 U 形两种。带形卡钉是将圆的或扁平的金属丝钉子用塑料粘成带状,使用时采用带形卡钉封箱机进行操作,适合于各种厚度的瓦楞纸箱,并可进行深订或浅订操作。U 形卡钉经过防锈处理,可长期保存。卡钉连接强度良好并且柔软,具有通用性,可在手动、气动和自动封箱机上使用。

（二）捆扎

捆扎是用挠性捆扎材料将多件无包装或有包装的货物捆在一起,起到集装货物、固定货物和加固包装容器的作用。可防止货件移动、碰撞、翻倒或塌垛,还能起到防盗、装饰的作用。常用的捆扎材料有钢丝和钢带等金属材料以及纸绳、塑料绳、合成纤维绳等材料。金属材料常应用于木箱的加固和木箱包装的加强性捆扎,其他材料主要用于轻小产品。

（三）贴标

标签是指贴在产品容器上的纸或其他材料,上面印有产品说明和图样或者是直接印在容器或物品上的产品说明和图样。按其功能可以分为商标、货签或吊牌等。按照放置在商品上的方法可以分为胶粘标签、热敏标签、压敏标签、系挂标签、插入标签等种类。胶粘标签一般用纸制成,经印刷后用模切成需要的形状;涂胶可在制造标签时完成,使用时用水将胶润湿后粘贴,也可以在使用时涂胶。热敏标签在制造时,在标签背面涂上一层热塑性塑料,使用时将标签加热,使塑料涂层熔化,然后贴在商品上即可。压敏标签在标签背面涂以压敏胶黏剂,然后黏附在涂有硅树脂的隔离纸上,使用时将标签从隔离纸上取下,贴于商品上,在制造时,如果黏附在成卷的隔离纸上,可用于高速贴标机,在操作时一边切断一边粘贴。

（四）打印

打印是指在商品或包装件上印上各种有变动性的内容,如生产日期、批号、有效期等,这些内容不能在印刷包装袋、包装箱和标签时大量印刷,只能在使用时再进行打印。现代打印方法分为两类,一种是接触式打印,另一种是非接触式打印。接触式打印是指蘸有油墨的印字元件直接与包装材料或容器表面接触印字。常用的方法是用一个热熔性塑料辊,加热将油墨活化而进行打印,印出的字迹立即干固,可实现在各种包装材料上且可以连续工作而且打印质量很高。非接触式打印是在打印时打印机的任何部分都不接触被打印的表面,主要的方法有油墨喷射式和激光打印式两种,比接触式打印应用广;油墨喷射式是将微小的油墨点从一个或多个喷印头通过缝隙喷射到位于生产线的每一个包装件,形成点阵组成的字迹;激光打印式是利用激光器产生的激光束穿过一个刻有打印资料的模板上的空隙在包装件表面按照成像的形状完成打印工作。

六、包装设备

常见的包装设备有固体包装设备、液体包装设备、半固体包装设备、气体包装设备等。详细内容参考制药设备,这里仅简单介绍三种。

（一）制袋-充填-封口包装机

本机常用于颗粒等实现制袋、充填、封口的自动化,如图 19-1 所示。

卷筒复合材料经三角板成型器对折后即由热封器 2、4 完成纵封和底封,光电传感器 3 用于对准套印位置。经过滚刀 6 的切割,空袋逐个分开,由真空吸气传送带 7 牵引袋前移,使其上沿进入复式同步齿形带 8,然后由主传送链上的袋子夹钳 10 夹住袋口两侧角,并使袋子在真空吸气转轮及喷嘴 9 作用下张开袋口并送到计量充填转盘 11 的下方进行定量充填,最后由横封器 12 封口并送出。

（二）安瓿贴标签机

本机常用于向装有安瓿的纸盒上贴标签(图 19-2)。

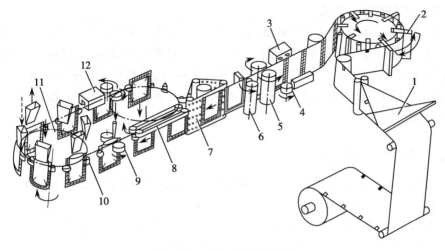

图 19-1 制袋-充填-封口机

1. 成型器 2. 纵封转盘 3. 光电传感器 4，12. 预热及横封装置 5. 牵引辊
6. 滚刀 7. 真空吸气传送带 8. 同步齿形带 9. 真空吸气转轮及喷嘴 10. 袋子
夹钳 11. 计量充填转盘

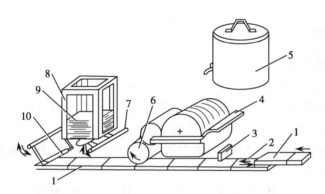

图 19-2 安瓿贴标签机

1. 纸盒 2. 推板 3. 挡盒板 4. 胶水槽 5. 胶水贮槽
6. 上浆滚筒 7. 真空吸头 8. 标签架 9. 标签
10. 压辊

装有安瓿和说明书的纸盒在传送带前端受到悬空的挡盒板 3 的阻挡不能前进,而
处于挡板下边的推板 2 在做间歇往复运动。当推板向右运动时,空出一个盒长使纸盒
下落在工作台面上。在工作台面上纸盒是一只只相连的,因此推板每次向左运动时推
送的是一串纸盒同时向左移动一个盒长。在胶水槽 4 内贮有一定液面高度的胶水。由
电机经减速后带动的大滚筒回转时将胶水带起,再借助一个中间滚筒可将胶水均布于
上浆滚筒 6 的表面上。上浆滚筒 6 与左移过程中的纸盒接触时,自动将胶水滚涂于纸
盒的表面上。做摆动的真空吸头 7 摆至上部时吸住标签架上的最下面一张,当真空吸
头向下摆动时将标签一端顺势拉下来,同时另一个做摆动的压辊 10 恰从一端将标签压
贴在纸盒盖上,此时真空系统切断,真空消失。由于推板 2 使纸盒向前移动,压辊的压
力即将标签从标签架 8 上拉出并被滚压平贴在盒盖上。当推板 2 右移时,真空吸头及
压辊也改为向上摆动,返回原来位置。此时吸头重新又获得真空度,开始下一周期的
吸、贴标签动作。

（三）药品泡罩包装机

药品泡罩包装机是将塑料硬片加热、成型、药品充填，与铝箔热封合、打字（批号）、压断裂线、冲裁和输送等多种功能在同一台机器上完成的高效率包装机械。泡罩包装机除了用于包装药片、胶囊外，近年还向多种用途发展，还可用于包装安瓿、西林瓶、药膏等，国外已用于输液袋的保护包装及已灌封的注射器包装，还可用于包装液体、散剂等，其用途不断扩大。

点 滴 积 累

1. 常用的包装技术有充填技术、无菌包装技术、药品的防潮技术、热成型包装技术、真空包装技术、辅助包装技术等。

2. 防潮包装技术及泡罩包装在中药制剂生产中的应用比较广泛。

目 标 检 测

一、选择题

（一）单项选择题

1. 固体物料的充填方法不包括（　　）

　　A. 称量充填法　　　　　B. 容积充填法　　　　　C. 计数法

　　D. 灌装法　　　　　　　E. 挤压法

2. 将颗粒剂用小包装袋包装、注射剂用玻璃安瓿包装、片剂和胶囊剂用泡罩式铝塑包装等过程均属于（　　）

　　A. 内包装　　　B. 外包装　　　C. 分剂量　　　D. 分装　　　E. 中包装

3. 泡罩式结构一般不用于哪种剂型的包装（　　）

　　A. 片剂　　　B. 胶囊剂　　　C. 丸剂　　　D. 注射剂　　　E. 口服液

4. 液体制剂包装不采用（　　）

　　A. 玻璃　　　B. 塑料　　　C. 泡罩包装　　　D. PVC 软袋　　　E. 喷雾罐

5. 辅助包装技术不包括（　　）

　　A. 灌注　　　B. 捆扎　　　C. 贴标　　　D. 打印　　　E. 封合

（二）多项选择题

1. 常用的袋包装材料有（　　）

　　A. 塑料　　　B. 铝箔　　　C. 纸　　　D. 复合材料　　　E. 安瓿

2. 中药制剂包装的作用有（　　）

　　A. 保护药品　　B. 标示作用　　C. 方便使用　　D. 便于运输　　E. 宣传商品

3. 无菌包装技术是指在什么情况下进行充填和封合的一种包装技术（　　）

　　A. 被包装物无菌　　　　　　　B. 包装容器或材料无菌

　　C. 包装辅助器材无菌　　　　　D. 环境无菌

　　E. 滤过除菌

4. 泡罩包装时常用的基材有(　　　)

    A. 聚氯乙烯　　　B. 聚乙烯　　　　C. 聚酯　　　　　D. 聚丙烯　　　　E. 铝箔

5. 复合膜的优点有(　　　)

    A. 阻隔气体　　　B. 防紫外线　　　C. 印刷方便　　　D. 防尘　　　　　E. 阻隔水分

二、简答题

1. 常见固体剂型中该如何选择包装材料?

2. 包装材料的选用原则是什么?

三、实例分析

某药厂现有一种颗粒剂需要包装,请你选择适当的包装材料和包装方法进行包装。

(颜仁梁)

第二十章　中药制剂新技术与新剂型

第一节　中药制剂新技术

一、β-环糊精包合技术

（一）概述

将药物分子包合或嵌入β-环糊精的筒状结构内形成超微粒分散物的过程称为β-环糊精包合技术。这种超微粒分散物称为β-环糊精包合物（图20-1）。

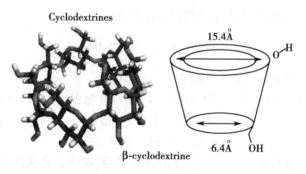

图 20-1　β-环糊精示意图

　知 识 链 接

β-环糊精（β-CD）结构特点

　　β-环糊精（β-CD）是7个葡萄糖分子以1,4-糖苷键连接而成的低聚糖化合物，为水溶性、非还原性白色结晶状粉末。具有筒状结构，筒内有 0.6～1nm 的空腔，由于葡萄糖的羟基分布在筒的两端并在外部，糖苷键氧原子位于筒的中部并在筒内，β-环糊精的两端和外部为亲水性，而筒的内部为疏水性，可将一些大小、形状合适的药物分子包合于环状结构中，形成超微囊状包合物。

　　β-环糊精包合物是药物的超微型载体，呈分子状。在制药过程中可增加易氧化、水解、易挥发的药物的稳定性，增加难溶性药物的溶解度，可将液体药物包合成固态粉末，便于加工成片剂、胶囊、散剂、栓剂等其他剂型,掩盖不良气味,减少刺激性及毒副作用,调节释药速度。

(二) β-环糊精包合物的制法

1. **饱和水溶液法**　先将环糊精与水配成饱和溶液,然后:①可溶性药物,一般以摩尔比为1:1直接加入环糊精饱和溶液,搅拌30分钟以上直至形成包合物;②水难溶性药物,可先溶于少量有机溶剂,再注入环糊精饱和水溶液,搅拌直至形成包合物;③水难溶性液体药物,直接加入环糊精饱和水溶液中,经搅拌得到包合物。所得包合物若为固体,则滤取,水洗,再用少量适当的溶剂洗去残留药物,干燥。若包合物为水溶性的,则将其浓缩而得到固体,也可加入一种有机溶剂,促使其析出沉淀。

2. **研磨法**　将环糊精与2～5倍量水研匀,加入欲包合的药物(水难溶性者,先溶于少量有机溶剂中),研磨成糊状,低温干燥后,再用有机溶剂洗净,干燥即得。

3. **冷冻干燥法**　将药物和环糊精混合于水中,搅拌,溶解或混悬,通过冷冻干燥除去溶剂(水),得到粉末状包合物。本法得到的包合物,成品较疏松,溶解度好,尤其适用于在干燥时易分解或变色,但又要求得到干燥包合物的药物。

此外,制备包合物的方法还有超声波法、中和法、混合溶剂法、共沉淀法等。

(三) β-环糊精包合物的检验

β-环糊精是否将药物包合,可根据包合物的性质和结构状态,采用X射线衍射法、热分析法、薄层色谱法、显微镜法、荧光光谱法、紫外-分光光度法等进行验证,必要时可同时用几种方法。

(四) β-环糊精包合技术在中药制剂中应用举例

冰片 β-CD 包合物

【处方】　冰片 0.66g　95% 乙醇 20ml　β-CD 4g

【制法】　取 β-CD 4g 溶于 100ml(55℃)水中,并保温。另取 0.66g 冰片用 95% 乙醇 20ml 溶解,在搅拌下缓慢滴加冰片溶液于 β-CD 溶液中,滴加完后继续搅拌 30 分钟,于冰箱冷放 24 小时,抽滤,用蒸馏水洗涤,40℃ 干燥即得。

【工艺分析】　冰片是一种具挥发性的固体中药,制成包合物的目的主要是防止其挥发。工艺中先用95% 乙醇溶解,再滴入饱和 β-CD 溶液中,采用的是饱和水溶液法制得包合物。

二、微型包囊技术

(一) 概述

微型包囊技术系指利用天然的或合成的高分子材料为囊材,将固体或液体药物作囊心物包裹成微型胶囊的过程,简称微囊。

药物微囊化以后,可以提高药物的稳定性,掩盖不良气味,改善口感,防止药物胃内失活,降低在胃肠道中的副作用,减少复方的配伍禁忌,改善某些药物的物理特性(如流动性、可压性),可使液态药物固体化。根据需要可将微囊制成散剂、胶囊剂、片剂、软膏、注射剂、缓控释制剂等。

(二) 微型胶囊的制法

根据药物和囊材的性质、微囊要求的粒径、释放性能以及靶向特点,可选择不同的微囊化方法。目前有物理化学法、物理机械法和化学法三类。

1. 物理化学法　系指在囊心物与囊材的混合物中加入另一物质或溶剂,或采用其他方法使囊材的溶解度降低,使微囊从溶液中凝聚出来。分为凝聚法、溶剂-非溶剂法、复乳包囊法。

2. 物理机械法　系指将药物在气相中微囊化;有喷雾干燥法、喷雾冻结法、流化床包衣法等。

3. 化学法　系指在液相中起化学反应而形成微囊。常用的方法有界面缩聚法、辐射化学法等。

（三）微型胶囊的质量评价

目前微型胶囊的质量评价,除制成的制剂本身要求应符合药典规定外,还应测定微囊的形态、粒径及其分布,微囊中药物的溶出速度以及药物的载药量与包封率等项目。

（四）微型包囊技术在中药制剂中应用举例

大蒜油微囊

【处方】　大蒜油 1g　阿拉伯胶粉 0.5g　3% 阿拉伯胶液 30ml　3% 明胶液 40ml醋酸、甲醛、淀粉适量

【制法】　取阿拉伯胶粉 0.5g 置乳钵中,加大蒜油 1g 研匀,加蒸馏水 1ml 迅速研磨成初乳,并以 3% 阿拉伯胶液 30ml 稀释成乳剂。将乳剂移至 250ml 烧杯中,边加热边搅拌,待温度升至 45℃时缓缓加入 3% 明胶液 40ml（预热至 45℃）,胶液保持 43～45℃,继续搅拌,并用 10% 醋酸液调 pH 至 4.1～4.3。（取少量置显微镜下可观察到乳滴外包有凝聚的膜层）加入温度比之稍低的蒸馏水 150ml,继续搅拌。温度降至 30℃ 以下时移至冰水浴继续搅拌。加入 3% 甲醛液 1ml,搅拌使固化定型。用 5% 的氢氧化钠调 pH 至 7.0～7.5,使凝胶的网孔结构孔隙缩小,再搅拌 30 分钟。加入 10% 生淀粉混悬液 4ml,使淀粉充分分散开,在微囊间形成隔离层,10℃ 左右再搅拌 1 小时。将之吸滤分离洗涤,尽量除去水分,二号筛制粒,60℃ 干燥即得。

【工艺分析】　大蒜油的主要成分为大蒜辣素、大蒜新素等不饱和硫化烯烃化合物,分子结构上存在活泼双键,因而化学性质不稳定,且有刺激性,制成微囊可以增加稳定性,减小刺激性。工艺中采用复凝聚法制得微囊。制备过程包括下面几个环节:乳化-包囊-稀释-固化-分散-干燥。

三、固体分散技术

固体分散技术系指将难溶性药物高度分散在另一种固体载体中而形成一种固体分散物的技术。固体分散体可利用不同性质的载体达到速释、缓释、肠溶的目的。速释型固体分散体一般选用水溶性载体,药物在载体中以分子、胶体、亚稳定、无定形等高度分散状态存在,可改善药物溶解性能,提高溶出速率、从而提高药物的生物利用度。这种高度分散体系已成为制备高效、速效制剂新方法,也是提高难溶性药物生物利用度的有效方法。缓释型一般采用疏水类载体材料,药物以分子或微晶状态分散于载体材料形成的网状骨架结构内,药物的溶出必须首先通过载体的网状骨架扩散,故释放缓慢。

知 识 链 接

固体分散体的类型

1. 低共熔混合物 药物与载体按适当比例混合,在较低温度下熔融,骤冷固化形成固体分散体。药物仅以微晶状态分散于载体中,为物理混合物。

2. 固态溶液 药物溶解于熔融的载体中,呈分子状态分散,成为均相体系。

3. 玻璃溶液或玻璃混悬液 药物溶于熔融的透明状的无定形载体中,骤然冷却,得到质脆透明状态的固体溶液。

4. 共沉淀物 固体药物与载体以适当比例形成的非结晶性无定形物。常用载体为 PVP 等多羟基化合物。

药物在载体中的分散状态,并不一定以上述的某一种情况单独出现,往往是多种类型的混合体。

(一) 速释型固体分散体的常用载体及特性

1. 聚乙二醇类(PEG) 最常用的是 PEG-4000 和 PEG-6000,它们的熔点低(55~60℃),毒性小,能显著地增加药物的溶出速率,提高其生物利用度。

2. 聚维酮类(PVP) 稳定性好,易溶于水和多种有机溶剂,对有些药物有较强的抑晶作用,但成品对湿的稳定性差,易吸湿而析出药物结晶。

3. 表面活性剂类 常用的有泊洛沙姆-188(Poloxamer-188),毒性小,对黏膜的刺激性极小,载药量大,可用于静脉注射,增加药物的溶出效果大于 PEG 载体。

4. 糖类与醇类 常用的有右旋糖酐、半乳糖和蔗糖类;醇类有甘露醇、山梨醇、木糖醇等。这些材料的特点是水溶性强,毒性小,分子中的多个羟基与药物以氢键结合而成固体分散体。

5. 有机酸类 可作为载体的有枸橼酸、酒石酸、琥珀酸、去氧胆酸等,均易溶于水而不溶于有机溶剂。但这些有机酸不适于对酸敏感的药物。

(二) 缓释型固体分散体的常用载体及特性

1. 纤维素类 常用的有乙基纤维素,特点是溶于有机溶剂,载药量大、稳定性好、不易老化。

2. 聚丙烯酸树脂类 如 Eudragit,在胃液中可溶胀,在肠液中不溶,对人体无害。

3. 其他类 如胆固醇、棕榈酸甘油酯、蜂蜡、蓖麻油等脂溶性材料。

(三) 固体分散体制备方法

1. 熔融法 将药物与载体混匀,加热熔融后迅速冷却成固体。本法的关键是应由高温迅速冷却,使多个胶态晶核迅速形成,得到高度分散的药物,而不是析出粗的晶体。该法适用于对热稳定的药物和载体,多用熔点低、不溶于有机溶剂的载体材料,如 PEG类、枸橼酸、糖类等。

也可将熔融物滴入冷凝液中使迅速收缩、凝固成丸,这样制成的固体分散体称为滴丸。

2. 溶剂法 又称共沉淀法或共蒸发法。药物与载体共同溶解于有机溶剂中,蒸去溶剂后得到药物在载体中混合而成的共沉淀固体分散体,经干燥即得。该法适于对热不稳定或易挥发的药物,但是,当固体分散体内存在少量未除尽的溶剂时,易引起药物结晶而降低主药的分散度。

3. 溶剂-熔融法　凡适用于熔融法的载体材料皆可采用。将药物先溶于少量有机溶剂中,再与熔化了的载体均匀混合,蒸去有机溶剂,冷却固化后即得。毒性很小的有机溶剂也可不蒸除去,但一般不得超过10%(g/g),否则难以形成脆而易碎的固体分散体。本法可用于液态药物或剂量小于50mg的固体药物。

（四）固体分散体的质量评定

固体分散体的质量评定,主要是对固体分散体中药物分散状态、固体分散体的稳定性、以及药物的溶出速率和生物利用度进行试验。

（五）固体分散技术在中药制剂中应用举例

黄芩苷固体分散体

【处方】　黄芩苷 0.5g　$PVPK_{30}$ 4g

【制法】　称取黄芩苷 0.5g,$PVPK_{30}$ 4g,置蒸发皿中,加入无水乙醇 10ml,在 60 ~ 70℃的水浴上加热溶解,搅拌下快速蒸去溶剂,取下蒸发皿,置于干燥器中干燥,粉碎,即得。

【工艺分析】　黄芩苷在水中的溶解度较小,制成固体分散体可以加快溶出速率。工艺中采用共沉淀法制备。

四、脂质体制备技术

（一）概述

脂质体是指将药物包封于类脂质(如卵磷脂、胆固醇)双分子层形成的薄膜中所制成的微型载体制剂。

脂质体可以包封脂溶性或水溶性药物,药物被包封后其主要特点为:

1. 分布部位的定向性　脂质体能选择性地分布于某些组织和器官,增加药物对淋巴系统的定向性,提高药物在靶部位的浓度。尤其对抗癌药物,能选择性地杀伤癌细胞或抑制癌细胞,对正常细胞则无损害作用。因此,以脂质体为载体的药物,能提高疗效,减少剂量,降低毒性。

2. 与细胞膜的亲和性　脂质体与生物膜结构相似,因此与细胞膜有较强的亲和性,可增加被包裹的药物透过细胞膜的能力,增强疗效。

3. 长效作用　药物包封成脂质体,可降低其消除速率,延长作用时间。

4. 降低药物毒性　药物被脂质体包封后,主要由网状内皮系统的吞噬细胞所摄取,在肝、脾、骨髓等网状内皮细胞较丰富的器官中浓集,而药物在心脏和肾脏中的累积量比游离药物低得多,因此,将对心、肾有毒性的药物或对正常细胞有毒性的抗肿瘤药物,包封成脂质体可以降低其毒性。

5. 提高药物稳定性　某些不稳定的药物被包封后可受到脂质体双层膜的保护而提高稳定性。

脂质体根据其结构上所包含的双层磷脂膜层数可分为单室脂质体(图 20-2)和多室脂质体(图 20-3)。

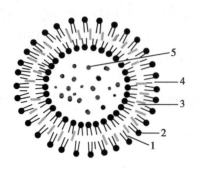

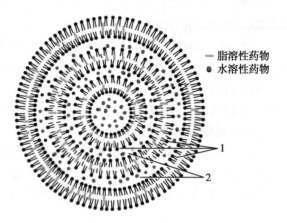

图 20-2　单室脂质体结构示意图
1. 亲油基团　2. 亲水基团
3. 类脂质双分子层　4. 脂溶性
药物　5. 水溶性药物

图 20-3　多室脂质体结构示意图
1. 类脂质双分子层(三层)　2. 水膜

(二) 脂质体的制备方法

1. **薄膜分散法**　将磷脂及胆固醇等类脂质及脂溶性的药物溶于三氯甲烷(或其他有机溶剂)中,将三氯甲烷液于玻璃瓶中旋转蒸发,使之在玻璃瓶的内壁上形成薄膜;将水溶性药物溶于磷酸盐缓冲液中,加入玻璃瓶后不断搅拌即得。

2. **注入法**　将磷脂与胆固醇等类脂物质及脂溶性药物溶入有机溶剂中(如乙醚),该溶液经注射器缓缓注入加热至 50~60℃(并用磁力搅拌)的磷酸盐缓冲溶液(或含水溶性药物)中,不断搅拌至乙醚除尽为止,即得大的多孔脂质体。

3. **超声波分散法**　水溶性药物溶于磷酸盐缓冲液,加入磷脂、胆固醇及脂溶性药物制成共溶于有机溶剂的溶液,搅拌蒸发除去有机溶剂,残留液经超声波处理,然后分离出脂质体。

4. **冷冻干燥法**　将磷脂超声处理高度分散于缓冲盐溶液中,加入冻结保护剂(如甘露醇、葡萄糖、海藻酸等)冷冻干燥后,再将干燥物分散到含药的缓冲盐溶液或其他水性介质中,即形成脂质体。

(三) 脂质体的质量评定

脂质体质量主要由粒径大小及形态、包封率、渗漏率、主药含量、释放度等几个方面控制。

(四) 脂质体制备技术在中药制剂中应用举例

盐酸小檗碱脂质体

【处方】　注射用豆磷脂 0.6g　胆固醇 0.2g　无水乙醇 1~2ml　盐酸小檗碱磷酸缓冲盐溶液(1mg/ml) 30ml

【制法】　称取处方量磷脂、胆固醇于 50ml 小烧杯中,加无水乙醇 1~2ml,置于 65~70℃水浴中,搅拌使溶解,旋转该小烧杯使磷脂的乙醇液在杯壁上成膜,用吸耳球轻吹风,将乙醇挥去。取预热至 70℃的盐酸小檗碱磷酸盐缓冲液 30ml 置于磁力搅拌器上,室温,搅拌 30~60 分钟,如果溶液体积减少,可补加水至 30ml,混匀,即得。

【工艺分析】　该脂质体采用薄膜分散法制备。脂质体是以类脂质(如卵磷脂、胆固醇)构成的双分子层为膜材包合而成的微粒。磷脂类都含有一个磷酸基团和一个含氮的碱基(季铵盐),均为亲水基团,还有两个较长的烃链为亲油基团。胆固醇的亲油性强于亲水性。用磷脂与胆固醇作脂质体膜材,须先将类脂质溶于有机溶剂中,然后蒸发除去有机溶剂,在器壁上使成均匀类脂质薄膜,该薄膜由磷脂与胆固醇混合分子相互间隔定向排列的双分子层组成。磷脂分子的亲水基团呈弯曲的弧形,形如手杖,与胆固醇分子的亲水基团结合,在亲水基团的上边两侧上端各连接一个亲油基因。薄膜形成后,加入磷酸盐缓冲液振荡或搅拌,即可形成单室或多室的脂质体,在不断搅拌中,使水膜中容纳大量的水溶性药物,而脂溶性药物则容纳在双分子层的亲油基部分。

点　滴　积　累

1. β-环糊精包合技术具有可增加药物的稳定性,难溶性药物的溶解度,掩盖不良气味等作用。制备方法有饱和水溶液法、研磨法和冷冻干燥法。

2. 微型包囊技术可以提高药物的稳定性,掩盖不良气味等作用。制备方法有物理化学法、物理机械法和化学法。

3. 固体分散体可利用不同性质的载体达到速释、缓释、肠溶的目的。制备方法有熔融法、溶剂法和溶剂-熔融法。

4. 脂质体具有分布部位的定向性、与细胞膜的亲和性、长效性、降低药物毒性等特点。制备方法有薄膜分散法、注入法、超声波分散法和冷冻干燥法。

第二节　中药制剂新剂型

中药制剂随着科学技术的发展,制药新设备和新材料的应用,新制剂和新剂型有了长足发展。

药物的剂型直接关系到药物防病治病的速度和效果,恰当的剂型能最大限度地发挥药物疗效,减少毒副作用;便于生产、服用、运输、携带和贮存。当前国内外学者十分重视新剂型的研究,人们通过应用新技术、新辅料,制造出了长效制剂、速效制剂与靶向制剂等新型给药系统,极大地推动了药剂学的发展。

一、缓释、控释制剂

(一) 含义与特点

普通制剂,通常一日口服给药数次,不仅使用不便,而且血药浓度波动较大。血药浓度过高时,可能产生毒副作用;血药浓度低时又不足以达到治疗效果。为避免普通释药系统存在的这些问题,引入了缓释、控释系统的概念。

缓释制剂系指在规定释放介质中,按要求缓慢地非恒速释放药物,其与相应的普通制剂比较,给药频率比普通制剂减少一半或给药频率比普通制剂有所减少,且能显著增加患者顺应性的制剂。用药后能在较长时间内持续释放药物以达到长效作用,其药物释放主要是一级速度过程。

控释制剂系指在规定释放介质中,按要求缓慢地恒速或接近恒速释放药物,其与相应的普通制剂比较,给药频率比普通制剂减少一半或给药频率比普通制剂有所减少,血药浓度比缓释制剂更加平稳,且能显著增加患者顺应性的制剂。药物能在预定的时间内以预定速度释放,使血药浓度长时间恒定维持在有效浓度范围。控释制剂在释药速率方面比缓释制剂有更严格的要求,药物以零级或接近零级速率释放。

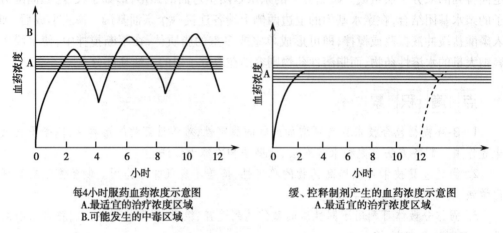

每4小时服药血药浓度示意图
A.最适宜的治疗浓度区域
B.可能发生的中毒区域

缓、控释制剂产生的血药浓度示意图
A.最适宜的治疗浓度区域

图 20-4　血药浓度-时间曲线图

缓、控释制剂的主要特点:

1. 减少服药次数,提高患者顺应性。缓、控释制剂可以每日 1 次或数日 1 次给药,特别适用于慢性疾病患者,如高血压,心血管疾病患者。

2. 保持平稳的血药浓度,避免峰谷现象。一般制剂为了维持有效的血药浓度,必须多次给药。第一次给药后,体内血药浓度逐渐上升,达到有效血药浓度后,由于药物在体内不断地被代谢、排泄,血药浓度逐渐降低;待第二次给药,血药浓度再次出现先升后降。这种给药方法血液中药物浓度起伏很大,血药浓度形成峰谷现象。缓、控释制剂则可以克服这种峰谷现象,使血药浓度保持在比较平衡持久的有效范围内,有利于减少药物的不良反应,提高了药物使用的安全性和有效性。

3. 可减少用药的总剂量,因此可用最小剂量达到最大药效。由于缓、控释制剂合并每日给药剂量,减少了给药次数,因此可以降低每日总剂量。

(二)　缓、控释制剂的分类

1. 按给药部位分类

(1) 经胃肠道给药:片剂(包衣片、骨架片、多层片)、丸剂、胶囊剂(肠溶胶囊、药树脂胶囊、涂膜胶囊)等。

(2) 不经胃肠道给药:注射剂、栓剂、膜剂、植入剂等。

2. 按制备工艺分类

(1) 骨架型缓、控释制剂:①亲水凝胶骨架片,系用亲水性胶体物质如 CMC、HPMC、PVP 等为材料,加入其他赋形剂制成片剂;②蜡质类骨架片,系用脂肪、蜡类物质为骨架材料制成的片剂;③不溶性骨架片,系用不溶性无毒塑料制成的片剂。

(2) 薄膜包衣缓、控释制剂:在片芯或小丸的表面包一层适宜的衣层,使其释药速度通过不同性质的聚合物膜加以控制。①水不溶性包衣膜,系水分透过包衣膜进入片芯,药物溶解成溶液后再从制剂中扩散出来进入体液,其释药速度快慢受扩散速度的控制;②含水性孔道的包衣膜,系微孔膜包衣片与胃液接触时,膜上存在的致孔剂遇水部分溶解或脱落,在包衣膜上形成无数肉眼不可见的微孔或弯曲小道,使衣膜具有通透性。胃肠道中的液体通过这些微孔深入膜内,溶解片芯内的药物到一定程度,透过孔道向外释放。

（3）渗透泵控释制剂:利用渗透压原理制成的控释制剂,能均匀恒速地释放药物,比骨架型缓释制剂更加优越。

（三）缓释制剂与控释制剂的制备

1. 骨架型片剂　骨架片是药物与一种或多种骨架材料及其他辅料制成的片状固体制剂,骨架呈多孔型或无孔型。多孔型骨架片药物溶液通过微孔扩散而释放,影响释放的主要因素是药物的溶解度、骨架的孔隙率、孔径等,难溶性药物不宜制备这类骨架片;无孔型骨架片的释药是外层表面的磨蚀-分散-溶出过程。

2. 胃滞留型片剂　是一类能滞留于胃液中,延长药物释放时间,改善药物的吸收,有利于提高生物利用度的片剂。它在胃内的滞留时间可达 $5 \sim 6$ 小时。该片剂由药物与亲水胶体及其他辅料一起制成,其密度小于胃液,故可漂浮在胃液上,亦称胃漂浮片。

常用的亲水胶体有羟丙甲纤维素、羟丙纤维素、羟乙基纤维素、羟甲基纤维素钠、甲基纤维素、乙基纤维素等。为了提高其胃内滞留时间,还须添加疏水性、相对密度小的脂类、脂肪醇类、蜡类。

3. 渗透泵型片剂　利用渗透压原理制成的能均匀恒速释放药物的片剂。它由药物、半透膜材料、渗透压活性物质、推动剂等组成。半透膜材料最常用的是醋酸纤维素;渗透压活性物质常用的有乳糖、果糖、甘露醇、葡萄糖等的不同混合物;推动剂有分子量为 3 万 $\sim$ 500 万的聚羟甲基丙烯酸烷基酯,分子量为 1 万 $\sim$ 36 万的聚维酮(PVP)等。除上述物质外,尚可加助悬剂、黏合剂、润滑剂等。

渗透泵片有单室和双室渗透泵片。单室渗透泵片为药物与渗透促进剂、辅料压制成一固体片芯,外面包半渗透膜,然后在膜上打孔,口服后胃肠道的水分通过半透膜进入片芯,药物和高渗透压的渗透促进剂溶解,膜内的溶液成高渗液,从而通过小孔持续泵出。双室渗透泵片剂,片芯中间用一柔性聚合物膜隔成两个室,一室内含药物,遇水后成溶液或混悬液,另一室为盐或膨胀剂,片外再包半透膜,在含药室片面上打一释药小孔,水渗透进入另一室后物料溶解膨胀产生压力,推动隔膜将上层药液挤出小孔。

4. 包衣缓释制剂　运用包衣制成固体缓释制剂,调节药物的释放速率。片剂、胶囊剂、颗粒剂、小丸甚至药物颗粒均可采用包衣方法,将药物包裹在一定厚度的衣膜内,达到缓释或控释目的。最常用的包衣材料有醋酸纤维素、乙基纤维素和甲基丙烯酸共聚物,此外还有硅橡胶、肠溶材料等。为了形成具有一定渗透性、机械性能等的衣膜,包衣材料还须加增塑剂、致孔剂、抗黏剂等物质。

二、靶向制剂

靶向制剂也称靶向给药系统,一般是指运用载体将药物有目的地浓集于某一特定组织或部位的给药系统。由于该类药物能集中于人体特定部位,而在其他部位药物浓度很低或几乎没有,因而保证了最有效地发挥药物的治疗作用,减少全身性的毒副作用。靶向制剂不仅要求药物到达靶组织、靶器官、靶细胞,而且应浓集于该部位且能保持一定时间,但载体不应产生副作用。

目前,药物的靶向从到达的部位讲可分为三级:第一级指到达特定的靶组织或靶器官,第二级指到达特定的细胞,第三级指到达细胞内的特定部位。

靶向制剂可分为:被动靶向制剂、主动靶向制剂、物理化学靶向制剂。被动靶向制剂指载药微粒被巨噬细胞摄取后转运到肝、脾等器官而发挥疗效,被动靶向制剂主要包括脂质体、乳剂、微球等;主动靶向制剂主要包括修饰的药物载体(修饰的脂质体、微乳、纳米囊、纳米球)和前体药物的制剂等,将药物定向地转运到靶区浓集而发挥药效;物理化学靶向制剂是指用物理化学方法使药物在某部位发挥药效,主要包括磁性靶向制剂(磁性微球、磁性微囊、磁性乳剂、磁性片剂、磁性胶囊等),栓塞靶向制剂(栓塞微球、栓塞复乳)和热敏靶向制剂、pH 依赖性靶向制剂等。

（一）磁性制剂

磁性制剂系指将药物与铁磁性物质共同包载于或分散于载体中,应用于机体后,利用体外磁场效应的引导,药物在体内定向移动和定位聚集的靶向给药制剂。主要用作抗癌药物的载体。磁性制剂的药物随着载体被吸引到靶区周围,使达到所需浓度而其他部位分布量相应减少,从而降低用药剂量。由于药物绝大部分在局部起作用,相对地减少了药物对人体正常组织的副作用,特别是降低了对肝、脾、肾等系统的损害。利用铁磁性物质具有可以阻挡 X 射线制剂的特点,可以进行局部造影,还可以阻塞肿瘤血管,使肿瘤坏死。

磁性中药制剂主要由磁性材料、骨架材料及药物三部分组成。①磁性材料:通常应用的磁性物质有纯铁粉、羰基铁、磁铁矿、正铁酸盐、铁钴合金等,尤以 Fe_3O_4 磁流体的铁性材料居多。②骨架材料:通常分为氨基酸聚合物类、聚多糖类、其他骨架材料等。天然的氨基酸聚合物主要有清蛋白、明胶、球蛋白、酶类;合成的氨基酸聚合物主要是多肽,如聚赖氨酸,聚谷氨酸等,其中以清蛋白最常用。聚多糖骨架材料主要有淀粉、葡聚糖、聚甲壳糖、阿拉伯胶等。其他骨架材料有乙基纤维素、聚乙基亚胺、聚乙烯醇等。③药物:磁性制剂的药物应有一定的水溶性;不与磁性材料和骨架材料起化学反应;临床上经常使用。现已制备磁性药物微球的药物有盐酸阿霉素、丝裂霉素 C、放射菌素 D、氟尿嘧啶、肝素等,最近研究最多的是盐酸阿霉素磁性微球。

（二）毫微囊

毫微囊又称毫微型颗粒或毫微药丸,系利用天然高分子物质如明胶,清蛋白及纤维类制成的包封药物的微粒。它是一种固态胶体微粒,大小一般在 10～1000nm。毫微囊的药物夹在或包在大分子物质中,或吸附与连接在大分子物质上,分散在水中成带乳光的分散体系。由于毫微囊粒子极细,能很快分散于水中成透明的胶体分散体系,适宜配制注射剂,亦可供静脉注射。另外,药物可进入特定的靶器官或靶细胞,易被癌细胞吞噬而增进药物的抗肿瘤等作用,是较理想的药物载体。

（三）靶向给药乳剂

靶向给药乳剂系指用乳剂为载体,传递药物定位于靶部位的微粒分散系统;包括一级乳剂、二级乳剂(复合型乳剂,简称复乳)等。复乳系具有二种乳剂类型(W/O 及 O/W)的复合多相液体药剂,它的分散相不再是单一的相,而是以 W/O 或 O/W 的简单乳剂(亦称一级乳)为分散相,再进一步分散在油或水的连续相中而形成的乳剂(亦称二级乳剂），以 O/W/O 或 W/O/W 型表示。现在研究较多的是 W/O/W 型二级乳剂，各相依次叫内水相、油相和外水相。当内、外水相相同时称二组分二级乳，不同时称三组分二级乳。在普通乳剂的外相又覆盖了一层或多层膜也可以形成复乳，其乳滴直径通常在 10μm 以下。

三、前体药物制剂

前体药物制剂是指将一种具有药理活性的母体药物，引入另一种载体基团（或与另一种作用相似的母体药物相结合）形成一种新的化合物，这种化合物在人体中经过生物转化（酶或其他生物功能的作用），释放出母体药物而呈现疗效。某些确有良好疗效的药物，因其溶解度小，或即使溶解但达不到所要求的浓度，或稳定性、吸收性不够理想，或有刺激性、不良臭味、有毒副作用，以致无法用于临床，或需要延长药物作用时间，延缓耐药性的产生，或制成靶向制剂等均可通过制剂加工或对其化学结构进行改造，使母体药物前体化，理化性状及其在机体内的运行过程有所改善。

点 滴 积 累

1. 缓、控释制剂具有减少服药次数、保持血药浓度稳定，避免出现峰谷现象。两者的区别在于药物的释放速度，缓释制剂药物的释放是非恒速的，控释制剂是恒速或接近恒速释放药物。

2. 靶向制剂可运用载体将药物浓集于人体特定部位（器官、组织、细胞），保证了最有效地发挥药物的治疗作用，减少全身性的毒副作用。可分为：被动靶向制剂、主动靶向制剂、物理化学靶向制剂。

目 标 检 测

一、选择题

（一）单项选择题

1. 有关缓释制剂叙述错误的是（　　）

    A. 指用药后能在较长时间内持续释放药物以达到长效作用的制剂

    B. 可减少给药次数

    C. 血药浓度不能保持在比较平稳的持久有效范围内

    D. 可胃肠道给药，也可经皮、肌内注射给药

    E. 可以恒速或接近恒速释放药物

2. 下列关于微囊的叙述错误的为（　　）

    A. 加快药物的释放　　　　　B. 提高稳定性，便于制剂

    C. 掩盖不良气味　　　　　　D. 降低在胃肠道中的副作用

    E. 液态药物固体化

3. 有关磁性制剂叙述不正确的是（　　）

A. 利用体外磁场的效应引导药物在体内定向移动

B. 药物应能与磁性材料和骨架材料起化学反应,并有一定的脂溶性

C. 常应用的磁性物质有纯铁粉、羰基铁等

D. 磁性微球由磁性材料、骨架材料及药物三部分组成

E. 以上答案都对

4. 下列关于固体分散技术叙述错误的是(　　)

A. 速释型固体分散体一般选用水溶性载体

B. 药物溶出速率加快

C. 药物生物利用度提高

D. 固体分散技术即可达到速释的目的,也可达到缓释的目的

E. 液体药物制成稳定固体,便于长期贮存

5. 下列关于靶向制剂的叙述正确的为(　　)

A. 减少用药剂量　　　　　　　B. 提高疗效、降低毒副性

C. 可定时释放药物　　　　　　D. 靶区内药物浓度高于正常组织

E. 其他组织器官不含药物

(二) 多项选择题

1. β-环糊精包合药物的优点是(　　)

A. 增加药物的稳定性

B. 增加药物的溶解度

C. 液体药物粉末化

D. 掩盖不良气味,减少刺激性,降低毒性

E. 可以制成片剂、胶囊剂

2. 缓释制剂的类型有(　　)

A. 骨架缓释型　　　　　　　　B. 薄膜包衣缓释型

C. 缓释乳剂　　　　　　　　　D. 缓释微囊

E. 缓释片剂

3. 下列关于渗透泵型片剂的叙述正确的为(　　)

A. 利用渗透压原理制成的能均匀恒速释放药物的片剂

B. 单室渗透泵片由药物与渗透促进剂、辅料压制成一固体片芯,外面包半渗透膜,然后在膜上打孔而成

C. 双室渗透泵片片芯中间用一柔性聚合物膜隔成两个室

D. 渗透压活性物质常用的有乳糖、果糖、甘露醇、葡萄糖等

E. 仅是一种缓释制剂

4. 属于靶向给药的制剂有(　　)

A. 磁性制剂　　　　　　　　　B. 毫微囊

C. 靶向给药乳剂　　　　　　　D. 固体分散物

E. 渗透泵片

5. 下列关于包衣缓释制剂的叙述正确的为(　　)

A. 片剂、胶囊剂、颗粒、小丸均可采用包衣方法制成缓释制剂

B. 最常用的包衣材料有醋酸纤维素、乙基纤维素和甲基丙烯酸共聚物等

C. 包衣材料中可以加入增塑剂、致孔剂、抗粘剂等物质
D. 包衣衣膜的厚度是固定的
E. 颗粒、小丸包衣后可以制成片剂

二、简答题

1. β-环糊精包合技术在制药过程中有何作用?
2. 缓、控释制剂的主要特点是什么?
3. 简述靶向制剂的含义、特点。

（汪　晶）

第二十一章 中药制剂稳定性

第一节 知识准备

一、研究中药制剂稳定性的意义

（一）稳定性的含义

药物制剂稳定性是指药物制剂从制备到使用的整个过程中,保持其化学、物理和生物学稳定性及体内安全性的能力。化学不稳定性是指药物与药物之间或药物与溶媒、辅料、容器、外界物质(空气、光线、水分等)之间产生水解、氧化等化学反应,从而使药物产生分解、变质等的变化。物理不稳定性主要是指制剂的物理性状发生改变,如混悬剂中药物沉降、乳剂的分层或破裂、胶体制剂的老化、片剂崩解性能或溶出速度的改变等变化。生物学不稳定性一般指制剂由于被微生物污染,而导致产品的发霉、腐败或变质等现象。

 知 识 链 接

中药制剂稳定性的研究概况

中药制剂的稳定性研究是从液体制剂开始的,且多为单方制剂。近 20 年来,有关中药制剂稳定性研究的论文报道很多,其内容包括单项考察影响中药制剂或有效成分稳定性的因素,以及综合考察成品有效期等方面的研究。涉及的剂型,除常见的注射剂、口服液、滴眼剂、片剂、丸剂和颗粒剂外,还有气雾剂、灌肠剂、乳剂、贴膏剂、胶囊剂等,以及制剂的中间体微型胶囊和 β-环糊精包合物等。

2002 年国家施行的《药品注册管理办法(试行)》把中药制剂的稳定性试验作为新药申报资料项目之一,对中药制剂稳定性研究也起到了较大的促进作用。

采用化学动力学的原理来评价中药制剂的稳定性,国内最先报道的是 1981 年对威灵仙注射剂中原白头翁素稳定性的研究。随后这方面的研究得到重视,发展较快。中药复方制剂和固体制剂的稳定性研究报道呈现增加趋势。所测定的稳定性指标成分如苦参碱、黄芩苷、绿原酸、阿魏酸、熊果酸、雷公藤甲素、丹参酮ⅡA、贝母碱、大黄素、延胡索乙素等,大部分与制剂的疗效相吻合。

（二）稳定性研究的意义

1. 中药制剂稳定性是保证制剂安全性和有效性的基础。药物若分解变质，有可能使疗效降低或副作用增加，有些药物甚至可能产生毒副作用。

2. 中药制剂稳定性是关系到制剂生产、储存、运输、使用方法的一个重要环节。如混悬剂下沉结块，不仅使用时不方便，而且有可能造成剂量的不准确。另外，若药品因不稳定而变质，对于已基本上实现机械化、规模化生产的中药产业，在经济上可造成巨大损失。

3. 药物稳定性研究是中药制剂新产品研究中的最基本的内容。我国已经规定，新药申报必须呈送有关稳定性的资料。

二、中药制剂稳定性的研究范围

中药制剂稳定性的研究范围就是探讨影响中药制剂稳定性的因素与提高制剂稳定化的措施，同时研究中药制剂稳定性的试验方法，通过考察药物在温度、湿度、光线的影响下随时间变化的规律，为药品的生产、包装、贮存、运输条件提供科学依据，同时建立药品的有效期。

中药制剂稳定性的研究范围通常包括化学、物理和生物学三个范畴。

（一）化学稳定性

化学稳定性是指由于温度、湿度、光线、pH 等的影响，药物产生水解、氧化等降解反应，使药物含量、效价、色泽等发生变化，从而影响制剂外观，甚至引起制剂变质等。

（二）物理稳定性

物理稳定性是指由于温度、湿度的影响，药剂的物理性能发生变化，如挥发油的散失、混悬液中的颗粒结块、片剂崩解时限的延长等。制剂物理性能的变化，不仅会使原有质量下降，而且还可能引起化学变化和生物学变化。

（三）生物学稳定性

中药制剂的生物学变化，可由内部和外部两方面的因素引起。内部因素主要由某些活性酶引起，这些酶可以使某些成分酶解。外部因素一般系指制剂受到微生物污染，引起发霉、腐败和分解。

三、中药制剂稳定性的化学动力学基础

中药制剂稳定性的试验方法的理论依据是化学动力学，以下将其与稳定性有关的一些内容加以简要介绍。

（一）反应速度方程与速度常数

1. 反应速度方程　表示浓度与反应速度关系的方程式，称为化学反应的速度方程，也称为动力学方程。根据质量作用定律，即恒温下，反应速度与各反应物瞬间浓度的乘积成正比，反应物浓度的方次等于反应方程式中相应反应物的系数。所以，反应速度方程可以用下式表示：

$$-\frac{\mathrm{d}C}{\mathrm{d}t} = KC^n \qquad (21-1)$$

式中,C 为反应物浓度;t 为反应时间;$-dC/dt$ 为反应瞬时速度,由于反应速度随着反应物浓度的减少而减慢,所以前面以负号表示;K 为反应速度常数;n 为反应级数。

2. 速度常数　反应速度常数 K 表示在反应中,反应物浓度等于 1mol/L 时的反应速度。K 值与反应物的浓度无关,而与温度、溶剂、反应物的性质等有关。不同的化学反应具有不同的反应速度常数;同一反应也因温度不同而有不同的反应速度常数;反应速度常数反映在给定温度、溶剂等条件下化学反应的难易。K 值愈大,其反应速度就愈快。

(二) 反应级数

在速度方程中,各浓度项的指数称为级数,反应级数 n 可以用来阐明药物浓度对反应速度的影响。当 $n=1$ 时为一级反应,$n=2$ 时为二级反应,$n=0$ 时为零级反应。此外,尚有伪一级反应与分数级反应。在中药制剂的降解反应中,尽管有些反应机制相当复杂,但多数可按零级、一级或伪一级反应处理。

反应速度方程式 21-1 的零级、一级、二级反应的积分式分别为:

$$C = -kt + C_0 \qquad (零级反应)$$

$$\lg C = -\frac{kt}{2.303} + \lg C_0 \qquad (一级反应)$$

$$\frac{1}{C} = kt + \frac{1}{C_0} \qquad (二级反应,2 种反应物的初浓度相等)$$

式中,C_0 为 $t=0$ 时反应物的浓度,C 为 t 时反应物的浓度。在药物降解反应中常将药物在室温下降解 10% 所需的时间($T_{0.9}$)作为有效期。

$$零级反应:t_{0.9} = \frac{0.1C_0}{k} \qquad (21-2)$$

$$一级反应:t_{0.9} = \frac{0.1054}{k} \qquad (21-3)$$

同样,可以推导出药物降解 50% 所需时间(即 $t_{1/2}$,药物反应半衰期)的计算公式:

$$零级反应:t_{1/2} = \frac{C_0}{2k} \qquad (21-4)$$

$$一级反应:t_{1/2} = \frac{0.693}{k} \qquad (21-5)$$

这些公式在研究药物稳定性时经常使用。从式中可知一级反应的有效期和半衰期与制剂中药物的初浓度无关,而与速度常数 k 值成反比,即 k 值愈大,$t_{0.9}$ 和 $t_{1/2}$ 愈小,制剂的稳定性愈差。

(三) 反应级数的测定

不同化学反应,可以有完全不同的速度方程。预测药物的稳定性,必须首先测定其降解反应级数,才能求出反应速度常数 K 值,进而确定速度方程。

确定药物降解的反应级数常用的方法是图解法,即根据不同级数的反应所特有的线性关系,利用实验测得的药物浓度和时间数据作图来确定药物反应级数的方法。

具体试验时,常在较高的温度下进行恒温加速试验,每隔一定时间取样,测定反应物(或生成物)的浓度。然后作图解析,若以$\lg C$对t作图,得一直线,则为一级反应;以$1/C$对t作图,得一直线,则为二级反应;以C对t作图,得一直线,则为零级反应。此法简便,但仅限于只有一种反应物或两种反应物的初浓度相同的情况,不适于复杂反应。

点 滴 积 累

1. 中药制剂的稳定性通常包括化学稳定性、物理学稳定性和生物学稳定性。

2. 研究中药制剂的稳定性的意义在于保证制剂的安全性、有效性,同时为制剂的生产、贮存、运输、使用提供依据。

3. 中药制剂稳定性的试验方法的理论依据是化学动力学。降解反应级数和反应速度常数K值,可以计算制剂的有效期。

第二节　影响中药制剂稳定性的因素与稳定化措施

一、影响中药制剂稳定性的因素

影响中药制剂稳定性的因素很多,可以从处方因素与外界因素两个方面来讨论。处方因素主要是指pH、溶剂、离子强度、辅料等;外界因素主要是指水分、空气(氧)、温度、光线、金属离子、包装材料等。这些因素对于中药制剂处方的设计,剂型的选择,生产工艺和贮存条件的确定,及其包装的设计等都是十分重要的。现将其中最主要的影响因素阐述如下:

(一) 水分的影响

水分是许多化学反应的媒介,也是吸湿、潮解、微生物滋生繁殖的重要条件。固体制剂吸附了水分以后,在表面形成一层水膜,降解反应就在膜中进行。微量的水分可加速许多药物成分的水解、氧化等降解反应。中药固体制剂吸附空气中的水分后,含水量增加,可引起潮解、结块、流动性降低等问题。

(二) 空气中氧的影响

大气中的氧是引起药物氧化反应的基本要素。氧化过程一般都比较复杂,有时在药物的氧化过程中,光化分解、水解等可同时发生。药物氧化的结果,不仅使含量降低,而且可能改变颜色或出现沉淀,甚至产生有害物质,严重影响制剂的质量。

氧气是需氧菌与霉菌生长必要的生活条件,如果限制包装中的含氧量,必然减少药品的微生物污染的可能性。

(三) 温度的影响

一般来说,温度升高,化学反应速度加快。因此,对易水解、易氧化的药物,要注意控制温度。尤其对注射剂,在保证完全灭菌的前提下,应适当降低灭菌温度或缩短灭菌时间,避免不必要的长时间高温。对热敏感的药物,要合理地设计处方,生产中采用特殊工艺,如冷冻干燥、低温贮存等,以确保制剂质量。

（四）pH 的影响

中药制剂中酯类、酰胺类、苷类等有效成分常受 H^+ 或 OH^- 催化水解，因此 pH 决定了液体药物水解的速度。所以液体药剂的稳定性与溶液 pH 有很大关系。

（五）光线的影响

具有酚类结构或具有不饱和双键的化合物等，在光照的影响下较易氧化、分解，如牛黄中胆红素的颜色变化、莪术油静脉注射液浓度的降低、一些染料的褪色等。所以中药制剂在贮存过程中，必须考虑光线的影响。

（六）制剂工艺的影响

药物的不同剂型，具有不同的稳定性；同种药物即使制成相同的剂型，因制备工艺的差别也会引起药物稳定性的变化。

 知 识 链 接

制剂工艺对药物稳定性的影响

在提取分离阶段，中药制剂多数采用的是以水、醇作溶剂采用加热提取的方法，在湿热的作用下，常可导致某些有效成分的降解和损失。如大黄久煎，因蒽醌苷的水解而致泻作用降低；用乙醇提取丹参，丹参酮 ⅡA 提取率达 96.3%，回收乙醇后可保留原药材丹参酮 ⅡA 的 85%，浓缩后稠膏中仅剩余 18.1%，100℃ 烘干后已完全损失。中药的挥发性成分在经煎煮、提取、浓缩、干燥等处理过程中也有很大损失。在成型工艺中，中药提取物或原粉末药材若接触湿热，同样可以引起上述的物理、化学变化。例如，泛制法制备元香止痛丸，泛制后，经 60℃ 烘干，中药材中的挥发油含量下降，其构成组分比例也发生变化。中药制剂的稳定性，在制剂工艺过程中可受多种因素的影响，应引起足够的重视。

（七）包装材料

药物贮藏于室温环境中，主要受温度、光、水分及空气（氧）的影响。包装设计就是要排除这些因素对制剂的影响，同时也要考虑包装材料与中药制剂的相互作用。

二、中药制剂稳定化措施

化学不稳定性主要是指药物与药物之间或药物与溶媒、辅料、容器、外界物质（空气、光线、水分等）之间产生水解、氧化等化学反应，从而使药物产生分解、变质等变化。可以采用以下措施增加稳定性。

（一）延缓水解的方法

1. 调节 pH　通过实验或查阅资料确定最稳定 pH，用酸（碱）或适当的缓冲溶液进行调节。调节 pH 时除了要考虑制剂的稳定性以外，还要考虑药物的溶解度和人体适应性。

2. 降低温度　药物的水解和其他化学反应一样，温度升高，反应速度加快，所以降低温度可以使水解反应减慢。

3. 改变溶剂　在水中很不稳定的药物，可采用乙醇、丙二醇、甘油等极性较小（即介电常数较低）的溶剂，或在水溶液中加入适量的非水溶剂以延缓药物的水解。

4. 制成干燥固体　对于极易水解的药物，无法制成稳定的可以长期贮存的水性液体制剂时，应制为干燥的固体制剂，如粉针剂、颗粒剂等。

（二）防止氧化的方法

1. 降低温度　降低温度可减慢药物氧化的速度。在整个生产过程中尽可能采用低温。

2. 避光　光化反应常伴随着氧化反应，氧化反应也可由光照引发。光敏感的中药制剂，制备过程中要避光操作，包装应采用棕色玻璃或在容器内衬垫黑纸，避光贮存。

3. 驱逐氧气　生产上一般在溶液中和容器空间通入惰性气体，如二氧化碳或氮气，置换其中的氧。对于固体制剂，为避免空气中氧的影响，也可以采用真空包装。

4. 添加抗氧剂　制剂中只要有少量氧存在，就可能引起自动氧化反应，因此常需加入焦亚硫酸钠、亚硫酸氢钠、亚硫酸钠等抗氧剂。

5. 控制微量金属离子　为避免金属离子的影响，应严格控制原辅料的质量，尽可能避免与金属器械的接触，同时可加入金属离子螯合剂，如依地酸盐等附加剂。

6. 调节 pH　对于易氧化分解的药物可以用酸（碱）或适当的缓冲剂调节，使药液保持在最稳定的 pH 范围。

（三）其他稳定化方法

1. 制成衍生物或前体药物　有效成分的化学结构是决定中药制剂稳定性的内因，不同的化学结构具有不同的稳定性。对不稳定的成分进行结构改造，如制成盐类、酯类、酰胺类或高熔点衍生物，可以提高制剂的稳定性。将有效成分制成前体药物也是提高其稳定性的一种方法。

2. 制成微囊或包合物　采用微囊化和 β-环糊精包合技术，可防止药物因受环境中的氧气、湿气、光线的影响而降解，也可避免挥发性药物挥发而造成损失。例如大蒜油经 β-环糊精包合后，抗光解作用及热稳定性均有明显提高。

点 滴 积 累

1. 影响中药制剂稳定性的因素分为处方因素和外界因素。处方因素主要包括 pH、溶剂、辅料等；外界因素有：水分、空气（氧）、温度、光线等。

2. 增加中药制剂稳定性的措施有：延缓药物水解和氧化、制成衍生物或前体药物、制成微囊或包合物等。

第三节　中药制剂的稳定性考察方法

多数中药制剂的成分较为复杂，所发生的降解反应也较为复杂，且某些有效成分尚不明确，所以稳定性考核主要针对那些易于发生物理或化学变化而引起制剂临床有效性和安全性改变的成分。

稳定性试验的目的是考核中药在温度、湿度、光线、微生物的影响下随时间变化的规律，为中药的生产、包装、贮存、运输条件提供科学依据，同时根据试验结果建立药品的有效期。

知 识 链 接

中药新药质量稳定性研究的技术要求

1. 药品的稳定性是其质量的重要评价指标之一,是确定新药有效期的主要依据,新药在申请临床试验时需报送初步稳定性试验资料及文献资料,在申请生产时需报送稳定性试验资料及文献资料。

2. 初步稳定性试验应以临床试验用包装条件,于室温下进行考察,考察时间不得少于三个月,如稳定,可以进入临床研究。最终须以室温稳定性试验数据为准。考核项目根据"中药新药稳定性试验要求"中各对应剂型的稳定性考核项目拟定。

3. 稳定性试验应将药品在模拟市售包装条件下,置室温中,继初步稳定性考核后,即放置三个月再考核一次,然后每半年再考核一次。按各种剂型的不同考核时间进行考核。

4. 新药稳定性试验,至少应对三批以上的样品进行考察,若用新的包装材料,应注意观察直接与药物接触的包装材料对药品稳定性的影响。

5. 稳定性试验报送的资料,应包括试验方法、条件、内容、结果(数据)、结论、文献资料及相应的图表。试验结果应有文字描述。

6. 申报生产时,应继续稳定性考察。标准转正时,据此确定有效期。

一、稳定性试验的基本要求

稳定性试验包括加速试验与长期试验。加速试验与长期试验要求用三批供试品进行。中药制剂的供试品应与正式生产销售的产品质量、包装相一致,且供试品生产规模至少丸剂应在 10 000g 或 10 000 丸左右、片剂 10 000 片左右、胶囊剂 10 000 粒左右,大体积包装的制剂(如静脉输液、口服液等)每批数量至少应为各项试验所需总量的 10 倍。特殊品种、特殊剂型所需数量,根据情况,灵活掌握。研究中药稳定性,要采用专属性强、准确、精密、灵敏的分析方法并对方法进行验证,以保证中药稳定性试验结果的可靠性。在稳定性试验中,应重视降解产物的检查。

二、稳定性的测定方法

(一) 长期试验

长期试验是在接近药品的实际贮存条件下进行,其目的是为制订中药的有效期提供依据。供试品三批,市售包装,在温度 25℃±2℃,相对湿度 60%±10% 的条件下放置 12 个月。每 3 个月取样一次,分别于 0 个月、3 个月、6 个月、9 个月、12 个月,按稳定性重点考察项目进行检测。12 个月以后,仍需继续考察,分别于 18 个月、24 个月、36 个月取样进行检测。将结果与 0 月比较以确定药品的有效期。由于实测数据的分散性,一般应按 95% 可信限进行统计分析,得出合理的有效期。对温度特别敏感的药品,长期试验可在温度 6℃±2℃ 的条件下放置 12 个月,按前述时间要求进行检测,12 个月以后仍需按规定继续考察。

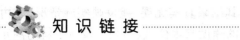 知 识 链 接

中药新药稳定性试验要求

剂　　型	稳定性考核项目	考核时间
药材	性状、鉴别、浸出物、含量测定、霉变、虫蛀	2 年
注射剂	性状、鉴别、澄明度、pH、无菌、热原、溶血、刺激性、含量测定	1 年半
合剂(含口服液)	性状、鉴别、澄明度、相对密度、pH、含量测定、微生物限度检查	1 年半
糖浆剂	性状、鉴别、相对密度、pH、含量测定、微生物检查	1 年半
酒剂、酊剂	性状、鉴别、乙醇量、总固体、含量测定、微生物检查	1 年半
丸剂	性状、鉴别、溶散时限、水分、含量测定、微生物检查	1 年半
散剂	性状、鉴别、均匀度、水分、粉末细度、含量测定、微生物检查	1 年半
煎膏剂(膏滋)	性状(返砂、分层)、鉴别、相对密度、溶化性检查、pH、含量测定、微生物限度检查	1 年半
软硬胶囊、滴丸剂	性状、鉴别、水分(胶丸不考核)、溶散时限、含量测定、微生物限度检查	1 年半
片剂	性状、鉴别、硬度、崩解时限、含量测定、微生物限度检查	2 年
流浸膏	性状、鉴别、pH、乙醇量、总固体、含量测定、微生物限度检查	1 年半
浸膏	性状、鉴别、含量测定、微生物限度检查	1 年半
乳剂	性状(乳析、破乳、分散相粒度)、鉴别、含量测定、微生物限度检查	1 年
颗粒剂	性状(吸潮、软化)、鉴别、水分、粒度检查、含量测定、微生物限度检查	1 年
混悬剂	性状(微粒大小、沉降速度、沉降容积比)、鉴别、含量测定、微生物限度检查	1 年
软膏剂	性状(酸败、异臭、变色、分层、涂展性)、鉴别、含量测定、微生物限度检查、皮肤刺激性试验	1 年半
膏药	性状、鉴别、软化点、含量测定、皮肤刺激性试验	1 年
橡胶膏剂	性状、鉴别、拉力、含膏量、皮肤刺激性试验、耐寒及耐热性试验	1 年
胶剂	性状、水分、鉴别、含量测定、微生物限度检查	2 年
栓剂、锭剂	性状、鉴别、融变时限、pH、含量测定、微生物限度检查	1 年半
气雾剂	性状(沉淀物、分层)、鉴别、喷射效能、异臭、刺激性、含量测定、微生物限度检查	1 年
膜剂	性状、融溶时间、刺激性、pH、含量测定、微生物限度检查	1 年

[注]无菌、卫生检查和安全性试验一般可于 0 月、3 月和考察终止时进行 3 次

本法试验条件与实际贮存条件一致,其结果真实无误,能反映实际情况,但由于所需时间较长,不能及时掌握药物质量变化的速度与规律,也不利于及时了解与纠正影响制剂稳定性的不良因素。所以这种方法可在药厂采用,将观察的结果详细记录下来,进行总结分析,对产品的生产及储存具有重要的指导意义。

(二) 加速试验

此项试验是在加速条件下进行的。中药制剂稳定性试验的结论应以长期稳定性试验的结果为准,但为了能在原料改变时在较短的时间内预测产品在常温下的稳定性,或在需要通过筛选或改进处方、生产工艺、包装条件而进行的稳定性研究中,以及预测产品的有效期等情况时,可以考虑采用加速试验,对于固体制剂甚至可考虑采用高温、高湿、强光加速试验法。但是加速试验测定的有效期为暂时有效期,应与长期试验法的结果相对照,才能确定药品实际的有效期。下面是加速试验的一般操作方法。

1. 实验条件及要求　供试品要求 3 批,按市售包装,在温度 40℃±2℃,相对湿度 75%±5% 的条件下放置 6 个月。所用设备应能控制温度±2℃,相对湿度±5%,并能对真实温度与湿度进行监测。在试验期间第 1 个月、2 个月、3 个月、6 个月末各取样一次,按稳定性重点考察项目检测。在上述条件下,如 6 个月内供试品经检测不符合制订的质量标准,则应在中间条件下即温度 30℃±2℃,相对湿度 60%±5% 的情况下进行加速试验,时间仍为 6 个月。溶液剂、混悬液、乳剂、注射液等含水性介质的制剂可不要求相对湿度。对温度特别敏感的中药制剂,预计只能在冰箱(4~8℃)内保存使用,此类中药制剂的加速试验,可在温度 25℃±2℃,相对湿度 60%±10% 的条件下进行,时间为 6 个月。乳剂、混悬剂、软膏剂、糊剂、凝胶剂、眼膏剂、栓剂、气雾剂、泡腾片及泡腾颗粒宜直接采用温度 30℃±2℃、相对湿度 65%±5% 的条件进行试验,其他要求与上述相同。对于包装在半透性容器的中药制剂,如塑料袋装溶液,塑料瓶装滴眼剂、滴鼻剂等,则应在相对湿度 20%±2% 的条件下进行试验。加速试验,建议采用隔水式电热恒温培养箱(20~60℃)。箱内放置具有一定相对湿度饱和盐溶液的干燥器,设备应能控制所需的温度,且设备内各部分温度应该均匀,并适合长期使用。也可采用恒湿恒温箱或其他适宜设备。

对于对光敏感的制剂,可以在人工强光源照射下进行加速试验。

2. 有效期的确定

(1) 经验法:采用加速试验法,每月考核 1 次,连续 3 个月,如稳定,相当于样品可保存 2 年。加速试验 6 个月,若质量符合要求,则认为与室温 3 年有效期相当。

(2) 经典恒温法:经典恒温法的理论依据是 Arrhenius 指数定律,其对数形式为:

$$\lg k = -\frac{E}{2.303RT} + \lg A$$ 以 $\lg k$ 对 $1/T$ 作图得一直线,称 Arrenius 图,直线斜率 $= -E/(2.303R)$,由此可计算出活化能 E。若将直线外推至室温,就可以得出室温时的速度常数 $k_{25℃}$,由 $k_{25℃}$ 可求出分解 10% 所需的时间 $t_{0.9}$。

对于一些药物在溶液中简单的水解反应,预测结果,有时与实际一致。但大多数药物反应十分复杂,影响因素较多,此种方法预测稳定性与实际尚有一定距离。故此法目前在新药研究中只作参考,不能作为制订有效期的依据,中药制剂有效期,仍以长期试验来确定。

点 滴 积 累

1. 中药制剂稳定性的研究方法有长期试验、加速试验。分析的方法须具有专属性强、灵敏、准确、精密的特点,并重视降解产物的检查。

2. 长期试验试验条件与实际贮存条件一致,其结果对产品的生产及储存具有重要的指导意义。

3. 加速试验是在加速条件下(高温、高湿、强光)进行的。可在较短的时间内预测产品在常温下的稳定性。

目 标 检 测

一、选择题

(一) 单项选择题

1. 某药物按一级反应分解,25℃时反应速度常数 $k = 0.0095(h^{-1})$,则该药物的 $t_{1/2}$ 约为(　　)

    A. 73 天　　　　B. 37 天　　　　C. 40 天　　　　D. 55 天　　　　E. 65 天

2. 已知某药物属一级反应分解,25℃时反应速度常数 $k = 1.963 \times 10^{-5}(h^{-1})$,则其 $t_{0.9}$ 为(　　)

    A. 223 天　　　B. 1470 天　　　C. 184 天　　　D. 537 天　　　E. 625 天

3. 药物的有效期是药物含量降低多少所需的时间(　　)

    A. 50%　　　　B. 20%　　　　C. 90%　　　　D. 5%　　　　E. 10%

4. 采用长期试验法进行药物稳定性考察时,储存样品温度为(　　)

    A. 25℃±2℃　　　　　　　B. 20℃±2℃　　　　　　　C. 10℃±2℃

    D. 6℃±2℃　　　　　　　　E. 40℃±2℃

5. 采用加速试验法进行药物稳定性考察时,储存样品温度多为(　　)

    A. 25℃±2℃　　　　　　　B. 40℃±2℃　　　　　　　C. 30℃±2℃

    D. 25℃±2℃　　　　　　　E. 65℃±2℃

(二) 多项选择题

1. 下列能防止药物氧化的方法为(　　)

    A. 降低温度　　　　　　　B. 驱逐氧气　　　　　　　C. 添加抗氧剂

    D. 用普通玻璃容器包装药物　　E. 添加抑菌剂

2. 中药制剂稳定性测定有关加速试验叙述正确的是(　　)

    A. 能计算有效期　　　　　　　　　B. 能准确反映实际情况

    C. 能及时找出影响稳定性的因素　　D. 考察时间短

    E. 试验时需要控制温度和湿度

3. 中药制剂稳定性测定有关长期试验叙述正确的是(　　)

    A. 能准确反映实际情况　　　　　　B. 药厂常用此法

    C. 能及时找出影响稳定性的因素　　D. 考察时间长

E. 能确定有效期

4. 有关药物稳定性叙述正确的是(　　)
   A. 制剂稳定性的影响因素有化学、物理学、生物学三方面
   B. 液体制剂一般在某一特定 pH 范围内稳定
   C. 同种药物不同剂型稳定性差异较小
   D. 光敏感药物采用棕色玻璃瓶包装
   E. 可在制剂中加入一定的辅料增加稳定性

5. 下列关于延缓药物水解的方法哪个是可行的(　　)
   A. 控制微量金属离子　　　B. 适当降低温度　　　　　C. 改变溶剂
   D. 制成干燥固体　　　　　E. 改变 pH

二、简答题

1. 研究中药制剂稳定性的意义是什么？
2. 中药制剂稳定性的研究范围包括哪些？

三、实例分析

　　某药厂有某中药制剂,在40℃、50℃、60℃、70℃四个温度下进行加速实验,测得各个时间的浓度,确定为一级反应,用线性回归法求出各温度的速度常数,结果见下表,试计算该药物的有效期。

动力学数据结果表

$t(℃)$	$1/T×10^3$	$k×10^5(h^{-1})$	$\lg k$
40	3.192	2.66	-4.575
50	3.094	7.94	-4.100
60	3.001	22.38	-3.650
70	2.913	56.50	-3.248

（汪　晶）

第二十二章　生物药剂学和中药制剂有效性

第一节　生物药剂学

中药制剂应用于临床的目的在于防病治病,发挥疗效。疗效除决定于药物本身的药理作用以外,还与药物在体内的吸收、分布、代谢、排泄过程以及剂型、制药工艺、给药途径等因素有着密切的关系。这些因素不仅影响药效的强弱和作用的快慢,有时还会改变药物作用的性质。这些都属于生物药剂学的研究范畴。

一、生物药剂学的含义

生物药剂学是通过对药物及其制剂在体内的吸收、分布、代谢与排泄等过程的研究,阐明药物的剂型因素、机体生物因素与药效三者之间的关系的一门学科。它为科学制药、正确评价药物质量和合理指导临床用药提供依据。

 知 识 链 接

生物药剂学与药理学的关系

生物药剂学不能代替药理学,其实验中测出的任何指标,也不是断定在临床上有无药效的最终指标,必须综合各种药理学指标,特别是临床疗效观察的指标一起考虑,才能对某个药物的优劣做出全面的判断。也就是说,在研发新药时应是药理研究在先,生物药剂学在后,确认某药安全有效后,才可进一步进行生物药剂学的定量研究。

二、生物药剂学研究内容

（一）探讨药物剂型因素、生物因素与药效之间的关系

剂型因素不仅是指片剂、丸剂、胶囊剂等药剂学中的狭义的剂型概念,而是包括与剂型有关的各种因素,主要有药物的理化性质、制剂的处方组成、制备工艺过程、剂型和给药方法等。用药对象的生物因素主要是指种属差异、种族差异、性别差异、年龄差异、生理和病理条件的差异、遗传背景的差异等。

（二）探讨药物在体内吸收、分布、代谢、排泄的规律

运用药物动力学的原理和方法,找到药物在体内吸收、分布、代谢、排泄的规律,得

出药物在体内的半衰期、生物利用度,为选择最佳剂型、处方组成、剂量、给药方法、给药时间间隔和评价药剂的内在质量等提供参考依据。

点 滴 积 累

生物药剂学是通过药物在体内的吸收、分布、代谢与排泄等过程的研究,阐明剂型因素、机体生物因素与药效三者之间的关系的一门学科。为科学制药、正确评价药物质量和合理指导临床用药提供依据。

第二节 中药制剂的有效性

一、药物在体内的转运过程

药物在体内吸收、分布、代谢、排泄的过程称为药物在体内的转运过程。

(一) 吸收

吸收是指药物自体外或给药部位经过细胞组成的生物膜进入血液循环系统的过程。除直接注入血管者外,一般的给药途径都要经过生物膜的转运方能吸收。吸收是药物发挥治疗作用的先决条件。只有药物吸收进入体循环,才能发挥其应有的治疗作用。药物的吸收受生理因素、药物因素、剂型制剂因素影响。

1. 生物膜 泛指机体的皮肤、肠胃黏膜、血管壁、脏器被膜及细胞膜,主要由类脂质的双分子层构成,膜上排布着细微的小孔,并镶嵌着具有各种生理功能的可以侧向移动的蛋白质分子,是一种不断运动着的、具有高度选择性的半透性生物屏障,与物质在体内转运和能量传递密切相关。

2. 药物通过生物膜的方式 主要有被动转运、主动转运、胞饮与吞噬。

(1) 主动转运:又称为载体转运,系指某药物能与生物膜上的某种载体或特殊酶系结合成复合物,从生物膜的一侧转运到另一侧,然后复合物分解,留下药物后载体又返回去继续参与转运。这是一种载体介导的逆浓度或逆电化学梯度的转运过程。载体与被转运物质发生迅速、可逆的相互作用,所以对转运物质的化学性质有相当的选择性。由于载体的参与,使转运过程有饱和性,相似的化学物质还有竞争性,竞争性抑制是载体转运的特征。主动转运是直接耗能的转运过程,由于它能逆浓度梯度转运,故对药物的不均匀分布和肾脏的排泄具有重要意义。强酸、强碱或大多数药物的代谢产物迅速转运到尿液和胆汁都是主动转运机制。

(2) 被动转运:指药物通过生物膜由高浓度向低浓度转运的过程。一般包括被动扩散、促进扩散和膜孔转运。其中被动扩散不需要载体,促进扩散需要靠载体顺浓度梯度跨膜转运。大部分药物均通过这种方式转运,其特点是顺浓度梯度,扩散过程与细胞代谢无关,故不消耗能量,没有饱和现象。扩散速率主要决定于膜两侧的浓度梯度和药物的脂溶性,浓度越高,油水分配系数越大,扩散越快。膜孔转运是许多小分子、水溶性、极性和非极性物质转运的常见方式,药物从肾脏排泄(肾小球滤过)、从脑脊髓液排除和穿过肝窦膜转运膜孔转运,这一方式都起了很大作用。

（3）胞饮与吞噬：由于生物膜具有一定的流动性和可塑性，某些大分子药物与生物膜上某些物质又有特殊亲和力，因此细胞膜携带药物内凹而形成小泡，最后小泡转运至生物膜内侧，生物膜再外凸，将大分子药物排向生物膜内而完成转运过程。若大分子药物是液体时，此转运过程称胞饮转运；若药物是固体则称为吞噬转运。大分子的药物进入细胞或穿过组织屏障一般是以胞饮或吞噬的方式，用这一方式转运的物质包括蛋白质、抗原、脂溶性维生素等。

 知 识 链 接

影响药物吸收的因素

多数药物的吸收以被动扩散物理机制进入体内。扩散速度除取决于膜的性质、面积及膜两侧的浓度梯度外，还与药物的性质有关。分子量小的、脂溶性大的（油水分布系数大的）、极性小的（不易离子化的）药物较易通过。药物多是弱酸性或弱碱性有机化合物，其离子化程度受其 pKa（酸性药物解离常数的负对数值）及其所在溶液的 pH 而定，这是影响药物跨膜被动转运、吸收分布排泄的一个可变因素。例如弱酸性药物在胃液中非离子型多，在胃中即可被吸收。弱碱性药物在酸性胃液中离子型多，主要在小肠吸收。碱性较强的药物及酸性较强的药物在胃肠道基本都已离子化，吸收均较难。pKa 小于 4 的弱碱性药物及 pKa 大于 7.5 的弱酸性药物在胃肠道 pH 范围内基本都是非离子型，吸收都快而完全。少数与正常代谢物相似的药物，如 5-氟尿嘧啶、甲基多巴等的吸收是靠细胞中的载体主动转运而吸收的；葡萄糖等的吸收依靠载体顺浓度梯度跨膜转运，吸收速度较快。通过血管给药的输液剂等剂型没有吸收过程，片剂、胶囊剂等固体制剂只有在胃肠道中先崩解、溶解后才可能被吸收。

（二）分布

分布是指药物自用药部位吸收后，通过各种生理屏障从血液转移到各组织器官的过程。为了研究方便，药物分布一般采用"隔室模型"理论，根据这种理论，药物在体内分布于若干个隔室中，凡同一个隔室中药物处于动态平衡状态，而不同隔室之间仍在继续进行转运与分布；药物的分布直接影响药物在体内的滞留、消除、药效和毒性。被吸收的药物通过循环系统迅速向全身组织输送，首先向血流量大的器官分布，然后向血流量小的组织转移，经过一段时间后血药浓度趋向"稳定"，分布达到"平衡"，但各组织中药物并不均等，血浆药物浓度与组织内浓度也不相等。药物在体内达到动态平衡时药物剂量与血药浓度的比值称为表观分布容积。由于分布后的血药浓度通常与药理效应密切相关，它决定药效的强弱和作用的持续性，故可根据血药浓度大致上判断药效。

（三）代谢

代谢是指药物在体内发生结构上的改变产生代谢产物的过程，也可称为生物转化。代谢药物的主要器官是肝脏，也可在其他组织器官代谢。药物经药物代谢酶的催化而发生化学变化后产生的代谢产物大多数失去活性，也就是一种解毒过程；而有的则比母体药物的药理效应更强。能大量吸收进入体内的药物多是极性小的脂溶性药物，在排泄过程中易被再吸收，不易消除，体内药物在肝脏经生物转化失去药理活性并转化为极性高的水溶性代谢物才能排出体外。

（四）排泄

排泄是指药物从血液中转运至尿及其他分泌物中而排出体外的过程。排泄药物的主要器官是肾和肝（胆汁），也可由乳汁、唾液、呼气、汗液等排泄。肾脏是主要排泄器官。游离的药物能通过肾小球过滤进入肾小管。随着原尿水分的回收，药物浓度上升。当超过血浆浓度时，那些极性低、脂溶性大的药物反向血浆扩散（再吸收），排泄较少也较慢。只有那些经过生物转化的极性高、水溶性代谢物不被再吸收而顺利排出。有些药物在近曲小管由载体主动转运入肾小管，排泄较快。药物可自胆汁排泄，原理与肾排泄相似，但不是药物排泄的主要途径。有些药物在肝细胞与葡萄糖醛酸等结合后排入胆中，随胆汁到达小肠后被水解，游离药物被重吸收，称为肝肠循环。乳汁 pH 略低于血浆，碱性药物可以自乳汁排泄。药物也可自唾液及汗液排泄。粪中药物多数是口服未被吸收的药物。肺脏是某些挥发性药物的主要排泄途径。

二、影响中药制剂有效性的因素

中药制剂的疗效，可用式 $E=F(A,S,C)$ 表示，其中 E 为制剂的疗效，A 为药物本身的药理活性，S 为用药者对药物的感受性，C 为药物在作用部位的浓度。可见中药制剂的疗效不仅与药物的化学结构和剂量有关，同时药物的剂型因素和机体的生物因素对药物疗效的发挥也起着重要作用。因此影响制剂有效性的因素可归纳为以下几个方面：

（一）药物的物理化学因素

1. 药物的解离度与脂溶性　药物透过生物膜的转运速度通常与药物的脂溶性有关。脂溶性大的药物易透过生物膜，且未解离的分子型药物比离子型药物易于透过生物膜。非解离型药物的脂溶性对吸收至关重要。有些药物口服，即使以大量的非解离型存在，吸收仍然不佳，原因是药物分子的脂溶性差。

2. 药物的溶出速度与溶解度　多数情况下药物须以单个分子（或离子）状态与生物膜接触，方能被吸收进入体循环。药物的吸收通常是从溶液中开始的，因此对固体制剂或呈混悬形式的固体药物来说，其吸收过程往往受到药物溶出速度的限制，即溶出是吸收的限制过程。在这种情况下，溶出速度能直接影响药物起效的时间、药效强度和持续时间。一般认为药物的溶解度小于 $0.1\sim1\text{mg/ml}$ 时，吸收易受到溶出速度限制。

3. 药物粒径　药物的溶出速度随着药物溶出面积增加而增加，故难溶性药物粒径的大小是影响溶出和吸收的重要因素。采用微粉化或固体分散技术减小难溶性药物粒径，可加速药物的吸收，有效的提高其生物利用度。

4. 药物晶型　化学结构相同的药物，可因结晶条件不同而得到晶格排列不同的晶型。一般稳定型的结晶熔点高、溶解度小、溶出缓慢；不稳定型与此相反，但易转化为稳定型；亚稳定型介于二者之间，熔点较低，具有较高的溶解度和溶出速度，也可以转变为稳定型，但速度较慢。晶型不同能造成药物吸收速度差异，进而影响药物的生物利用度。

（二）药物的剂型因素

药物的剂型因素广义上讲，包括与剂型有关的各种因素，狭义来讲有中药制剂的剂型、制剂处方、制备工艺技术。

1. 药物剂型与给药途径　不同给药途径药物的吸收速度不同,由快到慢的顺序通常为:静注>吸入>肌内>皮下>直肠或舌下>口服>皮肤;不同剂型中释放速度也有不同,注射剂中药物释放的速度:水溶液>水混悬液>油溶液>O/W 乳液>W/O 乳液>油混悬液;口服剂型中药物的吸收速度:溶液剂>混悬剂、乳剂>散剂>胶囊剂>片剂>丸剂。

2. 辅料　辅料包括赋形剂和附加剂等,不仅可以改变药物及制剂的理化性质,而且可以直接影响药物的释放和吸收进入机体的速度和数量。如络合物的形成、吸附作用的产生、药物表面性质的改变、溶出速度的变化、黏度的改变等,均能加速或延缓药物的释放和吸收。

3. 制剂工艺　将中药的难溶性有效成分制成固体分散体,再制成适宜的剂型,可以增加其溶出速度,有效地提高生物利用度。采用包合技术将难溶性药物制成 β-环糊精包合物也是提高难溶性药物生物利用度的有效方法。

（三）机体的生物因素

1. 用药部位的生理状态　胃肠道不同区域的黏膜表面积大小不同,吸收药物速度也不同。给药部位的生理状态如胃肠道 pH、胃排空速率与时间、小肠运动等对药物吸收发挥疗效均有影响。

2. 肝脏首过效应　在药物进入体循环前因肝脏摄取而代谢或经胆汁排泄使进入体循环的原形药物量减少的现象为肝脏首过效应。为避免首过效应,可采用静脉、皮下、肌内、舌下、直肠下部给药或经皮给药。这些给药途径,药物吸收不经过肝脏,直接进入体循环,可减少首过效应的损失。如硝酸甘油舌下给药或经皮给药制剂就是典型的例子。

此外,种属、种族、性别、年龄、饮食及病理状态等均能引起药物疗效的差异。

（四）药物相互作用

药物相互作用是在药物治疗过程中,所用药物与药物,或药物与药物代谢产物、内源性物质、食物以及诊断剂之间相互影响,导致体内过程变化,从而引起疗效的变化。

三、生物利用度

（一）生物利用度的含义

生物利用度是指药物被吸收进入血液循环的程度与速度,是衡量制剂疗效差异的主要指标。

1. 生物利用程度（EBA）　系指与参比制剂比较,试验制剂中被吸收的药物总量的相对比值。即药物进入血液循环的多少,可通过血药浓度-时间曲线下的面积表示。试验制剂与参比制剂的血药浓度-时间曲线下面积的比率称为相对生物利用度。当参比制剂是静脉注射剂时,则得到的比率称为绝对生物利用度。

$$相对生物利用度\ F = \frac{AUC_{\mathrm{T}}}{AUC_{\mathrm{R}}} \times 100\%$$

$$绝对生物利用度\ F = \frac{AUC_{\mathrm{T}}}{AUC_{\mathrm{iv}}} \times 100\%$$

上述两式中,脚注 T 与 R 分别代表试验制剂与参比制剂,iv 代表静脉注射剂。

2. 生物利用速度（RBA）　系指与参比制剂比较,试验制剂中药物被吸收速度的相对比值。即药物进入体循环的快慢。生物利用度研究中,常用血药浓度达峰时间比较制剂吸收的快慢。

3. 生物利用度的主要特性参数　在描述血药浓度-时间曲线时,以下参数对评价制剂生物利用度具有重要意义。

（1）峰浓度（C_{max}）:峰浓度是指血管外给药后,体内所能达到的最高血药浓度,又称峰值。峰浓度是与治疗效果和毒性水平有关的参数。

（2）达峰时间（t_{max}）:达峰时间是指血药浓度达到峰值的时间。达峰时间是反映药物起效速度的参数。

（3）血药浓度 - 时间曲线下面积（AUC）:是代表药物吸收程度的参数,血药浓度-时间曲线下面积与药物吸收总量成正比。

（4）生物半衰期:指血浆中药物浓度下降至原来一半所需要的时间。

4. 生物利用度与临床疗效的关系　药物的疗效不仅与药物吸收的程度有关,而且也与药物的吸收速度有关。如果一种药物的吸收速度太慢,在体内不能产生足够高的治疗浓度,即使药物全部被吸收,也达不到治疗效果。如果药物吸收速度太快,达峰时间短,峰浓度大,有可能超过最小中毒浓度,因此在临床上可能会出现中毒反应。因此,制剂的生物利用度应该用 C_{max}、t_{max}、AUC 等全面评价。

（二）生物利用度的研究方法

中药制剂的生物利用度研究通常采用的方法有血药浓度法和尿药浓度法。在测定血药浓度或尿药浓度有困难时,可采用药理效应法。在某些情况下生物利用度也可采用血或尿中药物代谢物数据或同位素标记药物总放射性强度来估算。

1. 血药浓度法　这种方法是生物利用度研究最常用的方法。受试者分别给予试验制剂和参比制剂后,测定血药浓度,根据药物动力学参数测算生物利用度。在无法测定血中原形药物时则可以通过测定血中代谢物浓度进行生物利用度研究。

2. 尿药浓度法　如果吸收进入体内的药物大部分经尿排泄,而且药物在尿中的累积排泄量与药物吸收总量的比值保持不变,则可用药物在尿中的排泄数据测算生物利用度。

3. 药理效应法　在某些情况下由于分析方法精密度不够,重现性差或其他原因无法测定血液和尿液中药物或药物代谢物浓度时,可选用适宜的药理效应作为测定指标,估算药物的生物利用度。

4. 同位素标记法　如果缺乏专属性的药物定量方法,可以对实验动物给予同位素标记药物后,通过测定血浆或尿中的总放射性数据来估算药物的生物利用度。这种方法与其他非专属性方法一样,不能区分药物和代谢物,不能反映出吸收过程中在肠道或肝内的首过代谢,检测的是原形药物和代谢药物的总量,因而生物利用度的估算值将偏高。

5. 药物代谢物测定法　如果药物吸收后很快经生物转化成代谢产物,无法测定,则可通过比较试验制剂与参比制剂在血中或尿中代谢物浓度数据来估算药物的生物利用度。

点滴积累

1. 药物体内的转运过包括吸收、分布、代谢、排泄。

2. 影响中药制剂有效性的因素有：药物的理化性质、剂型、机体以及药物的相互作用等。

3. 生物利用度是指药物被吸收进入血液循环的程度与速度，其主要参数有：峰浓度（C_{max}）、达峰时间（t_{max}）、血药浓度-时间曲线下面积（AUC）等。

4. 研究生物利用度的方法有：血药浓度法、尿药浓度法、药理效应法、同位素标记法、药物代谢测定法。

目 标 检 测

一、选择题

（一）单项选择题

1. 药物的转运过程是指（　　）
   A. 药物在体内的吸收与分布
   B. 药物在体内的吸收、分布、代谢和排泄
   C. 药物在体内的吸收与代谢
   D. 药物在体内的代谢与排泄
   E. 药物在体内的转移和代谢

2. 药物代谢的主要器官是（　　）
   A. 肺　　　B. 胃　　　C. 肾　　　D. 消化道　　　E. 肝脏

3. 对药物的体内代谢论述正确的是（　　）
   A. 药物在体内发生化学变化的过程　　　B. 主要部位在消化道黏膜
   C. 药物的药理效应增强　　　D. 药物均被分解
   E. 药物在体内发生量变的过程

4. 生物利用度是（　　）
   A. 药物被吸收进入血液循环的速度和程度
   B. 药物体外溶解的速度和程度
   C. 药物口服后疗效好坏的标志
   D. 药物体内转运的程度
   E. 未代谢的药物量

5. 药物本身影响制剂有效性的因素不包括（　　）
   A. 粒径　　　B. 溶解度　　　C. 晶型　　　D. 剂型　　　E. 工艺

（二）多项选择题

1. 生物利用度的研究方法有（　　）
   A. 血药浓度法　　　B. 尿药浓度法　　　C. 药理效应法
   D. 同位素标记法　　　E. 药物代谢物测定法

2. 有关药物吸收的叙述正确的是(　　　)

    A. 非解离药物的浓度愈大,愈易吸收

    B. 除血管给药外药物应用后首先要经过吸收过程

    C. 药物的水溶性愈大,愈易吸收

    D. 小肠是药物吸收的主要部位

    E. 药物的吸收受生理因素、药物因素、制剂因素影响

3. 影响制剂有效性的因素有(　　　)

    A. 服用药物者的生理因素　　　　　　B. 制剂的制备工艺技术

    C. 辅料性质　　　　　　　　　　　　D. 药物相互作用

    E. 剂型

4. 药物通过细胞膜的方式有(　　　)

    A. 被动转运　　B. 主动转运　　C. 吞噬　　　D. 胞饮　　　E. 吸附

5. 下列关于生物药剂学的叙述中,正确的是(　　　)

    A. 研究药物的剂型因素与药效关系

    B. 研究机体生物因素与药效关系

    C. 探讨药物的分子结构与药理效应关系

    D. 通过研究药物在体内被机体利用的速度与程度,正确评价药物质量

    E. 研究药物的辅料对主要成分的影响

二、简答题

1. 影响中药制剂有效性的因素有哪些?

2. 简答生物利用度的概念及主要特性参数。

(汪　晶)

参 考 文 献

1. 张健泓. 药物制剂技术[M]. 北京:人民卫生出版社,2008.

2. 张兆旺. 中药药剂学[M]. 北京:中国中医药出版社,2004.

3. 崔福德. 药剂学[M]. 第五版. 北京:人民卫生出版社,2007.

4. 张健泓. 药物制剂技术实训教程[M]. 北京:化学工业出版社,2007.

5. 刘汉清,倪健. 中药药剂学[M]. 北京:科学出版社,2005.

6. 杨瑞虹. 药物制剂技术与设备[M]. 北京:化学工业出版社,2005.

7. 徐莲英,侯世祥. 中药制药工艺技术解析[M]. 北京:人民卫生出版社,2003.

8. 杨桂明. 中药药剂学[M]. 北京:人民卫生出版社,2005.

9. 蔡宝昌,罗兴洪. 中药制剂前处理新技术与新设备[M]. 北京:中国医药科技出版社,2005.

10. 谢秀琼. 现代中药制剂新技术[M]. 化学工业出版社,2004.

11. 闫丽霞. 中药制剂技术[M]. 北京:化学工业出版社,2004.

12. 邓铁宏. 中药药剂学[M]. 北京:中国中医药出版社,2006.

13. 平其能. 现代药剂学[M]. 北京:中国医药科技出版社,1998.

14. 梁文权. 药剂学[M]. 北京:人民卫生出版社,2000.

15. 邓铁宏. 中药药剂学[M]. 北京:中国中医药出版社,2006.

16. 侯新朴. 物理化学[M]. 北京:人民卫生出版社,2001.

17. 张劲. 药物制剂技术[M]. 北京:化工工业出版社,2005.

18. 谢秀琼. 中药新制剂开发与应用[M]. 第三版. 北京:人民卫生出版社,2006.

19. 侯飞燕. 药物制剂技术[M]. 郑州:河南科技出版社,2007.

20. 孙耀华. 药剂学[M]. 北京:人民卫生出版社,2003.

21. 王志祥. 制药化工原理[M]. 北京:化学工业出版社,2005.

22. 蔡翠芳. 中药制药技术综合实训教程[M]. 北京:化工工业出版社,2005.

23. 杨茂春,杨哲,余光琇,等. 制剂岗位标准操作规程[M]. 北京:中国医药科技出版社,2005.

24. 国家药典委员会. 中华人民共和国药典. 2010 年版一部、二部. 北京:化学工业出版社,2010.

25. 李洪. 中药制剂生产技能综合训练[M]. 北京:人民卫生出版社,2009.

26. 汪小根. 中药制剂技术[M]. 北京:人民卫生出版社,2009.

27. 国家食品药品监督管理局药品认证管理中心. 药品 GMP 实施指南[M]. 北京:中国医药科技出版社,2011.

目标检测参考答案

第一章　绪　论

一、选择题

（一）单项选择题

1. D　2. C　3. E　4. A　5. B　6. D　7. B

（二）多项选择题

1. ABCD　2. ABCE　3. ABDE　4. ABDE

二、简答题（略）

第二章　制　药　卫　生

一、选择题

（一）单项选择题

1. E　2. C　3. A　4. C　5. C　6. E　7. A　8. B　9. B　10. B

（二）多项选择题

1. ABD　2. ABCDE　3. AD　4. ABCD　5. ABCDE　6. ABCDE　7. ACE

8. ABCDE　9. ABCDE　10. ABE

二、简答题（略）

三、实例分析

从药物原料、辅料、制药器械、环境条件、操作人员、包装材料等方面考虑被污染的途径，再加上运输、储存养护过程中的污染途径。

第三章　制药用水生产技术

一、选择题

（一）单项选择题

1. B　2. C　3. C　4. B　5. B　6. A　7. A

（二）多项选择题

1. AC　2. ABCE　3. ABCD　4. B　5. DE　6. ABCDE　7. BC

二、简答题（略）

第四章　中药制粉技术

一、选择题

（一）单项选择题

1. C　2. C　3. B　4. E　5. C　6. A　7. B　8. B　9. C　10. A

（二）多项选择题

1. ABC　2. ABCD　3. BCDE　4. BDE　5. BCE　6. DE　7. ABCDE　8. ABCD
9. ACE　10. ABCD

二、简答题（略）

第五章　中药浸提技术

一、选择题

（一）单项选择题

1. D　2. A　3. B　4. C　5. D　6. B　7. A　8. A　9. C　10. D　11. D
12. D　13. B　14. C　15. D

（二）多项选择题

1. ABCDE　2. ABDE　3. CE　4. ABCE　5. BDE　6. ABD　7. ABCDE
8. ABCDE　9. ABD　10. BCE

二、简答题（略）

三、实例分析

制法:以上三味,将防风酚予碎断,提取挥发油,蒸馏后的水溶液另器收集;药渣及其余黄芪二味加水煎煮二次,第一次1.5小时,第二次1小时,合并煎液,滤过,滤液浓缩至适量,加适量乙醇使沉淀,取上清液减压回收乙醇,加水搅匀,静置,取上清液滤过,滤液浓缩。另取蔗糖400g制成糖浆,与上述药液合并,再加入挥发油及蒸馏后的水溶液,调整总量至1000ml,搅匀,滤过,灌装,灭菌,即得。

第六章　浓缩与干燥技术

一、选择题

（一）单项选择题

1. C　2. D　3. A　4. A　5. B　6. B　7. D　8. A　9. B

（二）多项选择题

1. ACDE　2. ABCE　3. ABCD　4. ABCD　5. ABCD　6. ABCD　7. ABCE
8. ABCDE　9. BC

二、简答题（略）

三、实例分析

板蓝根提取液可选用真空浓缩罐、减压浓缩装置或三效节能浓缩罐进行浓缩处理,得到相对密度为1.10~1.20的浓缩液,将浓缩液加入喷雾干燥设备中,可干燥为颗粒。

第七章　表面活性剂在中药制剂中的应用

一、选择题

（一）单项选择题

1. E　2. A　3. E　4. C　5. D　6. E　7. C　8. D　9. C　10. A

（二）多项选择题

1. ABC　2. CD　3. ABCD　4. ABCD　5. ABCD　6. ABC　7. BCDE　8. ACE

二、简答题(略)

第八章 中药制剂生产过程技术管理

一、选择题

(一)单项选择题

1. C 2. C 3. B 4. B 5. C 6. A 7. B 8. B 9. D 10. D

(二)多项选择题

1. ABCDE 2. ABCDE 3. BCDE 4. BDE 5. ABCD 6. ABCDE 7. BCD

8. ABCDE 9. ACD 10. ABCD

二、简答题(略)

第九章 散剂生产技术

一、选择题

(一)单项选择题

1. B 2. D 3. D 4. D 5. E 6. A 7. E 8. C 9. C 10. D

(二)多项选择题

1. ABCD 2. ABCDE 3. ABCD 4. ABCDE 5. ABCDE 6. ABCDE

7. ABCDE

二、简答题(略)

三、实例分析

(1)分析:1)朱砂质地坚硬且不溶于水,为了加速其溶解和吸收,应粉碎得细些,所以采用水飞方法粉碎;硼砂虽然不溶于水,但质地没有朱砂坚硬,所以不用水飞,粉碎成细粉;冰片易溶于水的药物不必粉碎得太细,研细就可。

2)由于四种药物之间密度相差较大,不宜混匀,所以采用等量递加法(配研法)混匀。

(2)制法:以上四味,朱砂水飞成极细粉,硼砂粉碎成细粉,将冰片研细,与上述粉末及玄明粉配研,过筛,混匀,即得。

第十章 颗粒剂生产技术

一、选择题

(一)单项选择题

1. E 2. D 3. A 4. B 5. B 6. D 7. A 8. B 9. E 10. E 11. E

12. E 13. D 14. C 15. D

(二)多项选择题

1. ABCDE 2. ABC 3. ABCDE 4. ABCDE 5. ABCDE 6. ABCDE 7. ABCD

8. BCD 9. ABCE 10. ABCDE

二、简答题(略)

三、实例分析

制法:以上四味,加水煎煮二次,每次1.5小时,合并煎液,滤过,滤液浓缩至相对密度约为1.08(90~95℃)的清膏,待冷至室温,加等量的乙醇使沉淀,静置,取上清液浓缩至相对密度为 1.20(60℃)的清膏,加等量的水,搅拌,静置 8 小时。取上清液浓缩成相对密度为 1.38 ~ 1.40(60℃)的稠膏,加蔗糖粉、糊精及乙醇适量,制成颗粒,干燥,制成 1000g;或取上清液浓缩成相对密度为 1.09 ~ 1.11(60℃)的清膏,加糊精、矫味剂适量,混匀,喷雾干燥,制成 250g(无蔗糖),即得。

工艺分析:从有效成分的提取浓缩纯化,制颗粒的工艺方面去分析。

第十一章　胶囊剂生产技术

一、选择题

（一）单项选择题

1. D　2. E　3. B　4. E　5. A　6. D　7. E　8. E　9. A　10. B　11. C　12. A　13. C　14. A　15. D

（二）多项选择题

1. BCD　2. ABCDE　3. DE　4. ABCDE　5. ABCD　6. ADE　7. ABD　8. ABCDE　9. ABCD　10. ABCDE

二、简答题(略)

三、实例分析

明胶:囊材　甘油:增塑剂　苯甲酸:防腐剂　二氧化钛:遮光剂　靛蓝:着色剂

第十二章　片剂生产技术

一、选择题

（一）单项选择题

1. E　2. A　3. C　4. C　5. B　6. D　7. E　8. A　9. B　10. D　11. E　12. B　13. D　14. A　15. C

（二）多项选择题

1. BCE　2. BCDE　3. BCD　4. ADE　5. CDE　6. ACDE　7. ABC　8. ACD　9. ABCD　10. CDE　11. AD　12. ABCDE　13. ABCD　14. ABCE　15. ABDE

二、简答题(略)

三、实例分析

1. 处方分析:穿心莲内酯(主药);微晶纤维素(填充剂、干燥黏合剂、崩解剂);淀粉(稀释剂);微粉硅胶(助流剂);滑石粉(润滑剂);硬脂酸镁(润滑剂)。

制备过程:将药物、辅料混合,过五号筛,混匀,压片即可。

2. 处方:人工牛黄、冰片研细,雄黄水飞成极细粉,大黄粉碎成细粉,黄芩、桔梗、石膏、甘草采用水煎煮提取。

第十三章　丸剂生产技术

一、选择题

（一）单项选择题

1. A　2. A　3. D　4. C　5. E　6. B　7. D　8. E　9. C　10. B　11. C

（二）多项选择题

1. ABCDE　2. ABD　3. BDE　4. ABD　5. ABCDE　6. ABDE　7. ABCD

二、简答题(略)

三、实例分析

从饮片粉碎方法、粉碎程度、起模方法、成型、盖面、干燥、选丸等方面回答。

第十四章 浸提制剂生产技术

一、选择题

(一)单项选择题

1. C　2. C　3. B　4. B　5. D　6. B　7. A　8. C　9. B　10. E　11. C 12. A　13. C　14. D　15. B

(二)多项选择题

1. BCDE　2. ABC　3. ABE　4. ACDE　5. CDE　6. ACDE　7. ABE　8. CDE 9. CDE　10. ABCDE

二、简答题(略)

三、实例分析

1. 处方分析:橙皮酊(主药),枸橼酸(矫味剂),滑石粉(分散剂兼有助滤的作用),蔗糖(矫味剂),尼泊金醇(防腐剂)。

制法:取橙皮酊、枸橼酸与滑石粉,置研钵内,缓缓加蒸馏水 400ml,研匀后,反复滤过,至滤液澄清后为止。将研钵与滤纸用蒸馏水洗净,洗液与滤液合并,约达 450ml,加蔗糖、尼泊金醇溶液于滤液中,搅拌溶解后用脱脂棉滤过,自滤器上添加蒸馏水适量,使成为 1000ml,摇匀即得。

2. 若出现沉淀,可能是净化、过滤处理不够,也可能是糖浆剂的 PH 改变,某些物质沉淀析出。也有可能是提取液中有些成分陈化析出。针对产生的原因,可以过滤或加入稳定剂或相应的处理方法解决。

第十五章 液体制剂生产技术

一、选择题

(一)单项选择题

1. D　2. C　3. B　4. B　5. B　6. A　7. E　8. D　9. D　10. D

(二)多项选择题

1. ABCD　2. AD　3. ADE　4. ABCDE　5. AB　6. ABCD　7. ABC　8. ABCD

二、简答题(略)

三、实例分析

碘化钾是助溶剂,在制备时溶解碘的水尽量少,另外要注意碘具有腐蚀性。

第十六章 灭菌液体制剂生产技术

一、选择题

(一)单项选择题

1. D　2. B　3. B　4. D　5. C　6. E　7. C　8. A　9. B　10. A　11. B 12. B　13. D　14. D　15. C

(二)多项选择题

1. ABCDE　2. ABCDE　3. ABE　4. ABC　5. ACE　6. CD　7. BCDE
8. ABCDE　9. ABCDE　10. ABCDE　11. DE　12. ABCD　13. ABCDE　14. AE
15. ABCDE

二、简答题(略)

三、计算题

需加氯化钠0.12g。

四、实例分析

维生素C为主药,碳酸氢钠为pH调节剂,依地酸二钠为金属离子螯合剂,注射用水为溶剂。

制备:

1)在配制容器中,加800ml注射用水,通CO_2至饱和。

2)分次加入依地酸二钠0.05g、亚硫酸氢钠2g、维生素C 104g使溶解。

3)分次缓缓加入碳酸氢钠,不断搅拌使完全溶解,调节pH至6.0~6.2。

4)添加CO_2饱和的注射用水至1000ml,用薄膜滤器滤过,溶液中通CO_2,并在CO_2流下灌装,封口。

5)100℃流通蒸汽灭菌15分钟。

第十七章　外用膏剂生产技术

一、选择题

(一)单项选择题

1. E　2. B　3. E　4. A　5. E　6. E　7. D　8. E　9. D　10. A　11. C
12. B　13. A　14. C　15. A

(二)多项选择题

1. ABCD　2. ABDE　3. CE　4. ABCDE　5. ACDE　6. ABC　7. ACDE　8. BDE
9. ACE　10. ABDE　11. BCDE

二、简答题(略)

三、实例分析

1. 分析:单硬脂酸甘油酯——W/O型乳化剂,增加稠度

蜂蜡——油相,W/O型辅助乳化剂,增加稠度　　石蜡——油相,增加稠度

液体石蜡——油相,调节稠度　　　　油酸山梨坦——W/O型乳化剂

白凡士林——油相　　　吐温-80——O/W型乳化剂,辅助乳化剂

尼泊金乙酯——防腐剂　　　　纯化水——水相

基质:W/O型乳剂基质

制备工艺:将单硬脂酸甘油酯、蜂蜡、石蜡、液体石蜡、油酸山梨坦、白凡士林、尼泊金乙酯共置干燥烧杯内,水浴加热至70~80℃使全熔,得油相;将吐温-80、纯化水置另一烧杯中,加热至70~80℃左右,得水相;然后立即将水相逐渐加入油相中,边加边搅拌,冷凝,即得。

2. 分析:黄芩素细粉——主药　　　　冰片——主药

硬脂酸——部分做油相,部分与三乙醇胺反应得胺皂为乳化剂

单硬脂酸甘油脂——油相　　　　蓖麻油——油相

甘油——保湿剂　　　　三乙醇胺——与硬脂酸反应得胺皂为乳化剂

尼泊金乙酯——防腐剂　　　　　　纯化水——水相

基质:O/W 型乳剂基质

制备工艺:将硬脂酸、单硬脂酸甘油酯、蓖麻油、尼泊金乙酯共置干燥烧杯内,水浴加热至50~60℃使全熔,得油相;将甘油、黄芩素、纯化水置另一烧杯中,加热至50~60℃左右,边搅拌边加入三乙醇胺,使黄芩素全溶,得水相;然后将冰片加入油相中溶解后,立即将油相逐渐加入水相中,边加边搅拌,冷凝,即得。

第十八章　其他中药制剂生产技术

一、选择题

(一) 单项选择题

1. D　2. B　3. D　4. A　5. D　6. D　7. D　8. D　9. D　10. B　11. D　12. D　13. D　14. C　15. D　16. A　17. C　18. D　19. B　20. D　21. B

(二) 多项选择题

1. ABCDE　2. ABCDE　3. BDE　4. BCD　5. ABCDE　6. BCD　7. DE　8. ADE　9. BE　10. AB　11. CE　12. BCDE　13. ABCDE　14. ACDE　15. ABCD　16. ABCDE　17. ABC

二、简答题(略)

三、实例分析

1. 已知:$W=0.4g$,$G=2.0g$,$M=2.06g$

①置换价:$f=W/[G-(M-W)]=0.4/[2.0-(2.06-0.4)]=1.18$

②所需要基质总量:$1000×(2.06-0.4)=1660g$

2. (略)

第十九章　中药制剂包装技术

一、选择题

(一) 单项选择题

1. D　2. A　3. D　4. C　5. A

(二) 多项选择题

1. ABCD　2. ABCD　3. ABCDE　4. ABCD　5. ABCDE

二、简答题(略)

三、实例分析

由于颗粒剂对水汽非常敏感,故该类包装容器必须严防吸潮。作为消耗性包装,可采用玻璃瓶、塑料瓶、合适的塑料薄膜袋或复合膜袋。

第二十章　中药制剂新技术与新剂型

一、选择题

(一) 单项选择题

1. E　2. A　3. B　4. E　5. D

(二) 多项选择题

1. ABCDE 2. ABCDE 3. ABCD 4. ABC 5. ABCE

二、简答题(略)

第二十一章　中药制剂稳定性

一、选择题

(一) 单项选择题

1. A 2. D 3. E 4. A 5. B

(二) 多项选择题

1. ABC 2. ACDE 3. ABDE 4. ABDE 5. BCDE

二、简答题(略)

三、实例分析

将数据(1kg 对 1/T)进行一元线性回归,得回归方程:

$\lg k = -4765.98/T + 10.64$

$E = -(4765.98) \times 2.303 \times 8.319$

　　$= 91\ 309.77(\text{J/mol})$

　　$= 91.31(\text{kJ/mol})$

求 25℃时的 k

$\lg k = -4765.98/298 + 10.64$

$k_{25} = 4.434 \times 10^{-6} \text{h}^{-1}$

$t_{0.9} = \dfrac{0.1054}{K} = 2.71$ 年

第二十二章　生物药剂学和中药制剂有效性

一、选择题

(一) 单项选择题

1. B 2. E 3. A 4. A 5. D

(二) 多项选择题

1. ABCDE 2. ABDE 3. ABCDE 4. ABCD 5. ABD

二、简答题(略)

中药制剂技术教学大纲

（供中药制药技术、中药、中药鉴定与质量检测技术、
现代中药技术专业用）

一、课程任务

中药制剂技术是高职高专中药制药技术、中药、中药鉴定与质量检测技术、现代中药技术等专业的核心专业课。主要包含中药常用固体制剂、液体制剂、半固体制剂的生产技术、工艺质量控制、产品质量预见和解决等方面内容。要求学生掌握常用中药剂型和制剂的基本理论、生产工艺技术及质量控制的方法；掌握中药制剂常用辅料的特点及应用；掌握与制剂生产投料有关的计算；熟悉中药制剂新技术、新设备及中药制剂技术应用现状和发展方向。本课程的主要任务是培养学生中药制剂生产的职业能力，树立生产过程是中药制剂质量事前控制的重要理念，形成良好的团队精神和职业素质，为学生走向工作岗位奠定坚实的综合职业能力。

二、课程目标

（一）知识目标

1. 掌握常用中药剂型的概念、特点、分类、制备工艺、质量控制方法。
2. 掌握与生产投料有关的计算公式。
3. 熟悉中药制剂常用辅料的特点及应用。
4. 熟悉中药制药设备的结构和使用。
5. 了解生物药物制剂学、药物动力学基本内容。
6. 了解药物新剂型、新技术及中药制剂技术发展现状和方向。

（二）技能目标

1. 熟练掌握粉碎、过筛、浸提、精制、浓缩、干燥、混合、制粒等单元操作的基本技能，并掌握各自的操作要点。
2. 熟练掌握中药各类常用剂型的生产技术。
3. 熟练掌握计算中药制剂的生产投料。
4. 学会对车间 GMP 管理和制剂生产进行工艺质量控制，能预见产品质量问题并提出解决方案；能查阅药典等工具书，解决实际工作中常见的简单问题。
5. 学会使用常用中药制剂生产设备，并进行日常维护。

三、教学时间分配

教学内容		学时数		
		理论	实践	合计
第一篇 中药制剂认识篇	第一章 绪论	4		4
第二篇 中药制剂技术通用知识篇	第二章 制药卫生	4	2	6
	第三章 制药用水生产技术	2		2
	第四章 中药制粉技术	3		3
	第五章 中药浸提技术	4	2	6
	第六章 浓缩与干燥技术	2		2
	第七章 表面活性剂在中药制剂中应用	2		2
	第八章 中药制剂生产过程技术管理	2		2
第三篇 固体制剂生产技术篇	第九章 散剂生产技术	2	2	4
	第十章 颗粒剂生产技术	3	2	5
	第十一章 胶囊剂生产技术	4	4	8
	第十二章 片剂生产技术	10	4	14
	第十三章 丸剂生产技术	8	6	14
第四篇 液体制剂生产技术篇	第十四章 浸提制剂生产技术	5	4	9
	第十五章 液体制剂生产技术	5	4	7
	第十六章 灭菌液体制剂生产技术	10	4	14
第五篇 半固体制剂生产技术篇	第十七章 中药半固体制剂生产技术	5	2	7
第六篇 其他中药制剂生产技术篇	第十八章 其他中药制剂生产技术	5	4	9
第七篇 中药制剂包装技术篇	第十九章 中药制剂包装技术	2		2
第八篇 中药制剂技术知识拓展篇	第二十章 中药制剂新技术与新剂型	2		2
	第二十一章 中药制剂稳定性	2		2
	第二十二章 生物药剂学和药物动力学	2		2
合 计		88	40	128

四、教学内容及要求

单元	教学内容	教学要求	教学活动参考	参考学时 理论	参考学时 实践
第一章 绪论	第一节 概述		理论讲授、多媒体演示	4	
	一、中药制剂技术的性质与任务	熟悉			
	二、中药制剂技术的常用术语				
	第二节 中药制剂的发展		理论讲授、多媒体演示、讨论		
	一、古代中药制剂简况	了解			
	二、现代中药制剂的发展简况				
	第三节 中药制剂剂型与辅料		理论讲授、多媒体演示		
	一、中药制剂的剂型分类	熟悉			
	二、中药剂型选择的基本原则				
	三、辅料类型与应用				
	第四节 中药制剂工艺技术		理论讲授、多媒体演示		
	一、中药制剂前处理技术	熟悉			
	二、中药制剂成型技术				
	三、中药制剂包装技术				
	第五节 中药制剂的工作依据		理论讲授、多媒体演示、讨论		
	一、药品标准	掌握			
	二、制剂生产管理				
第二章 制药卫生	第一节 知识准备		理论讲授、多媒体演示、示教、讨论	4	
	一、制药卫生的重要性				
	二、中药制剂卫生的基本要求				
	三、中药制剂被污染的途径及处理措施	熟悉			
	四、制药环境的卫生管理				
	五、空气洁净技术与应用				
	第二节 中药制剂防腐与防虫技术		理论讲授、多媒体演示、讨论		
	一、防腐技术	熟悉			
	二、防虫技术				
	第三节 灭菌技术		理论讲授、多媒体演示、讨论		
	一、知识准备				
	二、物理灭菌技术				
	三、化学灭菌技术	掌握			
	四、无菌操作技术				
	五、灭菌效果的验证				
	实训一：参观中药制药企业		技能实践		2

单元	教学内容	教学要求	教学活动参考	参考学时 理论	实践
第三章 制药用水生产技术	第一节 知识准备	了解	理论讲授、多媒体演示、讨论	2	
	一、制药用水的种类				
	二、制药用水的用途				
	第二节 纯化水生产技术	熟悉	理论讲授、多媒体演示、示教、讨论		
	一、离子交换法				
	二、反渗透法				
	三、电渗析法				
	四、纯化水的质量控制				
	第三节 注射用水生产技术	掌握	理论讲授、多媒体演示、示教		
第四章 中药制粉技术	第一节 知识准备	了解	理论讲授、多媒体演示	3	
	一、称量和配料				
	二、微粉学基础				
	三、微粉学在中药制剂中的应用				
	第二节 粉碎技术	熟悉	理论讲授、多媒体演示、讨论		
	一、知识准备				
	二、常用的粉碎技术				
	三、常用的粉碎器械				
	第三节 过筛技术	熟悉	理论讲授、多媒体演示		
	一、知识准备				
	二、常用的过筛器械				
第五章 中药浸提技术	第一节 知识准备	了解	理论讲授、多媒体演示、讨论	4	
	一、中药化学成分与疗效的关系				
	二、提取溶媒				
	三、浸出过程				
	第二节 提取技术	熟悉	理论讲授、多媒体演示、讨论		
	一、煎煮法				
	二、浸渍法				
	三、渗漉法				
	四、回流法				
	五、水蒸气蒸馏法				

续表

单元	教学内容	教学要求	教学活动参考	参考学时 理论	参考学时 实践
	第三节　提取液的分离技术				
	一、沉降分离法	熟悉	理论讲授、多媒体演示		
	二、过滤分离法				
	三、离心分离法				
	第四节　常用浸提分离设备与使用				
	一、常用浸提设备与使用	了解	理论讲授、多媒体演示		
	二、常用分离设备与使用				
	实训二:渗漉浸提技术	学会	技能实践		2
第六章　浓缩与干燥技术	第一节　知识准备			2	
	一、蒸发的含义与影响因素	了解	理论讲授、多媒体演示、讨论		
	二、干燥的基本原理与影响因素				
	第二节　浓缩与干燥技术				
	一、浓缩技术	熟悉	理论讲授、多媒体演示		
	二、干燥技术				
	第三节　常用浓缩干燥设备与使用				
	一、浓缩设备与使用	了解	理论讲授、多媒体演示		
	二、干燥设备与使用				
第七章　表面活性剂在中药制剂中应用	第一节　知识准备			2	
	一、表面活性剂的含义、特点、分类	熟悉	理论讲授、多媒体演示		
	二、表面活性剂的基本性质				
	三、表面活性剂的选用原则				
	第二节　表面活性剂在中药制剂中的应用	熟悉	理论讲授		
第八章　中药制剂生产过程技术管理	第一节　生产前准备			2	
	一、生产文件管理	熟悉	理论讲授、多媒体演示、示教		
	二、物料的准备				
	三、生产现场准备				
	第二节　生产操作管理				
	一、生产投料	熟悉	理论讲授、多媒体演示、示教		
	二、生产工序衔接				
	三、状态标志				

续表

单元	教学内容	教学要求	教学活动参考	参考学时	
				理论	实践
	第三节 生产记录管理	熟悉	理论讲授、多媒体演示、示教		
	第四节 物料平衡管理	熟悉	理论讲授、多媒体演示、示教		
	第五节 清场管理 一、清场具体要求 二、清场记录	熟悉	理论讲授、多媒体演示、示教		
	第六节 与生产管理有关的质量保证和质量控制的概念 一、验证 二、偏差 三、变更 四、纠正措施和预防措施	熟悉	理论讲授、多媒体演示、示教		
第九章 散剂生产技术	第一节 知识准备 一、散剂的含义与特点 二、散剂的分类 三、散剂的质量要求	掌握	理论讲授、多媒体演示	2	
	第二节 散剂生产技术 一、备料 二、粉碎与过筛 三、混合 四、分剂量 五、包装与贮存	掌握	理论讲授、多媒体演示、示教、讨论		
	第三节 散剂常用生产设备与使用 一、混合设备 二、分装设备	了解	理论讲授、多媒体演示、示教		
	第四节 散剂生产与质量控制 一、生产过程质量控制 二、散剂的质量评定	熟悉	理论讲授、多媒体演示、讨论		
	第五节 典型品种举例	了解	理论讲授、讨论		
	实训三:散剂的制备技术与质量评定	熟悉掌握	技能实践		2

单元	教学内容	教学要求	教学活动参考	参考学时 理论	参考学时 实践
第十章 颗粒剂生产技术	第一节 知识准备		理论讲授、多媒体演示	3	
	一、含义与特点	掌握			
	二、质量要求				
	三、常用辅料				
	第二节 颗粒剂生产技术		理论讲授、多媒体演示、示教		
	一、备料				
	二、制粒				
	三、颗粒的干燥	掌握			
	四、整粒				
	五、包装				
	六、颗粒常见的质量问题与解决措施				
	第三节 颗粒剂常用生产设备与使用		理论讲授、多媒体演示、示教		
	一、干法制粒设备				
	二、湿法制粒设备	了解			
	三、流化制粒设备				
	四、喷雾制粒设备				
	第四节 颗粒剂生产与质量控制		理论讲授、多媒体演示、讨论		
	一、生产过程质量控制	熟悉			
	二、颗粒剂的质量评定				
	第五节 典型品种举例	熟悉	理论讲授、讨论		
	实训四:颗粒剂的制备技术与质量评定	熟练掌握	技能实践		2
第十一章 胶囊剂生产技术	第一节 知识准备	掌握	理论讲授、多媒体演示	4	
	一、胶囊剂的含义与特点				
	二、胶囊剂的分类				
	第二节 胶囊剂的生产技术		理论讲授、多媒体演示、示教、讨论		
	一、硬胶囊剂的生产技术	掌握			
	二、软胶囊剂的生产技术				
	三、肠溶胶囊剂的生产技术				

单元	教学内容	教学要求	教学活动参考	参考学时	
				理论	实践
	第三节　胶囊剂生产设备与使用		理论讲授、多媒体演示、示教		
	一、硬胶囊剂充填设备	了解			
	二、软胶囊剂生产设备				
	第四节　胶囊剂的生产与质量控制		理论讲授、多媒体演示、讨论		
	一、生产过程质量控制	熟悉			
	二、胶囊剂的质量评定				
	第五节　典型品种举例	了解	理论讲授、讨论		
	实训五:胶囊剂的制备技术与质量评定	熟练掌握	技能实践		4
第十二章　片剂生产技术	第一节　知识准备		理论讲授、多媒体演示	10	
	一、片剂的含义与特点	掌握			
	二、片剂的分类				
	三、片剂的辅料				
	第二节　片剂的压片技术		理论讲授、多媒体演示、示教、讨论		
	一、片剂生产工艺流程				
	二、湿法制粒压片				
	三、干法制粒压片	掌握			
	四、粉末直接压片				
	五、压片过程中可能出现的问题及解决办法				
	第三节　片剂包衣技术		理论讲授、多媒体演示、示教、讨论		
	一、包衣的目的、种类和要求				
	二、片剂包衣的方法				
	三、包糖衣操作	熟悉			
	四、包薄膜衣操作				
	五、包肠溶衣操作				
	第四节　片剂常用生产设备与使用		理论讲授、多媒体演示、示教、讨论		
	一、压片机	了解			
	二、包衣设备				
	第五节　片剂的生产与质量控制		理论讲授、多媒体演示、讨论		
	一、生产过程质量控制	熟悉			
	二、片剂的质量评定				

单元	教学内容	教学要求	教学活动参考	参考学时	
				理论	实践
	第六节 典型品种举例	了解	理论讲授、讨论		
	实训六：片剂的制备技术与质量评定	熟练掌握	技能实践		4
第十三章 丸剂生产技术	第一节 知识准备 一、丸剂的含义与特点 二、丸剂的分类	掌握	理论讲授、多媒体演示	8	
	第二节 丸剂生产技术 一、泛制法制丸技术 二、塑制法制丸技术 三、滴制法制丸技术 四、丸剂包衣技术	掌握	理论讲授、多媒体演示、示教、讨论		
	第三节 丸剂常用生产设备与使用 一、捏合机 二、全自动中药制丸机 三、滚筒筛 四、检丸器 五、立式检丸器 六、滴丸设备	了解	理论讲授、多媒体演示、示教		
	第四节 丸剂生产与质量控制 一、生产过程质量评定 二、丸剂的质量评定	熟悉	理论讲授、多媒体演示、讨论		
	第五节 典型品种举例	了解	理论讲授、讨论		
	实训七：丸剂的制备技术与质量评定	熟练掌握	技能实践		4
	实训八：滴丸的制备技术与质量评定	学会	技能实践		2
第十四章 浸提制剂生产技术	第一节 知识准备 一、浸提制剂的含义与特点 二、浸提制剂的分类	熟悉	理论讲授、多媒体演示	5	4
	第二节 汤剂与合剂生产技术 一、知识准备 二、汤剂与合剂的生产技术 三、汤剂与合剂的生产与质量控制 四、典型品种举例	熟悉	理论讲授、多媒体演示、讨论、示教		

单元	教学内容	教学要求	教学活动参考	参考学时 理论	参考学时 实践
	第三节 流浸膏剂与浸膏剂生产技术	掌握	理论讲授、多媒体演示、示教、讨论		
	一、知识准备				
	二、流浸膏剂与浸膏剂的生产技术				
	三、流浸膏剂与浸膏剂的生产与质量控制				
	四、典型品种举例				
	第四节 酒剂与酊剂	掌握	理论讲授、多媒体演示、示教、讨论		
	一、知识准备				
	二、酒剂与酊剂的生产技术				
	三、酒剂与酊剂的生产与质量控制				
	四、典型品种举例				
	第五节 煎膏剂与糖浆剂	掌握	理论讲授、多媒体演示、示教、讨论		
	一、知识准备				
	二、煎膏剂与糖浆剂的生产技术				
	三、煎膏剂与糖浆剂的生产与质量控制				
	四、典型品种举例				
	实训九:浸出制剂的制备技术与质量评定	熟练掌握	技能实践		
第十五章 液体制剂生产技术	第一节 知识准备	掌握	理论讲授、多媒体演示、讨论	5	
	一、液体制剂的含义与特点				
	二、液体制剂的分类				
	三、常用溶媒				
	四、增加药物溶解度的方法				
	五、常用附加剂				
	第二节 真溶液型液体制剂生产技术	熟悉	理论讲授、多媒体演示、讨论		
	一、知识准备				
	二、真溶液型液体制剂生产技术				
	三、典型品种举例				
	第三节 胶体溶液型液体制剂生产技术	熟悉	理论讲授、多媒体演示、讨论		
	一、知识准备				
	二、胶体溶液型液体制剂生产技术				
	三、典型品种举例				

单元	教学内容	教学要求	教学活动参考	参考学时 理论	参考学时 实践
	第四节　混悬型液体制剂生产技术				
	一、知识准备	掌握	理论讲授、多媒体演示、讨论		
	二、混悬型液体制剂生产技术				
	三、典型品种举例				
	第五节　乳浊液型液体制剂生产技术				
	一、知识准备	掌握	理论讲授、多媒体演示、讨论		
	二、乳浊液型液体制剂生产技术				
	三、典型品种举例				
	第六节　液体制剂的生产与质量控制				
	一、生产过程质量控制	了解	理论讲授、多媒体演示、讨论		
	二、液体制剂的质量评定				
	实训十:液体制剂的制备技术与质量评定	学会	技能实践		4
第十六章　灭菌液体制剂生产技术	第一节　知识准备			10	
	一、注射剂的含义与特点				
	二、注射剂的给药途径				
	三、注射剂的质量要求	掌握	理论讲授、多媒体演示、示教、讨论		
	四、热原				
	五、注射剂溶剂				
	六、注射剂的附加剂				
	七、注射剂生产环境				
	第二节　小容量注射剂生产技术				
	一、小容量注射剂生产技术				
	二、小容量注射剂常用生产设备与使用	掌握	理论讲授、多媒体演示、示教、讨论		
	三、小容量注射剂生产与质量控制				
	四、中药注射剂生产中存在的问题				
	五、典型品种举例				
	第三节　静脉输液生产技术				
	一、静脉输液生产技术				
	二、静脉输液生产与质量控制	熟悉	理论讲授、多媒体演示、示教、讨论		
	三、典型品种举例				

单元	教学内容	教学要求	教学活动参考	参考学时 理论	参考学时 实践
	第四节　注射用无菌粉末生产技术	熟悉	理论讲授、多媒体演示、示教		
	一、注射用无菌粉末生产技术				
	二、注射用无菌粉末生产与质量控制				
	三、典型品种举例				
	第五节　滴眼剂生产技术	了解	理论讲授、多媒体演示、讨论		
	一、知识准备				
	二、滴眼剂生产技术				
	三、滴眼剂生产与质量控制				
	四、典型品种举例				
	实训十一：小容量注射剂的制备技术与质量评定	熟练掌握	技能实践		4
第十七章　外用膏剂生产技术	第一节　知识准备	熟悉	理论讲授、多媒体演示	5	
	一、外用膏剂的含义、特点与分类				
	二、外用膏剂的透皮吸收				
	第二节　软膏剂生产技术	掌握	理论讲授、多媒体演示、示教、讨论		
	一、知识准备				
	二、软膏剂的生产技术				
	三、软膏剂常用生产设备与使用				
	四、软膏剂生产与质量控制				
	五、典型品种举例				
	第三节　膏药生产技术	了解	理论讲授、多媒体演示、讨论		
	一、知识准备				
	二、黑膏药的生产技术				
	三、膏药生产与质量控制				
	四、典型品种举例				
	第四节　贴膏剂生产技术	了解	理论讲授、多媒体演示		
	一、知识准备				
	二、贴膏剂的生产技术				
	三、贴膏剂的生产与质量控制				
	四、典型品种举例				

续表

单元	教学内容	教学要求	教学活动参考	参考学时	
				理论	实践
	第五节　凝胶剂生产技术	了解	理论讲授、多媒体演示		
	一、知识准备				
	二、凝胶剂的生产技术				
	三、凝胶剂生产与质量控制				
	实训十二：软膏剂的制备与质量评定	熟练掌握	技能实践		2
第十八章　其他中药制剂生产技术	第一节　栓剂生产技术	掌握	理论讲授、多媒体演示、示教	5	
	一、知识准备				
	二、栓剂生产技术				
	三、栓剂常用生产设备与使用				
	四、栓剂生产与质量控制				
	五、典型品种举例				
	第二节　气雾剂生产技术	掌握	理论讲授、多媒体演示、示教		
	一、知识准备				
	二、气雾剂生产技术				
	三、气雾剂的生产与质量控制				
	四、典型品种举例				
	第三节　膜剂和涂膜剂生产技术	熟悉	理论讲授、多媒体演示		
	一、知识准备				
	二、膜剂和涂膜剂生产技术				
	三、膜剂的生产与质量控制				
	四、典型品种举例				
	第四节　胶剂生产技术	熟悉	理论讲授、多媒体演示		
	一、知识准备				
	二、胶剂生产技术				
	三、胶剂的生产与质量控制				
	四、典型品种举例				
	实训十三：栓剂的制备技术与质量评定	学会	技能实践		2
	实训十四：膜剂的制备技术与质量评定	学会	技能实践		2

单元	教学内容	教学要求	教学活动参考	参考学时	
				理论	实践
第十九章 中药制剂包装技术	第一节 知识准备	熟悉	理论讲授、多媒体演示、示教	2	
	一、中药制剂包装的含义及分类				
	二、中药制剂包装的作用				
	第二节 药用包装材料类型及应用	熟悉	理论讲授、多媒体演示、讨论		
	一、药品包装材料选择原则				
	二、常用包装材料的特点				
	三、常见剂型中包装材料的应用				
	第三节 药品包装技术	了解	理论讲授、多媒体演示、示教		
	一、充填技术				
	二、无菌包装技术				
	三、泡罩包装技术				
	四、防潮包装技术				
	五、辅助包装技术				
	六、包装设备				
第二十章 中药制剂新技术与新剂型	第一节 中药制剂新技术	熟悉	理论讲授、多媒体演示	2	
	一、β-环糊精包合技术				
	二、微型包囊技术				
	三、固体分散技术				
	四、脂质体制备技术				
	第二节 中药制剂新剂型	熟悉	理论讲授、多媒体演示		
	一、缓释、控释制剂				
	二、靶向制剂				
	三、前体药物制剂				
第二十一章 中药制剂稳定性	第一节 知识准备	熟悉	理论讲授、多媒体演示	2	
	一、研究中药制剂稳定性的意义				
	二、中药制剂稳定性的研究范围				
	三、中药制剂稳定性的化学动力学基础				
	第二节 影响中药制剂稳定性的因素与稳定化措施	熟悉	理论讲授、多媒体演示、讨论		
	一、影响中药制剂稳定性的因素				
	二、中药制剂稳定化的措施				

单元	教学内容	教学要求	教学活动参考	参考学时 理论	参考学时 实践
	第三节　中药制剂稳定性考察方法				
	一、稳定性试验的基本要求	了解	理论讲授、多媒体演示		
	二、稳定性的测定方法				
第二十二章　生物药剂学和中药制剂有效性	第一节　生物药剂学			2	
	一、生物药剂学的含义	了解	理论讲授、多媒体演示		
	二、生物药剂学研究内容				
	第二节　中药制剂的有效性				
	一、药物在体内的转运过程		理论讲授、多媒体演示、讨论		
	二、影响中药制剂有效性的因素	了解			
	三、生物利用度				
合计				88	40

五、大纲说明

（一）适用对象与参考学时

本教学大纲主要供高等学校高职高专中药制剂技术、中药、中药鉴定与质量检测技术、现代中药技术专业教学使用,总学时为 128 学时,其中理论教学 88 学时,实践教学 40 学时。

（二）教学要求

1. 本课程对理论部分教学要求分为掌握、熟悉、了解 3 个层次。掌握:指学生能对所学的知识和技能熟练应用,能综合分析和解决制剂生产中实际问题;熟悉:指学生对所学的知识基本掌握和会应用所学的技能;了解:指对学过的知识点能记忆和理解。

2. 本课程重点突出以能力为本位的教学理念,在实践技能方面设计了 2 个层次。熟练掌握:指学生能正确理解实验原理,独立、正确、规范地完成各项实验操作。学会:指学生能根据实验原理,按照各种实验项目能进行正确操作。

（三）教学建议

1. 本大纲力求体现"以就业为导向、以能力为本位、以发展技能为核心"的职业教育理念,理论知识以"必需、够用"为原则,适当删减和引进新的内容,实践训练着重培养中药制剂技术专业学生实际动手能力。

2. 课堂教学时应突出中药制剂生产知识特点,减少知识的抽象性,多采用录像、多媒体等直观教学的形式,增加学生的感性认识,提高课堂教学效果。

3. 实践教学应注重培养学生实际的制剂生产操作技能,实践训练时多给学生动手的机会,提高学生实际动手的能力和分析问题、解决问题及独立工作的能力。

4. 学生的知识水平和能力水平,应通过平时实训过程、作业(实训报告)、操作技能考核和考试等多种形式综合考评,使学生更好地适应职业岗位培养的需要。